临床输血技术培训基础教程

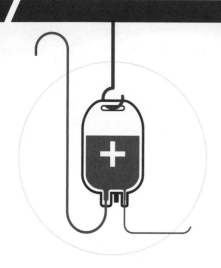

主 审　汪德清　向 东　纪宏文

主 编　桂 嵘　王勇军

副主编　袁 红　黄远帅　晏永和　金 沙
　　　　刘凤霞　王 顺　胡 雪

人民卫生出版社
·北京·

图书在版编目（CIP）数据

临床输血技术培训基础教程 / 桂嵘，王勇军主编 .
北京 ：人民卫生出版社，2025. 1. -- ISBN 978-7-117
-37401-9

Ⅰ. R457. 1

中国国家版本馆 CIP 数据核字第 2025YM4933 号

人卫智网	www.ipmph.com	医学教育、学术、考试、健康，
		购书智慧智能综合服务平台
人卫官网	www.pmph.com	人卫官方资讯发布平台

临床输血技术培训基础教程

Linchuang Shuxue Jishu Peixun Jichu Jiaocheng

主　　编：桂　嵘　王勇军
出版发行：人民卫生出版社（中继线 010-59780011）
地　　址：北京市朝阳区潘家园南里 19 号
邮　　编：100021
E - mail：pmph @ pmph.com
购书热线：010-59787592　010-59787584　010-65264830
印　　刷：北京印刷集团有限责任公司
经　　销：新华书店
开　　本：850×1168　1/16　**印张：**31
字　　数：917 千字
版　　次：2025 年 1 月第 1 版
印　　次：2025 年 1 月第 1 次印刷
标准书号：ISBN 978-7-117-37401-9
定　　价：129.00 元

打击盗版举报电话：010-59787491　E-mail：WQ @ pmph.com
质量问题联系电话：010-59787234　E-mail：zhiliang @ pmph.com
数字融合服务电话：4001118166　E-mail：zengzhi @ pmph.com

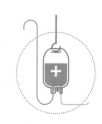

编 委（按姓氏笔画排序）

卜艳红	中南大学湘雅二医院	杨源青	中南大学湘雅二医院
马金旗	中南大学湘雅三医院	吴 斌	武汉市第一医院
王 华	西南医科大学附属医院	吴 蓉	珠海市中心血站
王 顺	武汉市第一医院	吴世泉	衢州市中心血站
王少娜	海口市骨科与糖尿病医院	吴新忠	广东省中医院
王立新	四川大学华西医院	旷开其	长沙血液中心
王勇军	中南大学湘雅二医院	邱 明	桂林医学院附属医院
王新华	航天中心医院	何 屹	四川省医学科学院·四川省人民医院
王巍巍	湖南省肿瘤医院	余泽波	重庆医科大学附属第一医院
韦小香	南宁市第一人民医院	谷 兰	中南大学湘雅三医院
文贤慧	贵州医科大学附属医院	邹彬彬	长沙血液中心
孔晓君	南京市江宁医院	汪德清	中国人民解放军总医院第一医学中心
叶志君	四川省医学科学院·四川省人民医院	沈 伟	上海市血液中心
付丽瑶	中南大学湘雅二医院	张 鹭	四川省医学科学院·四川省人民医院
白 乐	内江市第一人民医院	张宁洁	中南大学湘雅二医院
冯志文	柳州市柳铁中心医院	张会平	长沙血液中心
邢颜超	中国人民解放军新疆军区总医院	张军华	中南大学湘雅三医院
向 东	上海市血液中心	张进华	中国人民解放军西部战区空军医院
刘 艳	吉首大学	张进进	中国人民解放军新疆军区总医院
刘凤霞	中南大学湘雅三医院	张志昇	中南大学湘雅三医院
刘立辉	长沙血液中心	张树超	青岛大学附属医院
齐 珺	陕西省血液中心	陈 青	南京大学医学院附属鼓楼医院
许 靖	长沙市中心医院	陈体仙	大理大学第一附属医院
孙丽莎	湖南省肿瘤医院	陈秉宇	浙江省人民医院
孙晓丽	中国人民解放军新疆军区总医院	陈建军	湖南省人民医院
纪宏文	中国医学科学院阜外医院	陈要朋	中国人民解放军联勤保障部队医院
李 营	青岛大学附属医院		第九二三医院
李成媛	中南大学湘雅三医院	林 嘉	四川省医学科学院·四川省人民医院
李国才	中南大学湘雅三医院	欧阳淑娟	湖南省肿瘤医院
李剑平	辽宁省血液中心	罗优梅	中南大学湘雅三医院
李海英	重庆医科大学附属璧山医院	罗雁威	中南大学湘雅三医院

3

主编简介

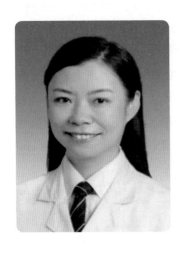

  桂　嵘　医学博士,教授,博士研究生导师,博士后合作导师。现任中南大学湘雅三医院输血科主任。中国医师协会输血科医师分会副会长,中华医学会临床输血学分会青年学组副主任委员,湖南省输血协会临床输血专业委员会主任委员。

  牵头制定国家卫生行业标准《儿科输血指南》(WS/T 795—2022),参与制定《围手术期患者血液管理指南》(WS/T 796—2022)和《输血相容性检测标准》(WS/T 794—2022)。以第一完成人获得湖南省科技进步奖二等奖 1 项和湖南省医学科技奖二等奖 2 项。主持和参与国家级和省厅课题 20 余项。获得国家发明专利和实用新型专利 10 余项。以第一作者或通信作者发表论文 90 余篇,其中 SCI 论文 60 余篇。主编《输血相容性检测及疑难病例分析》。主译第 18 版、第 19 版和第 20 版《AABB 技术手册》。

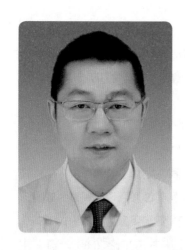

王勇军 主任技师,硕士生导师。现任中南大学湘雅二医院输血科主任。中国医师协会输血科医师分会委员,白求恩公益基金会输血医学专家委员会副主任委员,中国心胸血管麻醉学会血液管理分会副主任委员。湖南省医学会输血学专业委员会副主任委员,湖南省输血协会副理事长,湖南省临床用血质控中心副主任,湖南省恢复期血浆治疗专家小组成员。《中国输血杂志》《临床输血与检验》、*Blood and Genomics* 杂志编委。

长期从事输血医学教学与临床工作,主要研究领域为输血相关的血液免疫、患者血液保护和临床输血信息化管理。主持参与国家、省、厅及横向课题 9 项,主持湘雅大数据输血项目。获省科技进步二等奖1 项。主编人民卫生出版社专著《输血相容性检测及疑难病例分析》和全国高等学校配套教材《临床输血检验技术实验指导》,主译第 18 版和第 20 版《AABB 技术手册》,副主译第 19 版《AABB 技术手册》。在国内外学术期刊发表论文 30 余篇。

序

进入中国特色社会主义新时代,我国输血医学事业迈入了全面发展的新阶段。由于我国医学输血事业区域发展不平衡,现阶段仍存在着人才梯队建设滞后、输血专职从业人员较为缺乏、输血医学教育体系不够完善和输血技师培训体系均不够完善等问题,严重制约了输血医学学科的发展。因此,建立一套规范、系统的临床输血技术培训体系极为重要。

2023 年,全国卫生健康工作会议要求继续推进优质医疗资源扩容下沉和均衡布局,持续巩固健康扶贫成果,促进乡村医疗卫生服务体系健康发展,促进健康公平可及。为促进行业发展,有效落实国家健康政策,我们需要依靠地方(省、自治区和直辖市)政策和行业专家支持,建立自上而下、就近便捷、倾向中西部等偏远地区的基础输血技术帮扶体系,由输血科/血站技术骨干对技术薄弱的地区医院作有针对性、长期、稳定的技术帮扶。通过网络教学、线上交流、定期派驻、委托培养等多种教培形式,提高偏远地区及基层医疗机构的基础输血技术水平,建立针对偏远地区特殊情况的临床用血的专家共识,解决基层医疗机构的临床输血的实际难题。为此,白求恩公益基金会输血医学专家委员会成立了白求恩·输血医学教育学院输血技术培训中心,先后在阿坝藏族羌族自治州、凉山彝族自治州、甘孜藏族自治州、湘西土家族苗族自治州和怀化市成功举办了五期公益培训,初步构建了基层输血技术帮扶体系。

临床输血技术培训除了好的教师团队,也离不开规范的教程。桂嵘教授团队连续筹办多期"输血人临床技术精进班",学员覆盖全国多个省、自治区和直辖市。他们团队连续翻译 3 版(第 18 版—第 20 版)的《AABB 技术手册》,为《临床输血技术培训基础教程》和《临床输血技术培训高级教程》的编写积累了系统、丰富的输血医学知识。相信此两本教程的出版将对我国临床输血技术培训起到推动作用,对输血医学教育进步有所裨益。同时,本书也不失为高等医学院校输血医学及其相关专业和住院医师规范化培训与考核的参考工具书。

2024 年 4 月 18 日

前　言

　　"输血医学"增设为二级学科后,迎来了蓬勃发展。输血医学的继续教育逐步建立与完善,将切实为行业发展注入新动力。但输血医学继续教育起步较晚,区域发展也不平衡,而且我国的种族、血型表型频率和使用的检测方法也和其他国家有明显的差异。鉴于此,亟须有一本适合中国人自己的输血医学专业人员培训教程,以规范广大输血工作者的输血实践和提升临床输血服务能力。

　　本书借鉴以往输血医学专著的同时,也结合了国内顶尖血液中心输血技术的多年传承,以及全国各地输血科的临床实践经验,对采供血、输血技术、临床输血、质量管理的基础理论和实践作了系统性整理和提炼。全书以输血全过程为主线,合理设置了理论思维导图、学习目标、练习题、案例分析、自我测试、知识小节、附录表格等内容。立足于我国输血科基础的理论及临床工作中遇到的热点问题,以理论、操作、辅助练习等内容为主体,以图、文、表并茂的形式,让读者提高疑难问题处理能力,适合全国输血科以及血液中心输血研究室的输血技术人员参考、阅读。如果读者想继续进阶提升专业知识,本书的姊妹篇《临床输血技术培训高级教程》可供学习。同时编者将会设置公众号或小程序对本书读者进行答疑解惑,以解决工作中的实际问题。

　　本书分为三篇共十八章,包括质量管理与控制技术篇、输血技术篇、临床输血治疗技术篇。按照输血的全流程进行编写,各篇之间紧密联系。三篇的章节互相关联,从基础理论的思维导图到解决问题的思路、图片及方法进行综合解说,并适当辅助案例详细说明,通过练习题和自我测试题加深读者的了解及运用。

　　第一篇　质量管理与控制技术篇,分为五章:分别为输血科质量管理体系概述,输血科质量管理体系的建设,输血科质量管理体系的运行,输血治疗的质量管理,输血科实验室的质量控制。

　　第二篇　输血技术篇,是本书的重点篇幅,分为六章:血型和输血概述,ABO、Hh、Lewis 血型系统及鉴定,Rh 血型系统及鉴定,抗体筛查与鉴定,交叉配血,常见输血相容性疑难检测的处理。

　　第三篇　临床输血治疗技术篇,分为七章:血液的制备、储存与运输,常用血液成分的使用,输血指征评估及临床常见不合理用血,输血后疗效评价,输血病历记录要求及临床常见不规范记录,大量输血及紧急抢救用血,输血不良反应的调查与输血治疗。

　　附录部分对日常工作需要的知识难点、经验方法,进行了总结展示,包括 21 个流程图 / 表格,与正文中的内容相衔接,供读者参考。

　　本书虽经编者共同努力,但受能力与水平所限,错误和缺点在所难免,敬请专家和读者批评、指正。

桂　嵘　王勇军

2024 年 7 月 29 日

目　录

第一篇　质量管理与控制技术篇

第二篇　输血技术篇

第三篇　临床输血治疗技术篇

练习题答案

附　录

质量管理与控制技术篇

第一章 输血科质量管理体系概述

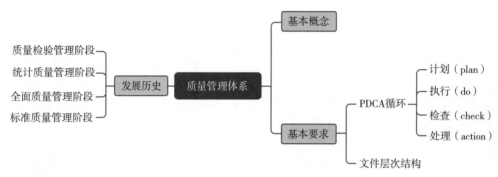

图 1-1 质量管理体系学习导图

该章帮助你了解输血科质量管理体系的基本概念和基本要求。

学习目标

1. 了解质量管理发展历史
2. 掌握输血科质量管理体系建设的基本概念
3. 掌握输血科质量管理体系建设的基本要求

第一节 质量管理体系的基本概念

一、质量管理发展历史

近现代以来,科学技术的发展和工业生产的规模化对管理科学化、管理现代化提出了更高要求,并因此推动了质量管理的发展。从工业发达国家解决产品质量所使用的技术和发展变化来看,质量管理大体经历了以下几个阶段。

(一) 质量检验管理阶段(quality examination management, QEM)

20 世纪初,资本主义大公司快速发展,生产规模随之扩大。美国管理学家泰勒首创计划与执行分工、检验与生产分工的制造业模式,建立终端专职检验程序。专职检验是在生产后挑出不合格品,属于事后检验,防止了不合格品流向社会,至今仍在使用,但此质量管理方法无任何预防作用。

(二) 统计质量管理阶段(statistical quality management, SQM)

第二次世界大战中美国经济复苏,军需物资出现大量质量问题,因事先无法控制不合格品而不能满足交货期的要求;且由于军需品大多属于破坏性检验,不可能也不许可执行终端检验制度。

美国政府颁布了战时质量控制标准,强制要求生产军需品的公司、企业实行统计质量管理。这是质量管理中最早的、正式的质量控制标准。

此阶段的主要特征：质量管理的重点由生产线的"终端"移至生产过程的"工序"；全数检验改为随机抽样检验；用抽样数据的统计分析制作"控制图"，再用控制图对工序进行加工质量监控，从而杜绝大量不合格品的产生。但统计质量管理要求具有较高的数理水平。

（三）全面质量管理阶段（total quality management，TQM）

1961 年美国通用电气公司的质量经理费根堡姆出版了《全面质量管理》。20 世纪 60 年代全面质量管理首先在日本得到应用，并取得成效，世界各国也纷纷接受这一全新观念。

ISO 8402：1994 对全面质量管理的定义是：一个组织以质量为中心，以全员参与为基础，目的在于通过让顾客满意和本组织所有成员及社会受益而达到长期成功的管理途径。因此，全面质量管理是全过程的，非检验部门一家所能承担，它涉及设计、工艺、设备、生产、计划、财会、教育、劳资、销售等部门。在系统论中，整个企业管理包括全面质量管理、全面财务管理、全面计划管理和全面劳动人事管理等。其中全面质量管理是企业管理体系的核心。

全面质量管理的特征为"四全、一科学"。"四全"即全过程的质量管理、全企业的质量管理、全指标的质量管理、全员参加的质量管理。"一科学"即以数理统计方法为中心的一套科学管理方法。此方法管理全面，缺点是未形成书面标准，难以操作。

（四）标准质量管理阶段（standard quality management，SQM）

1979 年，英国根据国防标准制定和公布了一套 BS5750 英国国家保证标准，以保证军工产品的质量。这套标准是国际标准化组织（International Organization for Standardization，ISO）ISO 9000 系列形成的初步雏形。

随着全世界一体化的日趋形成，在国际贸易成交之前，需方不仅要对供方生产的产品质量进行认证，还要对其质量体系进行评价。由于各个国家标准不尽相同，使得各国对质量体系的评审要求也不相同，这极大阻碍了国际间的经贸往来。为此，英国标准化协会（British Standards Institution，BSI）向 ISO 提议制定统一的国际质量保证标准。1980 年，ISO 成立了第 176 个技术委员会，即 TC176，全称是"质量管理和质量保证技术委员会"，专门制定质量管理和质量保证标准。TC176 在参考了英国国家 BS5750 并总结各国质量保证的实践经验后，以 BS5750 为基础，在 1986 年正式发布了 ISO 8402 标准，并在 1987 年 3 月正式发布 ISO 9000 系列国际标准。

TC176 在 1994 年按照各国实施该标准的情况，对 ISO 系列标准进一步补充完善，形成 94 版 ISO 9000 系列标准，现已有近百个国家将其直接采用为国家标准。我国也等同采用了 ISO 系列标准，并用双编号 GB/T 19000-ISO 9000。

二、质量管理体系的基本概念

质量管理体系（quality management system，QMS）是指在质量方面指挥和控制组织的管理体系。质量管理体系是组织内部建立的、为实现质量目标所必需的、系统的质量管理模式，是组织的一项战略决策。

临床实验室质量管理体系是医学检验实验室提供服务全过程所涉及的质量要素运行的融合。最初人们对质量的理解仅仅局限于室内质控、室间质评以及检验结果是否准确，后来逐渐认识到实验室的质量管理是一个多要素组成的管理系统，所有相关或潜在的质量要素互为依托，共同为达到质量标准提供保障。

当前国际上普遍认同的临床实验室质量管理标准文件 ISO 15189 标准，是 ISO 9000 系列标准的一部分。ISO 15189 即《医学实验室质量和能力的专用要求》，由国际标准化组织于 2003 年 2 月 15 日正式颁布，并分别于 2007 年、2012 年、2022 年进行了多次修订，目前正在使用的版本为 ISO 15189：2022。该标准对实验室组织管理、质量体系建设、持续改进等作出规定，并对人员、环境、设备、检验程序等方面提出了实验室管理与技术的具体要求。ISO 15189 从医学专业角度出发，具体、细化地描述了医学实验室质量管理体系应符合的要求,是目前建立临床实验室质量管理体系较为适宜和较常使用的标准。

我国法律法规层面,国家卫生部(现国家卫生健康委员会)于 2006 年正式颁布《医疗机构临床实验室管理办法》,该办法自 2006 年 6 月 1 日起施行,对临床实验室管理作出了基本规定。

医疗机构开展输血业务应建立相关工作的管理制度和标准操作规程(standard operating procedure,SOP),独立建制的输血科,特别是认可实验室应建立独立的质量管理体系。因为历史原因,我国一些医院的输血科和检验科没有完全分开,因此输血科(血库)可能和检验科一起作为一个整体建立了质量管理体系,但是必须确保输血专业的管理和技术能力符合相关要求,并实现临床输血相关的质量、安全和发展目标。

练习题一

1. 将质量管理发展历史按照时间顺序排序(括号里填写 1~4)

(　　)标准质量管理阶段

(　　)质量检验管理阶段

(　　)全面质量管理阶段

(　　)统计质量管理阶段

2. 目前国际上普遍认同的临床实验室质量管理标准是(　　　)

A. ISO 15189　　　　　　　　　　B. ISO 9000

C. ISO 8402　　　　　　　　　　 D. GB/T 19000-ISO 9000

第二节　输血科质量管理体系的基本要求

一、概述

临床输血质量管理体系特指在实现血液输注的全过程中,对涉及血液及血液制剂质量保证和临床输注质量相关的各个环节进行的规定、指导、控制和改进工作等的质量管理系统。

建立质量管理体系的目的是保证医疗质量和安全,避免输血差错、输血事故及其他不良事件的发生,确保临床用血安全及输血治疗的效果。输血实验室管理层通过策划、实施、控制、监督和改进来达到预先制订的质量方针和质量目标。

二、质量管理体系的基本要求

(一) 满足质量循环——PDCA 循环

PDCA 循环是由美国质量管理统计学专家戴明(W. E. Deming)在 20 世纪 60 年代初创立,故也被称为戴明环活动,是质量管理活动所应遵守的科学工作程序,是全面质量管理的基本工作方法。

P 表示计划(plan)、D 表示执行(do)、C 表示检查(check)、A 表示处理(action),PDCA 是以上四个要素的缩写。它反映了质量改进和完成各项工作必须经过的四个阶段。这 4 个阶段不断循环,周而复始,使质量不断改进。图 1-2 是 PDCA 循环示意图。

1. 计划制订阶段——P 阶段　这一阶段的总体任务是确定质量目标,

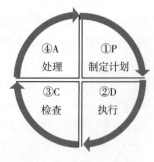

图 1-2　PDCA 循环

制订质量计划,拟定实施措施。具体分为四个步骤:第一,对质量现状进行分析,找出存在的质量问题;第二,分析产生质量问题的各种原因和影响因素;第三,从各种原因中找出影响质量的主要原因;最后,针对影响质量问题的主要原因制订对策,拟定相应的管理和技术措施,提出执行计划。

2. 计划执行阶段——D 阶段　按照预定的质量计划、目标和措施及分工去执行。

3. 执行结果检查阶段——C 阶段　对实际执行情况进行检查,寻找和发现执行过程中的问题。

4. 处理阶段——A 阶段　对存在的问题进行深入的剖析,确定其原因,并采取措施。此外,在该阶段还要不断总结经验教训,以巩固取得的成绩,防止已经纠正的问题再次发生。

(二) 质量管理体系文件的层次和结构

1. 质量方针　质量方针是由组织的最高管理者正式发布的该组织总的质量宗旨和质量方向。通常质量方针与组织的总方针一致,并为制订质量目标提供框架。

2. 质量目标　质量目标是组织在质量方面追求的目的。管理层应根据质量方针和服务对象的需要,建立质量目标。质量目标应可测量并与质量方针一致。

3. 质量指标　质量指标是实验室针对业务工作中的关键环节为监控和评估检验前、检验中和检验后质量建立的可量化指标。这些指标促使实验室实现质量目标。

根据提出的主体,质量指标可分为国家级质量指标、省(市)级质量指标和院级质量指标,输血科可根据工作需要设置内控指标。几类质控指标可能有重叠或交叉,统计方法和口径可能不一致。输血科可在满足相关规范和主管部门要求的情况下,自行设置质量指标。

质量指标应与质量目标一致,应注明计算方法、监控周期及合格标准。如输血科的检测质量目标为"提供快速、准确的检验报告",其对应的质量指标可以有:

(1)室内质控项目开展率,计算方法为:(开展室内质控项目数 / 开展检验项目总数) × 100%,监控周期为每季度一次,合格标准为 100%。

(2)室间质量评价项目覆盖率,计算方法为:(参加室间质评项目数 / 已有室间质评项目总数) × 100%,监控周期为每年一次,合格标准为 100%。

(3)受血者标本血型复查率,计算方法为:(经两次独立标本复查血型的受血者数量 / 同期受血者数量) × 100%,监控周期为每季度一次,合格标准为 100%。

(4)检验报告错误率,计算方法为:(实验室发出的不正确报告数 / 报告总数) × 100%,监控周期为每季度一次,合格标准为 ≤ 0.5‰。

(5)样本周转时间(turn around time,TAT),计算方法为:某统计周期内特定项目从标本采集到实验室出具报告的平均时间,监控周期为每季度一次,合格标准为 2 小时。一些质控指标合格标准没有统一的规定,可由实验室自行设定。

说明:质控指标的计算一定要明确统计数据的口径。以 TAT 为例,检验项目从医师提出申请到输血科出具报告有许多时间节点,每两个时间节点之间都可以形成 TAT,考察了不同环节的效率或时效性。比较重要的有以下两个 TAT:

1)标本采集到实验室出具报告的平均时间,考察标本的时效性。

2)标本签收到实验室出具报告的平均时间,考察实验室的工作效率。

4. 质量管理体系　质量管理体系是指实施质量管理的组织结构、程序、过程和资源,对实验室各项活动和行为进行规范。质量管理体系建立的要素应包括管理要求和技术要求,标准的质量体系文件应包括质量手册、程序文件、标准操作程序、记录四层文件,具体内容参考本篇第二章第七节 ISO 15189 认可实验室的质量管理体系要求。实验室应结合自身人力资源和工作范围,建立、实施与保持合适的质量管理体系,确保工作人员知悉、理解、贯彻执行质量管理体系文件,并需要采取具体措施确保质量管理体系的有效运行和不断改进、完善。

5. 质量策划　质量策划致力于制订质量目标,并规定必要的运行过程和配置相关资源,以实现质量目标。质量策划通常包括实验室服务项目策划,是对过程、报告实现、资源提供和检验分析改进等诸多环节的策划。质量策划用于"指导"与质量有关的活动,即"指导"质量控制、质量保证和质量改进活动。在质量管理中,管理层在建立质量方针的基础上,进行质量策划。质量策划高于质量控制、质量保证和质量改进。质量控制、质量保证和质量改进只有经过质量策划,才可能有明确的对象和目标,才可能有切实的措施和方法。因此,质量策划是质量管理诸多活动中不可或缺的中间环节,是连接质量方针和具体的质量管理活动之间的桥梁和纽带。

6. 质量控制   质量控制致力于满足质量要求。实验室应确保检验前、中、后程序能满足质量要求,在规定条件下进行检验工作。对检测的过程进行质量监控可确保检验结果的有效性和准确性。实验室应设计质量控制程序以验证达到预期的质量。质量控制是为达到质量要求所采取的技术活动,是检验质量保证的重要部分,可以分为内部质量控制和外部质量控制,质量控制内容可参考本篇第五章输血科实验室的质量控制。注意:质量控制不仅仅局限于质控品的检测,对于影响检验结果的各个环节的控制均应视为质量控制的一部分。

7. 质量保证   所谓质量保证,是指为使人们确信实验室能满足质量要求,在质量体系内所开展的并按需要进行证实的有计划和有系统的全部活动。质量保证的核心思想是强调对用户负责,其核心问题是使人们相信某一组织有能力满足规定的质量要求,给用户、第三方和最高管理层提供信任感。

质量保证分为内部质量保证和外部质量保证。内部质量保证是质量管理职能的一个有机组成部分,是为了各层管理者确信本科室具有满足质量要求的能力所进行的活动。外部质量保证是为了使用户和第三方确信实验室具备满足质量要求的能力所进行的活动。

8. 质量改进   质量改进是质量管理的一部分,致力于增强满足质量要求的能力,是实验室持续改进和提高的过程。实验室使用审核发现(如内部审核)、审核结论(如现场评审)、数据分析(如质量监督)及其他方法,对照实验室质量方针和质量目标中规定的预期要求,制订改进目标,采取纠正措施和预防措施,以提高满足客户要求的能力。管理层通过管理评审、内审、外审、质量监督等过程,识别潜在的不符合项来源,寻找质量管理体系或技术操作的改进机会。质量改进工作可能涉及对质量管理体系的持续改进,必要时调整质量方针、质量目标或部分质量指标。具体内容参考本篇第三章输血科质量管理体系的运行。

练习题二

质量循环 PDCA 分别代表什么?

知识小结

1. 质量管理的发展大体经历了质量检验管理阶段、统计质量管理阶段、全面质量管理阶段、标准质量管理阶段。

2. ISO 9000 系列标准的初步雏形来自于英国国家保证标准,目前近百个国家将其直接采用为国家标准。我国同样采用了 ISO 系列标准。

3. 医学检验实验室的质量管理体系不仅局限于室内质控、室间质评以及检验结果是否准确,而是一个多要素组成的管理系统。

4. ISO 15189 是《医学实验室质量和能力的专用要求》,是目前国际公认的保证实验室质量管理体系有效运行的较适用的标准。

5. 质量循环—PDCA 循环是计划(plan)、执行(do)、检查(check)、处理(action)的缩写,反映了质量改进和完成各项工作必须经过的四个阶段,并且不断循环,使质量不断改进。

自我测试

在阅读完本章之后,花几分钟思考串联一下学习的知识,您是否已经达到了本章的学习要求,它们是:

1. ISO 15189 标准是什么,请说明它的来源以及应用。
2. 医学实验室的质量管理体系需要满足哪些条件?

—— 参 考 文 献 ——

1. 全国质量管理和质量保证标准化技术委员会. 质量管理体系要求: GB/T 19001—2016/ISO 9001: 2015. 北京: 中国标准出版社, 2017.
2. InternationalStandardOrganization (ISO). Medical Laboratories-Requirements for Quality and Competence. Geneva, Switzerland: ISO Sbtandard 15189: 2012.
3. 杨成民, 刘进, 赵桐茂. 中华输血学. 2 版. 北京: 人民卫生出版社, 2022.

第二章　输血科质量管理体系的建设

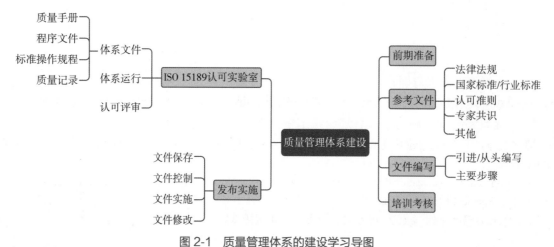

图 2-1　质量管理体系的建设学习导图

该章帮助你了解输血科质量管理体系建设的内容和方法。

学习目标

1. 掌握输血科质量管理体系建设的前期准备工作内容和方法
2. 掌握体系文件的编写内容和方法
3. 熟悉体系文件的培训及发布实施流程

第一节　输血科质量管理体系建设的准备

一、建设输血科质量管理体系应具备的基本条件

临床上有开展输血业务的需求,输血科有满足临床输血相关工作的能力。如能够开展血型鉴定、交叉配血、抗体筛查及输血相关的血清学实验项目;能够做好本单位用血计划申报、血液储存、发放工作;能够配合临床开展输血治疗,指导临床合理用血、科学用血;能够监督《临床输血技术规范》的执行;能够负责本院输血信息的统计和上报工作等。

输血科应具有专业技术人员,或经培训后可以从事输血技术和管理工作的人员。人员配备应满足业务工作开展需要;对不同岗位人员的学历、职称及考核标准有不同的规定;有颜色视觉障碍的人员不应从事涉及到辨色的输血相容性检验。

实验室具备一定的硬件条件,环境设施能够满足实验室日常所需。如房屋位置应远离污染源,环

境清净、采光明亮、空气流通、水电气供应充足,并具备畅通的通信设施;房屋的使用面积应能满足其任务和功能的需要,具有配血实验室、储血室、治疗室、洗涤消毒室和其他功能分区;房屋的结构布局应适应技术操作和满足生物安全要求;配备储血专用冰箱、低温冰柜、试剂和标本专用冰箱、水浴恒温箱、离心机、血小板保存箱、血液运输箱、普通光学显微镜、温度计、移液器、备用电源、空调、直拨电话、电脑等设备;设备应定期进行维护、保养和校准,并有使用记录。

二、建设输血科质量管理体系的准备工作

输血管理层需全面理解质量管理体系的内容,知晓建立体系的必要性、严谨性和持续性。宜选派团队中有能力的技术骨干参加 ISO 15189 内审员培训,掌握质量管理体系相关知识并获得培训证书。首先,输血实验室负责人对即将建立的质量管理体系开展调查,评估实验室实际水平,了解人员配备、设备、试剂和环境设施等资源是否满足需要,结合实际情况制订适合本实验室的质量管理可行性方案。其次,实验室管理层确定质量管理组织结构,各岗位人员按照分工履行质量管理相关职责。最后,各位成员需学习、掌握输血相关实验技术,积极查阅、学习相关法律法规、国家和行业标准、技术指南、专家共识等,且应当掌握临床输血质量管理体系建设的方法。

第二节　输血科质量管理体系参考文件

一、输血科质量管理体系参考文件的选择

质量管理体系文件是质量管理体系的书面表达,以书面文字、表格等形式介绍输血科的质量方针、质量目标、公正性承诺以及质量管理体系要素所涉及的各项活动的目的、范围、控制要点、控制方法与执行记录等。质量管理体系文件主要分成内部文件和外部文件两大类。内部文件指实验室内部编制、发布的文件,即质量手册、程序文件、作业指导书、质量和技术活动计划文件、实验室自制测试方法、质量和技术活动记录等;外部文件指来自于实验室外部,对实验室质量和技术活动有影响或有指导性、指令性作用的文件,如实验室认可机构文件、法律法规、上级文件、国家或行业标准、教科书、说明书、校准表等。本章主要介绍内部文件的编制。

质量管理体系文件编写可参考中华人民共和国国家质量监督检验检疫总局于 2003 年 4 月 21 日发布的 GB/T 19023—2003《质量管理体系文件指南》。可选的参考文件主要来自:国家有关部门颁布的法律法规;中国国家标准化管理委员会制定的国家标准及行业标准;中国合格评定国家认可委员会(China National Accreditation Service for Conformity Assessment,CNAS)制定的认可规则、准则、指南、作业指导书等;高质量期刊发表的指南、专家共识等。

二、建立质量管理体系的主要参考文件

(一) 法律法规
1. 中华人民共和国卫生部.医疗机构临床实验室管理办法.卫医发〔2006〕73 号.
2. 中华人民共和国卫生部.医疗机构临床用血管理办法:卫生部令第 85 号.
3. 中华人民共和国国务院.病原微生物实验室生物安全管理条例:国务院令第 424 号.
4. 中华人民共和国卫生部.医疗卫生机构医疗废物管理办法:卫生部令(第 36 号).
5. 中华人民共和国卫生部.临床输血技术规范:卫医发〔2000〕184 号.
6. 中华人民共和国国务院.危险化学品安全管理条例:国务院令第 591 号.

（二）国家标准/行业标准

1. 中华人民共和国国家卫生和计划生育委员会．定性测定性能评价指南：WS/T 505—2017.

2. 中华人民共和国卫生部．医疗机构内定量检验结果的可比性验证指南：WS/T 407—2012.

3. 中国工程建设标准化协会．医学生物安全二级实验室建筑技术标准：T/CECS662—2020.

4. 中华人民共和国国家质量监督检验检疫总局，中国国家标准化管理委员会．临床实验室设计总则：GB/T 20469—2006.

5. 中华人民共和国国家质量监督检验检疫总局，中国国家标准化管理委员会．实验室生物安全通用要求：GB 19489—2008.

6. 中华人民共和国卫生部．微生物和生物医学实验室生物安全通用准则：WS 233—2002.

7. 中华人民共和国卫生部．医疗机构消毒技术规范：WS/T 367—2012.

8. 中华人民共和国国家卫生和计划生育委员会．医疗机构环境表面清洁与消毒管理规范：WS/T 512—2016.

9. 中华人民共和国国家卫生健康委员会．血液储存标准：WS 399—2023.

10. 中华人民共和国国家卫生健康委员会．医务人员手卫生规范：WS/T 313—2019.

（三）认可相关

1. 中国合格评定国家认可委员会．医学实验室质量和能力认可准则：CNAS-CL02：2012.

2. 中国合格评定国家认可委员会．医学实验室质量和能力认可准则的应用要求：CNAS-CL02-A001：2021.

3. 中国合格评定国家认可委员会．实验室生物安全认可准则：CNAS-CL05（2019 年修订版）.

4. 中国合格评定国家认可委员会．实验室生物安全认可准则对关键防护设备评价的应用说明：CNAS-CL53：2016.

（四）其他指南、共识、专著等

1. NCCLS. *Laboratory Design*, *Approved Guideline* (1998): GP18-A.

2. 世界卫生组织．实验室生物安全手册（第 3 版）.

3. 杨成民，刘进，赵桐茂．中华输血学．2 版．北京：人民卫生出版社，2022.

4. 田兆嵩，何子毅，刘仁强．临床输血质量管理指南．北京：科学出版社，2011.

5. 袁红．输血医学实验质量管理体系范文：ISO15189 医学实验室质量和能力认可．成都：四川科学技术出版社，2018.

练习题一

输血质量管理体系文件编写可以参考下列哪些文件？（多选）（　　　　）

A. 我国法律法规　　　　　B. 国家标准　　　　　C. 行业标准　　　　　D. 认可准则

第三节　输血科质量管理体系文件编写方法

一、引进修改

目前很多医院输血科已建立一套完整规范的质量管理体系，也有正式出版的输血科质量体系范文专著可供参考。需要注意的是，体系文件引进时切不可生搬硬套，必须结合自身实际，进行彻底地适应性修改，避免"文不符实"的情况发生。该编写方法工作量小、见效快，参考文献应用适当，文件结构规范,质量有保证;但若修改不得当,容易出现适应性不足的情况。

二、全新编写

输血科可根据国家法律法规、国家标准、行业标准和 CNAS 认可准则等进行质量管理体系文件的编写。编写时需注意涵盖完整的输血科管理和技术工作。该方法对编写小组水平要求高,工作量大、周期长,可能对参考文献把握不准,文件或内容考虑不周全,出现较多疏漏,需要多次修订,对质量管理组织成员是一项较大的挑战;优点是可磨炼队伍专业性,编写出来的文件更加契合本科室实际工作情况。

第四节　质量管理体系文件编写步骤

实验室质量管理体系文件宜由实验室质量负责人组织有关部门和人员进行编制并定期评审,质量管理体系文件应使用受控标识。质量管理体系文件应结构清晰、层次分明、内容充实且详略得当,对初次编写质量管理体系文件的科室要求较高,耗时较长。为使体系文件编写高效、有序进行,建议大致分为以下步骤:

1. 成立小组　成立编写小组,明确体系结构及小组成员,进行初步分工。
2. 总体把握　负责人和小组成员均需了解输血科质量管理体系的最新要求。
3. 全面把握　全面收集和学习相关法律法规、国家和行业标准、技术指南、专家共识等;参考学习同行的质量体系相关文件;查阅国内外质量管理体系相关研究进展。
4. 讨论总结　组织编写小组对成员收集到的资料进行学习、讨论、总结。
5. 文件纲要　确定文件基本内容后,拟定文件纲要。
6. 编写内容　确定文件纲要后,组织小组成员分工编写文件内容。
7. 文件初审　初稿完成后,由负责人进行文件审核。
8. 交叉审核　负责人审核之后,由小组成员进行交叉审核,交叉审核应重点关注文件内容交叉、重复、矛盾等问题。
9. 修改完善　根据初审结果进行文件框架和内容的修改、补充,提高文件协调性。
10. 征求意见　编写小组成员分类、分工向工作人员征求修改、补充意见,进一步完善文件。
11. 会审　提交科室(可含院内相关部门)进行审查。
12. 定稿及加密　确定体系文件最终版本,进行文件加密处理。
13. 试运行及修订　体系文件需在本科室内试运行一段时间,发现不合适的内容须及时修订。

第五节　质量管理体系的培训

一、培训

通过反复培训学习,旨在使每一位成员都认识到建立和实施质量管理体系的重要意义,提高整体质量、技术能力和服务水平的必要性和迫切性,使员工积极配合,最终实现质量方针和质量目标。工作人员都应接受质量管理体系培训。管理层可以将体系文件分配给部分或全部员工,分别学习、理解后在科室进行宣讲,可更好地促进员工对体系文件的理解,大大提高执行力。

培训需重点突出,并兼顾全面。培训内容应包括质量手册、程序文件和标准操作规程(standard operation procedure,SOP)的全部内容,并按需要学习外来文件。对于计划申报认可的实验室,宜重点培训认可相关内容。要求每一位工作人员能够掌握质量方针和质量目标,建议重点培训核心制度和与实验室质量控制相关的内容,如临床输血申请管理程序、危急值管理程序、室间质量评价管理程序、检验工作程序、检验结果质量保证程序、样本管理程序、血液管理程序、实验室质量监督程序、室内质量控制管理程序、实验室安全管理程序、评估与审核管理程序、质量体系管理评审程序等。应对重要记录表格的使用进行培训。

应通过培训,培养员工思考的能力,调动员工积极参与质量管理体系建设的热情。

二、考核

质量体系考核需在充分培训和学习的基础上进行。考核旨在促进学习,评估学习和培训效果。考题设置应该点(重点)、面(全面)结合,重点考核容易疏忽的管理要求和技术要求。CNAS-CL02:2012《医学实验室质量和能力认可准则》是 CNAS 制定的与 ISO 15189: 2012 等同的标准,其中管理要求包括组织和管理责任、质量管理体系、文件控制、服务协议、受委托实验室的检验、外部服务和供应、咨询服务、投诉的解决、不符合的识别和控制、纠正措施、预防措施、持续改进、记录控制、评估和审核、管理评审等;技术要求包括人员、设施和环境条件、实验室设备、试剂和耗材、检验前过程、检验过程、检验结果质量的保证、检验后过程、结果报告、结果发布、实验室信息管理。宜与实际工作结合设置考题,培养员工分析问题和解决问题的能力。

第六节　质量管理体系的发布实施

一、文件发布前提

质量管理体系文件需要经过适当途径(比如输血科主任)批准方可在实验室发布实施。

二、文件保存方式

(一) 纸质版文件

纸质版文件是常用的文件形式,便于使用者查阅。纸质版文件直观,取阅便利,不易被复制;但容易遗失,不易回收,不方便检索。

(二) 电子版文件

如果信息系统足以支撑电子版文件的有效管理,鼓励使用电子版质量管理体系文件。电子版文件环保,易于检索,版本易于控制;但需要经常保持电脑开启状态,且高水平的电子化文件管理对信息化系统要求较高。

三、文件控制

文件控制就是对文件的有效管理,质量负责人授权专人负责。对质量管理体系有效运行起重要作用的各个区域(场所),均应及时发放到位,确保相应岗位的人员或活动场所都能得到受控文件的有效版本。文件在控的内涵至少包括:①作废文件要及时从所有场所收回,或以其他方式确保使用者只能获取最新版本文件,防止误用作废文件;②因备份需要所保留的作废文件要有作废标识,确保至少留存一份作废文件的备份;③避免文件被篡改或未经批准的复制。

上述几个方面也是输血科实验室质量体系文件管理过程中经常会出现的问题,例如工作人员在实验室工作中经常会填各种记录表,在管理层发布新版本体系文件后往往在现场还会留存部分旧版本记录表,旧文件收回时有遗漏,工作人员对文件控制重视不足,或因培训不到位不能及时注意到有些记录表已经作废而发生误用的情况。

四、文件实施及修改

文件实施后需保证岗位工作人员获取方便,每位工作人员均需严格执行文件条款,文件的实施过程和实施效果需进行监督与评价。实施过程中发现文件的错误、疏漏或严重缺陷,如发生文件不适应国家有关法规等的要求,科室的组织机构及其职能发生变化,以及其他与质量管理体系密切相关的重要变化发生时,文件应进行修订或改版。修订或改版的文件也需要通过审核和批准。

质量负责人负责定期组织对质量管理体系文件的有效性进行评审,必要时修改、修订甚至升级文件版本。文件修改后,应通过修订页或修订号的方式作出修改标志;较大幅度的修改宜重新编制、更新文件修订号。修改后的文件应按规定的发放范围及时发放到位。修改文件应通知(必要时需培训)使用者,修订或升级文件版本必须培训使用者。

练习题二

1. 质量管理体系的纸质版和电子版文件各有什么优劣?
2. 文件控制的实施过程中需要注意哪些方面?

第七节　ISO 15189 认可实验室的质量管理体系要求

一、概述

ISO15189:2022,即《医学实验室质量和能力的要求》,由国际标准化组织起草和颁布,该标准从组织管理、质量体系、持续改进和人员、环境、设备、检验程序等方面提出了实验室管理与技术的具体要求。

实验室申请 CNAS-CL02:2023 的认可完全遵循自愿的原则。目前,我国实施的三级综合医院评审标准中对医学实验室和输血管理的评审部分细则,是参考 ISO 15189 质量管理体系的管理要求而制定的,临床实验室按照 ISO 15189 标准的要求改进实验室的行为活动,对医院管理层面而言也大有益处。

2008 年 12 月 15 日,国家质量监督检验检疫总局和中国国家标准化管理委员会联合发布推荐性国家标准《医学实验室质量和能力专用要求》(GB/T 22576—2008)。该标准由北京市医疗器械检验所、中国合格评定国家认可委员会起草,等同采用 ISO 15189:2007《医学实验室质量和能力的专用要求》,将主要适用于认可实验室的 ISO 15189 国际标准条款转化为适用于我国所有医学实验室的国家标准。2018 年起,国家市场监督管理总局和中国国家标准化管理委员会通过翻译法等同采用 ISO 15189:2012,先后发布一系列推荐性国家标准《医学实验室质量和能力的要求》代替《医学实验室质量和能力专用要求》:2018 年 12 月 28 日发布《医学实验室质量和能力的要求　第 1 部分:通用要求》(GB/T 22576.1—2018),之后于 2021 年发布了《医学实验室质量和能力的要求　第 2 部分:临床血液学检验领域的要求》(GB/T 22576.2—2021)等一系列国际标准。这些都是将成熟的国际标准应用于我国医学实验室管理的努力的一部分,推动了我国医学实验室质量和技术管理的规范化、标准化。需要注意的是,相关国际、国家和行业标准均在持续改版完善中,实验室应关注并适应最新标准的要求。

二、体系文件基本要求

质量管理体系文件是质量管理体系运行的依据。实验室质量负责人需挑选团队内有能力和有专长的人员,通过进行专门学习,培训相关知识,熟悉体系文件基本结构,掌握基本要求后进行体系文件的编写。认可实验室质量管理体系文件宜包括:质量手册、程序文件、标准操作规程和质量记录(表格、报告)共四层文件(图 2-2)。

三、体系文件基本结构

质量管理体系文件主要包括以下结构:

(一) 质量手册

质量手册是阐述实验室质量方针和质量目标,描述质量管理体系关键要素并实施质量管理,促进质量改进的文件,同时是向客户及监督机构展示输血科质量管理水平并向他们提供质量保证的纲领性文件。质量手册的内容至少应包括:①质量方针和质量目标;②质量管理体系的范围;③实验室组织和管理结构及其在母体组织中的位置;④确保符合认可准则的实验室管理层的作用和职责;⑤质量管理体系中使用文件的结构和相互关系;⑥为质量管理体系而制订的文件化政策并指明支持这些政策的管理和技术活动。

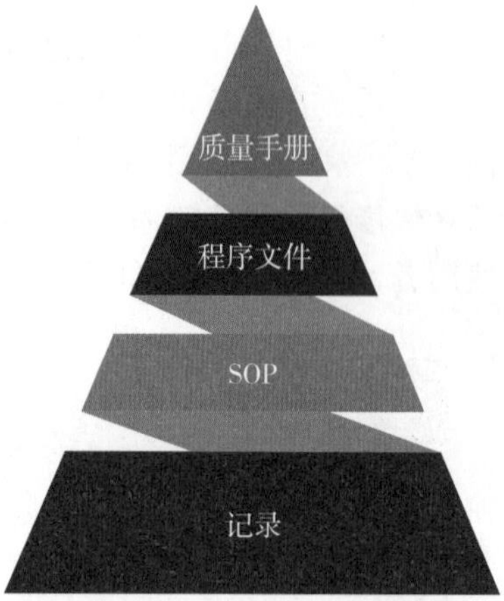

图 2-2　体系文件结构

(二) 程序文件

程序文件是规定某项活动一般过程的文件。根据输血科实际情况,为满足质量方针和质量目标而编制的一套程序性文件,是质量手册的支持性文件,是对质量管理和技术活动进行控制的依据。较为简单的管理程序可直接写入 SOP 中。

(三) SOP

SOP 是为保证质量活动有效实施,以统一格式建立的某一工作的标准操作步骤和要求,用来指导和规范某项管理或技术工作的文件。这些文件是质量手册和程序文件有效实施的支持性文件,是用来指导某一项工作具体如何开展的文件。具体可分为仪器 SOP、项目 SOP 及其他 SOP 等。

(四) 记录

记录是指一系列表单和文件,用于质量管理体系运行信息传递及其运行情况的证实。包括各种质量记录和技术记录。

质量记录阐明所取得的结果或提供所完成活动的证据文件。质量记录为可追溯性提供文件,并提供符合性验证、纠正措施和预防措施的证据。通常质量记录不需要控制版本,是对当时客观事实或过程的陈述,不可修改。质量记录主要源自质量管理活动的记录,包括组织管理、文件控制、合同评审、委托检验、外部服务和供应、咨询服务、投诉的解决、不符合的识别控制、纠正措施、预防措施、持续改进、记录管理、内部审核、管理评审和外部审核等活动中形成的记录。

技术记录是进行检测所得数据和信息的积累,表明检测是否达到规定的质量要求。实验室原始记录是重要的一种技术记录,是最重要的检验过程记录,是出具检测报告的依据。为了确保在尽可能接近原条件的情况下复现检验活动的全部过程,原始记录应包含足够的信息,以便识别各种可能的影响因素。技术记录不应该添加任何可能干扰记录原貌的信息。技术记录主要源自技术管理活动的记录,包括原始观察记录等各类记录表格、导出数据、实验室的各种监测(观察)记录、各种跟踪审核(含外部和内部)记录、校准记录、人员签字记录、检验报告副本、服务协议、工作单、工作手册、核查表、工作笔记或日志、室内质控图及分析记录、室间质量评价结果及分析记录、实验室服务对象的信函、文件和反馈信息等。

四、体系运行

实验室按 ISO 15189 标准建立质量管理体系与操作规范并且通过 CNAS 认可,是实验室质量体系全面满足要求的最好证明。质量管理体系文件完成后并不意味着质量管理体系能够有效运行,需要对所有工作人员进行宣传。管理体系运行主要反映在两个方面:一是所有质量活动都依据质量策划的安排以及质量管理体系文件的要求实施;二是所有质量活动都有证据表明,质量管理体系运行符合要求并持续有效地实施。

本节详细内容请参考第三章"输血科质量管理体系的运行"。

练习题三

各层级质量管理体系文件的金字塔结构是怎样的? 请画图示意。

五、认可评审

(一)基本概念

1. 审核　为获得审核证据并对其进行客观地评价以确定满足审核准则的程度所进行的系统的、独立的、形成文件的过程。

2. 评审　认可机构依据特定标准和 / 或其他规范性文件,在确定的认可范围内,对合格评定机构的能力进行评价的过程。

评审目的:

(1)确定受评审方管理体系与评审准则的符合程度(符合性)。

(2)评价管理体系满足法律法规的能力(合法性)。

(3)评价管理体系实现规定目标的有效性(有效性)。

(4)识别管理体系潜在的改进方面(持续改进)。

(二)评审的特点

1. 评审是正式的且被授权的活动,有规范的程序和方法,必须由经过培训且经资格认可的人员(评审员)进行,是形成文件的过程。

2. 评审必须具有客观性、独立性。

3. 采用抽样方法。

(三)实验室申请评审准备

申请认可的实验室需要准备以下相关资料提交现场评审专家进行文件评审:

1. 管理体系

(1)质量方针、质量目标、质量指标,公正性声明等。

(2)实验室组织和管理结构、部门职责、法律地位和隶属关系、组织结构图。

(3)管理体系包含全部管理工作、技术工作、支持服务。

(4)岗位职责描述。

(5)授权文件。

(6)管理职责、管理制度、检验方法等与标准、法规的符合性。

(7)质量监督。

(8)管理措施。

(9)文件控制等。

2. 技术要求

(1)人员能力:资质、培训、能力评估、岗位设置等。

（2）实验室环境：温度／湿度控制、安全防护措施等。

（3）设备管理：定期校准、维护、验证等。

（4）试剂和耗材管理：质量检验、使用控制等。

（5）检验方法：检验程序 SOP、性能验证、室内质量控制、实验室间比对、人员比对、定期评审等。

（四）评审流程

1. 申请认可需具备的条件　进入评审程序前，实验室需向中国合格评定国家认可委员会（China National Accreditation Service for Conformity Assessment，CNAS）申请认可。实验室申请认可需具备以下条件：具有明确的法律地位；具备承担法律责任的能力；符合 CNAS 颁布的认可准则和相关要求；遵守 CNAS 认可规范文件的有关规定，履行相关义务。

2. 文件评审　CNAS 受理实验室的认可申请后，将组建评审员（或技术专家等）团队并指定具备主任评审员资格的评审员担任评审组长，对实验室提交的资料进行评审（或称为文件评审）。评审组长负责或委派评审员依据认可准则及其应用要求，对申请实验室的质量手册及其他相关文件进行文件符合性审查。

（1）质量体系文件评审要点主要包括：质量管理体系中的各项职能落实情况；质量管理体系要素设置是否适宜，各要素描述是否充分；质量管理体系要素控制程度是否满足要求；各种质量活动是否处于受控状态；质量管理体系能否有效运行并进行自我完善；过程的质量控制是否基本完善；支持性服务要素是否基本有效。

（2）技术性资料评审要点主要包括：申请认可的检测能力范围表述是否清晰、准确；申请认可的检测方法是否现行有效；实验室的仪器设备配置是否满足相应技术能力要求；量值溯源是否能符合要求，计量单位使用是否正确；实验室的人员配备是否充分；实验室参加能力验证、实验室之间比对情况；提供的申请单和检测报告信息是否齐全、规范。本阶段可能要求实验室对提交的资料进行补充或完善。CNAS 根据对被评审实验室质量体系文件和技术资料的评审结果，决定是否可以进入现场评审（现场见证）阶段。

3. 评审过程　通常情况下，实验室认可评审以现场评审方式进行，特殊情况下，也可以线上进行。评审过程主要包括：

（1）预备会

会议主要内容是：沟通文件评审的情况；沟通现场评审的准备情况；明确评审内容及分工；统一评审方法及培训评审专家等。

（2）首次会

会议主要内容是：明确评审目的、依据、范围和涉及部门、人员；明确评审成员和分工；明确评审日程表；公布评审方法和不符合项判定原则；明确评审组的工作场所、所需资源、必备设备；保密承诺；实验室负责人介绍质量管理体系的建立和运行情况等。

（3）现场观察

了解现场评审所涉及的工作场所、工作流程、实验环境、设备、人员等基本信息；范围包括检验前、检验中、检验后工作过程及场所。

（4）现场评审

1）现场评审的重点为：①内审和管理评审后的改进情况；②实验室人员能力评估；③环境设施是否满足检验所需的要求；④参加室间比对的计划和实施情况；⑤分析系统的量值溯源和校准；⑥室内质控的实施情况；⑦检验前过程；⑧检验报告和临床应用。

2）需要开展现场试验的项目通常包括：①新扩项的项目；②依靠主观判断较多的项目；③涉及多套分析系统的项目；④缺乏权威机构提供实验室间比对的项目；⑤实验室间比对结果有不满意或有问题的项目；⑥新上岗人员、转岗人员。

现场试验的方式一般包括：现场考核（必要时，如形态学识别等）、盲样试验、留样再测、人员比对、设备比对、方法比对等。

在我国的现场评审过程中,一般初次评审要求所有申请项目安排现场试验,考察实验室申报项目的技术能力,监督评审和复评审可由评审员或评审组长酌情安排。

(5)医护座谈会

评审组与临床医护及相关职能部门的工作人员召开座谈会,了解检验前、检验后程序的控制,实验室检验结果的使用情况,实验室与临床的沟通、改进等内容。

(6)评审组内部会

评审组每天召开内部会议,交流发现的问题,了解评审进度,及时调整任务,组织、调控评审进程。最后一次内部会讨论评审发现和评审结论。

(7)末次会

报告评审情况,评价质量管理体系的有效性;宣读不符合项,提出整改要求和验证期限;介绍CNAS的相关规定;实验室负责人对评审结论发表意见并签字确认。

(8)跟踪验证

现场评审后的跟踪验证一般包括:不符合项的整改,对类似问题再发生风险的评估。必要时进行现场跟踪验证。

(五)评审证据收集与发现

1. 证据收集　与评审准则有关的并且能够证实的记录、事实陈述或其他信息。将收集到的评审证据对照认可准则及体系文件等,输出评审结果。

证据收集的途径:

(1)现场提问:对某特定项目或方法的原理、操作步骤、关键环节等问题对检验人员进行提问。

(2)查阅记录/报告,核查仪器设备配置。

(3)其他:检验方法的确认记录、性能验证记录等。

2. 评审发现

(1)不符合项:评审中发现的事实不满足规定要求。

(2)观察项:没有充足的证据证明评审员观察到的内容是否符合规定的要求;或根据评审员的经验,认为某方面可能存在潜在的不符合因素,需引起被评审方的注意。

(六)评审结论

评审组考虑了评审目的和所有评审发现后得出的评审结果。评审组推荐意见一般是以下三种之一:

1. 被评审实验室的质量体系和技术能力满足 CNAS 认可要求,评审组同意将该实验室向 CNAS 推荐/维持认可。

2. 被评审实验室的管理体系和技术能力不满足 CNAS 认可要求,评审组不予推荐/维持认可。

3. 建议实验室按规定要求,对存在的不符合项提出纠正措施,并在将落实情况报评审组长,跟踪评审合格后,向 CNAS 推荐/维持认可。

现场评审专家组一般会对后两种推荐意见给出具体建议。

(七)评审报告

评审组在评审结束时完成《医学实验室质量和能力认可评审报告》,用于记录 CNAS 委派的医学实验室认可评审活动,对现场评审结果给出评价。评审报告是 CNAS 评定专门委员会作出认可决定意见的主要信息来源,其结论在 CNAS 批准认可前作为参考。

(八)不符合项的整改

实验室应该根据现场评审开具的不符合项在规定时间内(一般情况下,一般不符合项 2 个月,严重不符合项 1 个月)实施整改并完成整改报告,提交评审组长。

不符合项整改提交资料主要包括:

1. 评审概况介绍,主要说明实验室申请及通过认可的历史情况,本次评审涵盖的专业项目及要素,各专业小组评审的负责人,提出的不符合项及观察项。

2. 本科室对不符合项及观察项的整改思路。

3. 不符合项的原因分析、整改计划和措施,此部分是提交资料的重点部分,需要详细、准确列出不符合项的内容、评审专家、整改负责人、原因分析、整改措施、计划完成时间和实际完成时间、整改效果评价等。

4. 不符合项及观察项整改记录表。

5. 整改结论。

(九) 评审注意事项

实验室评审是抽样调查活动,不可能覆盖被评审方的全部活动,评审结果建立在所抽取的证据基础之上,因此,未被抽样调查的部分仍可能存在不符合情况。

实验室现场评审报告的推荐意见只是 CNAS 评定专门委员会的作出认可决定意见的重要参考,并非评审的最后结果。

练习题四

实验室申请 ISO 15189 认可评审需要从哪些方面准备文件评审内容? (　　　　)

A. 管理体系　　　　　B. 人员能力　　　　　C. 设备管理　　　　　D. SOP

知识小结

1. 建设输血科质量管理体系需建立在有一定水平的实验室条件和人员条件基础上,建立之前需充分评估相关资源。

2. 输血科质量管理体系文件可参考的文件主要来自我国法律法规、国家标准、行业标准、CNAS认可准则及应用要求、相关指南、专家共识等。

3. 质量管理体系文件编写可能耗时较长,宜有计划地工作。

4. 体系文件结构包括质量手册、程序文件、标准操作规程和质量记录 4 层,其发布、实施和修改都需要有控制、留痕迹。

5. ISO 15189 是医学实验室质量管理体系有效运行的较高标准;申请认可评审的实验室需要充分准备相关文件,了解评审流程,对开具的不符合项在规定时间内进行整改。

自我测试

在阅读完本章之后,花几分钟思考串联一下学习的知识,您是否已经达到了本章的学习要求,它们是:

1. 质量管理体系文件的编写需要做何种准备工作?

2. 质量管理体系文件如何编写? 主要结构如何?

3. 结合所在实验室的实际情况说明目前的质量管理体系建设有哪些优点和不足?

参 考 文 献

1. 国家质量监督检验检疫总局, 中国国家标准化管理委员会. 临床实验室设计总则: GB/T 20469—2006. 北京: 中国标准出版社, 2006.
2. 杨成民, 刘进, 赵桐茂. 中华输血学. 2 版. 北京: 人民卫生出版社, 2022.
3. 全国质量管理和质量保证标准化技术委员会. 质量管理体系文件指南: GB/T 19023—2003. 北京: 中国标准出版社, 2003.
4. 中国合格评定国家认可委员会. 医学实验室质量和能力认可准则: CNAS-CL02: 2012.(2019-02-20)[2019-02-25]. https://www. cnas. org. cn/rkgf/sysrk/jbzz/2019/02/895562. shtml.
5. International Standard Organization (ISO). Medical Laboratories-Requirements for Quality and Competence. Geneva, Switzerland: ISO Standard 15189: 2012.

第三章 输血科质量管理体系的运行

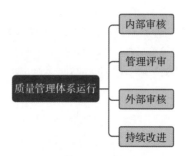

图 3-1 质量管理体系的运行学习导图

该章帮助你了解质量管理体系如何有效运行、改进和完善。

学习目标

1. 熟悉内部审核的实施要点
2. 了解管理评审的实施要点
3. 了解外部审核的实施要点与持续改进

第一节 概　　述

建立输血科质量管理体系的目的是实现输血科的规范化管理,持续提高实验室的管理能力和技术水平。输血科运行质量管理体系应是全要素的,可以有重点,但不应有疏漏。在体系运行过程中要不断验证质量管理体系文件中规定的内容是否符合实验室的实际情况,建立监督和反馈机制,共同促进质量管理体系的不断完善。

需要注意的是严格执行输血科质量管理体系并不排斥特殊情况下的灵活性。

本章通过内部审核、管理评审、外部审核和持续改进简要介绍输血科质量管理体系如何有效运行。

第二节 内　部　审　核

一、概述

质量管理体系在运行过程中按计划每年至少进行 1 次内部审核。质量负责人负责发起内部审核活动,可指定内审组长领导内审小组具体实施。审核内容包括实验室质量管理体系的所有管理要求和技术要求。实验室应策划并定期实施评估和内部审核,查验、分析和评价检验前、检验中、检验后以及支持性过程是否按照满足用户需求和要求的方式实施,确保体系的运行符合质量管理体系要求。

二、实施要点

1. 每次的内部审核不一定对全部质量管理体系要素均进行深入审核,可以重点审核某些特定活动,同时对其他要素给予关注。

2. 科室应制订内审程序,规定策划和实施审核、报告结果以及保存记录的职责和要求。

3. 内审应由经过培训的内审员完成,对科室质量管理和技术管理情况进行审核,对被审核的部门或实验室的质量要素、技术规范的执行情况,以及之前的审核结果给予关注。

4. 内审方案应规定审核的依据、范围、频率和方法并文件化。

5. 内审员应确保审核过程的客观和公正,应独立于被审核的活动。

6. 内审员发现不符合情况,应及时做好记录,并与被审核方确认。判定为不符合项后,应填写相关记录。

内审策划书是内审方案文件化的过程。策划书的内容主要包括:

(1)受审基本情况,包括受审部门、部门负责人、内审员、审核日期。

(2)策划审查的内审项目和具体内容。

(3)其他观察内容,须列出审核内容和审核方式。

审查的具体内容是审核条款的延展说明,要具有可操作性。例如:在对"检验结果质量保证"条款进行审核时,审核内容可包括实验室现场相关记录、现场问询工作人员的内容和现场操作需注意的其他问题等。在"实验室现场相关记录"项目下具体审查内容可包括:①检查《年度质量控制计划》《室内质量控制方案》《复检记录表》等;②检查《试剂质控品参数和质控品性能评价表》《室内质控记录表》《室内质控参考值登记表》《室内质量控制失控处理报告单》《室内质控月统计报告单》《室内质控年度总结记录》等;③检查《室间质量评价样本接收及检测记录》《室间质评结果分析讨论记录》《室间质评年度总结记录》等;④检查各种比对记录。具体表格格式可以参考本教程"附录1~5"

三、内审结果

1. 内审中发现的不符合项在整改时,应先确定产生该不符合项的根本原因,然后提出纠正措施及整改期限,并对纠正措施的实施情况和有效性进行跟踪。

2. 内审应该得出质量管理体系运行是否持续满足质量方针和质量目标要求的结论。

3. 内审结果应作为管理评审输入的内容。

4. 必要时,输血科管理层应该对内审活动的有效性进行评估。

5. 内审活动的相关记录交文档管理员归档。

内审报告是内审过程和内审结果的文件体现。内审报告的主要内容包括:

(1)审核目的、审核范围、审核依据、审核日期、内审组长、内审员。

(2)审核计划实施情况,说明内审进行策划、实施、结果、讨论的具体过程。

(3)内审不符合项、观察项记录表,需对不符合项进行事实描述,同时需列出受审部门和不符合的条款。

(4)不符合项整改和验证:对每一个不符合项进行原因分析,及时采取纠正措施,整改完成后需进行跟踪验证。

第三节　管 理 评 审

一、概述

管理评审由实验室管理层实施,每年至少进行1次,评价质量管理体系的适宜性、充分性和有效性,不断改进与完善质量管理体系,确保质量方针、质量目标适合科室业务工作及学科发展的需要,质量管理体系持续适用、运行有效。管理评审活动由科主任主导,一般由质量负责人具体负责组织实施。

二、实施要点

1. 质量负责人提出管理评审计划并协助科主任进行管理评审的组织和准备工作。
2. 质量负责人安排相关负责人准备相应的资料。
3. 科室主任主持召开管理评审会议。
4. 宜安排相关负责人报告所负责领域工作的初步评估结果。
5. 质量负责人作质量体系运行情况报告,并就质量体系与标准的符合性,质量体系与质量方针、质量目标的适合性,质量体系运行有效性等作详细汇报。
6. 安排必要且充分的讨论。
7. 科主任作出最后评审意见,提出质量体系改进要求,作出评审结论。
8. 由专人做好评审记录,并归档保存。

管理评审需准备的资料,可以从下列项目着手:

(1)对申请、程序和样品要求适宜性的定期评审。
(2)临床沟通、咨询、患者和医护人员满意度调查评估。
(3)员工的建议评估。
(4)内部质量体系审核的结果。
(5)检测报告过程与质量风险评估。
(6)质量方针、质量目标的贯彻落实情况及适宜性。
(7)分析前、分析中、分析后过程的质量指标。
(8)外部及内部机构检查和评审情况。
(9)比对或能力验证结果分析。
(10)对供应商的评价。
(11)不符合项的识别、纠正、预防和监控。
(12)上次管理评审存在的问题,后续措施及持续改进情况分析。
(13)业务范围、业务类型、业务量的变化情况。
(14)人员素质和人员培训情况。
(15)现有质量体系文件的适宜性、有效性、充分性。
(16)标准规范的更新,检测技术的发展。
(17)法律法规的变化。
(18)日常管理会议主要议题的汇总报告。
(19)实验室发展战略、规划的要求等。

这些材料作为管理评审的主要输入,其准备过程和提交的质量决定了管理评审的质量。

三、结果应用

评审会后,质量负责人根据会议记录编制管理评审报告,并以会议的形式向全科人员宣读。其内容应包括:评审目的、评审时间、参加人员、质量管理体系和运行过程有效性改进的内容、用户服务改进的内容、确保体系和业务工作顺利运行的资源需求、可能的预防措施和持续改进措施。

管理层应持续关注管理评审提出的改进计划,并将管理评审的输出内容,作为下一次管理评审的输入项。

练习题一

1. 质量管理体系在运行过程中按计划每年至少进行_____次内部审核,_____次管理评审。
2. 管理评审的输入项有哪些?

第四节　外　部　审　核

一、行政与执法检查

国家和地方卫生行政部门、卫生监督执法部门或各级临床输血质量控制中心可能定期或不定期地开展对医疗机构临床输血的监督、检查或指导工作。

1. 国家卫生行政主管部门可能组织血液安全技术核查,核查表使用《血液安全技术核查指南(医疗机构部分)》(名称和内容可能根据需要发生变化)。另外,国家卫生行政主管部门也可能组织其他输血专项检查,或其他涉及输血部分的检查。此类检查单独进行,也可能委托各级临床输血质量控制中心进行,或与各级临床输血质量控制中心的指导或专项检查合并进行。各种检查和指导发现的问题都应该落实整改或改进措施,组织方后续可能会验证整改效果。

2. 属地或上级卫生监督执法部门可能定期或不定期地开展执法检查工作,重点是依法执业情况,主要依据是相关法律法规、国家和行业标准(尤其是强制性标准),针对发现的问题会开具执法通知书,情节严重的可能进行处罚(含罚款)。相关问题均要求进行整改。

3. 二级及以上的医疗机构均会接受等级医院评审检查。检查标准是相应等级的评审标准及评审标准实施细则。这是一项针对医疗机构开展的涉及输血工作的系统检查和评价,有严格的标准,检查一般覆盖上一次评审之后的输血工作开展情况,需要比较充分的准备。

二、技术核查

新成立的医疗机构输血科可能接受属地卫生行政主管部门组织的技术核查或执业审批现场核查,检查会按照输血科的设置标准进行。开展或准备开展一些特殊技术的输血科,可能接受专项技术核查,比如开展分子生物学技术的实验室,或开展人类免疫缺陷病毒相关检测项目的实验室。以上检查的结果,将作为是否批准相应诊疗项目或技术准入的依据。

核查的主要内容可能有以下方面。

(一) 临床用血管理组织机构及职责

1. 医疗机构建立临床用血管理组织机构并履行职责

(1)二级以上医院和妇幼保健院应当设立临床用血管理委员会,负责本机构临床合理用血管理工作。

（2）按照《医疗机构临床用血管理办法》要求履行职责。

2. 建立临床用血管理规章制度　输血前检查制度、输血前告知制度、临床用血申请管理制度、血液发放和输血核对制度、临床合理用血工作制度、科室和医师临床用血评价及公示制度、临床用血不良事件监测报告制度、医务人员临床用血和无偿献血知识培训制度等。

3. 建立临床用血工作规范　输血标本采集规范、输血护理操作规范、合理用血评价管理规范、输血反应识别与处置规范等。

4. 建设临床用血信息管理系统　实现对输血过程的闭环管理。

（二）医疗机构临床用血应急保障机制

1. 血液库存预警机制

2. 紧急抢救制度和流程

3. 建立应急用血工作预案

（三）输血科建设与发展

输血科的设置应与医院定位和临床科室诊疗需求相适应，满足有关规定和要求，包括面积、功能分区、人员、设备要求等方面。

（四）职责与技术能力

包括血液保障、输血相关检测、对输血的指导、血液治疗开展情况和参与全院用血管理等。

（五）输血科质量与安全管理

建立质量管理体系，建立并实施室内质量控制方案，参加室间质评，落实血液管理工作制度等。

（六）临床科室用血质量与安全管理

包括实施临床用血的过程管理，严格管控临床用血风险点，输血相关医疗文书规范，科室开展输血工作质量管理等。

三、认可实验室的外部审核

实验室认可和资质认定是对实验室有能力进行规定类型的检测和/或校准所给予的一种正式承认，是对实验室的基本条件和技术能力进行全面评审的主要外部审核方式，具有一定的权威性、严肃性、公正性。

具体内容参见第二章第七节"ISO 15189 认可实验室的质量管理体系要求"的"认可评审"部分。

第五节　持续改进

一、持续改进的输入

持续改进是质量体系建设不可或缺的重要环节。实验室应充分利用外部审核、日常监督、文件评审、内部审核和管理评审等机会，通过将实验室在质量活动中的实际表现与其质量方针、质量目标中的规定预期相比较，寻求实验室持续改进的机会。

例如，现场评审专家通常会在评审过程中给出意见和建议，这些意见和建议不是评审报告的正式内容，也不会影响评审结论，但是可能对实验室完善体系和提升体系运行效果有帮助，有经验的实验室会充分利用这些信息实现实验室的持续改进。

二、持续改进的效果

持续改进的目标是服务质量、服务效率、服务能力和市场竞争力的持续提升，并且使得实验室质量管理体系逐步完善,运行更加有效。持续改进的效果体现在部分或全部质量指标的持续提高。具体表现可能是全局的,比如:投诉持续减少,TAT 缩短,差错事故减少,满意度提升等;也有可能是局部的,比如避免了某些不良事件的发生。

知识小结

1. 输血科质量管理体系建立以后,可以通过内部审核、管理评审定期进行自身评审。

2. 外部审核包括行政和执法检查、技术核查、认可评审等,可以帮助发现质量管理体系存在的问题,制订有效改进措施。

自我测试

在阅读完本章之后,花几分钟思考串联一下学习的知识,您是否已经达到了本章的学习要求,它们是:

1. 实验室内部审核如何实施? 有哪些关键点?

2. 实验室质量管理体系如何做到持续改进?

参 考 文 献

1. 中国合格评定国家认可委员会. 医学实验室质量和能力认可准则: CNAS-CL02: 2012.(2019-02-20)[2019-02-25]. https://www. cnas. org. cn/rkgf/sysrk/jbzz/2019/02/895562. shtml.

2. InternationalStandardOrganization (ISO). Medical Laboratories-Requirements for Quality and Competence. Geneva, Switzerland: ISO Standard 15189: 2012.

3. 杨成民, 刘进, 赵桐茂. 中华输血学. 2 版. 北京: 人民卫生出版社, 2022.

第四章　输血治疗的质量管理

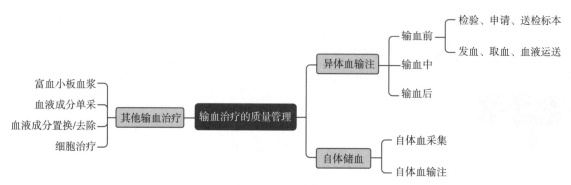

图 4-1　输血治疗的质量管理学习导图

该章帮助你了解输血治疗前、中、后的质量管理方法。

学习目标

1. 掌握异体输血治疗前、中、后的质量管理方法
2. 了解不良事件管理要点
3. 掌握自体输血治疗前、中、后的质量管理方法

　　输血治疗经历了全血输注、成分血输注、严紧输血策略的发展历程,并在循证医学的基础上提出了患者血液管理的新理念。如今,输血医学逐渐跨进新的领域,如对患者病理性血液成分的去除与置换、血液成分单采、细胞治疗等。无论是输血辅助治疗还是上述新兴的治疗方式,其有效开展离不开实验室和临床规范的质量管理。

第一节　异体血输注的质量管理

一、输血治疗前的质量管理

　　输血科实验室应当严格遵照输血科质量管理体系、医院临床用血管理制度和技术操作规程的要求进行血液的预约和储存,开展输血相容性检测,出具输血相容性检测报告,正确发出血液。

　　临床医师对患者进行输血前正确评估,决策是否需要输血以及制订或调整输血治疗方案,按要求提交输血前各项检查申请,并将检查结果纳入病历保存;临床医护人员按要求在输血前采集和运送患者标本,取回正确的血液成分。

　　具体操作过程大致内容如下:

（一）检验、申请、标本送检环节

1. 所有患者入院后应进行 ABO 血型和 RhD 血型检查，建立血型记录。

2. 需要输血治疗患者应进行输血指征相关检查（包括输血相关的实验室指标、患者生命体征和临床症状等）和输血感染性疾病筛查。若为急诊、急救输血，应确保已采集标本进行输血感染性疾病筛查，相关实验室检查结果在用血申请单、输血治疗知情同意书中可显示"已送检，结果未回"。输血科应在预定输血时间前完成输血相容性检测并出具报告。

3. 对于择期手术患者，需评估患者是否适合自体输血。对符合自体输血条件的手术患者，应首选自体输血，并根据患者自身情况制订适宜的自体输血方案。

4. 无法取得患者或其委托人输血治疗知情同意时，须上报医务部或相关职能部门，经批准后实施输血治疗。

5. 申请不同血液成分的具体过程

（1）红细胞成分：常规进行患者 ABO 及 RhD 血型复查、抗体筛查和交叉配血试验。抗体筛查结果阳性时，须进行抗体鉴定，并筛选对应抗原阴性的血液。若患者因病情危重无法等待抗体鉴定结果和筛选对应抗原阴性的血液时，可以进行盲配输血。患者出现危及生命的情况时，输血科应立即发血（已知患者血型时发出 ABO 和 RhD 同型的红细胞悬液，未知患者血型时发出 O 型洗涤红细胞 / 红细胞悬液），发血后立即补做血型鉴定和交叉配血试验，并根据需要进行后续试验。

（2）申请血浆、机采血小板、冷沉淀凝血因子：在发血前患者应完成 2 次独立标本的血型检测，且结果一致。

（3）如果患者为疑难血型或出现交叉配血不合时，输血科依据患者具体情况加做其他血型血清学试验，在患者病情允许的时间范围内尽可能筛选适合患者的安全血液。患者病情危重无法等待附加试验完成时，可根据具体情况，输血科工作人员与临床医师共同商议后进行 ABO 同型输注、非同型相容性输注、主侧最小凝集血液输注等。

6. 输血前各项检查的报告（如血型复核、交叉配血试验、输血感染性疾病筛查、血常规、凝血功能检查等）作为重要的输血支撑材料纳入病历永久保存。

7. 如果患者拒绝输血前检查，临床医师应告知其可能导致的不良后果，患者必须在输血治疗知情同意书中签名确认知晓可能导致的后果，临床医师将相关情况记入病程记录。

（二）发血、取血、血液运送环节

1. 临床医师应在确认患者需要输血后开立输血医嘱并填写取血申请单。

2. 取血时间应与输血申请单预定输血时间基本相符，以保证有时效限制的血液成分（如解冻后的血浆、冷沉淀凝血因子等）的最佳输注效果。

3. 已经备好的血液，临床科室因故不能按约定输血时间取血，应及时通知输血科，以便输血科合理安排血液周转或保留血液。需延时取血时，应立即通知输血科，输血科确认符合延时取血条件时，可将血液保留至新的取血时间。

4. 临床医师应合理评估患者的输血速度后决定每次申请取血量，避免发血后 4 小时内不能输完而导致血液报废 / 浪费。

5. 有异型输血、不相合输血、未完成交叉配血的异常紧急输血等特殊情况，临床医师需在取血单上写明相关情况。

6. 取血人应为医护人员。

7. 输血科应根据取血申请单要求发出相应血液成分，并打印规范、完整的发血记录单随血袋一起发出。

8. 取血与发血双方应当分别核对取血申请单、临床用血申请单、发血记录单以及血袋标签，确认患者及血袋信息准确无误，血液外观正常，配血实验结果相合（特殊情况除外），血液在有效期内，取血和发血双方共同签名后方可取回 / 发出血液。

9. 凡有下列情形之一的血袋,一律不得发出/取回:

(1)血袋标签破损、字迹不清。

(2)血袋有破损,漏血。

(3)血液中有明显凝块、气泡、絮状物或粗大颗粒。

(4)血浆呈乳糜状或暗灰色。

(5)红细胞层呈紫红色。

(6)未摇动时血浆层与红细胞的界面不清或交界面上出现溶血。

(7)过期或其他须查证的情况。

10. 血液发出后,取血人应将血液及时、安全送回病房或手术室。

11. 电力故障或信息系统故障时,临床科室可手工填写纸质版的应急取血申请单申请急诊取血,输血科手工填写应急发血记录单发出血液。

12. 取到血液后,临床医护人员应放入清洁的专用取血箱运输至临床科室,血液运输过程中应保持平稳,避免剧烈振荡、摔落,避免接触过冷、过热环境,遵从《血液运输标准》(WS 400—2023)的规定。血小板制剂应放入单独的取血容器,不得与其他血液成分混放。血液运输时间应控制在 30 分钟以内,运输超过 30 分钟必须实施冷链监控。

二、输血治疗中的质量管理

在输血治疗中,输血科工作人员应协助临床科室解决取血后发现的血液质量问题。输血科应具备所有输血相关的应急处理能力,不能直接提供这种能力的应有应急预案。如术中大出血患者的口头追加用血申请;严重输血反应患者的调查和处理;特殊输血的应急处置等。临床科室是取血后血液管理的责任主体。

输血治疗中的主要环节和注意事项:

1. 血液运回病房后严格执行输血前核对制度。

2. 临床科室不得自行储血,经核对无误的血液在平衡至室温后应尽快输注,输血操作规范,并在 4 小时内输注完毕,4 小时内未输完的血液不得继续输注。

3. 血液从取回到输注期间的临时保存应置于清洁环境/容器中。红细胞制剂不得冷冻保存,也不得接触热源,避免红细胞溶血;血小板的最佳保存温度为 20~24℃,不得置于冰箱保存;解冻后的血浆、冷沉淀不得冷冻保存。

4. 临床科室取血后发现血液质量问题或疑似血液质量问题,应立即通知输血科,双方共同查验、确认,严禁将有疑问的血液输入患者体内。

(1)确认血液成分存在影响输血安全的质量问题,输血科联系供血单位做报废处理。

(2)人为失误导致的血液变质、溶血或血袋破损,由责任科室查找原因并填写相关记录,经医务部审批后,将报废血液与相关记录一起交回输血科,按医疗废物处理。

(3)已经开始输血操作的血液(如已经穿刺血袋、已经开始给患者输注等),若发现疑似质量问题,立即暂停输血,确认有影响输血安全的质量问题,临床科室按报废程序处理,并填报临床用血不良事件。

5. 临床科室取回的血液原则上不得退回。遇到特殊情况,取回的血液不需输注,可按照本医疗机构依据国家相关法规制订的流程处置。

6. 输血治疗过程中应按规定的时间和频率监测患者生命体征,必要时及时处置。发生输血反应应进行必要的调查并记录。应及时填写输血过程记录和输血护理记录。

三、输血治疗后的质量管理

输血治疗完成以后,输血实验室应该将患者和供者的血液标本在专用的标本冰箱留存一段时间,主要是为了复查,也可为患者在短时间内追加试验。对于输完的血液制剂应进行血袋回收,存储适当时间(不低于国家规范的要求),以备急性输血反应的回顾调查。所有输血治疗过程中出现的输血反应、处理经过、处理后情况应详细记录,定期进行输血反应的统计、报告、评价、随访。

对于临床科室而言,应在输血治疗结束后再次确认患者的一般情况和生命体征,回顾和详细记录治疗过程,进行实验室相关指标检查,对输血治疗效果进行评价。使用后的血袋根据规定流程按医疗废弃物处理。对患者治疗后的各项辅助检查报告进行追踪,评估治疗效果,了解患者预后,必要时在下一次治疗前调整输血治疗方案。

对于稀有血型患者,或存在稀有血型意外抗体的患者,输血科应在信息系统中建立相关记录,每次配血/备血时进行提示,建议向患者发放输血警示卡,以便患者在其他医院需要输血治疗时向医护人员出示,提示其可能面临的输血风险。对发生输血反应的患者,应调查输血反应的原因,记入病历,建议在信息系统中建立输血反应提示,以便在后续输血治疗时尽可能避免发生同类型的输血反应。

四、输血不良事件

(一)定义

根据中国输血协会团体标准《血液安全监测指南》(T/CSBT 001—2019),输血不良事件是指对血液质量、献血者或受血者的安全,以及相关产品和人员的安全造成或可能造成危害的偏差事件。

(二)分级

1. 输血医疗安全(不良)事件按照发生事件(后果)严重程度分四个等级:

(1)Ⅰ级事件——非预期的死亡,或者非疾病自然进展过程中造成永久性功能丧失。

(2)Ⅱ级事件——在疾病医疗过程中,因诊疗活动而非疾病本身造成的患者机体与功能损害。

(3)Ⅲ级事件——虽然发生的错误事实,但未给患者机体与功能造成任何损害,或有轻微后果而不需任何处理可完全康复。

(4)Ⅳ级事件——由于及时发现错误,但未形成事实。

2. 输血医疗安全(不良)事件按照发生事件(性质或预期后果)严重程度分级。

(1)严重不良事件:发生,可能发生,或只能通过他人发现才能避免的输错血(无论是否可能导致后果的输错血);造成,或可能造成非预期的死亡,或者非疾病自然进展过程中造成永久性功能丧失;重要的责任事件;导致血液批量报废或浪费的事件;其他重大不良事件。

(2)重要不良事件:人为因素造成血液报废或浪费的事件;事态发展可能导致严重不良事件的事件;其他重要不良事件。

(3)一般不良事件:可预见的后果轻微的事件;对患者造成轻微后果而不需任何处理可完全康复的事件。

(4)警告事件:无法预见的后果轻微的事件;虽然发生,但未给患者机体与功能造成任何损害的错误事实。

说明:只要满足国家规范要求,医疗机构可按需要采取适当的不良事件分级管理模式。

(三)不良事件管理建议

1. 临床科室必须重视输血质量与安全管理,能识别常见输血不良事件类型。

2. 医院鼓励各科室以及医务人员自愿、主动报告一般输血不良事件,强制报告严重输血不良事件。

3. 发现不良事件的医务人员首先立即口头/电话通知相关人员,采取纠正措施将损害降至最低,预防不良事件的进一步发展。

4. 发现其他科室输血不良事件,发现人报告本科室主任。

5. 若是一般和重要的输血不良事件,发现科室于1个工作日内通告责任科室负责人。

6. 发生一般和重要的输血不良事件,责任科室应在 3 个工作日内完成科室自查,制订改进措施,按规定对责任人予以相应处理,提交输血不良事件自查及改进报告。

7. 发现本科室的一般和重要的输血不良事件于当日内报告科主任;严重输血不良事件立即报告科主任,科室在 1 小时内报告医务部;报告人填写临床用血不良事件报告记录表。

8. 输血科将输血不良事件自查及改进报告提交医务部,经医务部审核不合格者,须重新调查,重新提交报告,必要时医务部参与调查。

9. 临床科室发生严重输血不良事件,将输血不良事件自查及改进报告提交输血科,经输血科审核不合格者,须重新调查,重新提交报告,必要时输血科和 / 或医务部参与调查。

10. 发生严重输血不良事件,医务部组织相关科室、部门共同调查原因,制订整改措施,向医院输血管理委员会提交输血不良事件自查及改进报告。

11. 对发生严重输血不良事件后隐瞒不报的责任科室、责任人视后果的严重性进行处理(全院通报批评、扣除相应的绩效考核评分、1 周以上的专项培训、暂停输血权限、暂停执业资格等)。对于重复发生同样输血不良事件的科室和个人进行加重处罚。

12. 实习生、进修生、规培生及专培学生、研究生等发生的严重输血不良事件由其所在科室及带教老师承担相应责任;其本身应该承担的责任由主管部门另行认定和处理。

13. 输血科每季度对全院临床用血不良事件进行分级、汇总,向医务部上报全院临床用血不良事件汇总表,用于各科室输血质量与安全考核和质量改进追踪。

14. 医院每月对输血不良事件进行院内公示,全院临床科室和全体医务人员务必引以为鉴,避免再次发生类似事件。

15. 宜对主动报告和 / 或积极处置不良事件的科室和个人减轻或免于处罚。

(四) 常见临床用血不良事件种类、原因和危害

1. 输血标本错误

(1)具体表现:标本管里的血液不是标签显示患者的血液。

(2)可能原因:试管未贴标签即采血,采血后标签贴错;采集标本时未核对患者身份;采血后未及时送检标本。

(3)危害:患者输入血型错误的血液可发生溶血性输血反应,严重时可危及患者生命。

2. 违规送检标本

(1)具体表现:非紧急抢救情况下,一次采集"两份标本",以"两次标本"的名义分次送输血科进行血型鉴定、血型复查和交叉配血。

(2)可能原因:为了方便,使用一次采集的两管标本冒充两次独立采集的标本。

(3)危害:丧失两次独立标本验证患者血型的机会。可能导致"临床送检输血标本错误"的危害。

3. 关键信息错误

(1)具体表现:申请血型错误,申请血液品种错误,申请输血的患者错误。

(2)可能原因:未按要求填写输血申请单(安全意识淡薄),未认真核对患者信息。

(3)危害:患者输入血型错误的血液可发生溶血性输血反应,严重时可危及患者生命;间接造成血液报废;患者输入不必要的血液,承担不必要的输血风险。

4. 术前未备血

(1)具体表现:术中要求备血或输血;择期手术假冒急诊手术申请紧急备血或输血。

(2)可能原因:未按要求做好术前准备;血液供应紧缺期间,输血科未通知临床科室暂停手术,或临床科室未将暂停手术的通知转达至相关医师;临床医师故意忽视输血科暂停手术的通知。

(3)危害:干扰输血科正常工作流程;影响输血科的正常血液库存;浪费急救资源;患者为稀有血型、配血不合等情况发生时可能无法及时获得适当的血液,严重时可危及患者生命;干扰血液紧缺期间的血液调配和应急用血保障工作。

5. 检测错误

(1)具体表现：血型鉴定错误；交叉配血阳性结果误认为阴性结果。

(2)可能原因：血型鉴定错误的原因有用错标本，结果判读错误，转录结果出错，报告错误等。交叉配血结果错误的原因有：用错患者或供者标本，加样操作错误(漏加)，检测系统(试剂、设备等)失控，未仔细观察结果，未确认结果就发出阴性报告，血袋号记录错误，报告错误等。

(3)危害：可能发生溶血性输血反应，严重时可危及患者生命。

6. 取血、发血错误

(1)具体表现：取血通知单错误，取血人和发血人均未发现明显的错误(如患者 A 型，取 B 型血浆)而发出和取回错误的血液；取血通知单和发血记录单均无误，但发血人发出错误的血液，取血人核对时未发现。

(2)可能原因：未认真核对输血申请单、取血通知单、发血记录单及血袋信息。

(3)危害：血型错误导致溶血性输血反应，严重时可危及患者生命；血液报废。

7. 输血错误

(1)具体表现：输血时输入对象(患者)错误；操作失误造成血袋破损；未发现/未及时处理输血不良反应；未在规定时间内完成输注。

(2)可能原因：理论知识不足、技术能力缺陷或其他责任事故。

(3)危害：血型错误导致溶血性输血反应，严重时可危及患者生命；血液报废；输注时间过长存在血液污染的风险。

第二节　自体输血的质量管理

自体输血方式主要包括储存式自体输血、回收式自体输血、稀释式自体输血，主要对象是择期手术需要用血的患者。

储存式自体输血是在择期手术前数周或数日，分一次或多次采集患者本人一定量的血液，待术中或术后回输。回收式自体输血常采用自体输血设备，将回收血液抗凝、洗涤和过滤后再回输给患者，可分为术中回收式和术后引流回收式。稀释式自体输血是在患者麻醉后及术前建立两条静脉通道，一条用于采集自体全血，另外一条快速补充等量或高量晶体溶液，血容量基本保持不变，而血液处于稀释状态，所采集的血液，可在手术中或手术后回输给患者。

下面以储存式自体输血(全血采集)为例介绍自体输血的质量管理。

临床医师评估患者基本情况及手术出血情况，提出储存式自体输血申请，与输血科医师共同制订储存式自体输血的采血方案；输血科工作人员根据医嘱采集自体血并按要求保存、发放，在采集过程中对患者进行监护；麻醉科医师或临床医师按要求进行预存血液的术中或术后回输，临床医护人员参与回输时患者的监护。

具体操作过程大致如下：

1. 临床医师评估患者情况或手术出血情况　评估患者病情是否符合自体储血的适应证，根据病史、体格检查、实验室检查结果判断是否存在自体储血禁忌。与输血科医师根据患者病情共同商议(或通过输血科会诊)制定采血方案。向患者及家属充分告知即将进行的治疗的必要性、不良反应和替代方案等，并签署输血治疗知情同意书。临床医师根据方案向输血科提交"自体采血申请"。

2. 采血方案制定宜满足在手术前应早采血(至少术前 2 周，或 2 周以上)，两次采血间隔不少于3 天，最后采血时间应在术前 1 周停止，必要时可持续到手术前 3 天；每次采血前血红蛋白应不低于110g/L，红细胞比容应不低于 0.33；每次采血量应不超过自身血容量的 10%；对于体重<50kg 的患者

或患儿,按每千克体重低于 8mL 的采血量计算;预存血量根据评估的术中出血量多少决定。

　　3. 采血方法　可使用单纯采血法或蛙跳采血法。其中蛙跳采血法适用于手术用血量大,或患者无法一次性耐受较大采血量的情况。

　　4. 采血前的准备

　　(1)患者完成感染性疾病筛查检测,通过两次独立采集的血液标本进行血型鉴定以确认血型。

　　(2)医患双方签署自体输血知情同意书。

　　(3)根据患者情况可给予铁制剂、EPO(红细胞生成素)、叶酸、维生素 B_{12} 等促进红细胞造血。

　　(4)患者采血的前日和当日忌食高蛋白及油腻食物,当日正常饮食,适量饮水。

　　5. 实施自体血采集

　　(1)采集前对患者做详细的体格检查以及必要的辅助检查,确认患者符合采血条件。

　　(2)采血医师和护士严格执行核对制度,确认无误后实施采血操作。

　　(3)采血时,应严格无菌操作,避免细菌污染。

　　(4)采血速度宜控制在 25~30mL/min,采血时间宜为 15~20min,边采血,边轻摇血袋,使保存液与血液充分混合,防止血液凝集。

　　(5)采血过程中应观察患者面色,监测生命体征的变化,如发现面色苍白、四肢厥冷、皮疹及血压急剧下降等情况应立即停止采血,并予以对症治疗。

　　6. 采血完成后处理

　　(1)采血医师和护士再次核对患者基本信息、采血日期和失效日期,核对无误后记录采血相关信息并签名。

　　(2)采血后,患者静卧休息一定时间,必要时给予液体输注。

　　7. 自体血液管理

　　(1)自体血液采集完毕后,输血科将患者的自体血液信息上传信息系统。

　　(2)将采集自体血液后的血袋热合 2 段血辫,并贴上小标签,一段用于血型复查,一段用于自体血液回输时出现不良反应的原因调查。

　　(3)复查血袋 ABO 及 RhD 血型,记录复查结果。

　　(4)自体血储存于输血科自体血专用冰箱内,血液管理要求与异体血管理要求相同。

　　8. 自体血液取血、发血管理

　　(1)患者术中、术后需要输注自体血液时,临床医师在取得患者或其委托人的知情同意后,提交自体血取血申请单至输血科取血。

　　(2)取血、发血双方核对内容、取血 / 发血过程及血液运输与异体血液相同。

　　9. 自体血液取回后,在手术室或临床科室的管理与异体血相同。

　　10. 如果自体血在有效期内未输注,超过有效期后作为报废血处理。自体血报废处理以前,输血科应告知临床医师及患者,并做好告知记录。

第三节　其他输血治疗的质量管理

　　除异体血、自体全血输注外,与输血相关的输血治疗还有血液成分单采、病理性血液成分的去除与置换、细胞治疗等,其中绝大多数需要使用血液成分单采机器。

　　以下以自体富血小板血浆(PRP)采集为例,说明此类输血治疗的大致操作程序。

　　1. 临床医师和输血科医师共同评估患者行 PRP 采集的适应证和禁忌证,取得患方知情同意,签署《单采治疗 - 自体富血小板血浆采集知情同意书》。

2. 拟采集患者评估标准

(1)患者一般情况评估:心肺功能正常,心电图无明显异常;近期无新发脑梗死或脑出血病史。

(2)实验室检查指标评估:凝血功能正常,血小板功能正常,血小板计数>100×10^9/L,白细胞计数及分类正常,肝肾功能无明显异常。采集前须完成感染性疾病筛查。

3. 采集前准备

(1)医护人员准备:选择合适地点进行操作。该地点应具备合适的温度、洁净程度、满足急诊抢救所需。准备并检查所需仪器、与仪器配套的一次性管路、输液器、输血器、急救用品和药品等。

(2)患者的准备:与自体储血要求大致相同。

4. 采集操作步骤

(1)采血人员执行核对制度,选定静脉进行穿刺。

(2)检查患者的生命体征和一般情况,确定可以进行采集操作。

(3)工作人员按说明书要求,完成开机、机器自检、程序选择、参数调节、耗材安装、抗凝剂连接等程序。

(4)设备准备就绪后,对穿刺部位进行皮肤常规消毒,行静脉穿刺,查看穿刺情况并固定。

(5)按要求进行采集。注意抗凝剂与全血的比例及血流速度,一般为40~60mL/min。

(6)术中注意观察患者一般情况和生命体征,适当调整仪器参数。若仪器发生故障,如系统压力升高、患者血液通路压力减低、管路破损等,需视具体情况给予暂停程序、重新穿刺等操作,并做好患者解释工作。如果患者发生不良反应立即进行适当处理,如轻度低钙反应可增加补钙量,在严密观察下继续治疗;如发生严重血管迷走神经反应时应立即停止治疗,及时给予抬高下肢、补液、心肺复苏、除颤等处理,必要时联系急诊科、重症监护室等进行高级生命支持。

(7)采集完成,回输体外血液后拔除针头并用弹力绷带加压包扎20分钟。

(8)采血后在治疗室休息观察,确定无明显不良反应出现可离开。嘱患者24小时内保持穿刺部位干燥、清洁。

(9)采血工作人员关闭设备,进行清洁后待用,耗材按要求进行医疗废物处理。对操作过程进行记录。

(10)将所得自体富血小板血浆,在血袋上粘贴有患者信息的标签后,交给临床医师用于治疗注射或进行入库存储。

知识小结

1. 在输血治疗的全过程中,实验室除做好相容性检测外,还应随时对各种应急情况有所准备。

2. 对于进行输血治疗的患者,临床上应做好治疗前的评估,治疗中的严密观察和适当处理,治疗后的记录随访。

自我测试

在阅读完本章之后,花几分钟思考串联一下学习的知识,您是否已经达到了本章的学习要求,它们是:

假设你要接诊一名前来做自体血储存的择期手术患者,应该注意什么?

───────── 参 考 文 献 ─────────

1. 中国输血协会. 血液安全监测指南: T/CSBT 001—2019.(2019-04-12)[2024-10-31]. https://test. csbt. org. cn/plus/view. php？aid=10194.

2. 中华人民共和国卫生部. 医疗机构临床用血管理办法 (卫生部令第 85 号).(2012-06-07)[2012-06-12]. http://www. nhc. gov. cn/yzygj/xxgzdt/201408/079cc93dfa464430a783422f2d7e8723. shtml.

3. 中华人民共和国卫生部. 关于印发《临床输血技术规范》的通知.(2000-06-01)[2001-11-08]. http://www. nhc. gov. cn/yzygj/s3589/200804/adac19e63a4f49acafab8e0885bf07e1. shtml.

4. 中华人民共和国国家卫生健康委员会. 血液运输标准: WS 400—2023.(2023-09-07)[2024-10-29]. https://hbba. sacinfo. org. cn/attachment/onlineRead/8f2ddaf15a964420fe553b8ff6a0df2120371f88f4b7b62f39f724a5f9289ecb.

5. 袁红, 林嘉. 临床用血管理制度及技术操作规程范文. 重庆: 重庆大学出版社, 2022.

第五章　输血科实验室的质量控制

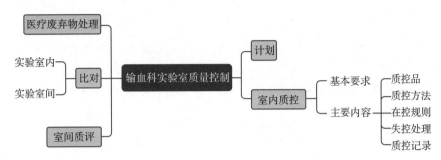

图 5-1　输血科实验室的质量控制学习导图

该章帮助你了解输血科如何保证实验室的检验质量。

学习目标

1. 熟悉质量控制计划的制定及实施方法
2. 掌握室内质控的要求及内容
3. 了解室间质量评价和比对的内容

第一节　质量控制计划

一、制定质量控制计划

质量控制计划是质量策划的结果,是确定质量以及采用质量体系要素的目标和要求的活动。质量计划应与质量手册的要求相一致,并形成书面文件,是质量体系文件的组成部分。

根据输血科的实际情况,由科室负责人或质量负责人制定质量控制计划,并需要对其可行性和有效性进行评审。质量控制计划主要包括的内容有:室内质量控制计划、室间质量评价计划、检定及校准计划、仪器设备维护保养计划、实验室比对计划及其他质量保证相关措施及要求。

在此以一份年度质量控制计划表为例,如表5-1所示:

二、质量控制计划实施

质量控制计划制定后尽量按计划进行。输血科各实验室负责人需要组织本实验室人员完成能力验证、实验室间比对和室内质量控制等活动,审核比对和能力验证试验的结果,负责对质控数据进行统计分析。工作人员需要按规定完成实验室间比对工作和室内质控活动,以及检验工作及质量控制记录的填写。在实施过程中可以根据需要进行质量控制计划条目的增加、删除及修改调整。实施质量控制计划需记录：计划实施方案、原始记录和汇总报告等，以证明实验室开展的质量管理活动。

表5-1 年度质量控制计划

计划年度		计划执行人
室内质量控制工作计划	一般性质控措施	哪些检测系统或检验项目使用哪些质控手段？
	质控品检验质控	哪些检测系统或检验项目使用哪些质控品进行质量控制？
	室内质控的特殊规定	如：检测系统关键零部件更换、可能影响检验结果的维修、更换试剂批号等情况，需要增加室内质控的检测。
	质控流程或措施的增减或修改	如：质控水平或质控品的变化等。
	汇总及报告要求	汇总分析，提交质量负责人及归档等。
	其他要求	如对于某些实验室或部门的特殊规定。
室间质量评价计划	室间质量评价项目	能力验证项目、非能力验证项目。
	实验室间比对	检测系统及项目、比对对象、比对频率等。
	新增室间质量评价或实验室间比对项目	
	汇总及报告要求	汇总分析，提交质量负责人及归档等。
	其他要求	
其他质量保证相关措施及要求	涉及质量保证的人员培训和考核	
	相关文件的修改、修订	
	其他	
质量监督计划	质量监督员的监督	基本要求。
	质量负责人组织的质量自查	时间、频率等。
	质量负责人主持的质量管理会议	时间、频率等。
	风险监控	谁执行、时间、频率等。
制定人：		制定日期： 年 月 日
批准人：		批准日期： 年 月 日

第二节 室内质量控制

一、室内质量控制的基本要求

室内质量控制（室内质控）是判断实验室检验结果是否准确、可靠的重要依据。

室内质控可分为过程质控和试剂质控，前者是对检测系统所进行的室内质控，后者是针对手工操作时所用到的试剂进行的室内质控。

根据检验项目对质控的要求准备质控品，定性试验每次质控都应至少选择一个阳性质控品，宜选择弱反应的质控品。应注意试剂盒自带的阴阳性对照不能替代外部质控品。室内质控应至少每批

（一般情况下是每天）进行一次，在每天试验开始前实施（或与患者标本同批进行，以下不再专门说明）。质控品与常规标本在相同条件下进行测量，分析质控结果。若失控，则不能发出检验结果，应该找出失控原因，纠正失控状态，必要时重新分析该批次的标本。

实验室应有相应文件规定室内质控实施过程、室内质控可接受标准和拒绝标准、失控后所采取的措施、质控图（表）的审阅等，证明实验室室内质控管理的规范性。

二、室内质控的主要内容

（一）质控品选择

室内质控的质控品应尽量接近于真实临床样品，以减少或避免基质效应。

ABO 及 RhD 血型鉴定：一般选择 2 个质控品，要求至少包括 A、B 抗原；RhD 抗原应含阴性、阳性。

抗体筛查：包括阴性和阳性，阳性应具有临床意义的抗体。

交叉配血：包括相合和不相合。

（二）质控频次

每日于临床标本检测开始前进行室内质控试验，质控标本和常规受检者标本在相同条件下检测。试剂批号改变后应进行室内质控。非日常检测项目（如 ABO 以外其他血型鉴定、交叉配血等），在检测临床标本时进行室内质控。

必要时，可增加室内质控的频次。

（三）室内质控的方法

室内质控品的检测方法按不同项目的标准操作程序进行。

（四）质控规则

质控靶值：对于判断凝集强度的质控品，实验室将质控品重复检测至少 20 批次，宜使用出现 2/3 及 2/3 以上次数的结果作为靶值。测定结果反应强度最强和最弱的差值超过 1 个等级 "1+"，例如三次测定结果为 "1+、2+、3+"，"2+、4+、4+"，"2+、2+、4+" 等，均不能作为有效试验结果。

质控规则：阴阳性、抗原性一致；凝集强度在靶值上下 "1+" 以内；血型应满足：正定凝集 ≥3+（盐水试管法多次离心应为 4+）；反定凝集强度应 ≥2+，并在靶值上下 "1+"；连续 3 天低于或高于设定靶值，应引起注意并查找原因。例如，一血型质控品靶值为：抗 A 4+，抗 B 阴性，A 型红细胞试剂阴性，B 型红细胞 3+，抗 D 4+，Ctrl 阴性，若连续 3 天每天该质控品的检测结果为：抗 A 4+，抗 B 阴性，A 型红细胞试剂阴性，B 型红细胞试剂 2+，抗 D 4+，Ctrl 阴性，虽满足上述质控规则前两条，但由于测定值偏向靶值一侧，也应引起重视并查找原因，必要时可按实验室规定调整靶值。

（五）失控处理及原因分析

室内质控失控后，不得发出与之相关的临床标本检验报告，并应分析原因，例如操作者失误、仪器状况不良、检测试剂或质控品污染变质、试剂保存条件不当或试剂过期等。

失控如不能纠正，应由实验室负责人组织排除影响检测结果可靠性的原因，必要时报质量管理层。

如果是因为检测系统异常导致的失控，采取纠正措施后，还应追溯上一次质控在控与本次失控之间的患者检验结果的可靠性。

（六）室内质控数据管理

每天的室内质控数据、失控及处理记录均应及时、正确地记录。每月初对上月全部室内质控记录及其他相关记录进行汇总分析，统计失控率，评估靶值设置是否合适、失控分析是否正确，以及是否存在其他与质量相关的问题，并填写相关记录。实验室负责人每年提交室内质控总结报告。室内质控相关记录应妥善保存，保存期限至少为 2 年。室内质控相关情况应作为管理评审输入进行评审。

需要说明的是，质量控制不仅局限于以上质控品的质控，还需要对检测过程，尤其是关键控制点进行监测和分析,以确保检验质量。

练习题一

关于室内质控下列说法错误的是(　　　)

A. 定性检测项目质控品宜包括一个弱阳性
B. 质控过程与相应标本检验过程有差异
C. 质控应该涵盖标本检测的所有方法和检测系统
D. 实验室应该制定失控规则

第三节　室间质量评价和比对

一、室间质量评价

室间质量评价(external quality assessment,EQA)也称作能力验证,是指通过实验室间指定检测数据的比对确定实验室从事特定检测活动的技术能力。室间质量评价(室间质评)是证明实验室结果可靠、准确的重要依据,其结果可用于判定实验室对于特定项目的检测能力。通过室间质量评价,可以发现实验室检测技术方面的问题,提高实验室的检测能力和质量水平。同时,室间质量评价也是实验室认可的重要要求之一,如果某项目从未参加过任何形式的室间质量评价活动(且没有其他替代方案)或成绩明显不足,该项目基本上无法通过认可。

准备参加室间质量评价的机构,至少需要进行以下程序:①提出申请、缴费;②接收样品;③完成样品检测;④回报检测结果;⑤查询室间质量评价结果;⑥分析、讨论结果;⑦纠正措施(若有)。

GB/T 20470—2006《临床实验室室间质量评价要求》和 WS/T 644—2018《临床检验室间质量评价》都推荐每个项目每年应至少开展 3 次质量评价活动。需要注意的是,部分检验项目室间质量评价组织机构并没有组织足够的质量评价活动频次。按照 CNAS-RL02:2018《能力验证规则》的要求,临床医学的特定领域——包括输血医学室间质量评价开展频次每年应不少于 2 次。

二、比对

通过对实验室内不同检测系统及不同实验室间的结果比对,可以评价实验室检测结果的一致性和可信度。实验室应根据年度质量控制计划的要求开展比对工作。

实验室内比对一般包括人员比对、仪器比对、方法比对、人机比对。含手工操作的检验项目定期开展人员比对,以保证不同操作者检验结果的一致性。通常以最有经验的技术人员所出结果为准。使用不同方法或不同仪器检测相同项目时,定期进行方法或仪器比对。可行时,以参加室间质量评价或其他外部比对结果满意的方法或仪器为标准。

检验项目同时使用手工方法和仪器方法时,定期进行人机比对。以参加室间质量评价或其他外部比对结果满意的方法为标准。

实验室间比对应选择具有相应能力的实验室(如已获认可的实验室、使用相同检测方法的实验室或使用配套系统的实验室)。实验室间比对至少每年 2 次,每次不少于 5 个样本。

比对实验数据应保留原始数据,将数据填入试验项目比对表。比对完成后,实验室应对比对试验的结果进行汇总、分析和评价,并形成书面报告。上述文档交文档管理员存档。

以下对实验室内部比对进行特别说明和举例：

1. 实验室内部比对计划　需要计划①比对日期、组织实施人、参加比对检测系统（并说明以哪个系统为参比系统）、参加比对人员（并说明以哪位人员为参比人员）；②计划比对的项目及各个标本参考值；③比对方法；④比对结果符合率要求等。

2. 实验室内部比对实施记录　①比对标本的结果；②比对实施日期；③比对仪器清单；④比对人员名单；⑤比对试验记录（每个仪器或每位人员检测可单独记录），需要标注比对对象、使用试剂和耗材的厂家批号、凝集强度及检测结果等。

3. 实验室内部比对报告　对比对实施记录进行汇总分析，说明人员之间、检测系统之间、人员与仪器之间比对的符合率，得出比对合格或不合格的结论，并由实验室负责人签字。

知识小结

1. 输血科实验室需要室内质量控制，室间质量评价，实验室比对等措施保证检验质量。

2. 室内质控在每天试验开始前实施，其操作程序与相应检验项目的 SOP 相同；室内质控失控时需要分析原因，提出修正措施。

3. 室间质量评价也称作能力验证，可用于判定实验室对于特定项目的检测能力。

4. 实验室内比对包括人员比对、仪器比对、方法比对、人机比对；实验室间比对应选择具有相应能力的实验室，可以评价实验室检测结果的一致性和可信度。

自我测试

在阅读完本章之后，花几分钟思考串联一下学习的知识，您是否已经达到了本章的学习要求，它们是：

1. 输血检验过程的质量控制可以从哪些方面入手？

2. 室内质量控制如何选择质控品？如何规定质控频次、方法、质控规则，失控应该如何处理？

3. 室内质量控制与室间质量评价和比对有哪些不同？如何制定输血科实验室的质量控制计划？

参 考 文 献

1. 杨成民, 刘进, 赵桐茂. 中华输血学. 2 版. 北京: 人民卫生出版社, 2022.
2. 汪德清, 宫济武, 李志强, 等. 输血技术操作规程 (输血科部分). 北京: 人民卫生出版社, 2016.

第二篇

输血技术篇

第六章　血型和输血概述

第一节　输血的历史和发展

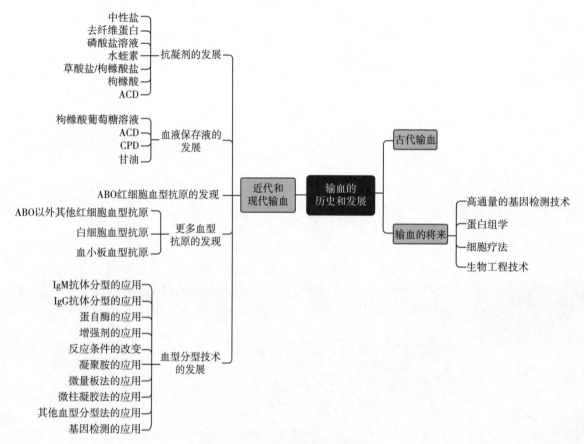

图 6-1　输血的历史和发展学习导图

学习目标

1. 了解古代输血、近代和现代输血的历史和发展
2. 了解血型分型技术的发展
3. 掌握抗原、抗体、补体的概念、基本特征和作用
4. 掌握补体三条激活途径的异同
5. 掌握 B 细胞初次应答和再次应答的异同
6. 掌握红细胞血型系统及其命名

一、古代输血

传统的输血,特别是治疗性的输血可追溯到公元前130—200年的古罗马和古希腊。在古罗马的角斗场里,获胜的角斗士会把对方的血液喝下去,以期望获得对方的勇气和力量。到了15—16世纪,血液用于治疗精神病、癫痫、抑郁症、怪癖等,但未用于治疗失血和贫血。16—17世纪,输血领域有了长足的前进,Andreas Vesalius(1514—1564)发现了循环系统,在Williams Harvey(1578—1657)提出了血液循环理念后,Marcello Marpighi(1628—1694)用显微镜证实了毛细血管内血液流动。1665年英国牛津的生理学家医学家Richard Laver将一条狗的颈动脉与另一条狗的颈静脉相连接,输血成功,受血狗很快恢复健康。1667年11月23日,他成功将羊血输注给了一个22岁的教会成员。法国哲学家、数学家和医师Jean Denys经过狗的输血实验后,于1667年6月15日将255g(9oz)羊血输给一位15岁长期发烧昏睡的男孩体内;之后给一位健康的志愿者输入567g(20oz)的羊血,受血者感觉臂部发热,后有酱油色尿;同年12月9日给一位瑞典贵族输注小牛动脉血,输血后患者情况好转,数日后又输注一次,发生严重反应,并有黑色尿。为此,法国于1668年4月17日判决除批准巴黎医学院外,不准再输血,10年后,法国议会下令禁止人体做输血试验,英国也下令禁止输血,如此持续了150年。目前公认英国Laver首先进行了动物输血,法国Denys是第一个在人体上输血成功者。

二、近代和现代输血

此后的150年中,世界各地陆续有输血的个例报道,当时输血的适应证是治疗精神错乱、癫痫及久治不愈的疾病,输注使用的是动物血。

(一)抗凝剂的发展

早期输血,发现如果输血时间较长,血液即成为凝块,要尽量缩短时间避免血液的凝固。

血液凝固给输血带来了困难,仅仅加快输血速度避免血液凝固的作用是有限的。

1. 中性盐　1774年英国解剖学家Hewson发现了中性盐类有抗凝作用,但未应用于临床。

2. 去除纤维蛋白　1821年法国科学家Prevost和Dumas发现去除纤维蛋白可使血液不凝固,维持液态。

3. 磷酸盐溶液　1868年英国产科医师Hicks受Hewson发现的启发,在血液中加入磷酸盐溶液,使血液不凝固,将其输给了3个产后大出血的患者,但产妇均死于休克。

4. 水蛭素　1892年Landois从水蛭中提取一种有抗凝作用的水蛭素用于抗凝,但是水蛭素毒性太大,不能应用。

5. 草酸盐/枸橼酸盐　1890年瑞士生理学家Arthus和Pages首先提出血液中加入少许草酸盐或枸橼酸盐,可以结合钙离子,使血液不凝固,保持液态,但经过了24年,这一技术才运用于临床。1894年英国病理学家Wright提出某些酸性可溶性盐类可无限期地延缓血液凝固。

6. 枸橼酸　1914年比利时Hustin发现枸橼酸钠可以防止血凝;7个月后阿根廷的Agota采用枸橼酸抗凝用于输血。1915年Lewisohn也报道使用枸橼酸抗凝的血液用于输血,并验证了枸橼酸是一种安全有效的抗凝剂。

7. ACD　进一步发现,红细胞在偏酸的条件下能更好地保存,加葡萄糖可作为能量的来源,进一步改善红细胞的活力,因而发展了一种酸性含葡萄糖的抗凝剂。此后在此基础上不断改进,1943年Loutit和Mollison等终于配制出枸橼酸葡萄糖(ACD)血液保存液,解决了输血中的血液凝固问题。

(二)血液保存液的发展

1. 在第一次世界大战期间,输血在抢救伤员中占有重要地位,血液需求量很大,用随时抽、随时输的办法给工作带来了一定的困难。加拿大军官Roberrson在Rous和Turner的配方基础上用枸橼酸葡萄糖溶液可将血液保存21天。

2. 1939年,De Gowin等用类似枸橼酸葡萄糖溶液使血液保存38天,以后发展为Alsever溶液。

1943 年,Loutit 和 Mollison 发明了 ACD 保存液,它可保存血液大于 21 天。在第二次世界大战期间,欧洲以此溶液保存了 38 万单位血液,太平洋战争地区也用它保存了 18 万单位的血液。

3. 1957 年,Gibson 研制的枸橼酸磷酸盐抗凝剂(CPD),他和 Nakao 在 ACD 的基础上加入少量核苷酸类物质,如次黄嘌呤或腺嘌呤,保存期延长至 35 天,若再适当调整其 pH 值,可使红细胞的保存延长至 42 天或更长。

4. 1949 年,自从英国学者 Polge 发现了甘油的低温保护作用以来,血液冰冻保存技术取得了较快的发展并逐步应用于临床。-80℃时红细胞可保存 10 年,-190℃以下红细胞的保存时间更长。低温技术的应用使血液保存工作发展到一个新的阶段。

（三）红细胞 ABO 血型抗原的发现

1900 年奥地利维也纳大学病理解剖研究所助教 Landsteiner 首先发现人类红细胞的血型,这一划时代的发现,为以后血液安全、有效地输注做出了巨大贡献,为此他获得了 1930 年的诺贝尔生理学或医学奖。此后他又发现了 MN、P、Rh 等血型系统,赢得了"血型之父"的誉称,因此后人将他的生日 6 月 14 日作为世界献血者纪念日。

1900 年,他用 22 位同事的正常血液交叉混合,发现混合后部分血液之间会发生反应,也就是说某些血浆能凝集另一些人的红细胞。于是他将 22 人的血液实验结果编写在一个表格中,通过仔细观察这份表格,他终于发现了人类的血液按红细胞与血清中的不同抗原和抗体分为许多类型,于是他把表格中的血型分成 3 种:A、B、O。不同血型的血液混合在一起会出现不同的情况,就可能发生凝集、溶血现象,这种现象如果发生在人体内,就会危及人的生命。1902 年,Landsteiner 的两名学生把实验范围扩大到 155 人,发现除了 A、B、O 三种血型外还存在着一种较为稀少的第四种类型,后来称为 AB型。到 1927 年,经国际会议公认,采用 Landsteiner 原定的字母命名,即确定血型有 A、B、O、AB 四种类型,至此现代血型系统正式确立。Landsteiner 也因贡献的意义重大,在 1930 年获得诺贝尔医学或生理学奖。这些重要的发现差不多经过了 10 年才被用于临床,进行血型测定和交叉配血。1907 年捷克科学家 Jansky 按上述发生率的多少定位 I、II、III 和 IV 型。1910 年 Moss 则将最少的称为 I 型,发生最多的称为 IV 型,容易发生混乱。1908 年 Ottenberg 提出 ABO 血型的遗传规律,两年后 von Dungern 和 Hirozfeld 发现血型的遗传符合孟德尔定律。

人类血型的发现为安全输血提供了重要的保证。而且在探讨遗传学、人类学、法医学、免疫学和一些疾病的发病机制中也具有重大的意义。

（四）更多血型抗原的发现

1. ABO 以外其他红细胞血型抗原　1927 年 Landsteiner 和 Levine 将不同人的红细胞注射至家兔,再用其他红细胞吸附家兔免疫后的血清,从而发现与 ABO 不同的抗体,称之为 M、N 因子。经过进一步的研究,其基因类型为 MM、MN 和 NN 三种,相应的血清学表现型为 M 型、MN 型和 N 型。之后又通过免疫兔子的方式发现了 P 因子。

1939 年 Levine 和 Stetson 在一例 O 型妇女输入其丈夫的 O 型血后,发现她的血清可凝集她丈夫的红细胞。最后,这名妇女生了一个死胎,有严重溶血性贫血。因此他们设想,此婴儿遗传了其父亲某一种其母亲缺乏的抗原或物质,使母亲在妊娠期产生了针对此抗原或物质的抗体,此抗体再通过胎盘进入胎儿体内导致胎儿红细胞的破坏。当时 Landsteiner 和 Wiener 将猕猴的血液注射至兔子与豚鼠体内,发现了一种新的抗体,进一步研究发现:孕妇的红细胞不与兔抗猕猴的血清凝集,却与其丈夫的血清发生凝集,因此该孕妇被命名为 Rhesus 阴性,其丈夫为 Rhesus 阳性,Rhesus 后来缩写为 Rh,也就是猕猴、恒河猴的意思。由此提出了 Rh 因子和 Rh 抗体。但是后来证实兔子抗猕猴的抗体与真正 Rh 抗体不是同一种抗体。

Levine、Landsteiner 和 Wiener 在 1931—1941 年不断对血型进行研究。他们和一些血清学、遗传学专家以及临床医师进一步认识到血型的实用性和理论价值,并运用新的、更敏感的实验方法寻找新的红细胞血型系统,先后发现了 Lutheran、Kell、Duffy、Kidd、Diego 等血型系统。国际输血协会还专门对红细胞血型系统做了讨论,成立了工作组,截至 2024 年 9 月 30 日,一共报道 47 个血型系统,366 个红细胞血型抗原。

2. 白细胞血型抗原　白细胞血型抗原的发现比红细胞血型发现晚了半个世纪,但是发展非常迅速。人类白细胞抗原是 1958 年法国 Dausset 首先在反复多次输血患者中发现的,有 27 份血液中含有白细胞抗体,而这些患者的血清中有 7 份只与约 60% 的法国人白细胞发生反应,而不与提供这些血清的 7 名患者白细胞发生反应。他把这 7 份血清中的抗体命名为 Mac。此后对这几名患者的家系进行了调查,表明 Mac 抗原的遗传符合孟德尔定律,这是人类第一个白细胞抗原。以后美国 Payne、法国 Dausse、荷兰 van Loghem、van Rood 从多次妊娠的妇女血清中发现抗人白细胞抗体,这主要是母体受胎儿白细胞抗原免疫刺激产生,因而提出了人类淋巴细胞血型,发现了人类白细胞抗原(human leucocyte antigen,HLA)。现在至少已检出 A、B、C、D、DR、DQ、DP 等遗传位点,有 200 多种 HLA 等位基因。根据其遗传学特点,目前已广泛应用器官移植、输血、亲子鉴定和疾病诊断等。

在粒细胞中也发现有其特异性抗原,如 NA1、NA2、NB、NC、ND、NE、HGA 等;淋巴细胞上还有 Gr 系统抗原等。

3. 血小板血型抗原　血小板血型抗原是在 1957 年后陆续被发现。这是在多次输血、输血小板和妊娠等多次免疫后体内产生的血小板抗体,它可引起输血后血小板减少性紫癜,血小板输注无效,缩短了输入血小板的存活时间,以及造成新生儿血小板减少性紫癜等。

从 1900 年 Landsteiner 发现的红细胞 A、B、C(A、B、O)三种血型到目前在红细胞、淋巴细胞、粒细胞、血小板上发现的越来越多的血型,血型已经发展成为一门血型学,对医学作出了重大贡献。

(五) 血型分型技术的发展

1. IgM 抗体分型的应用　1900 年 Landsteiner 发现 ABO 血型是将不同人的血清与其他人的红细胞直接混匀,发现了凝集和不凝集,从而发现在不同人之间的血液有同种差异,这是人类发现血型的第一个里程碑,也是建立第一个输血前检查的里程碑。此后可以通过对血清和红细胞直接检测的方法进行血型鉴定。目前我们称这种方法为纸片法、玻片法或瓷板法,就是在没有其他物质影响的平面,将血清与细胞混合,测试其是否有凝集反应。这种方法一直沿用至今,是很多采供血机构街边采血或者医疗机构床边进行血型鉴定时常采用的。这个方法的优点是不需要任何设备,只需要纸片、玻片或者瓷板等平面载体将血清和细胞混匀即可,对环境没有要求。但这种方法对红细胞血型检测具有一定的局限性,它只能检测 IgM 类血型抗体,不能检查 IgG 类型的血型抗体。因此在 1900 年 Landsteiner 发现了 ABO 血型之后的 20 多年间,发现了 MN、P1 血型,这些血型抗体的共同特点是以 IgM 抗体为主的。

2. IgG 抗体分型的应用　1945 年英国免疫学家 Coombs 发明了一种能检测红细胞表面抗体的新试验,称为 Coombs 试验,即抗球蛋白试验。最早和目前常用的抗球蛋白试剂是广谱的抗血清,即抗 IgG+ 抗补体。Coombs 试验的发明促使更多的血型抗体的发现,大部分的血型抗体是 IgG 型抗体,曾被称为不完全抗体。IgG 抗体的 2 个 Fab 端的间距小于 25nm,它不能同时与两个红细胞反应,因此也不能造成肉眼可见的红细胞凝集。通过 Coombs 试验中使用的抗 IgG(抗 IgG 作为桥梁能同时连接 2 个红细胞上的 IgG 型抗体)可以出现肉眼可见的红细胞凝集。Coombs 试验的发明使接下去的几十年间陆续发现了更多的血型系统。Coombs 试验的原理是将一定比例的红细胞和血清混合孵育,使 IgG 型抗体与红细胞上抗原结合,然后加入抗 IgG 与致敏红细胞表面的 IgG 抗体结合,起到搭桥的作用,使红细胞凝集。Coombs 试验经过多年的改良,调整了红细胞浓度的比例,将血浆中无关的影响因素洗涤去除,最后加入的搭桥抗体有多特异性抗体抗 IgG+ 抗 C3(抗 C3d)和单特异性抗 IgG 或单特异性抗 C3(抗 C3d)。Coombs 试验可以被认为是血型血清学的又一个里程碑。直至今天,血型定型、抗体筛查与鉴定在 Coombs 试验基础上有新的改进和创新。

3. 蛋白酶的应用　1947 年 Morton 和 Pickles 发现两种酶能促使红细胞凝集,一种是从霍乱弧菌(Vibrio cholerae)培养物中萃取出来,另一种从猪胃中提炼出来的胰蛋白酶(trypsin)。之后陆续发现了其他酶能促进红细胞凝集反应或破坏部分抗原降低红细胞反应,如无花果蛋白酶和木瓜蛋白酶能破坏或削弱 M、N、Fyᵃ、Fyᵇ、Xgᵃ、JMH、Ch 和 Rg 抗原,使这些抗体与酶处理的红细胞不发生反应;而对 Rh、P、I、

Kidd 和 Lewis 血型反应性增强。目前发现很多酶能使红细胞抗原发生变化,如:无花果蛋白酶、木瓜蛋白酶、菠萝蛋白酶、胰蛋白酶、胰凝乳蛋白酶、唾液酸酶、链霉素蛋白酶等。酶实验分为一步酶法和两步酶法,两步酶法可以结合 Coombs 试验同时使用,增加抗原抗体反应的敏感性。酶法的灵活运用能分离一些混合抗体,如血清样本同时含有抗 Fy^a 和抗 Jk^a,合理使用酶技术后,酶能增强抗 Jk^a 的反应而破坏抗 Fy^a。

4. 增强剂的应用　Coombs 试验中添加剂的使用,血清抗体在一定条件下会增强与其相应抗原反应的敏感度,能提高抗原抗体的反应性和减少孵育时间。如低离子强度盐溶液(low ionic strength solution,LISS)和聚乙二醇(polyethylene glycol,PEG)。LISS 可用于试管或柱凝集试验中悬浮红细胞的溶液,部分替代生理盐水,降低红细胞悬液中离子强度,提高红细胞抗原抗体接触概率,使红细胞抗原抗体尽快达到反应的平衡常数。PEG 能去除红细胞膜上的水分子,增强抗体与抗原致敏和反应的效果。因此聚乙二醇结合 Coombs 试验能检出一些弱抗体,特别是一些剂量效应很明显的弱抗体,如 Kidd 血型系统的抗体。

5. 反应条件的改变　在实践过程中不断发现,通过改变温度、时间、血清细胞比例、pH 等不同的条件也能改变抗原抗体反应的敏感性。在室温或更低温度条件下,一些抗体能够得到更好地反应,例如抗 M、抗 N、抗 P1、抗 Le^a、抗 Le^b 和抗 A1,但也可能伴随出现抗 I 或冷自身抗体造成的自身质控阳性结果。对于某些抗体,孵育 15 分钟不能完全达到抗原抗体反应的时间,可能会造成假阴性或者弱阳性,不利于观察结果,如果把盐水介质的实验延长到 30~60 分钟,可能会增强它的反应性,更清晰地判定其反应格局;延长反应时间同样适用于 Coombs 试验。血清和细胞比例也能改变抗原抗体反应强度,对于浓度低的抗体,增加血清量能增加敏感性,但是《AABB 指南》提示血清抗体最多增加到标准反应浓度的 4 倍,同时结合之前增加孵育时间等条件。部分抗体在 pH 下降时会增加其敏感性,例如抗 M,部分抗 M 只与纯合子 M+N− 细胞会出现凝集。往反应体系中加入了酸使 pH 值降低至 6.5 后,这部分抗 M 可能会与杂合子 M+N+ 细胞出现凝集。

6. 凝聚胺的应用　1980 年 Lalezari 将凝聚胺(polybrene)用于血库工作中。凝聚胺是带有 4 个正电荷的分子,能中和红细胞表面负电荷,引起非特异性凝集,是一种可逆的凝集,如果同时存在特异性抗原抗体,可发生特异性凝集,在去除凝聚胺的作用后,非特异性凝集消失而特异性抗原抗体发生的凝集不消失。凝聚胺技术能同时检测 IgM 和 IgG 类型抗体,而且整个实验过程只需 3~5 分钟,因此适用于小型输血科或者急诊抢救配血。

7. 微量板法的应用　随着血型检测已经作为一个常规试验,患者或者献血者 ABO 正反定型、RhD 定型和抗体筛查试验成为必检项,常规的试管法不能完全满足大批量的实验需求,微量板法的出现解决了这个问题。微量板(U 形微量板或 V 形微量板)上的每一孔相当于一根试管,因此能同时进行大批量的血型定型或抗体筛查。使用微量板的全自动血型仪能快速的鉴定血型或筛选抗体,例如 Beckman PK7300 血型仪每小时能处理 300 个样本,每个样本 12 个项目,运用于大批量相同试验项目的样本。对于采供血机构或者用血量大的医院输血科,微量板法能更快地检测批量标本。

8. 微柱凝集法的应用　1988 年 DiaMed 公司发明了利用凝胶沉降梯度的原理,类似过滤功能,阻挡红细胞抗原抗体复合物的下沉,利用离心力分离不反应的红细胞和抗原抗体反应的红细胞。之后 Johnson&Johnson 旗下 Ortho 品牌推出了利用玻璃珠形成类似滤网功能的柱凝集。自动化血型仪的出现让柱凝集法能更广泛地运用,柱凝集能进行 ABO 和 RhD 血型、抗体筛查、抗体鉴定、交叉配血等输血科常规实验,自动化仪器的自动加样,自动判读,结果影像的存档等所有细节可以标准化,成为目前输血科运用最广泛的方法。

9. 其他血型分型法的应用　血清学实验除了抗原抗体结合之外,还设计了很多用于红细胞血型检测的技术。放散实验,将红细胞上致敏的抗体放散下来,例如将自身免疫性溶血性贫血(autoimmune hemolytic anemia,AIHA)上自身抗体放散后鉴定弱 D;毛细血管分离技术,用于分离新鲜红细胞和陈旧红细胞,用于输血反应的调查;血型物质抑制试验,利用唾液、体液、尿液中的血型物质,封闭抗体 Fab 端,达到抗体失效,用于检查被检测者是否含有该血型物质。

10. 基因检测的应用　随着各种血型基因被不断克隆出来,血型基因检测技术逐渐进入输血医学领域。血型基因检测技术不仅能解决传统血清学方法的局限性,还能为输血领域提供更广阔的研究思路。同时,随着 DNA 遗传标记研究的日渐深入,DNA 分型已经成为法医学个人识别和亲子鉴定的主要手段。凡是含有细胞、组织的生物性检测材料,均能提取到 DNA 并做出分型检测。

分子生物学中 PCR 是最常用的技术,以其为基础,衍生出许多新的分子检测技术,如限制性酶切 PCR(PCR-RFLP)、序列特异性引物 PCR(PCR-SSP)、序列特异性寡核苷酸 PCR(PCR-SSO)、PCR+ 测序(PCR-SBT)、实时荧光定量 PCR 等。2003—2006 年欧洲委员会拨给欧洲各大学和红十字血液中心组建的欧盟血型基因协作组(BloodGen)专门用于研发血型基因分型技术的标准化研究的项目资金。由 Avent 教授牵头的 BloodGen 开发出基因芯片 Bloodchip,可检测人血液标本中 9 个血型系统 128 个基因多态性,以预测对应的表型;美国新泽西州另一家公司开发出微珠芯片 Beadchip,可检测人血液标本中 11 个血型系统的基因多态性。基因分型是否能完全取代血清学分型一直存在很大争议,多数学者认为基因分型只能是血清学分型的一种补充,无法完全取代临床输血常规血清学检测。

三、输血的将来

21 世纪生物医药领域进入了后基因组时代,信息学、计算机生物学和互联网等新技术彻底改变了传统生物医学,也为输血医学开辟了一片新天地。如今高通量的基因检测技术不仅用于检测输血相关的病原体,而且也用于检测人类血型;蛋白组学被用于研究血液成分的变化,诱导造血干细胞体外扩增为人工血细胞带来一个新途径;细胞疗法日渐运用,给输血服务增添了新的内容;使用生物工程技术制备的重组蛋白制品相继问世。临床输血理念不断更新,临床输血策略已由"开放性策略"转变为"限制性策略",并正在探索更具科学性的"个体化策略"。一言蔽之,输血医学步入了一个快速发展的时代,DNA 分析技术,重新编码干细胞以及再生医学、精准医学、循证医学为输血医学开辟了一片崭新的天地。

第二节　免疫学基础

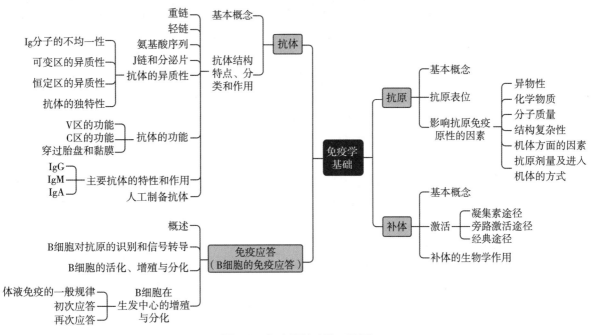

图 6-2　免疫学基础学习导图

"免疫"的意思是"免除疾病"或者"抵抗疾病",也是指机体对外来物质的抵抗力,即机体防御。免疫学(immunology)是研究免疫系统发生、发育、结构与功能的一门生物学科学。免疫血液学(immunohematology)是免疫学的一个分支,主要研究血液成分的抗原、抗体以及抗原抗体的相互作用。1900 年 ABO 血型的发现,不仅象征着免疫血液学的诞生,而且使数百年来人们尝试以输血挽救生命成为一种科学的临床治疗方案。免疫血液学在输血医学中扮演重要角色,当今临床输血不良反应的首要原因仍然涉及免疫血液学方面的问题。

一、抗原

(一) 基本概念

凡能刺激机体产生免疫应答的物质称为免疫原(immunogen),能激活适应性免疫应答的免疫原称为抗原(antigen,Ag)。免疫原分子中有两类不同结构分别启动和激活固有免疫(innate immunity)和适应性免疫(adaptive immunity),相应的是固有分子模式和抗原模式。固有分子模式是启动和诱导固有免疫应答的物质,包括病原体相关分子模式和损伤相关分子模式等。抗原是指一类能与 B 细胞受体(B cell receptor,BCR)或 T 细胞受体(T cell receptor,TCR)结合、促使 B 细胞或 T 细胞增殖、分化、产生特异性免疫应答,并与应答产物(特异性抗体或淋巴细胞)起反应的物质。抗原并非机体免疫系统的组成成分,但却是诱发机体适应性免疫应答的物质基础和先决条件。

一个完整的抗原既能刺激机体产生适应性免疫应答,又能与免疫应答产物特异性结合,因此抗原通常具有两重特性:免疫原性和免疫反应性。免疫原性(immunogenicity)是指刺激机体产生免疫应答,诱导机体产生抗体或致敏淋巴细胞的能力。免疫反应性(immunoreactivity)抗原具有与其诱导产生的抗体或淋巴细胞特异性结合的能力。同时具有免疫原性和免疫反应性的物质称为完全抗原。仅具有免疫反应性的物质,称为半抗原(hapten),或不完全抗原。半抗原小分子若与大分子蛋白质等载体(carrier)交联或结合也可成为完全抗原。

(二) 抗原表位

抗原的特异性(specificity)是刺激机体产生免疫应答及其与应答产物发生反应所显示的专一性。抗原的特异性是进行免疫预防和免疫诊断的基础,决定特异性的结构基础是抗原分子中的抗原表位。抗原分子中决定抗原特异性的特殊化学基团或区域,称为抗原表位(epitope),或抗原决定簇(antigenic determinant)。它是抗原分子与 TCR、BCR 或抗体特异性结合的基本结构单位,抗原表位可以根据结构特点分为线性表位(linear epitope)和构象表位(conformational epitope)。线性表位由连续排列的氨基酸构成,又称为顺序表位(sequential epitope);构象表位则指不连续排列的若干氨基酸,在空间上彼此接近形成特定构象。抗原变性时,构象表位可能消失。抗原表位也可根据识别的细胞不同分为 B 细胞表位和 T 细胞表位。B 细胞表位多位于抗原表面,既可以是线性表位也可以是构想表位;T 细胞仅识别由抗原提呈细胞加工提呈的线性表位,可存在于抗原的任何部位。T 细胞表位通常是蛋白多肽,而 B 细胞表位可以是蛋白多肽,也可以是多糖、脂类或核酸等。

表位决定抗原的特异性。抗体或淋巴细胞受体特异性地识别、结合抗原分子上的相应表位而非抗原分子本身。因此,抗原特异性实际上是指抗原表位的特异性。如果两种不同抗原含有相同(或相似)的表位,则他们均能与相应的抗体特异性结合,称为共同表位(common epitope),这种反应称为交叉反应。

(三) 影响抗原免疫原性的因素

1. 异物性　指抗原与宿主自身物质之间的差异性。免疫系统的功能是区分"自身"和"非己",异物性即指抗原被宿主识别为"非己"物质,这是一种物质成为抗原的前提。抗原的来源与宿主之间差异越大则异物性越高,免疫原性也越强。

2. 化学物质　抗原免疫原性,首先决定于其自身的化学特性。无机物没有免疫原性,有机大分子中,蛋白质免疫原性最强,其次是多糖,脂类和核酸免疫原性很弱。

3. 分子质量　抗原的分子质量越大,免疫原性越强。

4. 结构复杂性　结构复杂性是指组成抗原分子的结构元件的异质性。由单一氨基酸组成的聚合物,尽管分子质量足够大,但免疫原性很弱;而将不同氨基酸残基组成的共聚物增加结构复杂性,则显示良好的免疫原性。

5. 遗传因素　不同遗传背景的小鼠对特定抗原的应答能力不同,提示机体对抗原的应答受遗传(基因)控制。

6. 抗原剂量及进入机体的方式　适当的抗原量能诱导产生良好的免疫应答,适量抗原进入机体的途径不同诱导产生的免疫应答的强度也不同。

二、抗体

(一) 基本概念

抗体(antibody,Ab)是免疫系统在抗原刺激下,由 B 淋巴细胞或记忆性 B 细胞增殖分化成的浆细胞所产生、可与相应抗原发生特异性结合的免疫球蛋白,主要分布在血清中。

免疫球蛋白(immunoglobulin,Ig)是具有抗体活性或化学结构与抗体相似的球蛋白。可分为分泌型和膜型两种,前者主要存在于血清等体液中,如抗体(Ab);后者称为膜免疫球蛋白(membrane immunoglobulin,mIg),是 B 细胞膜上的抗原受体(BCR)。1937 年 Tiselius 和 Kabat 用电泳方法将血清蛋白分为白蛋白、α1 球蛋白、α2 球蛋白、β 球蛋白和 γ 球蛋白等组分,并发现具有抗体活性的血清蛋白存在于从 α 到 γ 的广泛区域,但主要存在于 γ 区,故相当长一段时间内,抗体又被称为 γ 球蛋白(丙种球蛋白)。1968 年和 1972 年世界卫生组织和国际免疫学会联合会的专门委员会先后决定,将具有抗体活性或化学结构与抗体相似的球蛋白统一命名为免疫球蛋白。

(二) 抗体结构特点、分类和作用

抗体的基本结构是有两条完全相同的重链(heavy chain,H 链)和两条完全相同的轻链(light chain,L 链)通过二硫键连接的呈"Y"形的单体(图 6-3)。每条肽链分别由 2~5 个约含 110 个氨基酸、序列相似但功能不同的结构域(又称功能区)组成。

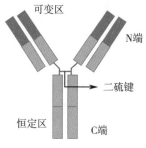

图 6-3　抗体的结构

1. 重链　重链分子量约为 50~75kDa,由 450~550 个氨基酸残基组成。根据重链恒定区的遗传性差异,可将重链分为 μ 链、δ 链、γ 链、α 链和 ε 链五类,也成为了重链同种型。不同的重链和轻链组成完整的抗体分子,分别称为 IgM、IgD、IgG、IgA、IgE,重链的同种型决定抗体分子的同种型或类别。五类抗体具有不同的特征,如链内和链间二硫键的数目和位置、连接寡糖的数量、结构域的数目以及铰链区的长度等均不完全相同。即使同一类抗体其铰链区的氨基酸组成和重链区二硫键的数目和位置也不同,据此又可将同类抗体分为不同的亚类(subclass)。如人 IgG 可分为 IgG1-IgG4,IgA 可分为 IgA1 和 IgA2。

2. 轻链　轻链分子量约为 25kDa,由 214 个氨基酸残基组成。根据轻链恒定区的遗传性差异,将轻链分为 κ(kappa)链和 λ(lambda)链,也成为轻链同种型,据此可将抗体分为两型(type),即 κ 型和 λ 型。一个天然抗体分子上两条轻链的型别总是相同的。但同一个体内可存在分别带有 κ 链和 λ 链的抗体分子。五类抗体中每类抗体都可以有 κ 链或 λ 链,两型轻链的功能无差异。不同种属生物体内两种轻链的比例不同,正常人血清免疫球蛋白 κ:λ 约为 2:1。κ:λ 比例的异常可能反映免疫系统的异常。

3. 氨基酸序列　抗体靠近 N 端的约 110 个氨基酸的序列变化很大,其他部分氨基酸序列则相对恒定。抗体分子中轻链和重链中靠近 N 端氨基酸序列变化较大的区域称为可变区(variable region,V 区),分别占重链和轻链的 1/4 和 1/2;而靠近 C 端氨基酸序列相对稳定的区域,称为恒定区(constant region,C 区),分别占重链和轻链的 3/4 和 1/2。重链和轻链的可变区(V 区)分别称为 VH 和 VL。

VH 和 VL 各有 3 个区域的氨基酸组成和排列顺序高度可变,称为高变区(hypervariable region,HVR)或互补决定区(complementarity determining region,CDR),分别用 HVR1(CDR1)、HVR2(CDR2)和HVR3(CDR3)表示,一般 CDR3 更高。VH 的 3 个高变区分别位于 29~31、49~58 和 95~102 位氨基酸,VL 的 3 个高变区分别位于 28~35、49~56 和 91~98 位氨基酸。VH 和 VL 的 3 个 CDR 共同组成Ig 的抗原结合部位(antigen-binding site,ABS),决定着抗体的特异性,识别及结合抗原,从而介导产生免疫效应。

重链和轻链的 C 区分别称为 CH 和 CL。不同型 Ig 的 CH 长度不一,有的包括 CH1、CH2 和CH3;有的更长,包括 CH1、CH2、CH3 和 CH4。同一种属的个体所产生针对不同抗原的同一类别 Ig,其 C 区氨基酸组成和排列顺序比较恒定,其免疫原性相同,但 V 区各异。因此针对不同抗原的人的IgG 型抗体,它们的 V 区不同,所以只能与相应的抗原发生特异性的结合,但 C 区是相同的,均含有γ 链,因此所有的抗人 IgG 抗体(二抗)都能与之结合。Ig 的 CH1 和 CH2 存在一个铰链区,含有丰富的脯氨酸,因此易伸展弯曲,能改变两个结合抗原的 Y 型臂之间的距离,有利于两臂同时结合两个不同的抗原位点。铰链区可被木瓜蛋白酶、胃蛋白酶等水解,产生不同的水解片段(图 6-4)。五类 Ig 或亚类的铰链区不尽相同。Ig 分子的两条重链和两条轻链都可折叠为数个球形结构域,每个结构域具有其相应的功能。

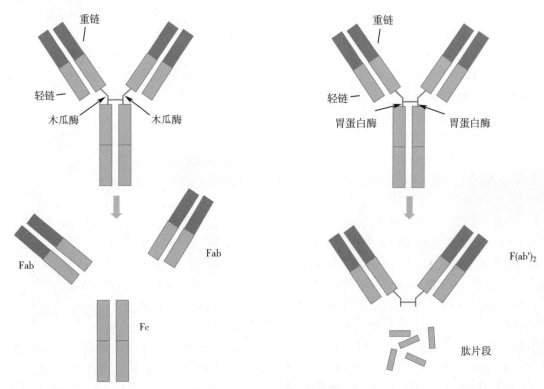

图 6-4 酶的作用位点及其水解产物

4. J 链和分泌片 某些类别的 Ig 除了上述轻链和重链结构外,还含有其他辅助成分,包括 J 链和分泌片。J 链是一个富含半胱氨酸的多肽链,由浆细胞合成,主要功能是将单体 Ig 分子连接为多聚体。2 个 IgA 单体由 J 链相互连接形成二聚体,5 个 IgM 单体由二硫键相互连接,再通过二硫键与J 链连接形成五聚体,IgG、IgD 和 IgE 没有 J 链。分泌片(secretory piece,SP)又称为分泌成分(secretory component,SC),是分泌型 IgA 分子上的一个辅助成分,是一种含糖的肽,由黏膜上皮细胞合成和分泌,以非共价形式结合于 IgA 二聚体上,使其成为分泌型 IgA(secretory IgA,sIgA),并一起被分泌到黏膜表面。分泌片具有保护分泌型 IgA 的铰链区免受蛋白水解酶降解作用,并介导 IgA 二聚体从黏膜下穿过黏膜上皮细胞到黏膜表面的转运。

5. 抗体的异质性

(1) 抗体的异质性即 Ig 分子的不均一性:尽管所有抗体分子在结构上均由 V 区和 C 区组成,但不同抗原甚至同一抗原刺激 B 细胞产生的抗体,在特异性以及类型等方面不尽相同,呈现出明显的异质性。抗体的异质性可表现为:不同抗原表位刺激机体所产生的抗体分子,其识别抗原的特异性不同(即可变区有差异);同一抗原表位诱导所产生的抗体分子,其识别抗原的特异性相同,但恒定区可不同(即重链类别和轻链型别有差异)。异质性表现为:抗体分子可变区的异质性、抗体分子恒定区的异质性和抗体的独特型。

(2) 抗体分子可变区的异质性:自然界存在千变万化的抗原分子及抗原表位。外源性抗原包括蛋白质、多糖和脂类等,均具有十分复杂的分子结构,可含有多种不同抗原表位。抗原刺激机体后,其所含的每一种表位均可选择刺激表达相应 BCR 的 B 细胞,使其增殖分化并产生针对该表位的特异性抗体分子。因此,天然抗原免疫动物后,机体可产生针对该抗原不同表位的多种抗体,所谓抗血清即异质性抗体的综合。针对不同抗原表位的抗体,其结构差异主要取决于 Fab 端高变区的高度异质性,此即抗体的多样性。

(3) 抗体分子恒定区的异质性:Ig 属于蛋白质大分子,它对另一种动物或同一种系不同个体也是一种抗原物质。换言之,Ig 本身也具有免疫原性,即应用 Ig 免疫动物可产生抗体。决定 Ig 抗原特异性的某些表位位于 Ig 恒定区,由此造成抗体恒定区的异质性。

(4) 抗体的独特型:即使是同一种属、同一个体来源的抗体分子,主要由于 CDR 区氨基酸序列的不同,可显示不同的免疫原性,称为独特型(idiotype,Id),是每个抗体所特有的抗原特异性标志,其表位又称为独特位(idiotope)。抗体分子每一 Fab 段均存在 5~6 个独特位,他们存在于 V 区。独特型的表位在异种、同种异体甚至同一个体内均可刺激产生相应抗体,即抗独特型抗体(anti-idiotype antibody,AID)。

6. 抗体的功能

(1) 抗体 V 区的功能:特异性识别并结合抗原是抗体分子的主要功能,执行该功能的结构是抗体的 V 区,其中 CDR 部位在识别和结合特异性抗原中起到决定性作用。抗体分子有单体、二聚体和五聚体,因此结合抗原表位的数量也不相同。Ig 结合抗原表位的个数称为抗原结合价。单体 Ig 可结合 2 个抗原表位,为双价;分泌型 IgM 理论上为 10 价,但由于立体构象的空间位阻,一般只能结合 5 个抗原表位,故为 5 价。抗体的 V 区与抗原结合后,引发 C 区的各种生物学活性,如调理作用、激活补体等。此外,V 区本身还有中和毒素、阻断病原入侵的作用。

(2) 抗体 C 区的功能:抗体(IgG1~G3、IgM)与相应抗原结合后,构象发生改变,暴露了其 CH2/CH3 结构域内的补体结合点,从而通过经典途径激活补体系统,产生多种效应功能。IgM、IgG1 和 IgG3 激活补体系统的能力最强,IgG2 虽有激活补体作用,但作用较弱。IgA 和 IgG4 及其他类别 Ig 不能通过经典途径激活补体,但其 Ig 复合物可通过旁路途径激活补体系统。通常 IgD 不能激活补体。

(3) 穿过胎盘和黏膜:IgG 是人体中唯一可以通过胎盘的抗体。胎盘母体一侧的滋养层细胞表达一种特异性 IgG 输送蛋白,称为 FcRn(neonatal Fc receptor,FcRn)。IgG 可选择性与 FcRn 结合,从而转移到滋养层细胞内,并主动进入胎儿血液循环中。IgG 穿过胎盘的作用是一种重要的自然被动免疫机制,对于新生儿抗感染具有重要意义。另外分泌型 IgA 可通过呼吸道和消化道的黏膜,是黏膜局部免疫的主要因素。

7. 主要抗体的特性和作用

(1) IgG:IgG 于出生后 3 个月开始合成,3~5 岁接近成人水平,是血清和细胞外液中含量最高的 Ig,约占血清总 Ig 的 75%~80%。人的 Ig 有四个亚类,依其在血清中浓度的高低,分别为 IgG1、IgG2、IgG3 和 IgG4。IgG 半衰期约 20~23 天,是再次免疫应答产生的主要抗体,其亲和力高,在体内分布广泛,具有重要的免疫效应,是机体抗感染的“主力军”。IgG 是唯一能通过胎盘屏障的 Ig,在新生儿抗感染免疫中起重要作用;IgG1、IgG2 和 IgG3 的 CH2 能通过经典途径活化补体,并可与巨噬细胞、NK

细胞表面 Fcγ 受体结合,发挥调节作用、ADCC 作用;人的 IgG1、IgG2、IgG4 可通过其 Fc 段与葡萄球菌蛋白 A(SPA)结合,借此纯化抗体,并用于免疫诊断。

(2)IgM:IgM 占血清免疫球蛋白总量的 5%~10%,血清浓度约 1mg/mL。单体 IgM 以膜结合型(mIgM)表达于 B 细胞表面,构成 B 细胞抗原受体,分泌型 IgM 为五聚体,是分子量最大的 Ig,沉降系数为 19S,称为巨球蛋白(macroglobulin),一般不能通过血管壁,主要存在于血液中。五聚体 IgM 含 10 个 Fab 端,具有较强的抗原结合能力;含 5 个 Fc 端,比 Ig 更易结合补体。天然的血清抗体为 IgM 型,因此 ABO 血型不符的输血,可导致严重溶血反应。IgM 是个体发育过程中最早合成和分泌的抗体,胚胎发育晚期的胎儿即能产生 IgM,故脐带血 IgM 升高提示胎儿有宫内感染。IgM 也是初次体液免疫应答中最早出现的抗体,是机体抗感染的“先头部队”;血清中检出 IgM,提示新近发生感染,可用于感染的早期诊断。膜表面 IgM 是 B 细胞抗原受体的主要成分,只表达 mIgM 是未成熟 B 细胞的标志。

(3)IgA:IgA 分为两型,血清型为单体,主要存在于血清中,仅占血清免疫球蛋白总量的 10%~15%,sIgA 为二聚体,由 J 链连接,含上皮细胞合成的 SP,经分泌型上皮细胞分泌至外分泌液中。sIgA 合成和分泌的部位在肠道、呼吸道、乳腺、唾液腺和泪腺,因此主要存在于胃肠道和支气管分泌液、初乳、唾液和泪液中。sIgA 是外分泌液中的主要抗体类别,参与黏膜局部免疫,通过与相应病原体结合,阻止病原体到达细胞表面,从而在局部抗感染中发挥重要作用。

8. 人工制备抗体

抗体的生物学特性使其在疾病的诊断、免疫防治及基础研究中发挥重要的作用,人们对抗体的需求量也随之增大。人工制备抗体是大量获得抗体的有效途径。以特异性抗原免疫动物,制备相应的抗血清,是早年人工制备抗体的主要方法。1975 年,Kohler 和 Milstein 建立的单克隆抗体(monoclonal antibody,mAb)技术,使规模化制备高特异性、均质性抗体成为可能。近年来,随着分子生物学的发展,人们已经有可能通过抗体工程技术制备人 - 鼠嵌合抗体、人源化抗体或人抗体。

三、补体

(一) 基本概念

补体(complement,C)由 30 多种组分组成,广泛存在于人和脊椎动物血清、组织液和细胞膜表面的一个具有精密调控机制的蛋白质反应系统,因此又称为补体系统。抗原 - 抗体复合物以及病原微生物的多种结构成分可与补体识别分子结合,通过 3 条独立而又相互联系的途径(经典途径、凝集素途径和旁路途径)激活补体系统从而发挥一系列生物学效应。其中凝集素途径和旁路途径在病原体感染早期即可发挥作用,是机体固有免疫的主要组成部分。补体的激活途径见图 6-5。

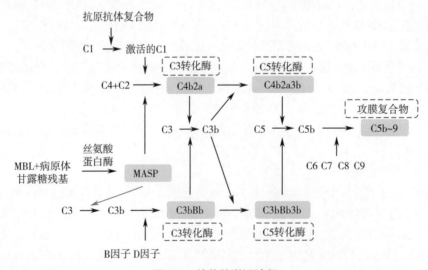

图 6-5　补体的激活途径

（二）激活

1. 凝集素途径　凝集素激活途径是由模式识别分子甘露糖结合凝集素（mannose-binding lectin，MBL）和纤胶凝蛋白（ficolin，FCN）所启动。参与成分包括 MBL、FCN、MBL 相关丝氨酸蛋白酶（MBL-associated serine protease，MASP）和 C2~C9。病原体感染早期，血清中 MBL/FCN 浓度迅速升高，并与病原体表面的相应糖结构结合。MBL 的配体主要是病原体表面的 D- 甘露糖和 L- 岩藻糖等，FCN 能特异地识别 N- 乙酰葡糖胺（GlcNAc）和革兰氏阳性菌胞壁成分脂磷壁酸。继而活化与之相连的 MBL 相关丝氨酸蛋白酶（MASP）。MASP 包括 MASP-1 和 MASP-2 两种分子，活化的 MASP-2 具有丝氨酸蛋白酶活性，可作用于 C4 和 C2 分子，将 C4 裂解成大片段 C4b 和游离的小片段 C4a。大片段 C4b 迅速黏附在抗原表面，在 Mg^{2+} 存在时 C4b 与 C2 结合，后者被 MASP-2 裂解成大片段 C2a 和游离的小片段 C2b。C2a 与 C4b 结合形成的复合物 C4b2a 即 MBL 途径的 C3 转化酶。它能将 C3 裂解成大片段 C3b 和游离的小片段 C3a。C3b 结合至 C4b2a 附着的邻近细胞膜上，形成 C4b2a3b 复合物，即 C5 转化酶。C5 转化酶将 C5 裂解为 C5b 和游离的小分子 C5a，C5b 和细胞膜结合，继而结合 C6 和 C7 形成 C5b67 三分子复合物，并插入细胞膜中。C5b67 吸附 C8 形成 C5b678 复合物已有很弱的溶细胞能力，C5b678 可促进多个 C9 分子聚合。在细胞膜上形成一个孔径为 10nm 的攻膜复合物（membraneattack complex，MAC）。MAC 是一种离子通透孔道，它能允许水和电解质自由通过细胞膜，电解质从细胞内逸出，水大量内流，细胞因此膨胀而迅速溶解、死亡。从 C5 转化酶裂解 C5 至 MAC 形成在补体激活的三条途径是完全相同的，因此这一阶段称为补体激活的末端共同通路。

2. 旁路激活途径　病原体感染早期，补体还能经旁路途径激活。该途径与 MBL 途径一样是感染早期机体固有免疫的重要效应机制之一。参与的成分包括 C3、C5~C9、B 因子、D 因子和 P 因子等。旁路途径始于补体成分 C3 的自发性水解。正常情况下，血浆中有少量 C3 自行水解生成 C3b，游离的 C3b 极不稳定，如果在 60 微秒内不能和一个固相载体表面结合就将被灭活。C3b 结合在不同载体表面其结局完全不同：结合在宿主正常细胞表面的 C3b 可与补体调节蛋白 H 因子结合而迅速被另一种补体调节蛋白 I 因子降解而灭活；某些细菌及凝集的 IgA 和 IgG 等因不含 H 因子和 I 因子，故可使黏附于其上的 C3b 稳定存在，使其半衰期延长，足以与 B 因子结合形成 C3bB 复合物。因此旁路途径具有识别"自身"和"非己"的特点。在 Mg^{2+} 存在情况下，"激活物"表面 C3bB 复合物中的 B 因子在血浆中 D 因子的作用下裂解为 Ba 和 Bb，Ba 释放入液相，Bb 则与 C3b 结合，形成旁路途径的 C3 转化酶 C3bBb。C3bBb 也不稳定，需要与血浆中 P 因子结合，才可使 C3 大量裂解，并与其裂解产物 C3b 结合形成多分子复合物 C3bBb3b，此时即旁路途径的 C5 转化酶。其后的共同末端通路与 MBL 途径完全相同。在旁路途径中，C3b 既是 C3 转化酶分解 C3 之后出现的产物，又是旁路途径 C3 转化酶的组成部分，由此形成旁路途径和其他两条途径相互影响的一种反馈性放大机制。

3. 经典激活途径（classicalpathway）　经典激活途径是最早发现的补体激活途径，但却是在感染后期机体产生针对病原体的抗体后才发挥作用。参与成分包括 C1~C9，其中 C1 分子由一分子 C1q 以及各两分子的 C1r 和 C1s 组成，其结构和功能与 MBL 分子结构相似。经典途径的激活依赖于特异性抗体与相应抗原的结合，是适应性免疫应答的主要效应方式之一。抗体（IgG 和 IgM）与抗原特异性结合形成复合物后，其 Fc 端的补体结合位点暴露，与 C1q 结合。IgG1、IgG2 和 IgG3 的补体结合位点在 γ 链的 CH2 功能区，IgG4 不能结合补体，而 IgM 补体结合位点在 μ 链的 CH3 功能区。C1q 为六聚体。电镜下观察发现，C1q 分子中至少两个球形头部与抗体 Fc 端结合后其构象发生改变，进一步激活 C1r 和 C1s。C1s 功能与 MASP-2 相似，专一性地裂解和活化 C4 和 C2 分子，产生与 MBL 激活途径相同的 C3 转化酶，并进而激活补体的后续成分（同 MBL 途径）。IgM 为五聚体，可同时与 5 个 C1q 单体结合，故一个 IgM 分子与抗原结合即可有效地启动经典途径。IgG 为单体，只有两个或两个以上的相邻的 IgG 分子共同与 C1q 桥联，才能使 C1 活化，故单分子 IgM 比 IgG 激活补体的能力大。

三条补体激活途径过程和不同点如表 6-1 所示。

表 6-1　三条补体激活途径过程和不同点

	经典激活途径	MBL 激活途径	旁路激活途径
激活物质	抗原抗体(IgM 或 IgG)复合物	病原体表面糖结构	细菌脂多糖、凝聚的 IgG4、IgA 等
参与的补体成分	C1~C9	C2~C9、MBL、FCN、MASP	C3、C5~C9、B 因子、D 因子、P 因子等
C3 转化酶	C4b2a	C4b2a	C3bBb
C5 转化酶	C4b2a3b	C4b2a3b	C3bBb3b
功能	参与适应性体液免疫的效应阶段	参与固有性免疫,感染早期即发挥作用	参与固有性免疫,感染早期即发挥作用

（三）补体的生物学作用

补体激活后产生的 MAC 具有直接杀伤靶细胞的作用。同时激活补体过程中产生的一些生物片段,可以通过与相应细胞膜表面的补体受体,如 Ⅰ 型受体 CR1(配体为 C3b/C4b)、Ⅱ 型受体 CR2(配体为 C3b)、Ⅲ 型受体 CR3(配体为 iC3b)、C3aR(配体为 C3a)和 C5aR(配体为 C5a)等结合来发挥多种生物学功能,在抗感染固有免疫和适应性免疫以及维持机体内环境稳定中都发挥重要作用。

四、免疫应答(B 细胞的免疫应答)

（一）概述

血流中的 B 细胞,通过高内皮细胞小静脉进入淋巴结的 T 细胞区,然后进入淋巴滤泡(B 细胞区)。如果没有接触到特异性抗原,B 细胞停留约一天后经输出淋巴管又回到血流进入淋巴细胞再循环。

抗原进入外周淋巴组织后,通过与抗原受体的结合而捕捉从此经过的特异性 B 细胞。B 细胞通过 BCR 识别抗原后,一方面通过受体交联传导 B 细胞活化的特异性抗原信号;另一方面通过内吞抗原和加工提呈,以 MHC Ⅱ 类分子 - 抗原肽的形式表达在细胞表面,激活特异性的 Th 细胞,再由 Th 细胞提供 B 细胞活化的共刺激信号。在 Th 辅助下活化、增殖和分化的 B 细胞一部分在 T 细胞区和 B 细胞区的初级淋巴滤泡,继续增殖而形成生发中心。在生发中心的微环境中,B 细胞进行克隆扩增,并经过体细胞高频突变和亲和力成熟、Ig 类别转换、抗原受体修正等过程,最终分化为浆细胞和记忆 B 细胞。浆细胞离开生发中心后,一部分分布在脾脏红髓的脾索及淋巴结的髓索;一部分迁移至骨髓,可不断从骨髓基质细胞获得生存信号成为长寿的浆细胞。浆细胞不会再分裂,属于终末细胞,可大量分泌抗体。

（二）B 细胞对抗原的识别和信号转导

B 细胞通过 BCR 识别特异性抗原,未受抗原刺激的初始 B 细胞表面表达 mIgM 和 mIgD,活化的 B 细胞和记忆 B 细胞则关闭 mIgD 的表达,只表达 mIgM。一个 B 细胞可表达 10^4~10^5 个 mIg。mIg 在胞内区只有 3 个氨基酸残基,无法独自完成抗原信号的传导。CD19、CD21、CD81 通过共价结合组成 B 细胞活化的辅助受体复合物。其中 CD21 负责与抗原表面的补体片段 C3d 等结合,CD19 则负责将信号传入细胞内,CD81 的功能尚不清楚,可能是增强 B 细胞与抗原的结合并参与抗原信号的转导。BCR 识别抗原后启动的信号转导过程是通过受体交联启动信号的跨膜传导,经过相类似的胞内传递和级联放大途径,最终改变细胞核内基因的表达,使 B 细胞活化和增殖。

（三）B 细胞的活化、增殖与分化

B 细胞的活化需要双信号,第一信号即抗原刺激信号,能诱导 CD40 分子和细胞因子受体的表达增加,但仅获得第一信号的 B 细胞将进入失能状态。B 细胞激活需要的第二信号由 Th 细胞提供,主要是 Th2 和 Tfh 细胞,Th1 也发挥部分作用。B 细胞表面的 CD40 和活化的 Th 表面的 CD40L 结合,为 B 细胞的活化提供第二信号。B 细胞及 Th 表面的其他一些黏附分子也参与协同刺激信号的产生。Th 细胞分泌的细胞因子参与 B 细胞的活化、增殖和分化。B 细胞的激活需要 T、B 细胞之间发生相互作用,其中 B 细胞既是 Th 细胞辅助对象,又是 Th 细胞活化的抗原提呈细胞。

（四）B 细胞在生发中心的增殖与分化

通常抗原免疫时 B 细胞仅产生 IgM 抗体。抗原激活 B 细胞后，在 T 细胞区与 B 细胞区交界处分泌抗体的部分短寿的 B 细胞产生的也是 IgM 抗体；而进入淋巴滤泡增殖形成生发中心的另一部分 B 细胞，其重链 C 区基因由 Cμ 转换为 Cγ、Cα 或 Cε，因而使 Ig 基因的类别发生了改变，B 细胞产生的抗体从 IgM 转变为 IgG、IgA、IgE，称为 Ig 类别转换或称同种型转换。不同类别的抗体有利于发挥不同的免疫功能，但类别转换时识别抗原的特异性不变。B 细胞在生发中心增殖分裂时，其免疫球蛋白重链和轻链的 V 区基因可发生高频率的点突变，大约每 1 000 个碱基对（bp）就有一个发生突变，被称为体细胞高频突变。结果是 B 细胞增殖成一群其 BCR 与抗原亲和力高低不同的异质性细胞。经过滤泡树突状细胞（follicular dendritic cell，FDC）上携带的抗原进行选择，与抗原高亲和力结合的 B 细胞才免于凋亡，继续发育成为记忆 B 细胞或浆细胞；而与抗原不结合或低亲和力相结合的 B 细胞则发生凋亡。选择的确切机制还不清楚，可能是与不同亲和力 BCR 的 B 细胞竞争性与抗原结合，高亲和力的 B 细胞有机会与抗原交联，同时也更有机会提呈抗原给 T 细胞从而获得 T 细胞的辅助，并产生高亲和力的抗体，有利于免疫应答。经过增殖、分化后最终形成的后代 B 细胞，其 Ig 与抗原的平均亲和力得到了提升，称为 Ig 亲和力成熟，这一过程依赖 Th 细胞的存在，其结果是再次免疫应答产生的抗体亲和力比初次免疫应答时高得多，可更有效地保护机体免受外来抗原的再次侵袭。经 Ig 类别转换，体细胞高频突变和抗原选择后的 B 细胞，最终分化成浆细胞，部分则分化成记忆性 B 细胞。记忆 B 细胞部分留在淋巴滤泡，大部分进入血流参与再循环，可再进入骨髓、黏膜淋巴组织、脾脏和淋巴结。记忆 B 细胞的表型和功能与初始 B 细胞有明显区别，记忆 B 细胞长寿，不分裂或分裂非常慢，高表达 IgM，几乎不分泌抗体。记忆 B 细胞不易诱导耐受，遇到很低浓度的抗原即可被迅速激活，发生再次免疫应答，产生抗体的速度、性质、数量、亲和力、维持时间等都与初始 B 细胞接到的初次应答有很大不同（见表 6-2）。

表 6-2 B 细胞初次应答和再次应答的区别

	初次免疫应答	再次免疫应答
抗体生成潜伏期	5~10 天	1~3 天
抗体峰值（生成量）	低	高
持续时间	短	长
抗体类别	IgM>IgG	IgG、IgE、IgA
抗体亲和力	低	高
免疫剂量	高	低
浆细胞寿命	短	长
程度	小	大
抗体独特性	通常 IgM>IgG	通常情况 IgG 相对增加，在某些特定情况下 IgA 和 IgE 相对增加
抗体亲和力	平均亲和力低，可变性大	平均亲和力高（亲和力成熟）
诱发因素	所有免疫原	只有蛋白抗原

1. 体液免疫的一般规律　机体初次接触抗原发生的免疫应答称为初次应答，以后再接触同样抗原发生的就被称为再次应答，两者抗体产生的特点有所不同。

2. 初次应答　当抗原第一次进入体内，特异性初始 B 细胞经过抗原识别、活化、增殖和分化过程成为浆细胞和记忆 B 细胞，浆细胞合成抗体，释放入血液，记忆 B 细胞则负责再次应答。从抗原进入人体内到抗体出现在血流所需要的时间为潜伏期，其时间长短与抗原性质、进入途径、佐剂使用以及机体的免疫状态有关，一般为 5~10 天。以后抗体逐渐增多，至 2~3 周达到高峰，然后缓慢下降。首先下降的抗体为 IgM,效价不高,消失也快。IgG 出现稍晚于 IgM,当 IgM 接近消失时,IgG 达到高峰。

3. 再次应答　机体再次受同一抗原刺激后引起的抗体产生动态和抗体特性与初次应答有所不同,潜伏期短,产量高,亲和力强,且较均一,维持时间长。IgM 产生的数量和体内存留的时间与初次免疫应答相似,而 IgG 类抗体产生较初次应答高出数倍至几十倍,且抗体在体内维持时间长。

练习题一

1. ABO 血型抗体是一种天然抗体,它主要是
A. IgM　　　　　　B. IgG　　　　　　C. IgA　　　　　　D. IgE
2. 初次免疫应答的特点是
A. 持续时间长　　　B. 抗体峰值高　　　C. 抗体亲和力低　　　D. 抗体生成潜伏期短

第三节　红细胞血型系统及命名

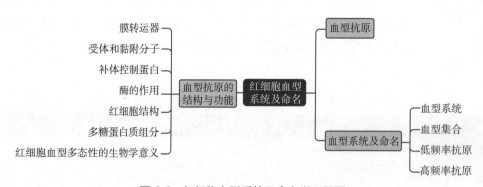

图 6-6　红细胞血型系统及命名学习导图

一、血型抗原

红细胞血型系统的大部分血型抗原在红细胞上合成,只有 Lewis 和 Chido/Rodgers 抗原是从血浆中吸附到红细胞上的。有些血型抗原只存在于红细胞上,而另一些血型抗原可同时在身体的其他部分表达。通过生物化学分析,可将血型抗原分成两类:①蛋白抗原,即血型基因的初级产物所产生;②糖蛋白和糖脂上的由碳水化合物决定的抗原,这些抗原是由血型基因控制糖基转移酶,再由糖基转移酶控制抗原。血型的遗传多态性可以大到是整个高分子物质表达与否的基石(如: RhD),也可以小到只是一个氨基酸的改变或只是一个糖基的不同(如 A 和 B)。

血型蛋白和糖蛋白是红细胞膜的组成部分。一些红细胞膜上的血型蛋白和糖蛋白如图 6-7 所示。有些类型仅穿过细胞膜一次,主要含有一个外部的 N 端以及一个胞质部的 C 端(种类 1),个别血型(如 Kell 糖蛋白)的 C 端在外而 N 端在内(种类 2)。有些类型具有多跨膜性(种类 3),即来回穿过细胞膜多次。这种结构类型大多两端都在细胞质内,但由于 Duffy 的糖蛋白跨膜区为奇数,因此它具有一个胞外的 N 端。最后还有些类型不具有跨膜区域,仅通过一段脂质尾(被称为糖基磷脂酰肌醇或 GPI 锚)锚定于细胞膜上,该脂质尾通过碳水化合物连接至蛋白质的 C 端(种类 5)。在此,没有第 4 类糖蛋白,因为它在红细胞膜上不具有极性区域。

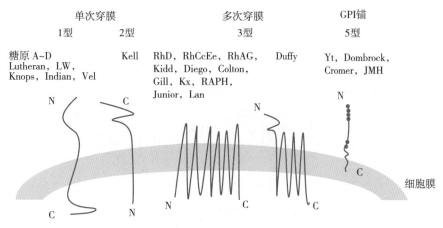

图 6-7 红细胞膜上的血型蛋白和糖蛋白

大多数红细胞表面的蛋白质都会糖基化,而 Rh 和 Kx 蛋白属于例外。这种糖基化可能是下列两种:① N- 糖基化,大型的分支多糖黏附到氨基酸骨架的天冬酰胺残基上;② O- 糖基化,小型的多糖(通常为四糖)黏附到丝氨酸或苏氨酸残基上。

二、血型抗原的结构与功能

在 Landsteiner 发现血型后的半个世纪里,人类血型主要被理解为遗传血清学反应的模式,从 20 世纪 50 年代开始,人们通过生化分析获得了一些结构信息,首先是碳水化合物的抗原,然后是蛋白质抗原。1986 年,编码 MN 抗原的基因组 *GYPA* 被成功克隆,进入了血型的分子遗传时代。现在对许多血型抗原的结构已经有了很多了解,但是对其功能的了解却知之甚少,大部分功能都是从其结构中推断出来的。目前研究发现部分血型抗原有下列功能。

1. 膜转运器　膜转运器促进生物重要分子在细胞内外进出的转运。在红细胞中,Diego 血型抗原是一种阴离子交换器,Kidd 糖蛋白是尿素转运器,Colton 糖蛋白是水通道,Gill 糖蛋白是水和甘油的通道,Lan 和 Junior 糖蛋白是 ATP- 卟啉和尿酸的转运蛋白。带 3 蛋白是膜巨大复合物的核心,其中包含 Rh 蛋白和 Rh 相关糖蛋白,可能是二氧化碳的通道。

2. 受体和黏附分子　Duffy 细胞外有个 N 端,它是受体超家族中偶联 G 蛋白,有趋化因子受体的功能。Lutheran、LW、Scianna 和 Ok 血型系统的糖蛋白是免疫球蛋白超家族(immunoglobulin superfamily,IgSF)的成员。IgSF 是一个大型的受体和黏附分子家族,其胞外的结构域包含不同数量的重复结构域,与免疫球蛋白的结构域有着相同的序列和同源性。这些结构在红细胞上的功能尚不清楚,但是有证据表明 Lutheran 和 LW 糖蛋白主要功能发生在红细胞生成过程中,LW 可能有稳定红细胞生成区域的功能。

3. 补体控制蛋白　红细胞至少有 3 种糖蛋白,其功能是保护红细胞不受自身补体的破坏。Cromer 糖蛋白衰变加速因子和 Knops 糖蛋白补体受体 1(complement receptor 1,CR1)属于补体控制蛋白超家族。红细胞的 CR1 主要功能是结合和处理 C3b/C4b 包裹的免疫复合物,并将其运输到肝脏和脾脏,从循环系统中清除。

4. 酶的作用　两种血型糖蛋白具有酶活性。Yt 糖蛋白是一种乙酰胆碱酯酶,是神经传递过程中一个重要的酶,Kell 糖蛋白是一种肽内切酶,它可以裂解一种不活跃的肽,生成能活化血管收缩剂的内皮素。

5. 红细胞结构　红细胞的形状和完整性是由细胞膜下的糖蛋白组成的细胞骨架维持(图 6-8)。至少有 2 种血型糖蛋白将细胞膜固定在其骨架上,如带 3 蛋白上的 Diego 抗原、糖蛋白 C 及其同构型糖蛋白 D,还有 Gerbich 血型抗原。基因突变导致这些蛋白的异常都能改变红细胞形态。还有证据表明 Lutheran、Kx 和 RHAG 血型系统中的糖蛋白与红细胞的骨架有相互作用,这些血型的异常可能在某种程度上导致红细胞形态的异常。

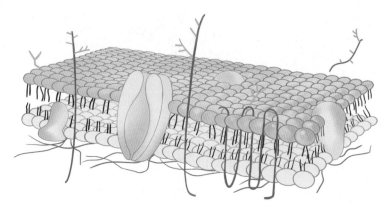

图 6-8　红细胞膜的结构

6. 多糖蛋白质组分 MN　血型抗原的血型糖蛋白和带 3 蛋白提供了红细胞表面丰富的糖蛋白。带 3 蛋白中的 N- 聚糖与其葡萄糖转运体提供了大部分的红细胞 ABH 抗原,其也表达在其他糖蛋白和糖脂上。血型糖蛋白 A 和其他糖蛋白分子在胞外有很多 O 糖基化区。这些糖类构成了红细胞表面很多多糖蛋白质组分,形成一个红细胞外壳,这种胞外的碳水化合物基质能防止红细胞受到物理损伤或微生物的攻击。

7. 红细胞血型多态性的生物学意义　人们对血型具有的多态性的生物学意义知之甚少,在任何的多态性中,等位基因的选择优势可能在一个大的群体中获得了显著的频率。血型多态性无疑是在选择压力下影响产生的,但这些因素可能很久以前已经消失了,引用达尔文《物种起源》中的一句话"任何生物组织的主要部分都源于遗传,因此每一种生物都能很好地适应其在自然界中的位置,但现在许多结构却与目前的生活习惯没有非常密切或直接的联系"。

三、血型系统及命名

自从发现 ABO 血型后,血型命名的问题一直是一个让血型血清学家关注并长期争论的问题。国际输血协会(International Society of Blood Transfusion,ISBT)红细胞表面抗原命名委员会成立于 1980 年。专家们希望建立一套"眼睛与机器都看得懂"的命名系统。该委员会的一项工作便是建立一套"遵守遗传法则"的血型命名体系。首先,对血型系统和血型系统中的抗原进行数字化,然后建立了高频率和低频率抗原组。1988 年引入了血型集合这个概念。数字使用从不重复,一个系统或集合中的抗原一旦给予新的数字命名后,原先的数字就被弃用。

截至 2024 年 9 月 30 日,血型抗原归类于 47 个血型系统、3 个集合和 2 个系列。

每一个经证实的血型抗原都给予一个六位数的标示数字。前三个数字代表血型系统(001~047)、集合(207、210、213)或系列(700 低频率抗原、901 高频率抗原),后三位数字代表抗原。比如 Duffy 系统是 008,而 Fy^a 是该血型系统中的第一个抗原,所以命名为 008 001. 每个血型系统同时也有一个字母符号:如 Duffy 是 FY,因此 Fy^a 也可写为 FY001 或缩写为 FY1。对于表型,在血型系统符号后加一个冒号,然后列出所带的抗原,每个抗原之间用逗号分开。如果知道一个抗原缺失,则在这个抗原前加一个减号。比如 Fy(a-b+)可以写为 FY: -1,2。

为血型等位基因设计一个很全面的命名极其复杂。一个系统的一个抗原、一个抗原的缺失或所有抗原的缺失可能由于几个或多个等位基因的编码。一直以来,血型命名工作小组一直致力于发展血型等位基因的新术语,但是至今仍不是很完美,并存在着很多争议。目前基本上,等位基因由一个系统符号,后面跟着一个星号,然后依次是一个或一系列的数字,由句号隔开,代表抗原和等位基因数,或者在某些情况下,可以用字母代替数字。例如 *Fya* 等位基因可以是 *FY*01* 或 *FY*a*。基因型的符号后面是星号,后面由斜杠分隔的两个等位基因,如 *Fya/Fyb* 代表 *FY*01/02* 或 *FY*a/b*。基因、等位基因和基因型文字使用斜体。

所有人类基因的符号由人类基因组组织(The Human Genome Organisation,HUGO)的基因命名委员会(Human Gene Nomenclature Committee,HGMC)提供。这些符号通常与 ISBT 命名的符号不同,因为 HGNC 符号反映了基因产物的功能,当涉及到定义血型抗原的等位基因时,首选 ISBT 的基因符号,因为 HGNC 符号经常随着基因产物感知功能的改变而改变。

1. 血型系统　一个血型系统由一个或多个抗原组成,由一个、两个或两个以上紧密相连的同源基因组成的复合物控制,他们之间几乎不会发生重组,每个系统都是遗传学上与其他血型系统分离的,所有代表血型系统的基因都是已经被识别的,并且知道其基因序列(表 6-3)。部分系统中,基因直接编码血型的决定因子,而剩余的系统中,抗原本质上是碳水化合物,该基因编码是一种转移酶,促进抗原的生物合成。例如,A、B、H 抗原,是 19 号染色体控制的 H- 糖基转移酶先形成同一高分子,再由 9 号染色体控制的 A 和 B 转移酶催化形成。因此 H 与 A 和 B 各属于各自单独的血型系统。调节基因可能会影响多个血型系统的抗原表达:$In(Lu)$ 表达降低会影响 Lutheran 和 P 血型系统的抗原表达,$RHAG$ 的变异会导致 Rh_{null} 的表现型,也可以导致 U 抗原和 Fy5 抗原的阴性。因此,血型系统中抗原的缺失有可能由一个以上的基因座导致,目前有 4 个血型系统是由 1 个以上的基因座组成:MNS 由 3 个基因座控制;Rh、Xg 和 Chido/Rodgers 各有 2 个基因座控制。

表 6-3　血型系统抗原表

系统		抗原编号										数量
		001	002	003	004	005	006	007	008	009	010	
001	ABO	A	B	A,B	A1	···						4
002	MNS	M	N	S	s	U	He	Mi^a	M^c	Vw	Mur	50
003	P1PK	P1	···	P^k	NOR							3
004	RH	D	C	E	c	e	f	Ce	C^w	C^x	V	56
005	LU	Lu^a	Lu^b	Lu3	Lu4	Lu5	Lu6	Lu7	Lu8	Lu9	···	28
006	KEL	K	k	Kp^a	Kp^b	Ku	Js^a	Js^b	···	···	Ul^a	38
007	LE	Le^a	Le^b	Le^{ab}	Le^{bH}	ALe^b	BLe^b					6
008	FY	Fy^a	Fy^b	Fy3	···	Fy5	Fy6					5
009	JK	Jk^a	Jk^b	Jk3								3
010	DI	Di^a	Di^b	Wr^a	Wr^b	Wd^a	Rb^a	WARR	ELO	Wu	Bp^a	23
011	YT	Yt^a	Yt^b	YTEG	YTLI	YTOT	YTGT					6
012	XG	Xg^a	CD99									2
013	SC	Sc1	Sc2	Sc3	Rd	STAR	SCER	SCAN	SCAR	SCAC	SCAB	10
014	DO	Do^a	Do^b	Gy^a	Hy	Jo^a	DOYA	DOMR	DOLG	DOLC	DODE	10
015	CO	Co^a	Co^b	Co3	Co4							4
016	LW	···	···	···	···	LW^a	LW^{ab}	LW^b	LWEM			4
017	CH/RG	Ch1	Ch2	Ch3	Ch4	Ch5	Ch6	WH				9
018	H	H										1
019	XK	Kx										1
020	GE	···	Ge2	Ge3	Ge4	Wb	Ls^a	An^a	Dh^a	GEIS	GEPL	13
021	CROM	Cr^a	Tc^a	Tc^b	Tc^c	Dr^a	Es^a	IFC	WES^a	WES^b	UMC	20
022	KN	Kn^a	Kn^b	McC^a	Sl1	Yk^a	McC^b	Sl2	Sl3	KCAM	KDAS	13

续表

系统		抗原编号										数量
		001	002	003	004	005	006	007	008	009	010	
023	IN	In^a	In^b	INFI	INJA	INRA	INSL					6
024	OK	Ok^a	OKGV	OKVM								3
025	RAPH	MER2										1
026	JMH	JMH	JMHK	JMHL	JMHG	JMHM	JMHQ	JMHN	JMHA			8
027	I	I										1
028	GLOB	P		PX2	ExtB							3
029	GIL	GIL										1
030	RHAG	Duclos	Ol^a	DSLK†	…§	Kg	SHER	THIN				6
031	FORS	FORS1										1
032	JR	Jr^a										1
033	LAN	Lan										1
034	VEL	Vel										1
035	CD59	CD59.1										1
036	AUG	AUG1	At^a	ATML	ATAM							4
037	KANNO	KANNO1										1
038	SID	Sd^a										1
039	CTL2	VER	RIF	Cs^a	Cs^b	BROS						5
040	PEL	PEL										1
041	MAM	MAM										1
042	EMM	Emm										1
043	ABCC1	WLF										1
044	ER	Er^a	Er^b	Er3	ERSA	ERAMA						5
045	CD36	CD36.1										1
046	ATP11C	LIL										1
047	MAL	AnWj										1

注:红色字体目前是临时抗原;DSLK† 暂定的分配位置,需要 DSLK 阴性用于确定其多态性

系统		抗原编号										数量
		011	012	013	014	015	016	017	018	019	020	
002	MNS	M^g	Vr	M^e	Mt^a	St^a	Ri^a	Cl^a	Ny^a	Hut	Hil	50
004	RH	E^w	G	…	…	…	…	Hr0	Hr	hr^s	VS	56
005	LU	…	Lu12	Lu13	Lu14	…	Lu16	Lu17	Au^a	Au^b	Lu20	28
006	KEL	K11	K12	K13	K14	…	K16	K17	K18	K19	Km	38
010	DI	Mo^a	Hg^a	Vg^a	Sw^a	BOW	NFLD	Jn^a	KREP	Tr^a	Fr^a	23
017	CH/RG	Rg1	Rg2									9
020	GE	GEAT	FETI	GECT	GEAR							13
021	CROM	GUTI	SERF	ZENA	CROV	CRAM	CROZ	CRUE	CRAG	CROK	CORS	20
022	KN	DACY	YCAD									13

续表

系统		抗原编号										数量
		021	022	023	024	025	026	027	028	029	030	
002	MNS	M^v	Far	s^D	Mit	Dantu	Hop	Nob	En^a	ENKT	'N'	50
004	RH	C^G	CE	D^w	…	…	c-like	cE	hr^H	Rh29	Go^a	56
005	LU	Lu21	LURC	LUIT	LUGA	LUAC	LUBI	LUYA	LUNU	LURA	LUOM	28
006	KEL	Kp^c	K22	K23	K24	VLAN	TOU	RAZ	VONG	KALT	KTIM	38
010	DI	SW1	DISK	DIST								23

系统		抗原编号										数量
		031	032	033	034	035	036	037	038	039	040	041
002	MNS	Or	DANE	TSEN	MINY	MUT	SAT	ERIK	Os^a	ENEP	ENEH	50
004	RH	hr^B	Rh32	Rh33	Hr^B	Rh35	Be^a	Evans	…	Rh39	Tar	56
006	KEL	KYO	KUCI	KANT	KASH	KELP	KETI	KHUL	KYOR	KEAL	KHIZ	KHOZ

系统		抗原编号										数量
		041	042	043	044	045	046	047	048	049	050	
002	MNS	HAG	ENAV	MARS	ENDA	ENEV	MNTD	SARA	KIPP	JENU	SUMI	50
004	RH	Rh41	Rh42	Crawford	Nou	Riv	Sec	Dav	JAL	STEM	FPTT	56

系统		抗原编号										数量
		051	052	053	054	055	056	057	058	059	060	
004	RH	MAR	BARC	JAHK	DAK	LOCR	CENR	CEST	CELO	CEAG	PARG	56

系统		抗原编号										数量
		061	062	063	064	065	066	067	068	069	070	
004	RH	CEVF	CEWA	CETW								56

　　2. 血型集合(200)　血型集合是 1988 年引入的术语,目的是将由于基因、生物化学或血清上相关的抗原且无法归类到血型系统上的抗原集合在一起,通常基因座位还不是很清楚。至今,一共创建了13 个集合,其中 8 个已成为一个单独的血型系统或归入一些血型系统(表 6-4)。

表 6-4　血型集合抗原表

集合			抗原		
编号	命名	符号	编号	符号	频率
205	Cost	COST	205001	Cs^a	95
			205002	Cs^b	34
207	Ii	I	207002	i	*
208	Er	ER	208001	Er^a	>99
			208002	Er^b	<1
			208003	Er3	>99
210			210001	Le^c	1
			210002	Le^d	6

续表

集合			抗原		
编号	命名	符号	编号	符号	频率
213		MN CHO	213001	Hu	
			213002	M_1	
			213003	Tm	
			213004	Can	
			213005	Sext	
			213006	Sj	

3. 低频率抗原(700)　不能归入系统且在大多数人群频率低于 1% 的红细胞抗原。目前,700 系统由 16 个抗原组成,37 个 700 抗原已经废除,因为这些抗原已经归入血型系统或由于缺乏试剂不能再鉴定(表 6-5)。

表 6-5　低频率抗原表

编号	命名	符号
700002	Batty	By
700003	Christiansen	Chr^a
700005	Biles	Bi
700006	Box	Bx^a
700017	Torkildsen	To^a
700018	Peters	Pt^a
700019	Reid	Re^a
700021	Jensen	Je^a
700028	Livesay	Li^a
700039	Milne	
700040	Rasmussen	RASM
700044		JFV
700047	Jones	JONES
700049		HJK
700050		HOFM
700054		REIT

4. 高频率抗原(901)　早期,抗原频率大于 99% 的全部归入 900 系列,这个系列类似于 700 系列。至今 900 中的很多抗原已经被归入相应的血型系统,这个系列被废弃,剩下的高频抗原被重新定义为一个新的系列,即 901 系列,截至 2024 年 9 月,该系列包含 3 个抗原(表 6-6)。

表 6-6　高频率抗原表(901 系列)

编号	名称	代表
901009	Anton	AnWj
901015		ABTI
901017		LKE

附：血型系统表

序号	系统名称	系统符号	基因名称	基因位点	基因位点	CD 蛋白
001	ABO	ABO	*ABO*	4	9q34.2	
002	MNS	MNS	*GYPA*,*GYPB*,(*GYPE*)	50	4q31.21	CD235a CD235b
003	P1PK	P1PK	*A4GALT*	3	22q13.2	CD77
004	Rh	RH	*RHD*,*RHCE*	56	1q36.11	CD240
005	Lutheran	LU	*BCAM*	28	19q13.2	CD239
006	Kell	KEL	*KEL*	38	7q33	CD238
007	Lewis	LE	*FUT3*	6	19p13.3	
008	Duffy	FY	*ACKR1*	5	1q21-q22	CD234
009	Kidd	JK	*SLC14A1*	3	18q11-q12	
010	Diego	DI	*SLC4A1*	23	17q21.31	CD233
011	Yt	YT	*ACHE*	6	7q22	
012	Xg	XG	*XG*,*CD99*	2	Xp22.32	CD99+
013	Scianna	SC	*ERMAP*	9	1p34.2	
014	Dombrock	DO	*ART4*	10	12p12-p12	CD297
015	Colton	CO	*AQP1*	4	7p14	
016	Landsteiner-Wiener	LW	*ICAM4*	4	19p13.2	CD242
017	Chido/Rodgers	CH/RG	*C4A*,*C4B*	9	6p21.3	
018	H	H	*FUT1*；*FUT2*	1	19q13.33	CD173
019	Kx	XK	*XK*	1	Xp21.1	
020	Gerbich	GE	*GYPC*	13	2q14-q21	CD236
021	Cromer	CROM	*CD55*	20	1q32	CD55
022	Knops	KN	*CR1*	13	1q32.2	CD35
023	Indian	IN	*CD44*	6	11p13	CD44
024	Ok	OK	*BSG*	3	19p13.3	CD147
025	Raph	RAPH	*CD151*	1	11p15.5	CD151
026	John Milton Hagen	JMH	*SEMA7A*	8	15q22.3-q23	CD108
027	I	I	*GCNT2*	1	6p24.2	
028	Globoside	GLOB	*B3GALNT1*	3	3q25	
029	Gill	GIL	*AQP3*	1	9p13	
030	Rh-associated glycoprotein	RHAG	*RHAG*	6	6p12.3	CD241

续表

序号	系统名称	系统符号	基因名称	基因位点	基因位点	CD 蛋白
031	FORS	FORS	*GBGT1*	1	9q34.13-q34.3	
032	JR	JR	*ABCG2*	1	4q22.1	CD338
033	LAN	LAN	*ABCB6*	1	2q36	
034	Vel	VEL	*SMIM1*	1	1p36.32	
035	CD59	CD59	*CD59*	1	11p13	CD59
036	Augustine	AUG	*SLC29A1*	4	6p21.1	
037	Kanno	KANNO	*PRNP*	1	20p13	
038	SID	SID	*B4GALNT2*	1	17q21.32	
039	CTL2	CTL2	*SLC44A2*	2	19p13.2	
040	PEL	PEL	*ABCC4*	1	13q32.1	
041	MAM	MAM	*EMP3*	1	19q13.33	
042	EMM	EMM	*PIGG*	1	4p16.3	
043	ABCC1	ABCC1	*ABCC1*	1	16p13.11	
044	Er	ER	*PIEZO1*	5	16q24.3	
045	CD36	CD36	*CD36*	1	7q21.11	CD36
046	ATP11C	ATP11C	*ATP11C*	1	Xq27.1	
047	MAL	MAL	*MAL*	1	2q11.1	

练习题二

截至 2024 年 9 月 30 日,血型抗原归类于(　　　)个血型系统,(　　　)个集合。

知识小结

1. 抗原是指一类能与 B 细胞受体或 T 细胞受体结合、促使 B 细胞或 T 细胞增殖、分化产生特异性免疫应答,并与应答产物(特异性抗体或淋巴细胞)起反应的物质。抗原通常具有两重特性:免疫原性和免疫反应性。

2. 抗原分子中决定抗原特异性的特殊化学基团或区域,称为抗原表位或抗原决定基,抗体或淋巴细胞受体特异性地识别、结合抗原分子上的相应表位。

3. 影响抗原免疫原性的因素有:异物性、化学物质、分子质量、结构复杂性、机体方面的因素、抗原剂量及进入机体的方式。

4. 抗体是免疫系统在抗原刺激下,由 B 淋巴细胞或记忆性 B 细胞增殖分化成的浆细胞所产生、可与相应抗原发生特异性结合的免疫球蛋白,主要分布在血清中。

5. 抗体的基本结构是由两条完全相同的重链和两条完全相同的轻链通过二硫键连接的呈"Y"形的单体,根据重链恒定区的遗传性差异,可将重链分为 μ 链、δ 链、γ 链、α 链和 ε 链五类,不同的重链和轻链组成完整的抗体分子,分别称为 IgM、IgD、IgG、IgA、IgE。

6. 补体是广泛存在于人或脊椎动物血清、组织液和细胞膜表面的一个具有精密调控机制的蛋白质反应系统,又称为补体系统。抗原-抗体复合物以及病原微生物的多种结构成分可与补体识别分子结合,通过经典途径、凝集素途径和旁路途径激活补体系统从而发挥生物学效应。

7. 三条补体激活途径过程。

8. 初次应答抗体生成的潜伏期一般为 5~10 天,以后抗体逐渐增多,至 2~3 周达到高峰,然后缓慢下降。首先下降的是 IgM。IgG 出现稍晚于 IgM,当 IgM 接近消失时,IgG 达到高峰。

再次应答抗体生成潜伏期短,产量高,亲和力强,且较均一,维持时间长。

参 考 文 献

1. Daniels G. Human blood groups. 3rd ed. Ox-ford: Wiley-Blackwell, 2013.
2. Table of blood group systems from International Society for Blood Transfusion webpage.(2024-09-30)[2024-10-29]. https://www. isbtweb. org/resource/tableofbloodgroupsystems. html.

第七章 ABO、Hh、Lewis 血型系统及鉴定

第一节 ABO、Hh、Lewis 血型系统

一、ABO 血型系统

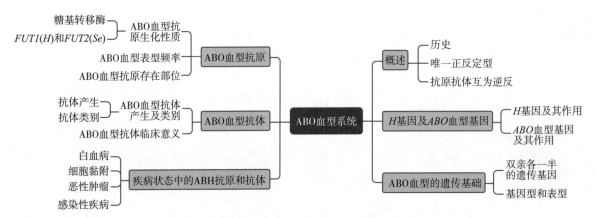

图 7-1 ABO 血型系统学习导图

该章帮助你了解 ABO 血型系统及其在输血中的重要性。

学习目标

1. 掌握 ABO 血型是由正、反定型两者决定。
2. 掌握红细胞表面 A、B 抗原和血清中抗 A、抗 B 或抗 A,B 之间存在互为逆反关系。
3. 掌握新生儿 ABO 血型的鉴定。
4. 掌握 H 基因及 ABO 血型基因的相互关系。
5. 掌握 ABO 血型的遗传学基础及运用它判定家系中可能出现的血型。
6. 掌握 ABO 血型抗原和抗体之间的相互关系。
7. 掌握我国汉族人群中四种常见 ABO 血型的分布频率。
8. 掌握年龄对 ABO 抗原表达的影响。
9. 掌握 A、B、O、AB 不同血型个体中 ABO 抗体的免疫球蛋白类型。
10. 掌握红细胞上 H、A、B 抗原从前体物质转化为糖类抗原的形成过程。
11. 掌握 H、A、B 可溶性血型物质的形成及临床意义。
12. 掌握不同 ABO 血型与抗 H 的反应性。
13. 掌握 ABO 血型抗体的临床意义。
14. 掌握疾病对 ABH 抗原和抗体表达的影响。

（一）概述

Karl Landsteiner 于 1900 年发现 ABO 血型，ABO 血型是被人类发现的第一个血型系统，也是人类血型系统中抗原免疫性最强的一个血型系统。ABO 血型系统是所有血型系统中最重要的。它是目前唯一一个血清 / 血浆中存在红细胞上缺少抗原相对应抗体的血型系统，这些抗体的产生并非因为输血或妊娠。根据人类红细胞表面所含有抗原的不同，将人类红细胞 ABO 血型分为 A、B、AB 和 O 四种血型。ABO 血型系统的另一特征为根据存在"自然产生"的抗体就缺失相应的 A 抗原或 B 抗原。红细胞表面 A、B 抗原和血清中抗 A、抗 B 或抗 A,B 之间存在互为逆反关系。例如，一个人红细胞上有 A 抗原，那其血清中必然有抗 B。此类血清的天然抗体是机体对肠道和环境中细菌产生免疫应答的结果，例如在肠杆菌科细菌表面脂多糖上就发现了 ABO 抗原样的结构（ABO 血型及其抗原、抗体组成见表 7-1）。小于 6 个月的新生儿血清中由于没有自身生成的 ABO 血型抗体，一般只由红细胞抗原决定其 ABO 血型。

表 7-1　人类红细胞 ABO 血型及抗原、抗体和基因型

血型	红细胞表面抗原	血清 / 浆中抗体	基因型
A	A	抗 B	*A/A* 或 *A/O*
B	B	抗 A	*B/B* 或 *B/O*
AB	A 和 B	无 ABO 血型抗体	*A/B*
O	无 A 和 B	抗 A、抗 B、抗 A,B	*O/O*

ABO 血型是由正、反定型两者决定，正定型检测红细胞抗原，反定型检测人血清 / 血浆中抗体。同时检测 ABO 血型抗原和抗体，正反定型相符才能正确报告 ABO 血型。ABO 血型定型和 ABO 相容性试验是输血前检查最重要的部分。

20 世纪早期，Karl Landsteiner 发现两种血标本混合后，有些无肉眼可见的反应，而另一些却反应很强，产生凝集，即红细胞团聚成块（见图 7-2）。

这种凝集被认为是红细胞上的抗原与血清 / 血浆中的抗体相互作用的结果。在观察到这种现象后，红细胞上的抗原确定有两种：一种是 A 抗原，另一种是 B 抗原。在 ABO 血型中，红细胞表面可以同时有这两种抗原，或有一种，或都没有。红细胞上只有 A 抗原的为 A 型，只有 B 抗原的为 B 型，红细胞上同时有 A 和 B 抗原的为 AB 型，而 A、B 抗原都没有的为 O 型。

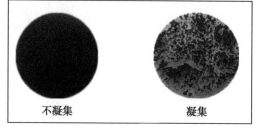

不凝集　　　　凝集

图 7-2　玻片法抗 B 与两种细胞的不同反应结果

同样，在血清 / 血浆中有两种不同的抗体，一种只与带有 A 抗原红细胞反应并使之产生凝集的称为抗 A。另一种只与带有 B 抗原红细胞反应的被称为抗 B。血清 / 血浆中抗 A/ 抗 B 的存在与否取决于红细胞上是否有 A/B 抗原（表 7-1）。

（二）*H* 基因及 *ABO* 血型基因

1. *H* 基因及其作用　　*H* 基因的基因型为 *HH* 和 *Hh*，*H* 基因的遗传与 *ABO* 基因无关。*H* 基因位于人类 19 号染色体，编码产生 α1,2-L- 岩藻糖基转移酶，在该酶作用下，将 L- 岩藻糖转移至红细胞膜上的 2 型糖链末端半乳糖上，形成 H 抗原。*H* 基因频率 >99.99%。

2. *ABO* 血型基因及其作用　　*ABO* 血型基因位于第 9 号染色体上长臂，ABO 血型系统受 *A*、*B*、*O* 三个等位基因控制，*A* 和 *B* 基因是常染色体显性基因，*O* 基因是无效等位基因（隐性基因）。糖基转移酶主要位于高尔基体，它们将特定的糖类按照特定的顺序、空间构型或端基异构（α- 或 β- 连接）依序连接，使糖脂和 / 或糖蛋白的寡糖链得以延伸。*A* 基因编码产生 α1,3-N- 乙酰半乳糖氨基转移酶，该

酶将 N- 乙酰半乳糖胺（A 抗原表位或抗原决定簇）连接到 H 抗原末端的半乳糖上,使之成为 A 抗原; B 基因编码产生 α1,3-D- 半乳糖基转移酶,该酶将 D- 半乳糖（B 抗原表位）连接到 H 抗原末端的半乳糖上,使之成为 B 抗原; O 基因编码的糖基转移酶无活性,不能修饰 H 抗原,因此,O 型红细胞表面有大量 H 抗原,而 A_1 或 A_1B 型者的红细胞,其 H 抗原大部分被转化为 A 和 / 或 B 抗原,所以 H 抗原很少。

除稀有的孟买型 / 类孟子型红细胞外,所有人红细胞表面都有 H 抗原。在成人 O 型红细胞上 H 抗原数量约为 1.7×10^6 个,而在新生儿 O 型红细胞上约为 0.325×10^6 个,红细胞表达 H 抗原性的强度与其抗原数成正比。不同的 ABO 血型,红细胞膜上 H 抗原表达强度依次为: $O > A_2 > B > A_2B > A_1 > A_1B$（见图 7-3）。许多 ABO 血型系统亚型群的 H 抗原强度仅次于 O 型人群。

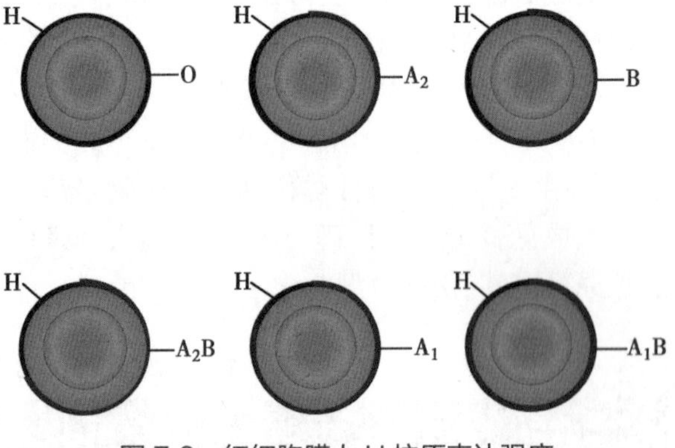

图 7-3　红细胞膜上 H 抗原表达强度

（三）ABO 血型的遗传基础

所有的性状与特征都是由活性细胞核中的遗传单位基因所控制,这些基因在染色体上,每个人有 23 对染色体总 46 条。我们从双亲的染色体各获得一半的遗传基因。

与有核体细胞不同,我们的遗传细胞（精子和卵子）只有单条染色体,当受精时,在形成的胚胎中结合成一对。在我们的遗传特性中有一个决定 ABO 血型的基因。也就是说,我们遗传到两个血型基因,一个是来自母亲的 A、B 或 O 基因,另一个则来自父亲的 A、B 或 O 基因。

在血型中有两个概念是很重要的,基因型和表型:基因型是指从双亲染色体上所遗传下来的全部基因,该术语也经常用于表示单基因位点的所有等位基因。表型是指遗传到的基因可观察到的表达情况,可反映基因的生物活性,即血型本身。通过血清学方法检测红细胞上抗原的存在或缺失代表的是表型,通过基于 DNA 检测方法预测红细胞上抗原的有无代表的是基因型,有时基因型可通过表型预测。

1924 年,Bernstein 提出,ABO 血型遗传的基因座上,有 A、B、O 三个等位基因,是常染色体显性遗传,每个子代均可从亲代各得到一个单倍体,子代从父母双方各获得一种基因,可有 6 种基因组合, ABO 基因型与表型见表 7-2。因此,根据父母的血型可以推测子代的血型,可用于亲子鉴定,A、B 基因对于 O 基因来说是显性基因,因此表型为 A 的个体基因型可能是 AA 或 AO。同样,表型为 B 的个体基因型可能是 BB 或 BO,具体见表 7-3。

表 7-2　可能的基因组合与它们的表型

基因型	血型（表型）
AA	A
AO	A
BB	B
BO	B
AB	AB
OO	O

表 7-3　亲代不同的 ABO 基因型配对出现的子代 ABO 血型

配对表现型（和基因型）	基因型配对	子代可能的表现型
A×A	AA×AA	A（AA）
	AA×AO	A（AA 或 AO）
	AO×AO	A（AA 或 AO）或 O（OO）
B×B	BB×BB	B（BB）
	BB×BO	B（BB 或 BO）
	BO×BO	B（BB 或 BO）或 O（OO）
AB×AB	AB×AB	AB（AB）或 A（AA）或 B（BB）
O×O	OO×OO	O（OO）
A×B	AA×BB	AB（AB）
	AO×BB	AB（AB）或 B（BO）
	AA×BO	AB（AB）或 A（AO）
	AO×BO	AB（AB）或 A（AO）或 B（BO）或 O（OO）
A×O	AA×OO	A（AO）
	AO×OO	A（AO）或 O（OO）
A×AB	AA×AB	AB（AB）或 A（AA）
	AO×AB	AB（AB）或 A（AA 或 AO）或 B（BO）
B×O	BB×OO	B（BO）
	BO×OO	B（BO）或 O（OO）
B×AB	BB×AB	AB（AB）或 B（BB）
	BO×AB	AB（AB）或 B（BB 或 BO）或 A（AO）
AB×O	AB×OO	A（AO）或 B（BO）

图 7-4 为 ABO 血型遗传家系图，母亲是 A 型（*A/O*），父亲是 B 型（*B/O*），其子女的 ABO 血型的基因型和表型。

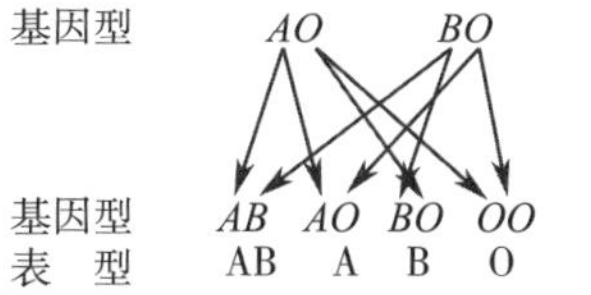

（四）ABO 血型抗原

1. ABO 血型抗原生化性质　　由于编码糖基转移酶的基因转录调控，以及其对核苷酸单糖供体［核苷酸糖，如尿苷二磷酸（uridinediphosphate，UDP）- 半乳糖］和糖受体（如 1 型链和 2 型链）的专一性，使许多血型抗原呈组织特异性分布。血型抗原广泛分布于包括胚胎干细胞在内的多

基因型 *AO*　　*BO*

基因型
表　型　*AB AO BO OO*
　　　　AB　A　B　O

图 7-4　ABO 血型遗传家系图

种组织，故称为组织血型抗原。一些研究显示血型抗原在发育、细胞黏附、恶性肿瘤和感染性疾病中发挥作用。根据生物化学性质，人红细胞抗原表位可分为两类：一类是糖分子，另一类为多肽。以糖分子为抗原表位的血型系统主要有 ABO、H、Lewis、P、I 等；以多肽为血型抗原表位的血型系统主要有 Rh、Kell、Kidd、Duffy 等。ABO、H、Lewis、P、I 等红细胞血型系统抗原的生化性质是糖蛋白或糖脂。抗原表位即糖分子与载体糖链结合，再与蛋白质或脂类结合，构成的糖蛋白或脂蛋白是组织血型抗原分子，即载体糖链不同部位、不同结构是组织中一些血型抗原的各自特异性表位（图 7-5）。

ABH 抗原的形成是由三个具有独立位点的基因（*ABO*，*Hh*，*Se*）相互作用的结果。这些基因不是直接编码产生抗原，而是编码产生糖基转移酶，将糖基加至前体物质上。糖基转移酶是基因的直接产物，而组织血型抗原表位的单糖或寡糖是基因的间接产物。A、B 和 H 抗原都是由相同的前体糖链（称为拟红细胞糖苷脂或多糖）通过特殊的转移酶作用连接糖类形成。*A*、*B* 和 *H* 基因表达的糖基转移酶作用于同一底物（糖基），相互竞争，产生不同的特异性的组织血型抗原。

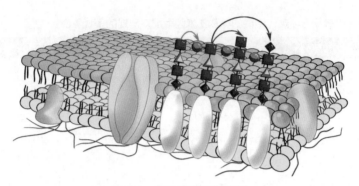

图 7-5   红细胞抗原示意图

ABO、H 等组织血型抗原的结构具有相关性,因为,糖基转移酶是基因的直接产物,而组织血型抗原表位的单糖或寡糖则是基因的间接产物。在人红细胞膜、其他组织细胞膜,以及体液(分泌液和血清等)中的组织抗原都有各自主要的结构,构成组织血型抗原表位的各个单糖或寡糖,分别由不同的糖基转移酶将其逐一按特定的顺序连接。这些血型抗原的表位都是位于同一个糖链分子,只是部位不同。

红细胞上 ABH 抗原由 2 型前体物质的寡糖链构成。ABH 抗原早在胎儿期就产生,但在整个妊娠期不会变强。5~6 周胎儿的红细胞已能检出 ABO 抗原,出生时 A、B 抗原还没有完全发育,红细胞所带的抗原数量大约为成人的 25%~50%,直到 2~4 岁时才充分发育,以后随年龄增长不断增多,到 20 岁左右达高峰。A、B 抗原的表达在人的一生中相对稳定,但老年人的抗原性可能减弱。ABH 抗原的表现型不仅与年龄有关,还与种族、遗传及疾病状态有关。

红细胞 ABO 血型系统的 A 抗原表位是 N-乙酰半乳糖胺,B 抗原表位是 D-半乳糖,O 型红细胞表面有 H 抗原,H 抗原是 H 血型系统唯一抗原,抗原表位是 L-岩藻糖,L-岩藻糖与血型受体糖链末端的半乳糖上连接形成 H 抗原,其中 H 抗原的受体糖链末端半乳糖的 α1-3 上连接 N-乙酰半乳糖胺便形成 A 抗原,若连接的为 D-半乳糖则形成 B 抗原,H、A、B 抗原的糖基结构见图 7-6。

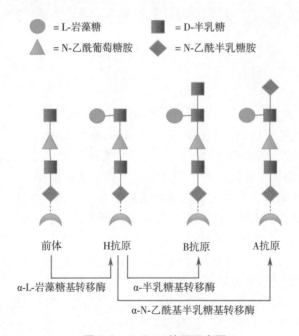

图 7-6   A、B、H 抗原示意图

控制人类 H 抗原表达的基因是位于第 19 号染色体的 *FUT1*(*H*)和 *FUT2*(*Se*)两个基因控制,*FUT1* 基因主要控制红细胞、上皮细胞等表面 H 抗原的表达,*FUT1* 出现变异时,红细胞上不能表达 H

抗原,该个体红细胞即表现为 H 抗原缺乏,称为 H- 缺陷型。可溶性 ABH 血型物质的产生取决于分泌 *FUT2*(*Se*)基因,其位于 19 号染色体长臂上,*Se* 和 *se* 是 *FUT2* 等位基因,*Se* 是显性基因,*se* 是隐性基因。带有 *SeSe* 或 *Sese* 基因型的是分泌型基因个体,编码 L- 岩藻糖转移酶,该酶能识别血型物质 1 型前体糖链(可溶性游离存在),将岩藻糖转移到 1 型前体糖链上,产生 H 物质,H 物质又可被转化为 A 或 B 物质。*Se* 基因并不影响红细胞上 ABH 抗原的形成。纯合子 *sese* 基因型是非分泌型基因个体,不能编码岩藻糖转移酶,不能形成 H 物质,体液中无 ABH 物质。*FUT2* 基因变异时,体液(除脑脊液)中不存在 H 抗原,即为非分泌型。H- 缺陷型分为 H- 缺陷分泌型和 H- 缺陷非分泌型。

分泌型 ABH 血型物质与红细胞膜上的 ABH 抗原不同,其区别在于:①分泌型血型物质主要在 1 型前体链上形成,红细胞膜上 ABH 抗原在主要红细胞膜上的 2 型前体链上形成。②分泌型血型物质是糖蛋白,而红细胞上的抗原为糖脂、糖蛋白或糖鞘脂。③分泌型基因编码的岩藻糖转移酶主要作用于分泌组织的 1 型前体链,而 *H* 基因编码的岩藻糖转移酶主要作用于红细胞膜上的 2 型前体链。红细胞 ABH 抗原和 A,B,H 可溶性物质比较见表 7-4。

表 7-4 红细胞 ABH 抗原和 A,B,H 可溶性物质比较

红细胞 ABH 抗原	A,B,H 可溶性物质
红细胞抗原是糖脂,糖蛋白或糖鞘脂	分泌型物质是糖蛋白
红细胞抗原合成仅限于 2 型前体链	分泌型物质合成主要在 1 型前体链上
2 型链指的是 β1 → 4 键连接,半乳糖上的 1 号碳加至 N- 乙酰葡萄糖胺前体物质的 4 号碳上	1 型链指的是 β1 → 3 键连接,半乳糖上的 1 号碳加至 N- 乙酰葡萄糖胺前体物质的 3 号碳上
H 基因编码产生的(α₂-L- 岩藻糖基转移酶)主要在红细胞膜的 2 型链上起作用	*Se* 基因编码产生的(α₂-L- 岩藻糖基转移酶)主要在分泌组织的 1 型链上起作用

由于 *A* 基因产生的糖基转移酶多于 *B* 基因,A 型红细胞表面抗原数量多于 B 型红细胞表面抗原数量。A 型红细胞膜上抗原数量大约有 81 万 ~117 万个。B 型红细胞膜上抗原数量大约有 60 万 ~83 万个,在 AB 型红细胞膜上,B 糖基转移酶对 H 物质的竞争效率较强,A 糖基转移酶竞争效率较弱,因此,B 抗原平均数量约为 72 万个,A 抗原平均数量仅约为 60 万个。

2. ABO 血型表型频率 ABO 血型系统有 4 种抗原:A、B、AB、A1 抗原,早在 1918 年就有学者对我国各民族间的血型分布进行调查。在对我国超过 100 万人的汉族人群调查结果中,A 型、B 型、AB 型和 O 型人的频率分别为:20%~30%、20%~38%、6%~12%、30%~40%。ABO 血型在中国的分布特点为:从北向西南方向,*B* 基因频率逐渐下降,*O* 基因频率逐渐升高;云南、贵州、四川及长江中下游地区 *A* 基因频率逐渐升高,广东、广西、福建、中国台湾 *O* 基因频率高于其他地区。

ABO 血型分布具有种族差异性,在美洲以及非洲和大洋洲的部分地区,O 型的频率大于 60%,但在欧洲和亚洲的大部分地区却并非如此。南美洲和中美洲的土著人几乎全部是 O 型。A 型的频率在欧洲非常高(40%~60%),特别是在斯堪的纳维亚半岛和中欧的部分地区。澳大利亚南部的土著人(高达 77%)和某些美洲本土部落(50%)也有较高的 A 型频率。在中亚地区,B 型频率较高,约 40%,而在欧洲,B 型的频率为 8%~12%。

3. ABO 血型抗原存在部位 在血液中,ABO 抗原存在于红细胞、血小板及许多循环蛋白上。作为组织血型抗原,ABO 抗原也存在于内皮、肾、心脏、肠道、胰腺和肺组织中。

血型受体糖链有 1~4 型,其中 2 型糖链连接于红细胞、血小板、淋巴细胞、内皮细胞、上皮细胞的固有成分上,形成血型抗原;1 型糖链末端半乳糖连接的 H、A、B 抗原表位形成可溶性的血型抗原,可溶性的血型抗原广泛存在于体液中,以唾液含量最丰富,依次为血清、胃液、精液、羊水、汗液、尿液、泪液、胆汁及乳汁,但脑脊液不含有 ABH 物质。以可溶状态存在于体液中的 H、A、B 抗原(半抗原),称为血型物质。

凡是在体液(除脑脊液)中可检出 ABH 可溶性抗原(血型物质)的个体称为分泌型个体,在体液中检测不出 ABH 可溶性抗原(血型物质)的个体,称为非分泌型个体。

一般情况下,体液中分泌的血型物质与机体血型抗原是一致的,如分泌型 A 型个体的体液中都含有 A 血型物质。血型物质也具有与相应抗体反应的性质,可用于:①辅助确定 ABO 血型,特别是因疾病或亚型导致 ABO 抗原表达较弱者的血型鉴定。②检测羊水中的血型物质,预测胎儿血型。③血型物质可中和 ABO 血型系统中的天然抗体,不中和免疫抗体,有助于鉴别抗体性质。④不同血型血浆混合,血型物质可中和相应的血型抗体。

(五) ABO 血型抗体

1. ABO 血型抗体产生

O 型红细胞表面缺乏 A、B 抗原,但血清 / 血浆中含有抗 A、抗 B。婴儿出生时,通常尚无自身产生的抗 A 和抗 B,但由于自然界中花粉、尘埃以及一些微生物如细菌表面上具有类似于 A、B 抗原结构的抗原,婴儿会在不自觉中被这些外来抗原不断地免疫,开始逐渐地产生相应的抗 A 或抗 B。正常的抗 A 和抗 B 在新生儿体内较弱,到三个月时,反应基本上与成人的一样,这也是新生儿和小于 6 个月的婴儿只检测红细胞正定型的原因。出生 3~6 个月后可查出抗体,5~10 岁时抗体达到高峰,成年人抗体水平随年龄增长,但是 65 岁以上者抗体水平逐步减少,80 岁老年人抗体水平与 6 个月婴儿近似。由于环境中 A 型物质较多,B 型人中抗 A 的效价高于 A 型人中抗 B 的效价。

ABO 血型抗原抗体反应最适温度是室温(20℃ ~24℃)或更低,也可在 37℃时有效地激活补体反应。在健康成人中,ABO 抗体效价可以在 4~2048 间动态变化,甚至更高。ABO 血型抗体的高效价可以出现在 O 型多次妊娠妇女和服用益生菌类营养补充剂的患者中。早先报道提出随着年龄增加抗体效价降低,而更多近期研究对其提出了质疑。在工业化国家,抗体效价随着加工食品的摄入增加而减少。

2. 抗体种类

(1) IgM 与 IgG(天然产生与免疫):抗 A、抗 B 所有个体,除了 AB 型的人,都产生 IgM 抗 A 和 / 或抗 B。有一些特别是 O 型的人,同时也产生 IgG 型抗体。正常情况下,ABO 血型抗体为天然抗体,A 型或 B 型人的抗 A 或抗 B 以 IgM 为主,也有少量 IgG、IgA。而 O 型人的抗 A 和抗 B 以 IgG 为主,IgM 为辅。通常认为它们是由环境、食物之中存在类 A、B 抗原的物质刺激产生的。

(2) 抗 A1:1%~8% 的 A_2 亚型和 22%~35% 的 A_2B 亚型的血清 / 血浆中含有抗 A1,同样其余 A 亚型血清 / 血浆中也可存在抗 A1。O 型血清 / 血浆中含抗 A 和抗 A1。抗 A1 可导致血型鉴定正反定型不符及同 A_1 或 A_1B 型红细胞交叉配血不相容。抗 A1 常为 IgM 型,最适反应温度为室温或更低,通常无临床意义。但如果抗 A1 在 37℃有反应性则有临床意义,此情况下,只能输注 O 型或相同亚型的红细胞。

我们认为的抗 A 实际由抗 A 和抗 A1 两种抗体组成。

1) 抗 A 凝集 A_1、A_2、A_1B 和 A_2B 型红细胞。

2) 抗 A1 仅仅凝集 A_1 和 A_1B 型红细胞。

A_1 和 A_2 亚型可通过抗 A1 试剂即双花扁豆外源性凝集素来区分,不同植物的提取物所凝集的血型抗原不同(表 7-5)。

表 7-5　植物凝集素的应用

植物名称	特性
双花扁豆	凝集 A_1 或 A_1B 型红细胞
单叶豆	凝集 B 型红细胞
荆豆	凝集含 H 抗原的红细胞
莱豆	凝集 A 型红细胞

（3）抗 A,B：O 型血清中不仅有抗 A 和抗 B,还含有一种可以同时和 A、B 型红细胞反应的"抗 A,B"抗体,抗 A,B 不是抗 A 和抗 B 的混合抗体,而是一个独立的有"交叉反应"的抗体,常为 IgG 抗体。因为将 B 型红细胞与 O 型血浆孵育后,做放散试验其放散液不仅与 B 型红细胞反应,同样也与 A 型红细胞反应。说明此抗体识别 A、B 抗原的共同表位。这也是 ISBT 认可 AB 为 ABO 系统第三个抗原的原因。唾液中含有的分泌型 A 或 B 型物质可以抑制抗 A,B 抗体与 A、B 型红细胞反应的活性。抗 A,B 以 IgG 为主,效价较高,可以通过胎盘,孕妇血清中的 IgG 抗 A、抗 B 或抗 A,B 抗体有时可用于预测或诊断 ABO 血型不相容引起的胎儿新生儿溶血病。因此,O 型母亲与亲子血型不合,易发生胎儿与新生儿溶血病,而且在第一胎就可发生。利用 O 型血抗 A,B 可检出较弱的 A、B 抗原,因此,在 ABO 亚型鉴定中常用抗 A,B。

常用抗 A,B 来确认弱 A 和弱 B 抗原,作为标准鉴定试验的一部分,来防止常规鉴定中的漏检。弱 A 和弱 B 抗原与抗 A,B 会发生增强反应,尽管它们与特异性的抗 A 和抗 B 此时不发生反应。抗 A,B 试剂检测红细胞上抗原不作为常规 ABO 检测。抗 A,B 在患者的红细胞鉴定中可以不需要,但建议用于献血者鉴定。

3. ABO 血型抗体临床意义　ABO 血型不相容的输血可以引起严重的溶血性输血反应,一般为急性血管内溶血反应,严重时可出现弥散性血管内凝血（disseminated intravascular coagulation,DIC）、急性肾功能衰竭、休克甚至死亡,其次为胎儿与新生儿溶血病,并且在器官移植、造血干细胞移植等方面均有重要意义。

（1）输血：输血前必须进行供受者 ABO 血型鉴定,选择 ABO 同型的血液成分进行配合性输注。① ABO 血型不相容：首次输血即可引起急性血管内溶血性输血反应,严重者将危及生命,因此,必须要同型输注。若意外抗体效价较高时,还需选择对应抗原阴性血输注。②紧急情况下可将 O 型血输给 A、B、AB 型患者或 AB 型患者接受 O、A、B 型血。但需注意血型抗体效价不能太高;先少量慢速输注,观察反应,总量宜<400mL;血容量过少者（如婴幼儿）不宜采用此策略。

（2）妊娠母婴：ABO 血型不合可引起胎儿与新生儿溶血病,多见于母亲为 O 型,胎儿为 A 或 B 或 AB 型。由于母婴血型不合,母亲血液中的 IgG 类血型抗体可通过胎盘进入胎儿的血液循环,进而破坏胎儿的红细胞,造成溶血。ABO 胎儿与新生儿溶血病的发生及严重程度,与母体内的 IgG 类血型抗体有高度相关性,新生儿 ABO 血型抗原的强弱、血型物质的含量、胎盘的屏障作用及 IgG 亚类不同等均可影响新生儿溶血病的发生及严重程度。①宫颈分泌物内含有 ABO 凝集素,能损害血型不合的精子,降低受孕率。②母子 ABO 血型不合的妊娠（如 O 型母亲怀 A 型胎儿）,可引起新生儿溶血病或流产,但其严重程度低于 Rh 血型不合的新生儿溶血病。

（3）器官移植：ABO 抗原也表达于其他组织,包括内皮、肾脏、心脏、肠、胰腺和肺等组织。正是这些组织表达的抗原构成了 ABO 不相容器官移植的障碍,ABO 血型不合者极易引起急性排斥反应。如果患者未经预处理去除血浆中的天然抗 A 和 / 或抗 B,移植 ABO 不相容器官可能导致超急性体液性排斥反应。抗 A 和抗 B 可能造成肾脏、肝脏和心脏移植的不相容排异。当患者的抗 A 效价较低时,选择 A₂ 供肾和肝脏移植给 B 和 O 型患者可以取得较满意的效果。组织移植时,包括角膜、皮肤和骨髓可以忽视抗 A 和抗 B 的影响。虽然选择骨髓供者时通常忽视 ABO 血型,但是 ABO 主侧不相容可以降低移植物的生存期。ABO 血型定型和 ABO 相容性试验仍然是移植前检查的重要部分。

（4）其他用途：①个体识别,可以通过父母的 ABO 血型推测子女的血型,根据唾液中血型物质辅助诊断血型;②法医学鉴定;③与某些疾病相关的调查;④ ABO 血型不同时确定患者标本抽取错误等。

（六）疾病状态中的 ABH 抗原和抗体

由于 ABO 血型抗原广泛分布于各组织,包括胚胎干细胞,故称为组织血型抗原。研究显示其在发育、细胞黏附、恶性肿瘤和感染性疾病中发挥了作用。

许多疾病可出现红细胞 ABO 血型抗原减弱的情况,如白血病（9 号染色体易位）;或是诱导应激造血的溶血性疾病,如地中海贫血。霍奇金病患者红细胞 ABH 抗原也会减弱,正定型格局与白血病类似。通常细胞会显示混合凝集外观(游离不凝集的细胞中有一些微小的凝集)。抗原减弱的程度与病程相关,如果病情缓解,抗原强度又会恢复正常。

白血病患者的抗 A、抗 B、抗 A,B 与标准反定型细胞的凝集较弱或无凝集,提示存在低丙种球蛋白血症,如慢性淋巴细胞白血病(chronic lymphocytic leukemia,CLL)。各种淋巴瘤,如恶性(非霍奇金)淋巴瘤,因其丙种球蛋白减少,可能会产生弱凝集。此外,免疫缺陷性疾病,如先天性无丙种球蛋白血症,也会产生弱凝集或无凝集。如怀疑这类原因,可使用简单的血清蛋白电泳来确认或排除。

许多疾病状态可改变红细胞抗原,产生额外的抗原反应,表现为正定型检测异常。红细胞膜隐蔽性抗原 T/Tn 暴露可能出现在一些细菌、病毒感染时,此外 T/Tn 抗原还是肿瘤标志物。

获得性 B 是 A 型血个体中出现的一种暂时的血清学正反定型不一致的现象,获得性 B 现象常发生于胃肠道细菌感染的患者,许多肠道细菌含有能将 A 抗原转化为 B 抗原类似物的脱乙酰酶。获得性 B 是 A 抗原的 N- 乙酰半乳糖胺脱乙酰基产生类似 B 抗原的半乳糖胺的结果。肠梗阻、结肠腺癌、直肠或其他肠道下端疾病可增加肠壁的通透性,使大肠杆菌血清型 O_{86} 的细菌多糖物质通过肠壁,也可以导致 A 型个体出现获得性 B 现象。患者的 A 型红细胞吸收类 B 多糖,可与抗 B 试剂反应。

胃癌或胰腺癌患者也可能出现 ABO 血型抗原减弱现象,患者本身的红细胞抗原未改变,是因为血清中含过量的血型特异性可溶性物质(blood group specific soluble substances,BGSS)中和正定型的抗血清检测试剂所导致。

以上这些疾病可导致正反定型不相符,暗示患者红细胞血型并非如所见一样。患者 ABO 正反定型不符必须在其输血前找到原因,唾液凝集抑制试验和分子生物学诊断可协助确认患者真正的 ABO 血型。

（七）ABO 正反定型不符

1. ABO 正反定型不符的判读标准　当红细胞定型与血清定型不相符时即为 ABO 正反定型不符,即定型过程中出现了意外的阴性、阳性或凝集强度的差异结果(见表 7-6),可能是由于红细胞 / 血清的自身原因,或试验过程的技术原因导致(见表 7-7 ABO 正反定型不符的可能原因)。

必须记录 ABO 正反定型不符的相关实验结果,并在查找清楚原因后解释 ABO 血型定型结果。如果是献血者标本,其血液不一定可以用于临床输注;如果是受血者标本,在调查期可以输注 O 型红细胞。此时,为了保证完成其他补充试验,输血前获得足量的血液标本尤为重要。

表 7-6　血型鉴定正常的判读标准

抗 A	抗 B	A 型红细胞	B 型红细胞	抗 D[*]	血型鉴定
0	0	≥2+	≥2+	≥2+	O/Pos
0	0	≥2+	≥2+	0	O/Neg
≥3+	0	0	≥2+	≥2+	A/Pos
≥3+	0	0	≥2+	0	A/Neg
0	≥3+	≥2+	0	≥2+	B/Pos
0	≥3+	≥2+	0	0	B/Neg
≥3+	≥3+	0	0	≥2+	AB/Pos
≥3+	≥3+	0	0	0	AB/Neg
其他不符上述条件都属于 ABO 血型鉴定不符(ABO discrepancy),包括正定型<3+,反定型<2+;或者正定型为 O 型,反定型也是 O 型但差价 ≥2+,也属于 ABO 血型鉴定不符。				<2+D 不符[*]	

注:[*]各厂家抗 D 的效价特异性及克隆株不同,可综合各厂家制定 ≥3+ 为正常凝集强度。

Pos:阳性,Neg:阴性

2. ABO 正反定型不符的可能原因

ABO 正反定型不符的可能原因见表 7-7。

表 7-7　ABO 正反定型不符的可能原因

分类	可能的原因
弱 / 无红细胞反应	ABO 亚型；白血病 / 恶性肿瘤；输血；妊娠；宫内胎儿输血；移植；可溶性血型物质过多
额外的红细胞反应	自身凝集素 / 红细胞包被过多的蛋白；未洗涤红细胞：血浆蛋白；患者血清中含有与试剂成分反应的抗体；移植；获得性 B 抗原或多凝集；cisAB 或 B(A) 现象；非同型输血
混合红细胞反应	ABO 亚型；获得性 B 抗原；近期输血；移植；胎母出血；双胞胎或双精子（嵌合体）嵌合现象
弱 / 无血清反应	年龄相关(<4~6 月龄，老年人)；ABO 亚型；低丙种球蛋白血症；移植过量的抗 A 或抗 B(前带效应)；血液稀释，如过量输液
额外的血清反应	冷自身抗体；冷反应性同种抗体；针对试剂成分的血清抗体；血清蛋白过多；血浆成分输注；移植静脉内免疫球蛋白输注

3. ABO 正反定型不符的试验方法、方案和流程

(1)解决血清学正反不符的第一步是对同一标本进行复检，排除检测过程中出现技术性错误的可能性。其他有助于解决不符结果的方法包括：重新采集标本避免标本错误；洗涤红细胞；检测红细胞意外抗体；了解可能导致检测结果矛盾的情况，回顾患者病史、用药史、近期输血史。ABO 抗原和 / 或抗体减弱或缺失的标本可以使用能增强抗原 - 抗体结合的方法：包括 4℃孵育、酶处理红细胞、吸收放散试验以及有条件时可进行流式细胞术和分子检测。某些情况下，可能有必要检测唾液中 ABH 物质的分泌情况。疑似 B(A)、获得性 B 或 A(B) 表型的患者需用不同的单克隆及人源多克隆试剂复检。

(2)由意外血清反应导致的 ABO 正反定型不相符并不少见。常见原因包括冷自身抗体、缗钱状、冷反应性同种抗体(如抗 M)、产生抗 A1 的 A 亚型。此外，如上所述，某些非缺失 O 等位基因(ABO*O.02)的存在是 O 型个体抗 A 效价较低的常见原因。为了解决在 A 型个体中由抗 A1 引起的 ABO 血型异常，可用双花扁豆凝集素检测红细胞，该凝集素可与 A$_1$ 型红细胞发生凝集而不能与 A$_2$ 或其他 A 亚型红细胞发生凝集。抗 A1 的存在需用 A$_1$、A$_2$、O 型红细胞进行检测。由冷反应同种抗体或自身抗体导致的反定型问题可以在室温下通过抗体检测和在室温下的自身对照进行鉴别。

(3)在有冷反应自身抗体存在的情况下，ABO 血型抗体检测包括 37℃不离心的检测法和冷自身吸收试验。血清或血浆可以引起缗钱状凝集，类似于与 A$_1$ 和 B 型红细胞的凝集。盐水替代法或盐水稀释法可以用于区分真凝集和缗钱状凝集并鉴定 ABO 血型抗体。用枸橼酸盐溶液孵育或稀释凝集反应具有类似的效果。冷反应自身抗体可以导致红细胞自身凝集，在红细胞定型时出现意外反应。大量包被自身抗体的红细胞可以自发凝集并与抗 A 和抗 B 试剂发生假阳性反应。通常自身抗体介导的假阳性反应可以通过温盐水洗涤红细胞消除。二硫苏糖醇或 2- 氨基乙基异硫脲溴化物孵育红细胞能抑制、分散 IgM 介导的自身凝集。这些试剂破坏了 IgM 分子上的二硫键，降低其多价性和直接凝集红细胞的能力。

以上对于 ABO 正反定型不符的解决方案及流程可以分类参照本教程"附录 6~9 的 ABO 正反定型不符反应流程图"。

练习题一

1. 完成第一张表中抗 A、抗 B 分别和 A、B、O、AB 血型的红细胞的反应，用"+"表示凝集，用"0"表示不凝集。

血型	抗 A	抗 B
A		
B		
AB		
O		

2. 完成第二张表中 A、B、AB、O 血型的血清 / 血浆与 A、B、O 型红细胞试剂的反应。用"+"表示凝集,用"0"表示不凝集。

血型	A 型红细胞试剂	B 型红细胞试剂	O 型红细胞试剂
A			
B			
AB			
O			

3. 成年患者 ABO 血型反应格局如下表:

患者红细胞与		患者血清 / 血浆与			
抗 A	抗 B	A₁ 型红细胞试剂	B 型红细胞试剂	O 型红细胞试剂	自身对照
4+	4+	0	0	0	0

患者是什么血型?

A. O　　　　　　B. A　　　　　　C. B　　　　　　D. AB

4. 出生 7 天的新生儿 ABO 血型反应格局如下表:

新生儿红细胞与		新生儿血清 / 浆与			
抗 A	抗 B	A₁ 型红细胞试剂	B 型红细胞试剂	O 型红细胞试剂	自身对照
4+	0	0	0	0	0

该新生儿是什么血型?

A. O　　　　　　B. A　　　　　　C. B　　　　　　D. AB

5. 完成下列表格

基因	糖基转移酶	免疫显性糖基	抗原
H			H
A			A
B			B

6. 红细胞膜上 H 抗原表达强度依次为

O >　　　 >　　　 > A_2B >　　　 > A_1B

7. 下列给出的是父母可能的基因型,请写出其子女可能的基因型和血型:

编号	母亲	父亲	子女	
			基因型	血型
1	OO 型	AB 型		
2	BO 型	BO 型		
3	OO 型	BO 型		

8. 请利用以下信息分别绘出 A、B、H 抗原的抗原结构图。

● = L-岩藻糖　　　　■ = D-半乳糖

▲ = N-乙酰葡萄糖胺　　◆ = N-乙酰半乳糖胺

9. 血型物质可以存在于人体的哪些部位及其作用有哪些？

10. 完成下列表格中的反应结果

	A$_1$ 型红细胞	A$_2$ 型红细胞	A$_1$B 型红细胞	A$_2$B 型红细胞
抗 A				
抗 A,B				
抗 A1				

11. O 型血是否可以输给 A、B、AB 型或 AB 型？是否可以接受 O、A、B 型血？需要注意什么？

12. ABO 血型不合时对器官移植的有什么影响？需要注意什么？

13. 把疾病与可能导致血型异常的情况连线

白血病　　　　　　　　　疑似抗原减弱（洗涤可消除）

重度感染　　　　　　　　获得性 B

肠道疾病　　　　　　　　T 抗原暴露

胃癌　　　　　　　　　　正定型混合视野

淋巴瘤　　　　　　　　　反定型减弱

知识小结

1. 在 ABO 血型中,红细胞的抗原和血清的抗体是两个最重要的因素。正、反定型两者决定得到四种主要的 ABO 血型结果。

2. 红细胞表面 A、B 抗原和血清中抗 A、抗 B 或抗 A,B 之间存在互为逆反关系。例如,一个人红细胞上有 A 抗原,那其血清/浆中必然有抗 B。

3. 新生儿和小于 6 个月的婴儿血清中由于没有自身生成的 ABO 血型抗体,一般只由红细胞抗原决定其 ABO 血型。

4. H 抗原是生物合成 A 和 B 抗原的前体物质,即 A 抗原和 B 抗原是在 H 抗原的基础上形成的。*A* 基因编码产生 N-乙酰基半乳糖胺糖基转移酶,该酶将 N-乙酰半乳糖胺（A 抗原表位或抗原决定簇）连接到 H 抗原末端的半乳糖上,使之成为 A 抗原；*B* 基因编码产生 D-半乳糖糖基转移酶,该酶将 D-半乳糖（B 抗原表位）连接到 H 抗原末端的半乳糖上,使之成为 B 抗原；*O* 基因编码的糖基转移酶无活性,不能修饰 H 抗原。

5. 每个人有 23 对染色体共 46 条。我们从双亲的染色体各获得一半的遗传基因。*A* 和 *B* 基因对于 *O* 基因来说是显性基因,因此表型为 A 的个体基因型可能是 *AA* 或 *AO*。同样,表型为 B 的个体基因可能是 *BB* 或 *BO*。基因型是由双亲遗传下来的基因决定,存在于染色体中。血型,即表型,即遗传基因表现出来的效果。

6. O 型红细胞表面缺乏 A、B 抗原,但血清/血浆中含有抗 A、抗 B。此类血清天然抗体是机体对肠道和环境中细菌产生免疫应答的结果,例如在肠杆菌科细菌表面脂多糖上就发现了类似 ABO 抗原样结构。

7. 我国汉族人超过 100 万人的调查结果显示：A 型、B 型、AB 型和 O 型的表型频率分别为：20%~30%、20%~38%、6%~12%、30%~40%。

8. 在新生儿体内抗 A 和抗 B 较弱，到三个月时，基本上与成人的一样，这也是新生儿血型只做红细胞正定型的原因。出生 3~6 个月后可检测出抗体，5~10 岁时抗体达到高峰接近成人，成年人抗体水平随年龄增长，但 65 岁以上者抗体水平逐渐减低，80 岁老年人抗体水平与 6 个月婴儿近似。

9. ABO 血型抗体一般为天然抗体，A 型或 B 型人的抗 A 或抗 B 以 IgM 为主，也有少量 IgG、IgA。而 O 型人的抗 A 和抗 B 以 IgG 为主，IgM 为辅。

10. L- 岩藻糖与血型载体糖链末端的半乳糖上链接，形成 H 抗原，H 抗原是生物合成 A 和 B 抗原的前体物质，即 A 抗原和 B 抗原是在 H 抗原的基础上形成的。其中 N- 乙酰半乳糖胺链接在 H 抗原的受体糖链末端半乳糖上形成 A 抗原，D- 半乳糖链接在 H 抗原的受体糖链末端半乳糖上形成 B 抗原。

11. 1 型糖链末端半乳糖上连接的 H、A、B 抗原表位形成可溶性的血型抗原，可溶性的血型抗原广泛存在于体液中，唾液中含量最丰富，其他依次为血清、胃液、精液、羊水、汗液、尿液、泪液、胆汁及乳汁。脑脊液中不存在 ABH 物质。

12. 红细胞上 H 抗原的量取决于 ABO 血型。O 型缺乏功能性 *ABO* 基因，H 抗原在 O 型红细胞高表达；A_1 型和 B 型红细胞的 H 抗原分别转化为 A 和 B 抗原，所以 H 抗原非常少。不同的 ABO 血型，红细胞膜上 H 抗原表达强度依次为：$O>A_2>B>A_2B>A_1>A_1B$。

13. ABO 血型不相容的输血可以引起严重的溶血性输血反应，一般为急性血管内溶血反应，严重时可导致 DIC、急性肾功能衰竭甚至死亡。ABO 血型抗体可引起胎儿与新生儿溶血病，在器官移植、造血干细胞移植等方面都有重要意义。

14. 由于 ABO 血型抗原广泛分布于各组织，包括胚胎干细胞，故称为组织血型抗原。研究显示其在发育、细胞黏附、恶性肿瘤和感染性疾病中发挥了作用。

自我测试

在阅读完本章之后，花几分钟思考串联一下学习的知识，您是否已经达到本章的学习要求，它们是：
1. 试述 ABO 血型的遗传基础，并用它来预测家庭成员可能的血型。
2. 采用 ABO 血型鉴定正反定型，对你所在地区 A、B、AB 和 O 血型的大致分布频率进行调查。
3. 试述 ABO 血型需要正反定型共同决定的原因。

二、H 血型系统

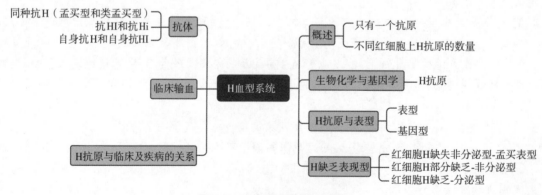

图 7-7 H 血型系统学习导图

该章帮助你了解 H 血型系统及其在输血中的重要性。

1. 了解 H 血型系统 ISBT 系统名称和数字序号,以及该系统所包含的抗原
2. 掌握 H 抗原作为 A、B 抗原的前体物质,在红细胞上的数量取决于 ABO 血型分型。不同 ABO 血型红细胞上 H 抗原的数量排序
3. 掌握 H 抗原生物合成机制
4. 掌握 *H* 基因及 *ABO* 血型基因的相互关系
5. 掌握 H 抗原缺失表型的血清学特点

(一)概述

H 血型系统的 ISBT 字母符号为 H,数字序号为 018,该系统只有一个抗原:H(H1,018001)。H 血型基因位于第 19(19q13.33)号染色体上。除了罕见的孟买型以外,H 抗原普遍存在于所有红细胞中。H 抗原作为 A、B 抗原的前体物质,在红细胞上的数量取决于 ABO 血型分型。由于 O 型个体缺乏功能性 *ABO* 基因,所以 O 型红细胞上 H 抗原高度表达。但在 A 型和 B 型个体中,H 抗原转化为 A 和 B 抗原,因此 H 抗原数量很少。基于与抗 H(荆豆凝集素)的凝集能力,红细胞上 H 抗原的数量为:$O>A_2>B>A_2B>A_1>A_1B$。人体内几乎所有组织的细胞膜上体液(分泌型)中都存在 H 抗原。H 抗原存在于造血祖细胞(hematopoietic progenitor cell,HPC)、红细胞、巨核细胞和其他组织中,与细胞黏附、造血分化和某些恶性肿瘤密切相关。

(二)生物化学与基因学

O 型的个体至少由一个 *H* 基因(基因型 *HH* 或 *Hh*)和两个 *O* 基因遗传而得。*H* 基因编码产生 α2-L-岩藻糖基转移酶,在该酶作用下,将 L-岩藻糖转移连接在红细胞膜上的 2 型载体糖链末端半乳糖上。前体链上占据末端位置并赋予血型特异性的糖基称为免疫显性单糖。*H* 基因必须遗传才能在红细胞上形成 ABO 抗原,*Se* 基因必须遗传才能在体液中形成 ABO 抗原。红细胞上的前体物质称为 2 型前体链。这意味着前体物质上的末端半乳糖通过 β1-4 连接到 N-乙酰氨基葡萄糖上(图 7-8)。在 ABO 位点上的 *O* 基因不产生催化活性的多肽转移酶,往往被视为无效基因,H 物质亦未被改变。因此,O 型个体含有高浓度的 H 抗原。*A* 和/或 *B* 基因的遗传中,L-岩藻糖是赋予 H 特异性的糖基,H 物质(L-岩藻糖)会被转化形成其他糖类。

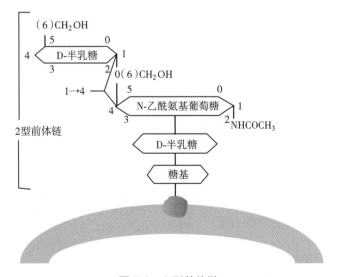

图 7-8 2 型前体链

99.99% 的人含有 H 基因,它的等位基因"h"非常稀少,基因型 hh 极为罕见。孟买型是指因 hh 基因型的遗传而缺乏 ABH 抗原的正常表达。hh 基因型不产生 α1,2-L- 岩藻糖基转移酶,因此 L- 岩藻糖不能添加到 2 型前体链上,红细胞上没有 H 物质。即使孟买型(hh)的个体有遗传 ABO 基因,能正常表达相应的糖基转移酶,但 A、B 或 H 抗原也不会产生(见本节"孟买表型"部分)。A 型血的形成是由 A 基因(AA 或 AO)编码产生 α1,3-N- 乙酰半乳糖氨基转移酶,该酶将 N- 乙酰半乳糖胺连接到 H 物质上,此糖基决定了 A 型的特异性(A 型;图 7-9)。A 型特异性免疫糖基连接 2 型前体物质,此前体物质上包含了 H 基因作用的 H 物质。

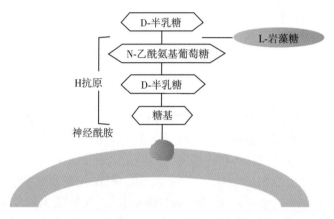

图 7-9　H 抗原的形成

H 抗原分子末端为二糖岩藻糖(α1,2)半乳糖。两种不同的岩藻糖基转移酶(Fuc-T)合成 H 抗原:α2-Fuc-T1($FUT1$ 编码,也被称为 H 基因)和 α2-Fuc-T2($FUT2$ 编码,分泌型基因)。$FUT1$ 编码的酶优先对红细胞糖蛋白和糖脂上的 2 型寡聚糖进行岩藻糖化,从而形成 2 型 H 抗原,$FUT2$ 编码的酶优先识别 1 型前体形成分泌型 1 型 H 和 Le^b 抗原(图 7-10),唾液和其他体液中分泌型 1 型 ABH 抗原的合成需要功能性 $FUT2$(分泌型)基因,$FUT2$ 在红细胞上不表达,但在唾液腺、胃肠道组织和生殖泌尿组织中表达。红细胞上表达的 1 型 ABH 抗原可被血浆中糖脂抗原吸收(见本节"Lewis 系统"章节)。

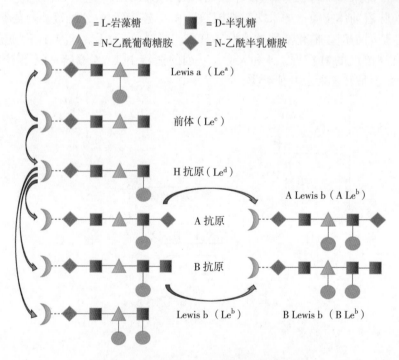

图 7-10　H 抗原与 Lewis 抗原合成的关系

FUT1 和 *FUT2* 基因都有失活和减弱的突变。一些突变与地理和种族分布有关。例如,约 20% 的欧洲血统为非分泌型,是 *FUT2*01N.02* 基因纯合突变的结果,*c*.428G>A,导致提前出现终止密码子(p.Trp143Stop)并形成无功能的酶。图 7-10 显示了前体转变为 1 型 ABH 和 Lewis 抗原以及这些抗原的多糖结构。

（三）H 抗原与表型

红细胞膜上的 H 抗原寡糖最主要的是 2 型前体糖链,而 1 型前体糖链不是红细胞本身合成,而是从血清中吸附到红细胞表面的。1 型糖链和 2 型糖链 H 抗原可同时存在于各种组织的细胞膜上、分泌液及血浆中;4 型糖链 H 抗原就很少存在于细胞膜上;3 型糖链(O- 连接黏蛋白型)H 抗原不存在于红细胞膜上。

H 抗原其实是 A 和 B 抗原的前体结构。*H* 基因遗传形成 H 抗原。*H* 和 *Se* 基因是紧密连锁的,位于 19 号染色体上,*ABO* 基因位于第 9 号染色体上。*H* 和 *Se* 基因不是属于 ABO 系统,但是它们的遗传影响到 A 和 B 抗原的表达。*H* 基因遗传形成红细胞上 ABO 抗原,*Se* 基因遗传形成分泌液中 ABO 抗原。红细胞上 2 型前体物质是末端半乳糖通过(β1 → 4)键连接,加至 N- 乙酰葡萄糖胺上形成(图 7-6)。

1 型前体物质是由半乳糖通过(β1 → 3)键连接,加至 N- 乙酰葡萄糖胺上形成。H 抗原表位是由 L- 岩藻糖连接于前体糖链末端乳糖而构成,该末端 L- 岩藻糖又是 A 和 B 血型抗原糖链末端半乳糖与 N- 乙酰基半乳糖的前体糖。H 抗原是糖链结构,由 α1,2-L- 岩藻糖基转移酶催化,将 GDP-L- 半乳糖的单糖提供到前体分子上,逐步合成寡糖,并与多肽结合形成糖蛋白。α1,2-L- 岩藻糖基转移酶可由两种基因编码,分别是 *H*(*FUT1*)和 *Se*(*FUT2*)基因编码,H 糖基转移酶是 *FUT1* 的产物,在外胚层和中胚层起源的组织中合成 H,*Se* 是 *FUT2* 的产物,负责内胚层起源组织及分泌液中可溶性 H 抗原的合成。*H*(*FUT1*)和 *Se*(*FUT2*)均位于 19 号染色体长臂上,相距 35kb,有 70% 的同源性。

H 抗原通过一个糖基转移酶合成,该转移酶由一个 ABO 位点之外的基因 *H*(*FUT1*)编码。极少数个体因缺乏 *H* 基因,使得红细胞上无 H 抗原表达,即使编码 A 或 B 糖基转移酶的基因是正常的,亦不能产生 A 或 B 抗原。欧洲人群体中大约有 80% 的人属于分泌型,其分泌液中含有 H 抗原。H 在分泌液中的表达受控于一个独立的但是与 *H*(*FUT1*)紧密连锁的基因 *Se*(*FUT2*)。如果有合适的 *ABO* 基因存在,那些分泌 H 的个体同样分泌 A 或者 B 抗原。非分泌型个体则不能分泌这些抗原,即使红细胞上表达 A 或者 B 抗原。分泌型在决定 Lewis 表现型中也是重要的。

与 H 抗原相关的表型有常见的分泌型和非分泌型,罕见的 H 抗原缺失型包括孟买(Bombay)型、类孟买(para-Bombay 型)、H_m 表型。H 缺失表型主要分为:①孟买型,H- 缺乏的非分泌型;②类孟买型,H- 部分缺乏的非分泌型;③类孟买型,H- 缺失(包括部分缺失)的分泌型;④H_m 表型,*H* 基因显性遗传缺失型,见表 7-8。

表 7-8　H 抗原表型和基因型

表型	红细胞 H 抗原	分泌液中 H 抗原	基因型	血清中抗体
一般型				
分泌型	有	有	*HH* 或 *Hh*; *SeSe* 或 *Sese*	
非分泌型	有	无	*HH* 或 *Hh*; *sese*	
H 缺乏型				
孟买型	无	无	*hh*; *sese*	抗 H
类孟买型				
非分泌型	弱	无	(*H*); *sese*	抗 H
分泌型	弱	有	(*H*); *SeSe* 或 *Sese*	抗 HI
H_m(显性)	弱	有	*HH* 或 *Hh*; *SeSe* 或 *Sese*	无
LAD Ⅱ(CDG Ⅱ)*	无	无	*HH*; *SeSe* 或 *Sese*	抗 H

注:* 白细胞黏附缺陷Ⅱ型。

(四) H 缺乏表现型

红细胞 H 抗原缺失型,为一类罕见的表型,红细胞 H 抗原缺失,可能全部或部分缺失。分泌型中红细胞上可能存在或不存在 H 抗原,即可以是分泌型的红细胞 H 抗原缺失型或非分泌型的红细胞 H 抗原缺失型,见表 7-9。

表 7-9　H 抗原缺失表型

表型	符号		细胞膜抗原*			分泌型抗原			血清抗H	糖基转移酶					
										血清			红细胞		
			A	B	H	A	B	H		A	B	H	A	B	H
H 抗原缺乏非分泌型(孟买型)	O_h	O_h^0	0	0	0	0	0	0	+	0	0	0	0	0	0
		O_h^A	0	0	0	0	0	0	+	+	0	0	+	0	0
		O_h^B	0	0	0	0	0	0	+	0	+	0	0	+	0
H 抗原部分缺乏,非分泌型	O_h^{**}		0	0	0/w	0	0	0	+	0	0	0/w	0	0	0
	B_h		0	+/w	0/w	0	0	0	+	0	+/w	0/w	0	+	0
	A_h		+/w	0	0/w	0	0	0	+	+/w	0	0/w	+	0	0
H 抗原缺失,分泌型(类孟买型)	O_h^{0-} 分泌型		0	0	0/w	0	0	+	抗 HI	0	0	0/w	0	0	0
	O_h^{A-} 分泌型		0/w	0	0/w	+	0	+	抗 HI	+	0	0/w	+	0	0
	O_h^{B-} 分泌型		0	0/w	0/w	0	+	+	抗 HI	0	+	0/w	0	+	0
H_m(显性)	OH_m		0	0	W	0	0	0		0	0	+	0	0	+
	AH_m		W	0	W	+	0	0		+	0	+	+	0	+
LAD Ⅱ			0	0	0	0	0	0		0	0	+	NT	NT	NT

注:* 直接凝集试验;** 仅在家系研究中与"非典型的" O_h- 非分泌型区分;NT 未检测;w 弱表达抗原

1. **红细胞 H 缺失非分泌型 - 孟买表型(O_h)** O_h 或孟买表型最初发现于印度孟买,世界各地已报道超过 130 例孟买型,是一种罕见的常染色体隐性遗传表型,其特征为红细胞和分泌物中缺乏 H、A 和 B 抗原。也称之为非分泌型孟买型。

基因学上,O_h 个体含非功能性 *FUT1* 和 *FUT2* 的纯合子(或复合杂合子)基因,导致 O_h 完全不存在 1 型和 2 型 H,从而也失去独立于 *H* 基因的 A、B 抗原。最初的孟买表型实际上是 *FUT1* 的一个错义突变(*c.*725T>G,p.Leu242Arg)以及 *FUT2* 整个基因被删除的结果。O_h 红细胞 H 抗原阴性,不与抗 H 荆豆凝集素、单克隆抗 H 试剂和来自其他 O_h 个体的人源多克隆抗 H 反应。由于缺乏 Le^b 合成所必需的功能性 *FUT2*(分泌型)基因,O_h 个体也为 Le(b-)型(见"Lewis 系统"章节)。基因分型发现 O_h 个体 *FUT1* 和 *FUT2* 含有大量的失活突变。O_h 表型也存在于因 GDP- 岩藻糖转运基因突变所致的 2 型白细胞黏附缺陷症(LAD Ⅱ)。

(1)血清学特征见表 7-10

1)O_h 细胞:因孟买型没有 H 抗原,使 *ABO* 基因不能表达,ABH 物质不能形成。红细胞上没有正常的 ABH 抗原,因此不与抗 A、抗 B 和抗 H 试剂反应。用抗 A 和抗 B 试剂进行红细胞检测,孟买型表现为 O 型。应用吸收放散试验也不能检出 O_h 细胞上有 A、B 和 H 抗原,称该类血型为典型 O_h 表型。

2)通过吸收放散试验,在放散液中不可以检出抗 H、抗 A 和抗 B。分泌液中检测不出 A、B、H 抗原。

3)由于缺乏 ABH 抗原,O_h 个体存在抗 A、抗 B、抗 A,B、抗 H 天然抗体,在常规的 ABO 定型试验中,通常最初被鉴定为 O 型。利用富含 H 抗原的 O 型红细胞进行血清抗体检测,可以检出 O_h 表型。O_h 表型的抗 H 与 O 型红细胞发生强凝集反应,也可表现为体内溶血,所以只能输孟买型的血。红细胞缺乏 H 抗原并且血清含有可与 O 型红细胞反应而不与其他的 O_h 红细胞反应的强抗 H 抗体,则可以鉴定为 O_h 表型。

4)绝大多数 O_h 非分泌型人的表型为 Le(a+b-),少数为 Le(a-b-);红细胞无 Le^b 抗原。

5)唾液中无 A、B、H 和 Le^b 抗原,但可能有 Le^a 抗原,血清中总是含抗 H、抗 A 和 / 或抗 B。

表 7-10　红细胞 H 缺失非分泌型 - 孟买表型的血清学特征

孟买型(O_h)
没有 H 抗原形成;因此没有 A 或 B 抗原形成
表现型与 O 型一样
血清中有抗 A/ 抗 B/ 抗 A,B 和抗 H
只能输孟买型的血
分泌液中检测不出 A、B、H 抗原
O_h 非分泌型人的表型为 Le(a+b-),少数为 Le(a-b-)

(2)遗传:孟买型(O_h^*)是常染色体隐性遗传。孟买型人具有纯合子 *hh* 基因,但可能具有 *A* 和 / 或 *B* 基因,通过对孟买型家系研究,从亲代和子代可予以证明,但在红细胞和分泌液中都不表达 A、B、H 抗原。当通过家系调查,糖基转移酶分析或者通过分子遗传学方法证实了某位 O_h 所具有的 *ABO* 基因时,应该在 O_h 符号上加上相应的上角标符号,如 O_h^O、O_h^A、O_h^B 和 O_h^{AB}。如同其他型纯合子隐性基因所致表型,O_h 个体最多见于直系亲属婚配的情况。

(3)糖基转移酶:O_h 个体的红细胞和血清中都无 H 转移酶。在 *A* 和 *B* 基因存在时,则血清中有 A 和 B 糖基转移酶,但因为没有前体 H 物质,这些酶不能转移 N- 乙酰氨基半乳糖和 D- 半乳糖至前体的岩藻糖之上,所以不能形成 A 和 B 抗原。体外试验已经成功地将 O_h 细胞应用适当的 A 型和 B 型糖转移酶处理,而得到了 A 型和 B 型抗原。在一个家庭中,基因 *H/h* 杂合子成员的血清中 H 转移酶活性是基因 *H/H* 纯合子的一半。

唾液中不含 ABH 物质。潜在的分子缺陷是最常见的 *FUT1* 基因突变(*H* 基因),从而产生一种不能编码 α1,2- 岩藻糖基转移酶(H 转移酶)的沉默基因。这个酶可催化岩藻糖的 α1,2 连锁转移连接至前体物质的终端半乳糖上,形成 H 抗原。孟买型这个潜在的突变还与沉默基因 *FUT2*(*Se* 基因)相关,此基因可编码产生一种与 α1,2- 岩藻糖基转移酶相似的酶,转移岩藻糖并在分泌物中形成 H 抗原。

2. 红细胞 H 部分缺乏 - 非分泌型　一些非分泌型人的红细胞部分缺失 H,与抗 A 和 / 或抗 B 反应都出现弱凝集,此类人称 A_h、B_h 或 AB_h,在欧洲人中该类型人比较多。术语类孟买型曾被用来描述 H 部分缺失的非分泌型,但是现在类孟买型也包括 H 完全缺失和 H 部分缺失的分泌型人。

(1)血清学特征见表 7-11:在实验室检测中,H 部分缺乏 - 非分泌型红细胞可能与抗 A 和抗 B 试剂发生弱反应(也可能不发生),一些情况下,A 和 B 抗原仅在吸收放散后才能被检测出。一些 A_h 型人的红细胞表达的 A 抗原类似于 A_2,而另一些人红细胞表达的 A 抗原则类似于 A_x,只与一小部分为 O 型的抗人血清发生凝集反应。B_h 与抗 B 血清反应为弱凝集。A_h 表型的部分人血清中含有抗 A1,但无抗 A;在 B_h 人血清中总是含有抗 A,也可以检测出抗 B。A_h 和 B_h 红细胞与抗 H 凝集素、单克隆抗 H 和 O_h 个体的抗 H 不发生反应或弱反应,血清中含有抗 H、抗 HI 或两者皆有,同时根据其 ABO 分型含有抗 A 或抗 B。

在唾液中无 A、B 和 H 抗原物质存在。正如绝大多数非分泌型一样,A_h 和 B_h 人一般都是 Le(a+b-),

也可能是 Le(a-b-)。

A_h、B_h、AB_h 和 O_h 人群一样,都有同样的 H 基因型,他们经常是同一家庭成员,并有同样变异的 h 基因。O_h 术语的含义不够明确,它既包括纯合于 h 基因的人所产生的是无功能的 α1,2-L- 岩藻糖转移酶;同时又无 A 和 B 基因,故也就无 A 和 B 抗原表达;但它却是很弱 H 抗原表达型。事实上是存在着一系列的弱 H 等位基因,产生了不同程度的 H 抗原缺失型红细胞。

表 7-11　红细胞 H 部分缺乏 - 非分泌型的血清学特征

红细胞 H 部分缺乏 - 非分泌型
没有 H 抗原形成,与抗 H 不反应(很少与抗 H 呈弱反应)。
与抗 A 和 / 或抗 B 反应都出现弱凝集称为 A_h、B_h 或 AB_h。
一些 A_h 型红细胞表达类似 A_2;一些 A_h 型红细胞表达类似于 A_x。
血清中都含有抗 H。
在 B_h 人血清中总是含有抗 A,也可以检测出抗 B。
A_h 表型的部分人血清中含有抗 A_1,但无抗 A。
唾液中无 A、B 和 H 抗原物质存在。
一般都是 Le(a+b-),也可能是 Le(a-b-)。

(2)糖基转移酶:A_h 和 B_h 人血清中不能检出或者能少量的检出 H- 糖基转移酶。同 O_h^A 和 O_h^B 血清一样,A_h 和 B_h 血清中分别可以检出 A 型和 B 型糖基转移酶。H 抗原部分缺失表型的红细胞原因是 $H(FUT1)$ 基因位点的纯合子基因的突变,能够产生非常弱活性的 H 抗原糖基转移酶,由此产生的很少量的 H 抗原结构都被 A 或 B 型单糖所占据。B_h(B+H-)红细胞经 α- 半乳糖酶处理将失去 B 抗原活性,却获得 H 抗原活性。这些 B-H+ 红细胞又可被 A 型糖基移转移酶所改变为 A_h(A+H-)红细胞。如果经 α- 半乳糖酶处理的 B_h 红细胞(B-H+)再经 H 抗原降解酶和 α- 岩藻糖酶处理,它们就不会再转变为 A 活性。

3. 红细胞 H 缺乏 - 分泌型(类孟买)　有一类 H 缺乏型人的红细胞上无或有很少量的 A、B、H 抗原,它们是属于分泌型的。分泌液中包含正常量的 A、B、H 物质。Soloman 等在 1965 年发现,先证者的红细胞缺乏 H 抗原,但分泌物中却含 H 物质。而他的两位兄弟,红细胞缺失 H,能结合抗 A,但不被其凝集,并分泌 A 和 H 物质。他的第三位兄弟,红细胞表型为 O 型,但 H 为阴性,只分泌 H 物质。由此开始陆续发现了一些红细胞 H 抗原缺失,但分泌液中有 H、A、B 抗原物质的人。不同于经典孟买型,类孟买型在分泌物和血浆中表达 1 型 ABH 抗原,所以,虽然 H 缺乏分泌型的红细胞上无血清学方法可检测的 H 抗原,但可携带少量 A 和 / 或 B 抗原。类孟买型血浆中的 1 型 A 和 / 或 B 抗原可被动吸附于红细胞,导致出现弱 A 或弱 B 抗原。类孟买型也可出现在 O 型个体中,通过红细胞或分泌物中检测出 1 型 H 抗原可以鉴定。

根据目前对 H 缺失的分泌型人的遗传背景的认识,我们曾经使用应用术语 A_m^h、B_m^h、O_m^h 来表示,目前推荐以 O_h^{O-} 分泌型、O_h^{A-} 分泌型、O_h^{B-} 分泌型来表示。类孟买表型为红细胞明显缺乏 H 抗原的分泌型,基因学方面是非功能性 FUT1 基因纯合子,但至少含一个功能性 FUT2(分泌型)基因。

(1)血清学特征见表 7-12:O_h 分泌型人红细胞不被大多数抗 H 所凝集,但可能被 O_h 人的高效价抗 H 和其他一些强的抗 H 试剂所凝集。应用抗 H 进行吸收放散试验,检测 O_h^{O-} 分泌型人红细胞上 H 抗原,结果可能是阳性,也可能是阴性。

一些 O_h^{A-} 分泌型红细胞与抗 A,B 或高效价的抗 A 发生反应,类似于 A_x 型红细胞,这些 A 和 B 抗原的存在仅由吸收放散试验来证实。B_h 分泌型血清学反应也呈类似反应。

与绝大多数分泌型人一样,O_h 分泌型红细胞经常是 Le(a-b+),但也可是 Le(a-b-)。O_h^{O-} 分泌型人的唾液中含有正常 O 型分泌型人唾液 H 物质，O_h^{A-} 分泌型和 O_h^{B-} 分泌型人唾液中都与正常 A 型和 B 型分泌型人一样中和同样量的 A 型和 B 型物质。

该表型的人血清中含有弱反应性的，且只在低温时才出现反应的抗 H，称之抗 HI。该抗体不被分泌型唾液所中和，也不与 O 型脐带血反应。O_h 分泌型人血清中有抗 HI 或在 37℃反应的抗 H。类孟买与孟买型相比，产生的抗 H 活性较弱且临床意义不大。

(2)糖基转移酶：O_h 分泌型人的红细胞膜及血清中含有少量的 H-转移酶，其含量一般是正常 O 型分泌型人含量的 5%~10%，这些酶可能是分泌组织所分泌的。

表 7-12　红细胞 H 缺乏 - 分泌型的血清学特征

红细胞 H 缺乏 - 分泌型
红细胞不被大多数抗 H 所凝集，可能被高效价抗 H 凝集
应用抗 H 进行吸收放散试验结果可能是阳性
一些 A_h 分泌型红细胞与抗 A,B 或高效价的抗 A 发生反应，类似于 A_x 亚型红细胞
一些 B_h 分泌型红细胞与抗 A,B 或高效价的抗 A 发生反应，类似于 B_x 亚型红细胞
含有弱反应性抗 H(抗 HI)，不被分泌型唾液所中和，不与 O 型脐带血反应
O_h 分泌型人血清中有抗 HI 或在 37℃反应的抗 H
唾液中有 A、B 和 H 抗原物质存在
一般都是 Le(a-b+)，也可能是 Le(a-b-)

(五) 抗 H

1. 同种抗 H(孟买型和类孟买型)　抗 H 一般出现在 H 缺乏的非分泌型个体血清中，例如孟买型、A_h、B_h 和 O_h。孟买型(O_h)个体中的抗 H 具有显著临床意义，与急性溶血性输血反应相关。可能造成严重的 HDFN 抗 H 主要为 IgM 型，在较大温度范围内(4℃ ~37℃)可与除了 O_h 红细胞外所有红细胞反应。它们的特点是与 O 型红细胞以及 A_2 型红细胞的凝集反应比与 A_1 型红细胞和 B 型红细胞强。与抗 A 和抗 B 相同，同种抗 H 能够激活补体并且导致血管内溶血。O 型红细胞输入 O_h 患者体内，仅 2% 的红细胞可以生存 24 小时。在 A_h 患者输入 A_1 型红细胞后，1 小时之内破坏 67%。虽然这些 A_1 型红细胞在 37℃与患者血清仅发生弱的凝集。血型鉴定时，如遇到反定型均凝集，且 O 型红细胞凝集强度最强时，需考虑抗 H 的可能，并开展实验进一步验证，如需输血更需小心。

在类孟买个体中的抗 H 可能效价较低，在体外不太容易直接引起溶血，但仍然是有意义的。抗 HI 则出现在分泌型的类孟买型，这种抗 HI 大多数是属于不具临床意义的抗体，仅影响类孟买型的反定型鉴定，以及盐水法的意外抗体筛查和交叉配血，如需进行交叉配血，建议采用抗球蛋白法。

2. 抗 HI 和抗 Hi　H 抗体的典型特征是能被分泌型唾液抑制，能与 O 型脐血反应，虽然比与成人 O 型红细胞的反应要弱。区分抗 H 与"抗 O"，前者可以被分泌型唾液抑制，后者则不被抑制。后者的特异性现在一般称为抗 HI。HI 抗体凝集那些既有 H 决定簇又有 I 决定簇的红细胞，它们不凝集或者仅能弱凝集 H 缺乏的红细胞(非分泌型或分泌型)或 I 缺乏的红细胞(脐带血细胞或成人 i 细胞)。抗 HI 通常是在低温下有反应的弱抗体。

根据 Senger 等人的观察，抗 H 仅产生于 ABH 非分泌型，而 H 缺乏分泌型血清中的 H-类似的凝集素，通常是抗 HI。虽然 H 缺乏分泌型血清 / 血浆中的抗 HI 与少量标记 O 型红细胞的快速破坏有关，但是据预测若输注整袋血几乎可以正常生存。

血清中含有自身凝集素的 A_1 型，血清中抗体类似抗 H，但不被分泌液中唾液所抑制，与 A_2 型成人 i 红细胞有强凝集反应，称为抗 Hi。

3. 自身抗 H 和自身抗 HI　健康人可有 H 和 HI 抗原的自身抗体，最常见于红细胞上只有低水平

H 抗原的 A$_1$ 型个体中。自身抗 H 和自身抗 HI 常为 IgM 型抗体,在室温下具有反应性。

虽然自身抗 HI 曾被认为是没有临床意义的,但是在输入 100mL O 型红细胞以后,37℃有活性的高效价的抗 HI 导致一个患有镰刀型细胞贫血病的 B 型红细胞妇女发生了急性溶血性输血反应。但是通过预温输注 B 型红细胞取得了满意的效果,说明在有自身抗 HI 的情况下输注 H 抗原较弱的非 O 型的红细胞输注效果更理想。

(六) 临床输血

同种抗 H 是具有临床意义的抗体,能够激活补体引起溶血性输血反应。所以,孟买型产生了同种异抗 H 的患者必须输注 H 阴性(O$_h$)红细胞。类孟买型也一样,但在紧急情况下,评估其临床意义是有价值的。

相比之下,自身抗 H 和抗 HI 通常无显著临床意义,在大多数患者中,输注的特定血型或 O 型红细胞可以在体内正常存活,偶见自身抗 HI 导致红细胞存活减少,输注 O 型红细胞后产生溶血性输血反应的情况。溶血反应可能发生在 O 型红细胞输给含有 37℃反应性的高效价抗 HI 的 A$_1$ 型、B 型或 A$_1$B 型患者。建议此类患者输注相应血型的红细胞(A$_1$,B 或 AB 型)。

(七) H 抗原与临床及疾病的关系

H 缺失型孟买型和类孟买型的人往往都是健康人,至少至今还未发现 H 缺失型孟买型和类孟买型的人与哪些疾病有必然联系。虽然白细胞黏附功能缺失病(leukoeyte adhesion deficiency Ⅱ,LAD Ⅱ)患者 H 抗原为阴性,但是在孟买型和类孟买型的人之中,极少有患 LAD Ⅱ 的人。

白细胞黏附功能缺失病患者是 *FUT1* 基因发生突变,红细胞 H 抗原为阴性,为典型孟买型表型,Le(a–b–);白细胞无唾液酸化 Le^x 抗原(sialylLe^x)。患儿经常智力低下,同时经常反复感染,白细胞数量增多。

造血功能受抑制时,H 抗原性往往表达转强。而在急性白血病及一些肿瘤组织细胞中,H 抗原表达减弱。

FUT2 和 *FUT2* 产生的岩藻糖化的聚糖可能作为细胞黏附的配体,以及细胞与微生物结合的受体。

H 抗原经各种酶处理后,反应性增强,这些酶包括无花果蛋白酶、木瓜蛋白酶、胰酶、乳糜胰酶、链霉蛋白酶、唾液酸酶以及用酸性介质配制 200mmol/L 二硫苏糖醇(DTT)。

H 抗原缺失型人和自身免疫性疾病患者血清 / 血浆中有抗 H,大部分是 IgM,少部分是 IgG。一般最佳反应温度为室温或 4℃,一些还具有补体活性。此外,唾液及体内几乎所有的体液都可以中和抗 H 血凝活性。

类孟买型人输入了表达 H 抗原的红细胞,将发生输血后免疫性溶血反应,病情一般不是特别严重,可能是急性的,也可能是迟发性反应。O$_h$ 母亲的胎儿 / 新生儿可能发生 HDFN。

练习题二

1. 决定 A 型特异性的免疫糖基是:

A. L- 岩藻糖

B. N- 乙酰半乳糖胺

C. D- 半乳糖

D. 尿苷二磷酸 -N- 乙酰 -D- 半乳糖胺

2. 下列哪种 ABO 血型含 H 物质最少?

A. A$_1$B   B. A$_2$ C. B   D. O

3. 你在实验室工作时遇到一例孟买型,预期会看到下列哪种反应?

A. 患者红细胞 + 荆豆凝集素 = 无凝集

B. 患者红细胞 + 荆豆凝集素 = 凝集

C. 患者血清 + O 型供者红细胞 = 不凝集

D. 患者血清 + A$_1$ 和 B 型红细胞 = 不凝集

4. 完成下列表格

表型	立即离心检测红细胞抗原			分泌型抗原			血清中存在抗体	基因型	
	A	B	H	A	B	H		*FUT1*	*FUT2*
红细胞 H 缺乏 - 非分泌型									
红细胞 H 部分缺乏 - 非分泌型									
红细胞 H 缺乏 - 分泌型									

知识小结

1. H 血型系统的 ISBT 字母符号为 H,数字序号为 018,该系统只有一个抗原 H(H1,018001)。

2. H 抗原作为 A、B 抗原的前体物质,在红细胞上的数量取决于 ABO 血型分型。红细胞上 H 抗原的数量为:$O>A_2>B>A_2B>A_1>A_1B$。

3. O 型的个体至少由一个 *H* 基因(基因型 *HH* 或 *Hh*)和两个 O 基因遗传而得。H 基因编码产生 α2-L- 岩藻糖基转移酶,在该酶作用下,将 L- 岩藻糖转移连接在红细胞膜上的 2 型载体糖链末端半乳糖上。前体链上占据末端位置并赋予血型特异性的糖基称为免疫显性单糖。因此,L- 岩藻糖是赋予 H 特异性的糖基;H 抗原是生物合成 A 和 B 抗原的前体物质,即 A 抗原和 B 抗原是在 H 抗原的基础上形成的。

4. H 抗原缺失表型的血清学特点(表 7-13)

表 7-13　H 抗原缺失表型的血清学特点

表型	血清学特点
红细胞 H 缺失 - 非分泌型	无 H、A、B 抗原;表现型为 O 型;血清中有抗 A,抗 B,抗 A,B,抗 H;只能输孟买型的血;分泌液无 A、B、H 抗原;lewis 表型为 Le(a+b−)或 Le(a−b−)
红细胞 H 部分缺失 - 非分泌型	与抗 H 不反应或弱反应;与抗 A 和 / 或抗 B 反应都出现弱凝集称为 A_h、B_h 或 AB_h;表达类似 A_2 或 A_x;血清中都含有抗 H;B_h 含有抗 A 和抗 B;A_h 含有抗 A_1;分泌液中无 A、B、H 抗原;Lewis 表型为 Le(a+b−)或 Le(a−b−)。
红细胞 H 缺失 - 分泌型	与大多数抗 H 不凝集;一些 O_h^A 分泌型类似于 A_x 细胞,一些 O_h^B 分泌型类似于 B_x 细胞含有弱反应性抗 H(抗 HI),不被分泌型唾液所中和;分泌液中有 A、B、H 抗原;Lewis 表型为 Le(a−b+)或 Le(a−b−)。

自我测试

在阅读完本章之后,花几分钟思考串联一下学习的知识,您是否已经达到了本章的学习要求,它们是:

1. 自己掌握理解并完成图 7-10。

2. 自己掌握理解并完成表 7-9 H 抗原缺失表型表格中的内容。

三、Lewis 血型系统

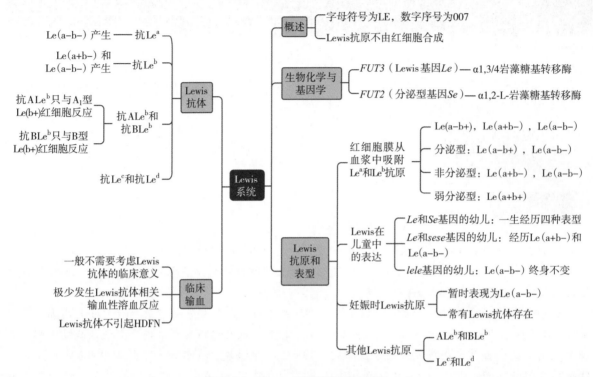

图 7-11　Lewis 血型系统学习导图

该章帮助你了解 Lewis 血型系统及其在输血中的重要性。

学习目标

1. 了解 Lewis 血型系统 ISBT 字母符号和数字序号,及该系统所包含的抗原
2. 掌握 Lewis 血型系统为什么是独一无二的
3. 掌握 Lewis 抗原生物合成机制
4. 掌握 Lewis 抗原与 ABH 抗原合成的相互关系
5. 了解 Lewis 系统的成人表型及分布频率
6. 掌握 Lewis 表型在儿童和孕妇中表达特点
7. 掌握 Lewis 抗体的特点和输血要求

（一）概述

Lewis 血型系统 ISBT 字母符号为 LE,数字序号为 007,该系统到目前为止有 6 个抗原,分别是 Le^a(007.001)、Le^b(007.002)、Le^{ab}(007.003)、Le^{bH}(007.004)、ALe^b(007.005)、BLe^b(007.006)。Lewis 血型系统由两个主要抗原组成,即 Le^a(LE1)和 Le^b(LE2),中国人有三种常见的表型,包括 Le(a+b+)、Le(a-b+)和 Le(a-b-)。另有四种 Lewis 抗原代表 Le^a、Le^b 和 ABH 抗原的复合反应性：Le^{ab}(LE3)、Le^{bH}(LE4)、ALe^b(LE5)和 BLe^b(LE6)。此外 Le^c、Le^d 被列在血型集合中,分别表示为 210.001 和 210.002。

Lewis 血型系统是独一无二的,Lewis 抗原不是由红细胞合成的,而是存在于血浆的 1 型鞘

糖脂被吸附到红细胞表面。1946 年,Mourant 报道了 Lewis 系统,并以含有该抗体的患者姓氏命名。抗 Le^a 抗体能凝集 25% 英国人红细胞。1948 年发现了抗 Le^b 抗体,该抗体与 Le(a-)红细胞起反应。人们曾经一度错误认为 Le^a 和 Le^b 是两个对立的抗原,但随后发现他们并非属于同一对等位基因编码,而是由两个独立基因 Le 和 Se 分别编码所产生的岩藻糖基转移酶互相作用的结果。

(二) 生物化学与基因学

Lewis 抗原合成取决于两种不同基因编码的岩藻糖基转移酶的作用(图 7-12): Lewis 基因(Le,
FUT3) 和 分 泌 基 因(Se,FUT2)。FUT3 基 因 和 FUT2 基因都位于 19 号染色体上,FUT3 位于 19p13.3,FUT2 位于 19q13.33。FUT2 基因座上的一对等位基因 Se 和 se,FUT3 基因座上的一对等位基因 Le 和 le,其中 Se 和 Le 为有功能性的显性基因,se 和 le 则是无效的隐性基因。有 Le^a 抗原必有 Le 基因存在,Le^b 抗原必有 Se 基因和 Le 基因存在。

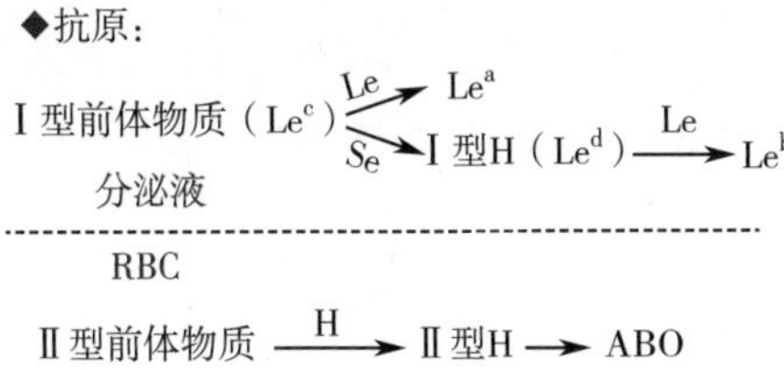

◆抗原:

$$\text{I 型前体物质(Le}^c\text{)} \begin{array}{c} \xrightarrow{Le} \text{Le}^a \\ \xrightarrow{Se} \text{I 型H(Le}^d\text{)} \xrightarrow{Le} \text{Le}^b \end{array}$$

分泌液

― ― ― ― ― ― ― ― ― ― ― ― ― ― ― ― ―

RBC

$$\text{II 型前体物质} \xrightarrow{H} \text{II 型H} \longrightarrow \text{ABO}$$

图 7-12　Lewis 抗原合成

与 FUT1 编码的酶特异性识别 2 型链底物不同,FUT2 和 FUT3 编码的酶主要对 1 型链底物进行岩藻糖基化。FUT2 基因可以在末端添加 α1,2 岩藻糖至 1 型前体链,形成 1 型 H 抗原链。FUT3,Lewis 基因编码 α1,3/4 岩藻糖基转移酶,将一个岩藻糖连接 (α1,4)至 1 型链前体(也被称为 "Lewis c")的倒数第 2 个 N-乙酰葡萄糖胺,形成 Le^a 抗原。在分泌酶产生之前,岩藻糖基转移到 1 型链上形成少量的 Le^a。Le 和 Se 基因编码的转移酶一般岩藻糖基化 1 型链,而 H 基因(FUT1)产物一般岩藻糖基化 2 型链。1 型链是半乳糖 C1 与前体结构上的 N-乙酰葡糖胺 C3 以 β 键连接。分泌型 α1,2-L-岩藻糖基转移酶将岩藻糖基转移到 1 型链上形成 1 型 H 链。Le 基因编码的 α1,4-L-岩藻糖基转移酶,将 L-岩藻糖基转移到 1 型 H 链的糖蛋白或糖脂结构上形成 Le^b。但 Le^b 不能由 Le^a 合成,原因是 Le^a 合成过程中添加的一个近末端岩藻糖,可以在空间上抑制分泌酶的结合。

在同时含有 Le 和 Se 基因的个体中,1 型 H 链合成优先于 Le^a 合成,导致大部分 Lewis 抗原合成的是 Le^b [Le(a-b+)表型]。如果个体又携带 A 或 B 基因,1 型 H 链结构转变为 A 或 B 抗原结构,而 Le 编码的岩藻糖基转移酶又将他们转化成 ALe^b 或 BLe^b。在 A$_1$ 和 B 血型个体中,Le^b 和 1 型 H 链可以通过 ABO 糖基转移酶进一步修饰形成 LE5、LE6、1 型 A 和 1 型 B 抗原。在 A$_1$ 个体中,血浆中的大多数 Lewis 抗原是 ALe^b。常见的三种 Lewis 表型可以存在或不存在 Lewis 和分泌型酶(参见表 7-14)。Le(a+b-)表型至少遗传一个有功能的 FUT3 基因(也称为 Le),其无功能的 FUT2 等位基因为纯合子(称为 se/se),因此只能形成 Le(a+b-)表型和分泌 Le^a 抗原,但缺乏 Le^b 和 1 型 ABH 抗原链以及 LE5 和 LE6。Le(a-b+)为 FUT3(Le)和 FUT2(Se)等位基因的表现型,Le 和 Se 等位基因合成 Le^a,Le^b 和 1 型 ABH 链,但由于多数 1 型链前体转化为 Le^b,所以表现为 Le(a-)。

当 Se 基因型为弱分泌型(Se^w,FUT2*01W.02)可以形成 Le(a+b+)表型,Le(a+b+)可出现在部分亚洲人中(例如,16% 的日本人),其机制是 Se^w 基因弱于正常 Se 基因,Le 基因编码的酶能更有效地与 Se^w 编码的酶竞争 I 型前体糖链,生成多于正常量的 Le^a 抗原,又生成少于正常量的 1 型 H 链,然后 1 型 H 链再进而生成 Le^b。纯合子 le 形成的是 Le(a-b-),而具有弱的分泌基因 Se^w 形成的是 Le(a+b+)。该型主要见于亚洲人和波利尼西亚人,其原因是 Se^w 基因弱于正常的 Se 基因,Le 转移酶更有效地与 Se^w 转移酶竞争 1 型前体糖链,生成多于正常量的 Le^a 抗原、少于正常量的 1 型 H,然后再进而生成 Le^b,见图 7-12。当 FUT3 为无功能性的等位基因 lele 时,无法合成 Le^a 和 Le^b,从而出现 Le(a-b-)或 Lewis null 表型。但只要有一个 Se 基因,1 型 ABH 链便可以合成和分泌。Le(a-b-)在非洲人中相对常见,也可存在于岩藻糖转运缺陷的 LAD II 患者。

表 7-14　Lewis 系统的成人表型及分布频率

| 红细胞反应 | | 表型 | 频率 /% | | | 基因型[*] | | 唾液[†] |
抗 Le^a	抗 Le^b		白种人	黑种人	中国人	Lewis	分泌型	
+	0	Le(a+b−)	22%	23%	0	*Le*	*se/se*	Le^a
0	+	Le(a−b+)	72%	55%	66%~69%	*Le*	*Se*	Le^a,Le^b,ABH
0	0	Le(a−b−)	6%	22%	11%	*le/le* *le/le*	*se/se* *Se*	1 型前体,1 型 ABH
+	+	Le(a+b+)[‡]	罕见	罕见	20%~23%	*Le*	*Se^w*	Le^a,Le^b,ABH

[*]Lewis(*FUT3*)和分泌型(*FUT2*)位点的可能基因型。

[†]唾液和其他分泌物中存在的 1 型抗原链。

[‡]16% 日本人 Lewis 表型为 Le(a+b+);婴儿可暂时表现为 Le(a+b+)。

Le = 至少一个编码功能性 Lewis 酶的 *FUT3* 基因(代表 *Le/Le* 或 *Le/le* 基因型); *le/le* = 编码非活性酶的纯合子 *FUT3* 基因; *Se* = 至少 1 个编码活性分泌酶的 *FUT2* 基因(代表 *Se/Se* 或 *Se/se* 基因型); *se/se* = 编码非活性酶的 *FUT2* 纯合子基因; *Se^w* = 编码弱分泌酶的 *FUT2* 基因

已经鉴定出 *FUT3*(*Lewis*)和 *FUT2*(分泌型)基因存在多种失活突变,其分布具有地域和种族特征。同时,许多人群表现为几种优势等位基因。

（三）Lewis 抗原和表型

Lewis 抗原不仅存在于红细胞,还广泛表达于血小板、内皮细胞、肾脏组织以及泌尿生殖系统和胃肠上皮细胞。Lewis 抗原不是由红细胞合成,而是血浆中可溶性 Lewis 糖脂被动吸附到红细胞膜上而形成。胃肠道富含 Lewis 活性糖脂和糖蛋白,是血浆中 Lewis 糖脂的主要来源。Lewis 抗原水平在储存的红细胞上会降低,应尽早进行 Lewis 表型分析,以避免假阴性结果。Le^b 的表达和免疫反应性受 ABH 血型影响,这是由 Lewis 抗原和 ABH 抗原的交叉性合成过程所导致。现已明确红细胞不能合成 1 型糖链,也不能合成 Le^a 和 Le^b 抗原,红细胞膜从血浆中吸附 Le^a 和 Le^b 抗原。有 *Le* 基因的成人红细胞表型为 Le(a−b+) 或 Le(a+b−)。ABH 分泌型表型是 Le(a−b+) 或 Le(a−b−),弱分泌型表型是 Le(a+b+),非分泌型表型是 Le(a+b−) 或 Le(a−b−),见表 7-15。1948 年,有报道指出绝大多数 Le(a+) 个体都为 ABH 抗原非分泌型。大多数成人中,Le(a+b−) 个体为 ABH 非分泌型,非分泌型 *sese* 个体缺乏将 1 型前体糖链转化成 1 型 H 链的酶,导致 1 型前体糖链被 *Le* 基因编码的酶全部转化成 Le^a 抗原,红细胞表型 Le(a+b−)。因为 Le^a 抗原的岩藻糖基空间阻碍效应,Le^a 抗原不能转化成 Le^b 抗原。所有的 Le(a−b+) 个体为 ABH 分泌型,分泌 Le^a 和 Le^b,血浆和红细胞表面上能检测到极少量的 Le^a 抗原。纯合子 *lele* 个体的 *le* 等位基因无效或沉默将导致产生非活化的岩藻糖基转移酶,形成 Le(a−b−) 表型红细胞,Le(a−b−) 个体为非分泌型或分泌型。Le(a−b−) 个体在非洲人种中较为常见。亚洲人通常携带少量弱分泌型基因即 *Se^w* 基因,所形成的红细胞表型为 Le(a+b+),Le(a+b+) 个体在白种人和非洲人种中均罕见,但在亚洲人种中达到 10%~40%。

表 7-15　成人红细胞 Lewis 表型和 ABH 抗原分泌状况

成人红细胞 Lewis 表型	ABH 抗原分泌情况
红细胞 Le(a+b−)	非分泌型
红细胞 Le(a−b+)	分泌型
红细胞 Le(a−b−)	分泌型或非分泌型
红细胞 Le(a+b+)	弱分泌型

所有的 Le(a-b+) 个体都是 ABH 分泌型,分泌 Le^a 和 Le^b,血浆和红细胞表面上能检测到极少量的 Le^a 抗原。所有的 Le(a+b-) 个体都是 ABH 非分泌型,只是分泌 Le^a。大约 78%~80% 的白人为分泌型,20% 为非分泌型。Le(a-b-) 个体中 80% 为 ABH 分泌型,20% 为 ABH 非分泌型。Lewis 基因,分泌基因和 *ABO* 基因相互作用汇总见表 7-16。

表 7-16　Lewis 基因、分泌基因和 *ABO* 基因相互作用产生的抗原和表型

基因	分泌的抗原	红细胞表型
Le,Se,A/B/H	Le^a,Le^b,A,B,H	A,B,H,Le(a-b+)
lele,Se,A/B/H	A,B,H	A,B,H,Le(a-b-)
Le,sese,A/B/H	Le^a	A,B,H,Le(a+b-)
lele,sese,A/B/H	None	A,B,H,Le(a-b-)
Le,sese,hh,A/B	Le^a	O$_h$,Le(a+b-)
Le,Se,hh,A/B	Le^a,Le^b,A,B,H	A*,B*,Le(a-b+)

*类孟买型

在 Le(a+b+) 表型人群中,由于 *Se^w* 表达较弱,唾液中的 ABH 血型物质明显减少,因此当唾液试验发现唾液中的 ABH 血型物质稀少时,需同时检测唾液中 Le^a 和 Le^b 两种血型物质。此外,Le(a+b+) 表型人群的 Le^b 表达较弱,且部分抗 Le^b 试剂的效价不高,因而经常被误判为假阴性,由于 Le(a+b-) 表型在中国人群中罕见,当测试结果为 Le(a+b-) 表型时,需特别留意弱的 Le^b 表型。

Lewis 抗原在脐血红细胞上不表达,且妊娠母体红细胞的 Lewis 抗原也会减少。Lewis 抗原在淋巴细胞、血小板、胰腺、胃肠、骨骼肌、肾上腺和肾皮质组织中均有表达。另外,在唾液中也发现以糖蛋白形式存在的可溶性 Lewis 抗原。唾液和其他分泌液中的 Lewis 抗原属糖蛋白类,而从血浆吸附到红细胞表面的 Lewis 抗原属糖脂类。血浆中 Lewis 抗原的最主要来源为胃肠道。Le(a-b-) 红细胞与 Le(a+) 或 Le(b+) 个体的血浆共同孵育后,红细胞表型将转变为 Le(a+b-) 型或 Le(a-b+) 型。但与阳性个体的唾液孵育却不能转变为阳性表型,这是因为唾液中的 Lewis 抗原为糖蛋白类,不能吸附到红细胞表面。

Lewis 血型系统的 Le^b 抗原来源于 1 型 H 链,而 1 型 H 链来源于 1 型前体糖链;Lewis 血型系统的 Le^a 抗原来源于 1 型前体糖链。ABO 血型系统的 ABO 抗原来源于 1 型 H 链和 2 型 H 链,而 1 型 H 链和 2 型 H 链分别来源于 1 型前体糖链和 2 型前体糖链,所以说 Lewis 血型系统抗原的前体物质是 ABO 血型系统抗原前体物质的一部分。这和抗 Le^{bH} 有密切的关联性。

Lewis 抗原对无花果蛋白酶、木瓜蛋白酶、二硫苏糖醇(DTT)和甘氨酸 -HCl/EDTA 处理有抵抗作用。Lewis 抗体与酶处理红细胞的反应增强,出现溶血现象。

1. 儿童 Lewis 抗原　根据 *Le* 和 *Se* 基因的遗传,在新生儿唾液中能检出 Le^a 和 Le^b 糖蛋白,而血浆中 Lewis 糖脂要在出生 10 天后才能检出。因此大多数脐带血和新生儿红细胞表型为 Le(a-b-),通过抗 Le^a 或比直接凝集更灵敏的方法,有些红细胞能检出微弱的 Le^a 抗原,约 50% 的新生儿在无花果蛋白酶或木瓜蛋白酶处理样本后表现为 Le(a+b-)。Lewis 抗原在出生后即开始出现,如果携带 *Le* 基因,新生儿由 *Le* 基因编码的酶活性显著高于 *Se* 基因编码的酶,因此多数 1 型前体糖链被转化成 Le^a 抗原。Le^a 抗原首先开始发育。有 *Le* 基因的婴儿红细胞呈 Le(a+b-),在白人中 80% 的婴儿在 3 个月内红细胞为 Le(a+b-),Le^a 抗原的水平在 2 岁时降至成人的 20%。由于 *Se* 基因编码的酶的活性发育迟缓,Le^b 抗原在新生儿中检出率较成人低。随着 *Se* 基因编码的酶活性逐渐增强,1 型前体糖链被转化成 1 型 H 链,Le^b 抗原被检出。同时遗传了 *Le* 和 *Se* 基因的婴幼儿可短暂表现为 Le(a+b+)。但随着年龄增加,Le^b 抗原在 5~6 岁接近成人水平,此时红细胞 Le^b 频率与成人相同。红细胞表型从出生时的 Le(a-b-) 在 10 天后转变为 Le(a+b-),随后转变为 Le(a+b+),6 岁后最终转变为真正的 Lewis

表型 Le(a−b+)。相反,如果幼儿遗传了 *Le* 和 *sese* 基因,红细胞表型从出生时的 Le(a−b−)同样将在 10 天后转变为 Le(a+b−),而该表型将持续终身。遗传了 *lele* 基因的个体,红细胞表型从出生时就表现为 Le(a−b−),终身不变。

2. 妊娠时 Lewis 抗原 由于 Lewis 抗原是被动吸附到红细胞膜的,其抗原量可能会发生变化。一方面 Lewis 抗原可以从输入的红细胞上脱落,使循环中 Lewis 抗原增加;另一方面由于血浆蛋白和脂蛋白能吸附 Lewis 糖脂,增加脂蛋白或循环血浆量使体内红细胞上的 Lewis 抗原脱落,红细胞上 Lewis 抗原减少。

妊娠时血浆中 Lewis 抗原的量变化不大,但因为妊娠期血浆中脂蛋白浓度增加 4 倍,Lewis 抗原主要吸附在血浆脂蛋白上,导致红细胞上的 Lewis 抗原减少。妊娠期红细胞 Le^a 和 Le^b 抗原都显著减少,甚至可表现为一过性的 Le(a−b−)表型,也可导致 Lewis 抗体的产生。Hammar 等报道 11% 的非妊娠女性(8/73)红细胞表型为 Le(a−b−),而 36% 的妊娠女性(27/74)红细胞表型为 Le(a−b−)。A$_1$ 型的女性一般在妊娠第 24 周红细胞上 Le^b 抗原大多变为阴性,妊娠结束后第 6 周又可在红细胞上检出 Le^b 抗原。妊娠期和哺乳期女性尿中 Le^b 活性的寡糖水平增高,在妊娠前 3 个月开始增高,生产后第 1 周达高峰,哺乳期结束时达正常水平,原因是循环血浆体积和脂蛋白增加。

3. 其他 Lewis 抗原 所有的表型为 Le(a+b−)和 Le(a−b+)的红细胞膜,以及 90% 脐血红细胞膜都有 Le^{ab} 存在。该抗原在 1949 年发现,最初被误认为是 Le^x,1998 年 ISBT 确认为 Le^{ab}。抗 Le^{ab} 普遍存在,通常与抗 Le^a 或抗 Le^b 同时被检出。该抗体为异源性的,主要在 A$_1$、B 或 A$_1$B 型的 Le(a−b−)分泌型个体中检出。Le^x 和 Le^y 抗原是 *FUT3* 基因作用于 2 型前体糖链的产物,这类抗原不存在于红细胞膜上,目前认为不属于 Lewis 血型系统。

Le^{bH} 抗原是 *FUT3* 基因调控的独立抗原。Le^{bH} 在 O 型和 A$_2$ 型有 Le^b 抗原的红细胞上表达,红细胞表型为 Le(a+b+)的孕妇或在一些疾病发生时,Le^{bH} 呈弱表达。

ALe^b 和 BLe^b 是由 *Le* 编码的产物 α1,4-GDP-L-岩藻糖基转移酶,将岩藻糖上的 L-岩藻糖分别转移到 1 型 A 和 1 型 B 而形成(图 7-13)。1 型 H 链加入免疫显性糖基 A 或 B 产生 ALe^b 或 BLe^b 抗原,这种个体至少应携带一个 *Se* 和一个 *Le* 等位基因。*Se* 基因将 1 型链转变为 1 型 H 链,向 A 和 B 碳水化合物提供合适的受体。

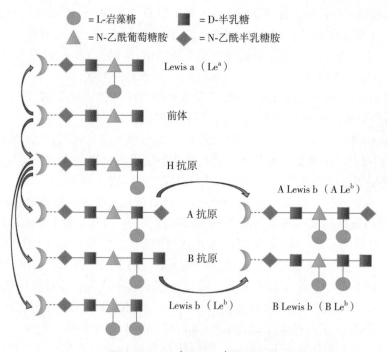

图 7-13 ALe^b 和 BLe^b 抗原合成

4. Lewis 系统的相关抗原（Le^c 和 Le^d）　Le^c 和 Le^d 是 Le（a−b−）红细胞上的抗原，分别是 ABH 非分泌型和分泌型成人具有的抗原。两者都与 Lewis 基因编码的特异性糖基转移酶无关。同 Le^a 和 Le^b 一样，Le^c 和 Le^d 都不是红细胞本身合成的，是从血浆中吸附到红细胞膜上的。

Le^c 抗原是 1 型前体糖链自身结构；Le^d 是 1 型糖链 H 结构，因此前者也被称作 1 型前体，后者被称作 1 型 H。但要强调的是，Le^d 是 *Se* 基因产物，而不是 *H* 基因产物。

表型 Le（a−b−c−d−）是极为罕见的，与 α3- 岩藻糖基转移酶缺陷相关。

Le^d 或 1 型 H（210002），是 Potapov 在 20 世纪 70 年代初用 Le（a−b+）表型人的唾液免疫山羊，得到的血清用 Le（a+b−）红细胞吸收后，经鉴定其中有两种抗体：抗 Le^b 和一种新的抗体，这种新的抗体能凝集 ABH 分泌型 Le（a−b−）红细胞，命名该抗体为抗 Le^d，同时他推测还应有能凝集 ABH 非分泌型 Le（a−b−）红细胞的抗体，将这种推测可能存在的抗体命名为抗 Le^c（表 7-17）。

表 7-17　Potapov 提出 4 种 Lewis 表型和相应的基因型

表型	基因型	
Le（a+b−c−d−）	*Le/le* 或 *Le/Le*	*se/se*
Le（a−b+c−d−）	*Le/le* 或 *Le/Le*	*Se/Se* 或 *Se/se*
Le（a−b−c+d−）	*le/le*	*se/se*
Le（a−b−c−d+）	*le/le*	*Se/Se* 或 *Se/se*

（四）Lewis 抗体

抗 Lewis 抗体以 IgM 天然抗体为主，大多数 Lewis 抗体在室温盐水中可引起红细胞凝集，与 ABO 血型抗体不同，这种凝集是脆弱的，离心后细胞扣重悬时若不轻柔，将使红细胞散开。在 37℃ 孵育后也可能观察到凝集，但通常比室温弱。抗球蛋白试验中也能检测到抗 Lewis，可能是因为结合补体（使用多特异性抗球蛋白试剂）或存在 IgG 抗体。Lewis 抗体能结合补体，当反应体系中有新鲜血清时，抗 Le^a 抗体能引起不相合红细胞的体外溶血现象，尤其是酶处理细胞发生溶血现象更为多见。

1. 抗 Le^a　抗 Le^a 是 Lewis 系统中最常见的抗体，其产生没有明确的免疫刺激，且不能通过胎盘，通常在室温能检出，有些在 37℃ 利用间接抗球蛋白试验也可检出。由于抗体特性以及胎儿红细胞 Lewis 抗原没有发育完全，因此 Lewis 抗体几乎不引起胎儿与新生儿溶血病。抗 Le^a 和抗 Le^b 抗体可以并存，且能被血浆、唾液或商业制剂中的 Lewis 物质中和。临床上最常检出于 Le（a−b−）表型血清，该血清中可能同时含有抗 Le^a、抗 Le^b 和抗 Le^{ab} 抗体，其中抗 Le^{ab} 能识别 Le（a+）或 Le（b+）红细胞。Le（a−b+）表型能够合成少量的 Le^a，所以不产生抗 Le^a。Le（a+b−）表型中较少存在抗 Le^b。妊娠期间可出现一过性的 Le（a−b−）表型，血清中也常有 Lewis 抗体存在。

2. 抗 Le^b　抗 Le^b 不如抗 Le^a 常见，抗 Le^b 通常为 IgM 型，能结合补体。Le（a+b−）个体产生 Le^b 抗体，仅为个例报道，抗 Le^b 基本只出现在 Le（a−b−）个体中。抗 Le^b 主要分为两类：抗 Le^{bH} 和抗 Le^{bL}。抗 Le^{bH} 能与同时携带 Le^b 抗原和 H 抗原的红细胞反应，是针对复合抗原的抗体，与 O 和 A$_2$ 型 Le（b+）红细胞反应性强于 A$_1$ 和 B 型 Le（b+）红细胞，后者 H 抗原水平低。在 Le^b 抗体鉴定试验中，当出现与一组 O 型红细胞反应，但绝大多数或全部 A 型红细胞相容的反应格局时，应当怀疑存在 Le^{bH} 抗体（A 型个体中只有 20% 为 A$_2$ 型）。抗 Le^{bH} 只存在非 O 型的个体，并且对 O 型和 A$_2$ 型的 Le^b 抗原（事实上应是 Le^{bH} 抗原）具有特异性，所以非 O 型个体产生抗 Le^{bH}，交叉配血时选择相同 ABO 血型的 Le^b 阳性红细胞，交叉配血结果相容。抗 Le^{bL} 能识别各 ABO 血型红细胞上的 Le^b 抗原，与其红细胞具有强反应性。Lewis 血型系统的前体物质和 ABO 血型的前体物质有相关性，抗 Le^b 可以表现出 ABO 特异性（抗 Le^{bH}，抗 ALe^b 和抗 BLe^b），并优先与相应 ABO 血型的 Le（b+）红细胞反应。

3. 抗 ALe^b 和抗 BLe^b　抗 ALe^b 最初发现于一个 A_1B 型 Le(a–b–)男人的血清中,后来又有其他病例报道。人血清抗 ALe^b 只与 A_1 型 Le(b+)红细胞反应,抗 BLe^b 只与 B 型 Le(b+)红细胞反应。人血清中的抗 ALe^b 和抗 BLe^b 可能是淋巴细胞毒性抗体。

4. 抗 Le^c 和抗 Le^d　1972 年,抗 Le^c 首次由 Gunson 和 Latham 报道,在一名 O 型 Le(a–b+),分泌液有 H、Le^a 和 Le^b 抗原的第 4 次妊娠女性体内发现,她的血清与 O 型非分泌型 Le(a–b–)红细胞发生凝集反应,能够完全被 Le(a–b–)非分泌型唾液所抑制其凝集反应性,而不被 Le(a–b–)分泌型唾液所抑制。后来也在 1 名男性血清中也发现抗 Le^c 天然抗体。用非分泌型 Le(a–b–)唾液免疫山羊,然后用 Le(c+)红细胞吸收得到了抗 Le^c。

抗 Le^d 识别的是 1 型糖链 H 表位,Le^d 在 A 型个体称 1 型 A(ALe^d),在 B 型个体称 1 型 B(BLe^d)。只与 O 和 A_2 分泌型 Le(a–b–)反应,且不与 A_1 分泌型 Le(a–b–)红细胞反应的称之抗 Le^{dH}。

(五) 临床输血

一般来说,不需考虑 Lewis 抗体的临床意义。携带有 Le^a 抗体的患者输入 Le(a+)红细胞,也极少有发生溶血性输血反应(HTR)。但是抗 Le^a 在 37℃也能反应,特别是一些在体外实验中引起溶血现象的抗体切不可忽视。80% 的 Le(a–)个体为分泌型,因此寻找相应的红细胞相对简单。挑选 Le(a–)献血者红细胞,只需选择 37℃交叉配血相合的血液,无须再用血清试剂检查抗原是否存在。

在 37℃配血相容的红细胞,无论哪种 Lewis 表型,输注后在体内的生存时间可达到预期。对于大多数患者,没有必要输注 Lewis 抗原阴性的红细胞。原因是与 ABO 抗原不同,Lewis 抗原是外源性的糖脂抗原,不是红细胞膜表面所固有的,输血数天后,会从供者红细胞上脱落下来,且供者血浆中的 Lewis 抗原型物质也会中和受者血清中的 Lewis 抗体。因此输注有 Le^a 或 Le^b 抗原的红细胞后发生溶血反应罕见。这就是极少发生抗 Le^a 和抗 Le^b 相关的输血性溶血反应的原因。

Lewis 抗体不引起 HDFN。Lewis 抗体主要是 IgM 型,不通过胎盘;并且 Lewis 抗原在新生儿红细胞上表达较弱,甚至许多新生儿表现型为 Le(a–b–)型。

练习题三

1. 下列哪一特性是对 Lewis 抗体最佳描述?

A. IgM,天然产生,导致 HDFN

B. IgM,天然产生,不导致 HDFN

C. IgG,体外溶血,会导致溶血性输血反应

D. IgG,体外溶血,不会导致溶血性输血反应

2. *Le* 基因编码特定的糖基转移酶,转移一个糖基到(　　　)的 N- 乙酰葡糖胺上。

A. 1 型前体链

B. 2 型前体链

C. 1,2 型前体链

D. 1 型或 2 型任意一条都可以,但不能同时转移。

3. 什么物质可以在 *lele* 基因的 B 型分泌型唾液分泌物中找到?

A. H,Le^a　　　　　　　　　　　B. H,B

C. H,B,Le^a,Le^b　　　　　　　　D. H,B,Le^b

4. 出生后,Le^b 表型会如何转变,下列正确的是:

A. Le(a–b–)到 Le(a+b–)到 Le(a+b+)到 Le(a–b+)

B. Le(a+b–)到 Le(a–b–)到 Le(a–b+)到 Le(a+b+)

C. Le(a–b+)到 Le(a+b–)到 Le(a+b+)到 Le(a–b–)

D. Le(a+b+)到 Le(a+b−)到 Le(a−b−)到 Le(a−b+)

5. 妊娠时 Lewis 抗原会发生什么变化?

A. 只有 Le^a 抗原增加　　　　　　　　B. 只有 Le^b 抗原增加

C. Le^a 和 Le^b 抗原同时增加　　　　　D. Le^a 和 Le^b 抗原同时减少

6. 1 型链带有:

A. 半乳糖残基以 1-3 键连接到 N- 乙酰葡萄胺上

B. 半乳糖残基以 1-4 键连接到 N- 乙酰葡萄胺上

C. 半乳糖残基以 1-3 键连接到 N- 乙酰半乳糖胺上

D. 半乳糖残基以 1-4 键连接到 N- 乙酰半乳糖胺上

7. 下列哪个对 Lewis 抗原描述最佳?

A. 这个抗原是完整的膜糖脂类

B. Le^a 和 Le^b 是对立的抗原

C. Le(a−b−)表型可以在分泌型中发现

D. 上述都不对

8. 下列哪个基因型产生 A Le(a+b−)型红细胞?

A. *A/O Lele HH Sese*　　　　　　　　B. *A/A Lele HH sese*

C. *A/O LeLe hh SeSe*　　　　　　　　D. *A/A LeLe hh sese*

9. 抗 Le^{bH} 能与下列哪种红细胞不发生反应或者发生极微弱的反应?

A. O 型 Le(b+)　　　　　　　　　　　　B. A$_2$ 型 Le(b+)

C. A$_1$ 型 Le(b+)　　　　　　　　　　　D. 以上都不对

10. 完成下列表格

基因型		红细胞的 Lewis 表型(包括 Le^c 和 Le^d)
Le	*Se*	
Le	*sese*	
lele	*Se*	
lele	*sese*	

知识小结

1. Lewis 血型系统 ISBT 字母符号为 LE,数字序号为 007,该系统到目前为止有 6 个抗原,分别是 Le^a(LE1 007.001)、Le^b(LE2 007.002)、Le^{ab}(LE3 007.003)、Le^{bH}(LE4 007.004)、ALe^b(LE5 007.005)、BLe^b(LE6 007.006)。中国人有三种常见的表型,包括 Le(a+b+)、Le(a−b+)和 Le(a−b−)。

2. Lewis 抗原不是由红细胞合成的,而是存在血浆的 1 型鞘糖脂上,被吸附到红细胞膜表面。

3. Lewis 抗原合成取决于两种不同基因编码的岩藻糖基转移酶的作用: *FUT3*(Lewis 基因)和 *FUT2*(分泌型基因)。*FUT3* 基因和 *FUT2* 基因都位于 19 号染色体上。*FUT2* 基因座位上的一对等位基因 *Se* 和 *se*,*FUT3* 基因座位上的一对等位基因 *Le* 和 *le*,其中 *Se* 和 *Le* 为有功能性的显性基因,*se* 和 *le* 则是无效的隐性基因。有 Le^a 抗原必有 *Le* 基因存在,Le^b 抗原必有 *Se* 基因存在。

4. *Se* 基因编码的 α1,2-L- 岩藻糖基转移酶可以在 1 型糖链前体末端添加 α1,2- 岩藻糖,形成 1 型 H 链。*Le* 基因编码的 α1,3/4-L- 岩藻糖基转移酶将一个岩藻糖连接(α1,4)至 1 型糖链前体(Le^c)的倒数第二个 N- 乙酰葡萄糖胺,形成 Le^a 抗原。*Se* 基因编码的酶在 1 型糖链前体末端添加 α1,2 岩藻糖形成 1 型 H 链,进而 *Le* 基因编码的 α1,3/4-L- 岩藻糖基转移酶,将 L- 岩藻糖基转移到 1 型 H 链的糖蛋白或糖脂结构上形成 Le^b 抗原。

5. 同时遗传了 *Le* 和 *Se* 基因的幼儿,红细胞表型从出生时的 Le(a–b–) 在 10 天后转变为 Le(a+b–),随后转变为 Le(a+b+),6 岁后最终转变为真正的 Lewis 表型 Le(a–b+)。如果幼儿遗传了 *Le* 和 *sese* 基因,红细胞表型从出生时的 Le(a–b–) 同样将在 10 天后转变为 Le(a+b–),而该表型将持续终身。遗传了 *lele* 基因的个体,红细胞表型从出生时就表现为 Le(a–b–),终身不变。

6. 妇女妊娠时红细胞 Le^a 和 Le^b 抗原都显著减少,甚至可表现为一过性的 Le(a–b–) 表型,也可导致 Lewis 抗体的产生。原因是妊娠期循环血量的增加和血浆中脂蛋白浓度增加,Lewis 抗原主要吸附在血浆脂蛋白上,导致红细胞上的 Lewis 抗原减少。

7. 抗 Le^a 是 Lewis 系统中最常见的抗体,通常在室温就能检出。有些在 37℃ 利用间接抗球蛋白试验也可检出。Lewis 抗体几乎不引起胎儿与新生儿溶血病(HDFN)。抗 Le^a 和抗 Le^b 抗体可以并存,且能被 Lewis 物质中和。临床上最常检出于 Le(a–b–) 表型血清,该血清中可能同时含有抗 Le^a、抗 Le^b 和抗 Le^{ab},其中抗 Le^{ab} 能识别 Le(a+) 或 Le(b+) 红细胞,Le(a–b+) 该表型不产生抗 Le^a,Le(a+b–) 表型中较少存在抗 Le^b。

8. 抗 Le^b 不如抗 Le^a 常见,抗 Le^b 抗体通常为 IgM 型,能结合补体。中国人群的抗 Le^b 基本只出现在 Le(a–b–) 个体中。抗 Le^b 主要分为两类:抗 Le^{bH} 和抗 Le^{bL}。Le^{bH} 抗体能与同时携带 Le^b 抗原和 H 抗原的红细胞反应。Le^{bL} 抗体能识别任意 ABO 血型红细胞上的 Le^b 抗原。抗 Le^b 可以表现出 ABO 特异性(抗 Le^{bH},抗 ALe^b 和抗 BLe^b),并优先与相应 ABO 血型的 Le(b+) 红细胞反应。

9. 一般来说,不需考虑 Lewis 抗体的临床意义。Le^a 抗体极少有发生溶血性输血反应。但当抗 Le^a 在 37℃ 能反应时,特别是在体外实验中引起溶血现象时切不可忽视。只需选择 37℃ 交叉配血相合的血液,无须再用血清试剂检查抗原是否存在。

自我测试

在阅读完本章之后,花几分钟思考串联一下学习的知识,您是否已经达到了本章的学习要求,它们是:

1. 自己理解掌握并完成图 7-11;

2. 检测献血者或患者的 Lewis 血型,得出你所在地区 Le(a–b+)、Le(a–b–)、Le(a+b+) 表型的大致分布频率。

第二节　ABO 血型鉴定方法

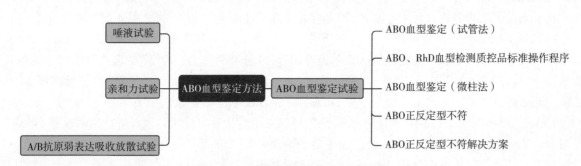

图 7-14　ABO 血型鉴定方法学习导图

一、ABO 血型鉴定试验

献血者、受血者以及新生儿溶血病等均需要进行 ABO 血型鉴定。ABO 血型鉴定包括红细胞 A、B 抗原的鉴定,并检测血清或血浆中是否存在抗 A 和抗 B。

ABO 血型系统内,当红细胞具有血型抗原时,则血清内必缺乏相对应的血型抗体,几乎所有缺乏某血型抗原的个体,在血清内必具有所缺乏抗原相对应的血型抗体,这种现象称为 Landsteiner 规则。根据 Landsteiner 规则可知 A 型人血清中有抗 B,B 型人血清中有抗 A,因此完整的 ABO 血型鉴定应该是红细胞血型抗原与血清中血型抗体检测两组试验,两组试验结果相互验证。ABO 系统抗原抗体的最适反应温度为 4℃,但在室温反应也良好,故所有常规 ABO 定型试验在室温进行。应用抗 A 和抗 B 定型试剂检测红细胞上有无 A 和 / 或 B 抗原的试验称为正定型;应用试剂 A_1、B、O 型红细胞试剂检测血清内是否有抗 A 和 / 或抗 B 的血清分型试验称为反定型。正定型及反定型试验符合 Landsteiner 规则时才能判定血型(表 7-18)。

表 7-18　Landsteiner 规则

正定型		反定型			血型
抗 A	抗 B	A_1 型红细胞	B 型红细胞	O 型红细胞	
+	0	0	+	0	A
0	+	+	0	0	B
0	0	+	+	0	O
+	+	0	0	0	AB

例如:试验中红细胞上有 A 抗原,血清 / 血浆中有抗 B,可以确定鉴定结果是正确的,而如果试验结果显示红细胞上有 B 抗原,同时血清 / 血浆中有抗 B,此时需要查找分析造成此种结果的原因。

检测所用的抗 A、抗 B 定型试剂必须满足以下条件:效价 ≥128,亲和力 ≤15s,冷凝集素检测阴性,必须具有检出 A_2、A_2B 血型的能力。大多数单克隆定型试剂已经可以用于检测许多抗原弱的 ABO 亚型(参见说明书中具体试剂特性)。抗 A_1、抗 A,B,以及鉴定 ABO 亚型的特殊技术不是常规定型试验所必需,但有助于解决 ABO 正反定型不符的问题。

与 ABO 商品化定型试剂相比,患者和献血者血清 / 血浆中的抗 A 和抗 B 相对较弱,试验过程中需要孵育和离心。因此,血清定型试验应该使用能充分检测出抗 A 和抗 B 的方法,可用于 ABO 血型鉴定的方法包括玻片法、试管法、微孔板法、微柱凝胶技术。

(一) ABO 血型鉴定(试管法)

【目的】

检测红细胞表面血型抗原及血清(或血浆)中血型抗体。

【原理】

商品化 IgM 抗 A、抗 B 血型定型试剂可与红细胞表面相应的 ABO 抗原发生凝集反应。已知 ABO 血型的试剂红细胞与同一标本血清(或血浆)中的相应的抗 A 和 / 或抗 B 发生凝集反应。

【适用范围】

该试验适用于体检、输血前及新生儿溶血病等 ABO 血型鉴定。正、反定型结果一致方可确定受检标本 ABO 血型,若正、反定型结果不一致,需增加辅助试验以确定 ABO 血型。

【检验标本】

1. 推荐使用 EDTA 抗凝静脉血,可以使用不抗凝静脉血,静脉血管条件不好或紧急情况下也可以使用动脉血,标本采集量≥3mL;

2. 标本标识清晰、准确;

3. 标本质量符合要求,无血液稀释、细菌污染,离心后无溶血及明显乳糜。

【质量控制】

1. 基本原则

(1)推荐使用有正式批准文号的商品化试剂红细胞;如实验室自制试剂红细胞,应选择 3 人份以上健康献血者同型新鲜红细胞混合,用生理盐水充分洗涤至少 3 次,以除去血清中的抗体、蛋白成分及可溶性抗原,并经血型定型试剂正定型鉴定无误后方可使用。

(2)试剂使用前应仔细阅读说明书并检查试剂的贮存条件是否符合要求、是否变质失效;每批试剂使用前应做性能验证;试剂血清用量、被检红细胞悬液的浓度和用量要遵照试剂说明书;相关表格可以参照本教程"附录 10 试剂使用前确认登记表"。

(3)对于抗 A、抗 B 血型定型试剂,每次质控试验应至少选择一个阳性(凝集强度 4+,或 2+ 弱阳性更佳)对照质控品,一个阴性对照质控品。试剂污染或失效均可造成假阴性或假阳性结果;血型定型试剂效价太低、亲和力不强等均可使凝集反应强度减弱,导致误定血型。

(4)对于 A_1 型红细胞、B 型红细胞,每次质控试验应至少选择一个弱阳性(凝集强度 2+ 左右)对照质控品,一个阴性对照质控品。

2. 频次要求　推荐每批次进行室内质控;至少在每天试验开始前进行室内质控;试验中途更换试剂批号后应重做质控试验。

3. 操作要求　质控品标本与受检标本应采用完全相同试验操作步骤。

4. 商品化质控品　推荐使用商品化质控品,也可以利用实验室标本资源自制质控品。

5. 质控结果分析　质控结果与预期靶值相符,结果在控,受检标本检测结果可用;质控结果与预期靶值不相符,结果失控,受检标本检测结果不可用,须查找原因、纠正影响因素后,重复检测。

【试剂及器材】

1. 仪器　台式低速离心机,血型血清学专用离心机,显微镜,试管架。

2. 试剂　抗 A、抗 B 血型定型试剂,生理盐水,2%~5% A_1 型、B 型、O 型红细胞试剂。

【操作步骤及内容】

1. ABO 血型正定型试验

(1)取两支洁净试管(试管不洁净可能产生假阳性结果),做好标记,按照标记分别向试管中先加入 1 滴抗 A、抗 B 血型定型试剂(防止漏加抗血清试剂)。漏加试剂、标本或试剂错误加样等,均可造成假阴性或假阳性结果。

(2)向标记试管中各加入 1 滴 2%~5% 被检红细胞悬液,红细胞悬液可以由自身血浆、自身血清或生理盐水配制而成,推荐使用生理盐水,必要时用生理盐水洗涤红细胞至少 1 次,去除可溶性血型物质、异常蛋白或药物等(可溶性血型物质中和了相应的抗体,或者患者血清中血型物质过多,中和了相应抗体,可导致假阴性结果)。红细胞悬液浓度过高或过低,导致抗原抗体比例不适当,出现前带或后带现象,易误判为假阴性。

(3)轻轻混合试管内容物,以 1000×g,离心 15s,或按离心机说明书要求离心。离心过度容易造成假阳性,离心不足容易造成假阴性。

(4)将试管从离心机中小心取出,先观察是否有溶血,若有溶血和原试管上层血浆层比较溶血状况,若相同溶血状况,则无须报告溶血,若溶血加重则须报告溶血状况,拿成锐角,将红细胞凝集处朝向自己,以高频率低振幅方式摇荡,直到红细胞脱离管壁即不再摇荡试管。倾斜试管,将内容物带到三分之一处回流,观察试管内三分之一处是否形成均匀的红细胞悬液或凝集块。

(5)怀疑为弱凝集的应转移至显微镜下观察结果,记录观察到的凝集强度或溶血程度。

2. ABO 血型反定型试验

(1)取 3 支洁净试管,做好标记,向每支试管中各加 2 滴被检血清(或血浆)。

(2)向标记试管中分别加入 1 滴 2%~5% A_1、B、O 型红细胞试剂。

(3)轻轻混合试管内容物,经血型血清学专用离心机以 1000×g,离心 15s,或遵照离心机说明书要求离心。

(4)将试管从离心机中小心取出,先观察是否有溶血,若有溶血,和原试管上层血浆层比较溶血状况,若相同溶血状况,则无须报告溶血;若溶血加重则须报告溶血状况,拿成锐角,将红细胞凝集处朝向自己,以高频率低振幅方式摇荡,直到红细胞脱离管壁即不再摇荡试管。倾斜试管,将内容物带到三分之一处回流,观察试管内三分之一处是否形成均匀的红细胞悬液或凝集块;各种原因引起的红细胞溶血,容易误判为不凝集。

(5)怀疑为弱凝集的应转移至显微镜下观察结果,记录观察到的凝集强度或溶血程度。与正定型结果进行相互验证。反复输血的受血者应抽取新的标本,出现混合外观情况时一般要核对标本,必要时可重新抽取血液标本。

【结果判读与解释】

1. 结果判定标准(见表 7-19):

(1)阳性结果:红细胞形成凝集或发生溶血。

(2)阴性结果:红细胞无溶血,肉眼及镜下均未见凝集。

表 7-19　试管法红细胞凝集强度评分标准

凝集强度	评分结果	描述
4+	12	红细胞凝集成一大块,背景清晰透明
3+	10	红细胞凝集成数大块,背景尚清晰
2+	8	红细胞凝块分散成许多小块,背景尚清晰
1+	5	肉眼可见大颗粒,周围有较多游离红细胞
±	3	镜下可见数个红细胞凝集在一起,周围有很多游离红细胞
mf	2	混合外观凝集,专指显微镜下可见少数红细胞凝集,而绝大多数红细胞仍呈分散分布
pH	/	表示部分溶血,有一些红细胞残留
H	/	表示完全溶血,无红残留细胞
0	0	镜下未见凝集,红细胞均匀分布

2. 结果解释

(1)可参照表 7-20 进行 ABO 血型判定,正反定型试验结果一致,方可确定 ABO 血型;

表 7-20　ABO 血型正反定型反应格局表

正定型 (血型定型试剂 + 受检者红细胞)			患者血型	反定型 (受检者血清 + 试剂红细胞)		
抗 A	抗 B	抗 A,B		A₁ 型红细胞	B 型红细胞	O 型红细胞
+	0	+	A	0	+	0
0	+	+	B	+	0	0
0	0	0	O	+	+	0
+	+	+	AB	0	0	0

(2)出现正反定型结果不符时,应首先重复试验,如果前次试验时红细胞悬浮于血浆或血清中,改用洗涤红细胞并悬浮于生理盐水中重复试验;如仍不符,则除试验技术因素外还应考虑生理性因素、临床治疗和疾病因素等对受检标本检测结果的影响,分析出现不符的可能原因:

1)受检者血清/血浆中缺乏应有的抗 A 或抗 B,如丙种球蛋白缺乏症,或抗体活性低,出现反定型试验凝集结果较弱,可将试管于室温放置 5~10 分钟,以促进弱抗体与对应血型抗原的结合,再次离心观察结果。如果反应仍然很弱,可适当增加血清(或血浆)量。如果室温增强手段没有获得预期结果,可以采取 4℃放置 5~15 分钟,但需要采取相同方式处理 O 型红细胞试剂,O 型红细胞没有出现凝集,结果有效;若红细胞出现弱凝集时,应在显微镜下观察结果,以排除假凝集。

2)怀疑存在冷凝集素的标本,在进行血型鉴定时应使用 37℃生理盐水洗涤红细胞(至少 3 次)或者 45℃热放散红细胞后,再进行正定型检测。

3)怀疑为红细胞被细菌或细菌酶污染产生的假凝集,可置于 37℃孵育 10 分钟后观察结果,此种凝集在 4℃和 37℃之间随着温度的升高,凝集程度逐渐减弱,在 37℃时最弱或消失。

4)怀疑为 ABO 亚型时,应通过增加辅助试验,获得最终结果。

5)受检者血清蛋白紊乱(如巨球蛋白血症)或试验温度过高,常引起细胞呈缗钱状排列,使用生理盐水稀释或置换,可使假凝集消失。

6)ABO 正定型时出现"混合外观凝集"现象,应排除:ABO 血型不合骨髓或外周血干细胞移植术后,血型转换期;近期曾输过异型血,导致患者血液标本成为不同血型的红细胞混合物;嵌合体血型体内有两群红细胞等。

7)获得性类 B,由于革兰氏阴性杆菌的作用,红细胞可获得"类 B"的活性,并表现为正反定型不一致。

8)新生儿和小于 6 个月的婴儿,由于血型抗体产生不完全,可不进行反定型检测,以正定型结果为准。

9)注意血浆纤维蛋白块对凝集反应结果判读的影响。

10)注意患者所使用药物对检测标本的影响:如果使用右旋糖酐、聚乙烯吡咯烷酮(PVP)等治疗,应注意将红细胞洗涤;如果受血者使用肝素治疗,则应尽量在使用硫酸鱼精蛋白中和之后,再留取血液标本。

知识小结

ABO 定型包括红细胞 A、B 抗原的定型(红细胞定型或正定型),并筛查血清或血浆中是否存在抗 A 和抗 B(血清/血浆定型或反定型)。

自我测试

实际操作 ABO 血型鉴定试管法并记录其结果。

（二）ABO、RhD 血型检测质控品标准操作程序

血型质控品根据所使用的厂家不同，操作步骤是不同的，仅供参考。

【用途】

本试剂盒用于 ABO、RhD 血型定型检测卡（单克隆抗体）（12 人份 / 盒）、ABO 血型反定型试剂盒（人血红细胞）（0.8%）的室内质量控制。

【准备工作】

1. 将质控品和反定型细胞从冰箱取出后平衡至室温。

2. 观察检测卡外观，如有干胶、杂质、气泡不可使用，之后将卡平衡至室温（18~25℃），再用专用离心机离心 5 分钟。

【操作步骤】

1. 取 4 张待检微柱凝胶卡做好标记；

2. 将样本 1 分别加入第 1 张卡的 1~4 孔中，各 1 滴（50μl）；

3. 将样本 3 加入第 1 张微柱凝胶卡的 Ac、Bc 孔内各 1 滴（50μl），分别在标记孔内加入 0.8% A_1、B 标准红细胞各 1 滴（50μl）；

4. 将样本 2 分别加入第 2 张卡的 1~4 孔中，各 1 滴（50μl）；

5. 将样本 4 加入第 2 张微柱凝胶卡的 Ac、Bc 孔内各 1 滴（50μl），分别在标记孔内加入 0.8% A_1、B 型标准红细胞各 1 滴（50μl）；

6. 将样本 5 加入第 3 张卡的 1~4 孔内，将样本 6 加入第 4 张卡的 3~4 孔内；

7. 用该检测卡的专用离心机离心，判定结果，见记录表 7-21 和反应格局表 7-22。

表 7-21　ABO、RhD 血型检测质控品正反定型鉴定记录表

ABO 血型	试验方法		试管法□微柱凝胶法□其他					
试剂厂家及批号	质控品：			反定型细胞：			血型卡：	
	正定型			反定型			对照	
	抗 A	抗 B	抗 D	A_1c	Bc	Oc	自身	Ctl
立即离心								
质控品 1								
质控品 2								
质控品 3								
质控品 4								
质控品 5								
质控品 6								
结果	正定型	反定型	报告为					
ABO								
是否在控			□是　　□否					
操作人				操作日期				

表 7-22　ABO、RhD 血型检测质控品正反定型反应格局表

质控品	A 抗原	B 抗原	D 抗原	抗 A	抗 B
样本 1	+	0	+	/	/
样本 2	0	+	+	/	/
样本 3	/	/	/	0	+
样本 4	/	/	/	+	0
样本 5	0	0	+	/	/
样本 6	/	/	0	/	/

"0" 代表阴性，"/" 代表不确定，"+" 代表阳性。

特异性、抗原强度及效价：

A_1 型 RhD+ 红细胞：与抗 A、抗 D 发生凝集，与抗 B 不发生凝集，无溶血及其他不易分辨现象；与抗 A、抗 D 凝集强度 ≥3+。

B 型 RhD+ 红细胞：与抗 B、抗 D 发生凝集，与抗 A 不发生凝集，无溶血及其他不易分辨现象；与抗 B、抗 D 凝集强度 ≥3+。

O 型 RhD+ 红细胞：与抗 D 发生凝集，与抗 A、抗 B 不发生凝集，无溶血及其他不易分辨现象；与抗 D 凝集强度 ≥3+。

RhD– 红细胞：与抗 D 不发生凝集，无溶血及其他不易分辨现象。

A 型血清 / 血浆：与 A_1、O 型红细胞不发生凝集，与 B 型红细胞发生凝集，无溶血及其他不易分辨现象；与 B 型红细胞反应，效价 ≥8。

B 型血清 / 血浆：与 B、O 型红细胞均不发生凝集，与 A_1 型红细胞发生凝集，无溶血及其他不易分辨现象；与 A_1 型红细胞反应，效价 ≥8。

均一性：红细胞抗原强度差异不超过 1+，血清抗体效价每瓶差异不超过 1 管。

【结果判定】

1. 本产品为非定值质控品，反应格局表中所提供的结果仅为定性结果，因此建议各实验室对每批号的产品自行建立相应的参考值。

2. 质控品检测结束后，用户应将检测结果与参考值进行比较，阳性质控结果与预期结果比较出现超过 1+ 凝集强度的差异，或阴性质控出现阳性结果时，均视为失控。失控后要分析查找原因，必要时重复试验，确认失控原因消除后开展正常检测工作。

（三）ABO 血型鉴定（微柱凝胶法）

【目的】

检测红细胞表面血型抗原及血清（或血浆）中血型抗体。

【原理】

微柱内的凝胶介质起到分子筛作用，分子筛在一定离心力的作用下只允许正常体积的游离红细胞通过，沉淀于底部，即为阴性反应；凝集的红细胞因体积大于分子筛孔径而被阻滞，不能通过微柱凝胶介质层，滞留于微柱凝胶介质的顶部或中间，即为阳性反应。

【适用范围】

同本节 ABO 血型鉴定（试管法）

【检验标本】

1. 推荐使用 EDTA 抗凝静脉血，可以使用不抗凝静脉血，静脉血管条件不好或紧急情况下也可以使用动脉血，标本采集量 ≥3mL；

2. 标本标识清晰、准确；

3. 标本质量符合要求,无血液稀释、细菌污染,离心后无溶血及明显乳糜。

【质量控制】

同本节ABO血型鉴定试验试管法

【试剂及器材】

1. 仪器　台式低速离心机,微柱凝胶卡专用离心机,微柱凝胶卡专用孵育器,移液器,试管架,全自动微柱凝胶血型检测设备(条件具备时)。

2. 试剂　ABO血型鉴定微柱凝胶卡,生理盐水,0.8%~1% A_1型、B型红细胞试剂,稀释液(自动化检测时)。

【操作步骤及内容】

1. 微柱凝胶卡应严格按照制造商的使用说明书要求的贮存条件保存;

2. 试验前应检查微柱卡封口是否完整、微柱卡液面是否干涸、微柱介质中是否有气泡,有上述情况则不能使用,使用前必须经专用离心机离心;

3. 撕开微柱凝胶卡上的锡纸时,注意避免柱间特异性抗体试剂的交叉污染;

4. 严格按照ABO血型鉴定微柱凝胶卡使用说明书的要求操作;

5. 建议离心后立即判读结果,不要将微柱凝胶卡水平放置;

6. 因为红细胞在微柱中的运行轨迹可能不典型,所以判读结果时,需要从卡的正反两面进行判读;

7. 对照管(Ctl/Control管)反应必须为阴性。如为阳性,则结果不可控,需用生理盐水洗涤红细胞3次后重复试验;

8. 微柱凝胶法如果抗原抗体反应时间较短,有可能难以鉴别或漏检某些ABO亚型抗原;

9. 红细胞悬液的配制应标准化;

10. 如在微柱孔中出现溶血现象,提示为红细胞抗原抗体阳性反应,也不排除其他原因所致溶血,故对此标本要认真分析,并向上级主管技术人员报告并讨论。

【结果判读与解释】

1. 结果判定标准(见图7-15和表7-23)

(1)阴性(−):红细胞全部沉在微柱介质的底部,形成一个平整的红细胞聚集带;

(2)阳性(+):红细胞发生溶血或凝集(浮在介质表面或散布在介质之中)。

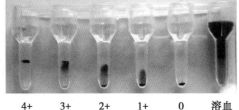

4+　　3+　　2+　　1+　　0　　溶血

图7-15　微柱凝胶卡红细胞凝集强度

表7-23　微柱凝胶卡判读标准

凝集强度	描述
4+	凝集的红细胞全部集中在介质的顶部,基本上处于同一平面上
3+	凝集的红细胞绝大部分集中在介质的顶部,在上半部分处有少量凝集红细胞,呈"拖尾"状态
2+	凝集的红细胞分布于整个柱体,微柱底部可见少量红细胞
1+	凝集的红细胞绝大部分集中在介质的下半部分,微柱底部可见少量红细胞
±	红细胞在介质的底部形成一个粗糙的聚集带,聚集带的上方可见少量红细胞
dcp	混合外观凝集,专指微镜下可见少数红细胞凝集,而绝大多数红细胞仍呈分散分布
pH	表示部分溶血,凝胶管中液体呈透明红色,介质中有残留红细胞
H	表示完全溶血,作为阳性结果对待,凝胶管中液体呈透明暗红色

2. 结果解释

(1)红细胞全部沉淀在微柱底部,判读为阴性;

(2)红细胞凝集颗粒出现在微柱介质中,判读为阳性,溶血视为阳性反应;

(3)综合正反定型结果,按照图 7-14 进行 ABO 血型判定。如对照孔为阳性则表明试验结果不可信,应查找原因。必要时采用试管法重复试验。

(4)特殊情况结果分析

1)标本血清中未完全去除纤维蛋白或补体的干扰、标本抗凝不完全、被细菌污染或标本太陈旧出现红细胞破碎时,均可能出现假阳性结果;

2)血凝块、纤维蛋白或其他颗粒性物质会阻滞红细胞在介质中的运动,容易产生假阳性结果;

3)抗原或抗体量太少,抗原、抗体比例不当,离心力过大或离心时间过长,漏加试剂等均可引起假阴性反应;

4)注意排除其他因素对检测结果的影响,如 IgM 意外抗体、患者有近期异型输血史、骨髓移植或干细胞移植等;

5)先天性免疫球蛋白缺乏、长期大量应用免疫抑制剂等可导致血型抗体减弱或消失,造成反定型困难;

6)血清中存在 IgM 自身免疫性血型抗体、冷凝集效价增高、多发性骨髓瘤、免疫球蛋白异常均可造成反定型困难;

7)若反定型结果<2+,需进一步分析,可能为亚型或抗原减弱。

【临床意义】

同本节 ABO 血型鉴定试验试管法

(四) ABO 正反定型不符

ABO 红细胞定型和血清定型试验结果及注释见表 7-24。当红细胞正定型与血清反定型不相符时即为 ABO 正反定型不符,通常是由于定型过程中出现了意外的阴性或阳性结果,可能是由于红细胞和血清的自身原因或试验过程的技术原因导致(见表 7-25)。

必须记录 ABO 正反定型不符的相关试验结果,并在查找清楚原因后解释 ABO 血型定型结果。如果是献血者标本,其血液不能用于临床输注;如果是受血者样本,在调查期可以输注配血相容的 O 型红细胞 /O 型洗涤红细胞(除产生抗 HI/ 抗 H 的类孟买 / 孟买血型外)。此时,为了保证完成其他需要的鉴定试验,输血前获得足量的血液标本尤为重要。

1. 红细胞定型(正定型)异常

红细胞 ABO 定型出现意外结果的原因包括:

(1)遗传因素导致 ABO 亚型后代出现 ABO 抗原弱表达。白血病和其他恶性肿瘤患者也可表现为 ABO 抗原弱表达。

表 7-24　常见 ABO 血型

红细胞与抗血清反应 (红细胞分型)		血清与试剂红细胞反应 (血清分型)			表型	美国人群频率	
抗 A	抗 B	A₁ 型红细胞	B 型红细胞	O 型红细胞	ABO 血型	欧洲人	非洲人
0	0	+	+	0	O	45%	49%
+	0	0	+	0	A	40%	27%
0	+	+	0	0	B	11%	20%
+	+	0	0	0	AB	4%	4%
0	0	+	+	+	孟买型*	罕见	罕见

注:*H 阴性表型(见 H 抗原部分);+ = 凝集反应;0 = 无凝集反应

表 7-25 ABO 正反定型不符的可能原因

分类	原因
弱 / 无红细胞反应	ABO 亚型 白血病 / 其他恶性肿瘤 非同型输血 妊娠 宫内胎儿输血 造血干细胞移植 急性大出血 可溶性血型物质过多
额外的红细胞反应	自身凝集素 / 红细胞被覆过多的蛋白 未洗涤红细胞：血浆蛋白 未洗涤红细胞：患者血清中含有与试剂成分反应的抗体 造血干细胞移植 获得性 B 抗原或多凝集 cisAB 或 B（A）现象 多凝集 非同型输血
混合红细胞反应	ABO 亚型，（如 A_3，B_3 血型） 近期输过血 造血干细胞移植 胎母出血 双胞胎或双精子（嵌合体）嵌合现象
弱 / 无血清反应	年龄相关（<4~6 月龄，老年人） ABO 亚型 低丙种球蛋白血症 造血干细胞移植 先天性 ABO 抗体缺失 血液稀释，如过量输液
额外的血清反应	冷自身抗体 冷反应性同种抗体 针对试剂组分的血清抗体 多发性骨髓瘤导致血清蛋白过多 - 缗钱状凝集 输入异型血浆 造血干细胞移植 亚型，比如 A 亚型产生抗 A1 静脉输注免疫球蛋白（含某种血型抗体）

（2）非同型红细胞输注或造血干细胞（HPC）移植（如：O 型移植给 A 型）后，两种或两种以上 ABO 血型的红细胞共存导致的混合凝集视野。混合凝集也出现于一些 ABO 亚型（如 A_3 亚型），异卵双胞胎血型嵌合体和罕见的双精子受精血型嵌合现象。

（3）抗 A 和抗 B 定型试剂与红细胞反应时，被血浆或血清中高浓度的 A 或 B 血型物质中和，从而出现假阴性结果。

（4）自身凝集素大量包被红细胞导致的红细胞自发凝集或自身凝集。

（5）异常血清蛋白浓度或输注高分子药物导致的红细胞非特异性凝集（缗钱状凝集）。

（6）由 pH 依赖性自身抗体、试剂依赖性抗体（如：EDTA 或对羟基苯甲酸酯）或缗钱状凝集导致的假阳性反应。

（7）由获得性类 B、B（A）、cisAB 或 A（B）表型导致的异常红细胞定型结果。

（8）遗传性或获得性红细胞膜异常伴随"隐蔽抗原"暴露导致的多凝集（如：T 多凝集）。由于人类血清中含抗"隐蔽抗原"的天然抗体，这些异常红细胞可与 ABO 相容的人类血清发生凝集。单克隆抗 A 和抗 B 不能检测多凝集反应。

2. 血清或血浆定型（反定型）异常

血清或血浆定型可能出现的问题包括：

（1）血浆或不完全凝固的血清中的小纤维凝块误判为红细胞凝集。

（2）小于 4~6 个月的婴儿无血型抗体。出生后 3~6 个月产生血凝素，出生时存在的 ABO 抗体从母体被动获得。

（3）由弱 A 或弱 B 亚型导致的 ABO 抗体异常。

（4）继发于先天性免疫缺陷或疾病治疗产生的严重低丙种球蛋白血症。在无菌环境中长期肠外或肠内营养的儿童导致抗 B 异常缺失。

（5）注射马源免疫球蛋白的患者抗 A 异常缺失。

（6）ABO 不相容性 HPC 移植伴免疫耐受诱导。例如，A 型患者接受 O 型骨髓移植后，外周血循环中有 O 型红细胞，但血清/血浆中仅有抗 B。

（7）继发于先天性免疫缺陷或疾病治疗产生的严重低丙种球蛋白血症。血型抗体稀释也发生于进行多次血浆置换以及白蛋白替代治疗后。

（8）冷反应性同种抗体（如抗 M）或自身抗体（如抗 I），与相应的抗原阳性反定型细胞发生反应。

（9）针对 A_1 和 B 型红细胞保存液试剂成分的抗体。

（10）非特异性凝集，高分子量血浆扩容剂、缗钱状、高浓度血清蛋白或血清蛋白比例改变导致的凝集。

（11）近期输注非同型血浆成分（如，A 型患者输注 O 型血小板，导致患者血清中被动获得抗 A）。

（12）近期静脉注射免疫球蛋白，免疫球蛋白中可能含有 ABO 血型抗体。

3. 技术性错误

标本或检测技术问题导致 ABO 定型不符，主要包括：

（1）标本错误。

（2）配制红细胞悬液浓度不当。

（3）试剂错误，如加错试剂或少加试剂。

（4）未发现溶血。

（5）未按试剂说明书操作。

（6）过度离心或离心不足。

（7）结果判读或记录错误。

（五）ABO 正反定型不符解决方案

首先对同一样本复检，排除检测过程中出现技术性错误。其他有助于解决不符结果的方法包括：重新采集标本避免标本错误；洗涤受检红细胞；检测血清中同种抗体；回顾患者病史、用药史、输血史。ABO 抗原和 / 或抗体减弱或缺失的样本可以使用能增强抗原 - 抗体结合的方法：包括 4℃孵育、酶处理红细胞和吸收放散试验，有条件时进行分子检测。某些情况下，有必要检测唾液中 ABH 抗原的分泌情况。疑似 B(A)、获得性类 B 或 A(B) 表型的患者需用不同的单克隆及人源多克隆试剂复检。

由意外血清反应导致的 ABO 不相符并不少见。常见原因包括冷自身抗体、缗钱状凝集、冷反应性同种抗体（如抗 M）、含抗 A1 的 A 亚型。此外，如上所述，某些非缺失 O 等位基因（ABO*O.02）的存在是 O 型个体抗 A 滴度较低的常见原因。双花扁豆凝集素可用于鉴别含抗 A1 的 A 型红细胞，与 A_1 型红细胞发生凝集而不能与 A_2 或其他 A 亚型发生凝集，抗 A1 的存在需用 A_1、A_2、O 型红细胞进行检测。由冷反应性同种抗体或冷自身抗体导致的反定型问题可以在常温下通过抗体检测和在室温下的自身对照进行鉴别。在有冷自身抗体存在的情况下，ABO 抗体检测包括不离心的 37℃检测试验和冷自身抗体吸收试验。血清或血浆可以诱导形成缗钱状凝集，类似于 A_1 和 B 型红细胞的凝集。盐水替代法或盐水稀释可以用于区分凝集和缗钱状凝集并鉴定 ABO 血型抗体。

冷自身抗体可以导致红细胞自身凝集，在红细胞定型时出现意外反应。大量包被自身抗体的红细胞可以自发凝集并与抗 A 和抗 B 定型试剂发生假阳性反应。通常自身抗体介导的假阳性反应可以通过温盐水洗涤红细胞消除，二硫苏糖醇或 2- 氨基乙基异硫脲溴化物孵育红细胞的方法能抑制、分散 IgM 介导的自身凝集。这些试剂还原结合在 IgM 分子上的二硫键，降低其多价性和直接凝集红细胞的能力。

练习题四

1. 下列给出的是正、反定型的结果，请给出他们的血型。

	细胞正定型		血清反定型		血型
	抗 A	抗 B	A 型红细胞	B 型红细胞	
1	+	0	0	+	
2	0	0	+	+	
3	+	+	0	0	
4	0	0	0	0	
5	0	+	+	0	
6	0	0	0	0	
7	+	+	0	0	
8	+	0	0	+	
9	0	+	+	0	
10	+	0	0	+	

2. 不同人种中每个血型的百分比不同，下表所示为 ABO 血型频率。

不同人种 ABO 血型的频率			
血型	白种人 /%	非洲人 /%	东方人 /%
A	40	27	28
B	11	20	27
AB	4	4	5
O	45	49	40

观察 100 例血型鉴定的结果并记录 A、B、AB、O 型血的百分比。比较你的结果与上表的结果。并请与你的同事讨论这结果是否符合你本地区的实际。

本地区 ABO 血型的频率			
血型	人数	百分比频率 /%	
A			
B			
AB			
O			

3. 导致室内质控失控的原因有哪些？如何避免失控？
4. 微柱凝胶法试验红细胞凝集强度的判读？
5. ABO 正反定型不符的可能原因？

知识小结

1. ABO 定型包括红细胞 A、B 抗原的定型(红细胞定型或正定型),并筛查血清或血浆中是否存在抗 A 和抗 B(血清 / 血浆定型或反定型)。

2. 质控品检测结束后,用户应将检测结果与参考值进行比较,阳性质控结果与预期结果比较出现超过 1+ 凝集强度的差异,或阴性质控出现阳性结果时,均视为失控。

3. 微柱凝胶法试验中微柱内的介质为分子筛作用,分子筛在一定离心力的作用下只允许正常体积的游离红细胞通过,沉淀于底部,即为阴性反应;凝集的红细胞因体积大于分子筛孔径而被阻滞,不能通过微柱介质层,滞留于微柱介质的顶部或介质的中间,即为阳性反应。

4. 当红细胞定型与血清定型不相符时,即为 ABO 正反定型不符,通常是由于正反定型过程中出现了意外的阴性或阳性结果,可能是由于红细胞和血清的各种原因(如亚型、输血、疾病等复杂因素)或试验过程的技术原因导致。

自我测试

在阅读完本章之后,花几分钟思考串联一下学习的知识,您是否已经达到了本章的学习要求,它们是:

1. 实际操作 ABO 血型鉴定试管法并记录其结果。
2. 一般什么情况下进行质控检测？质控检测的意义？
3. 微柱凝胶法试验检测血型时,出现正反定型不相符时考虑哪些因素,该如何进一步试验？
4. 充分理解 ABO 正反定型不符的五大分类,以及相应的解决方案。

二、唾液试验

【目的】

通过 ABH 和 Lewis 抗血清的抑制试验能够证明这些血型物质存在于唾液中,检测分泌型人的唾液中的 ABH 物质可以辅助鉴定 ABO 血型。

【原理】

水溶性 A、B 和 H 抗原表达由 *ABO* 和 *Se* 基因决定,当 *Se* 存在时,分泌物中也能够发现这些由 *ABO* 基因控制的抗原表达。大约 80% 的个体具有 *Se* 基因,它控制着水溶性的 ABH 抗原的分泌(除了脑脊液）。ABH 血型物质除存在于人红细胞上外,也存在于某些人的分泌液中。分泌液中含有血型物质者称为分泌型,A 型分泌型人的唾液中含有 A 型物质,B 型分泌型人的唾液中含 B 型物质,O 型分泌型人的唾液中含 H 型物质,AB 型分泌型人的唾液中含 A 及 B 型物质。H 型物质在 A、B、O 及 AB 型分泌型人的唾液中均存在,但以 O 型人含量最多。

唾液中的 ABH 血型物质为半抗原,它是糖蛋白,能特异性地与相应抗体结合,从而抑制抗体与相应红细胞发生凝集。所以,利用凝集抑制试验可以测定唾液中 ABH 血型物质,有助于 ABO 亚型的分类及某些特殊情况下血型的鉴定。

【适用范围】

适用范围:适用于 ABO 亚型、血液病致抗原减弱、近期输血史等情况下 ABH 血型物质的检测,以辅助鉴定 ABO 血型。

【标本要求】

1. 至少 2mL 唾液。

2. 标本留取及处理。

(1)在小杯子或宽口试管中采集 5~10mL 唾液。大多数人可以在几分钟内收集完成。为了增强唾液分泌,可以咀嚼蜂蜡、石蜡或干净的橡胶棒,但不能是口香糖或其他含有蛋白或糖的物品。患者或婴儿可用棉签放在舌下数分钟,取得唾液,然后将棉签放入含有数滴清洁生理盐水的试管中,用钳子挤压。

(2)1 000×g 离心 8~10min。

(3)将上清液转移到一个干净的试管中,在沸水浴中静置 8~10min 以去除唾液中的酶。

(4)再次 1 000×g 离心 8~10min,收集清澈或轻微乳浊液,弃去不透明的或半固体的物质。

(5)如果试验在几小时内进行则需要进行冷却。如果试验不在当天进行,则将样品冰冻保存在 −20℃。冰冻样品在数年内都具有活性。

【试剂与器材】

1. 试剂　人源或多克隆抗 A、抗 B 血清;单克隆抗 H 试剂或植物凝集素(唾液检测以植物凝集素为佳);多克隆(兔、羊或人)抗 Le^a 抗体;2%~5% 的 A_1、B、O 型红细胞试剂;O 型 Le(a+b−)红细胞。来自分泌型的冰冻或新鲜制备的唾液作阳性对照;生理盐水作阴性对照。

2. 器材　计时器;普通离心机;血型血清学专用离心机;普通显微镜;酒精灯或电磁炉。

【操作步骤】(图 7-16)

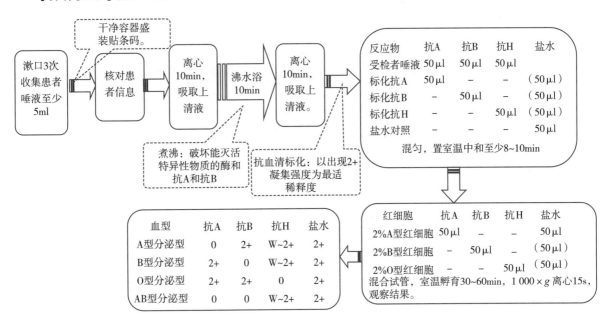

图 7-16　唾液试验流程图

1. 选择血清的最适稀释度(标化血清)

(1)最适稀释度抗血清的制备:试验前需选择最适稀释度的抗血清,用以中和唾液血型物质,如抗体过剩,不被血型物质中和,易发生假阴性结果。反之,抗体过少,则凝集块太小,不易判定结果。

(2)取小试管15支,分为3排,每排5支。每管各加生理盐水0.1mL。第1~3排的第1管分别加抗A、抗B、抗H血清0.1mL,然后分别作倍比稀释,使成为2、4……32倍稀释液。然后于第1排各管加2%~5%A型红细胞盐水悬液0.1mL;第2排各管加2%~5%B型红细胞盐水悬液0.1mL;第3排各管加2%~5%O型红细胞盐水悬液0.1mL,振摇混匀,置室温中1小时(或立即1 000×g离心15s)。

(3)观察结果,每排以出现"2+"凝集块的最高稀释度为最适稀释度。抗H(欧洲荆豆提取液)标化效价一般为8~16。

2. 唾液血型物质检测

(1)加1滴标化后的血型试剂到每一个试管中。进行ABH抗原检测时,试管应标注"分泌型对照""盐水对照"和"待检"。进行Lewis抗原检测时,标记"Lewis+""Lewis-""盐水"和"待检"。

(2)加一滴待检唾液到"待检"管中;加一滴分泌型对照唾液到"分泌型"管中;加一滴盐水到"盐水"试管中。

(3)混合试管,室温孵育8~10min。

(4)加一滴2%~5%盐水重悬的洗涤后的指示红细胞到每一个试管中[A,B,O或Le(a+)]。

(5)混合试管,室温孵育30~60min。

(6)离心并在显微镜下观察每一个试管的凝集情况。

3. 血型物质效价测定

(1)经上述试验已知为分泌型唾液后,如需进一步测定其效价者,可按下法进行滴定。

(2)取试管10支,每管各加生理盐水0.1mL,第一管加受检唾液0.1mL,并作倍比稀释,使成为2、4……1 024倍稀释。

(3)每管加相应最适稀释度抗血清0.1mL,混匀,中和8~10min。

(4)每管各加2%~5%相应红细胞盐水悬液0.1mL,混匀,室温孵育30~60min后1 000×g离心15s,观察结果。受检唾液能抑制抗体凝集相应红细胞的最高稀释倍数的倒数,即为该唾液所含血型物质的效价。

4. 血型物质测定操作步骤见表7-26。

表7-26   血型物质测定操作步骤

反应物	抗A	抗B	抗H	抗Le^a	抗Le^b	盐水对照
受检者唾液(μl)	100	100	100	100	100	/
最适稀释度抗A血清(μl)	100	/	100	/	/	(100)
最适稀释度抗B血清(μl)	/	100	100	/	/	(100)
最适稀释度抗H液(μl)	/	/	100	/	/	(100)
抗Le^a	/	/	/	100(不标化)	/	(100)
抗Le^b	/	/	/	/	100(不标化)	(100)
混合试管,室温孵育8~10min						
2%~5%A型红细胞(μl)	100	/	/	/	/	(100)
2%~5%B型红细胞(μl)	/	100	/	/	/	(100)
2%~5%O型红细胞(μl)	/	/	100	/	/	(100)

续表

反应物	抗 A	抗 B	抗 H	抗 Le^a	抗 Le^b	盐水对照
2%~5% O 型 Le(a+)红细胞(μl)(抗筛细胞)	/	/	/	100	/	(100)
2%~5% O 型 Le(b+)红细胞(μl)(抗筛细胞)	/	/	/	/	100	(100)
混合试管,室温孵育 30~60min,1 000×g 离心 15s,观察结果						
A 型分泌型	0	/	W~2+	/	/	2+
B 型分泌型	/	0	W~2+	/	/	2+
O 型分泌型	/	/	0	/	/	2+
AB 型分泌型	0	0	W~2+	/	/	2+
Le(a+)	/	/	/	<2+	/	2+
Le(b+)	/	/	/	/	<2+	2+

【结果判读】

1. 抗体导致含有唾液的试管中的指示红细胞凝集说明唾液不含有相应抗原。已知抗体与唾液孵育后与指示红细胞无凝集说明唾液中含有相应的抗原。

2. 唾液稀释标化人源抗 A、人源抗 B、单克隆抗 H 后与相应试剂红细胞凝集强度同盐水稀释标化人源抗 A、人源抗 B、单克隆抗 H 后与相应试剂红细胞凝集强度比较。效价低 2 个或 2 个以上稀释倍数者,表明唾液中含有相应 A、B、H、Le^a 血型物质;低 1 个稀释倍数者为可疑;与盐水稀释管比较无降低者表明唾液中未检出相应血型物质。

3. 盐水对照的抗体对指示红细胞凝集的失效说明唾液检测试验无效;失败往往由于试剂稀释过度导致。重新确定试剂合适的稀释度,如上述,并重复试验。

4. 判读标准:离心并根据表 7-27,观察每一个试管的凝集情况,并将结果记录于表中。

表 7-27　唾液试验记录表

	唾液中 ABH 血型物质测定				
	患者	分泌型对照	非分泌型对照	盐水对照	标化效价
抗 A					
抗 B					
抗 H					
抗 Le^a					
抗 Le^b					

练习题五

根据下列试验结果,判断患者的血型

	唾液中 ABH 血型物质测定	
	患者	盐水对照
抗 A	0	2+
抗 B	2+	2+

续表

	唾液中 ABH 血型物质测定	
	患者	盐水对照
抗 H	1+	2+
抗 Le^a	2+	2+
抗 Le^b	0	2+

知识小结

Se 基因阳性的人为分泌型,此类人群的 ABH 血型物质除存在于红细胞上外,唾液中也含有血型物质,如 A 型分泌型人的唾液中含有 A 型物质,B 型分泌型人唾液中含 B 型物质,O 型分泌型人的唾液中含 H 型物质,AB 型分泌型人唾液含 A 及 B 型物质。

自我测试

标化血清的目的是什么?

三、亲和力试验

【目的】

当血型测试结果为混合视野时,测试亲和力以区分为 A$_3$、B$_3$ 亚型或骨髓移植、疾病所致抗原减弱、胎母出血和输入异型红细胞等。

【原理】

抗体亲和力是指血清中抗体与相应红细胞发生凝集的强度与速度,指抗体与抗原结合能力,利用和抗血清亲和力不同来鉴别弱型抗原结合及正常血型抗原结合的混合视野结果。

【适用范围】

适用于区分 A$_3$、B$_3$ 亚型或骨髓移植、疾病所致抗原减弱、妊娠出血和输入异型红细胞的患者引起的混合视野结果分析。

【标本要求】

1. EDTA 抗凝全血。

2. 标本量:至少 1mL。

3. 如不能立刻检测可加塞子在 4℃下保存 1 周备查。

【质量控制】

试验中需有阳性标本及阴性标本作对照。

【试剂与仪器】

1. 试剂:人源抗 A、抗 B 血清

2. 仪器:普通离心机、血型血清学专用离心机、普通显微镜、秒表。

【操作步骤】

1. 观察标本是否适合本检验流程。

2. 观察患者资料是否正确。

3. 显微镜下确认是否为混合视野的反应。

4. 取 3 组正常相对应细胞及患者细胞,配制 40% 红细胞悬液。方法如下:① 1mL 全血经 1 000×g 1min 取压积红细胞。② 4 滴压积红细胞加上 6 滴 0.9% 生理盐水,混匀即成 40% 红细胞悬液。

5. 取 1 张亲和力测试记录纸,依项次填入患者基本数据及检验时间。

6. 取 1 张玻片,用蜡笔填上患者姓氏及病历号码。

7. 玻片上使用记号笔画长宽直径约为 4cm×2cm 的椭圆形反应区,防止试剂或血液在混合摇晃时,流出反应区域。

8. 左右两端分别加入 1 滴定型试剂(抗 A/ 抗 B)及 40% 反应细胞(未靠近)。

9. 利用小木棍或 Tip 头混合细胞及抗血清试剂,同时开始摇晃玻片并读秒计时。

10. 观察玻片上血液稀少的那一端是否有凝集反应,当见到凝集时就停止读秒并记录秒数。

11. 患者标本测试 3 次,测读秒 3 次平均值。

12. 将判读结果解释记录于亲和力试验记录表(表 7-28)。

13. 计算方法:测试 3 次取平均值。

【结果判读与解释】

1. 判读要求

(1)试验结果大于 10 秒或者超过正常对照 3 倍,则可能为 A_3 血型或 B_3 血型。

(2)试验结果小于 10 秒或者小于正常对照 3 倍值,则可能是输异型血的混合视野,或骨髓移植血型,或因白血病患者造成的抗原减弱。

(3)若正常对照细胞平均值大于 10 秒,则需换不同品牌试剂重新测试。

(4)若其中一组正常细胞异常大于 10 秒,则需换一组新正常测试细胞。

2. 判读标准

(1)正常细胞 3 次的平均值在 10 秒内,则试验结果可接受。

(2)试验结果大于 10 秒或者超过正常对照 3 倍,则亲和力试验为较弱反应。可能为 A_3 血型或 B_3 血型。

(3)试验结果小于 10 秒或者小于正常对照 3 倍值,则可能是输异型血的混合视野,或骨髓移植血型。

【临床意义】

利用亲和力试验区分混合视野的成因,以判别 B_3、A_3 血型以及 BMT 骨髓移植或输异型血所造成的混合视野结果。亲和力试验记录表见表 7-28。

表 7-28　亲和力试验记录表

患者姓名	性别	年龄	临床诊断		标本号
	第一次(s)	第一次(s)	第一次(s)	平均(s)	判读
患者红细胞					
标准试剂					
红细胞					

练习题六

哪种情况下的正反定型不符合需要考虑做亲和力试验? 如何区分抗原减弱和亚型?

知识小结

利用亲和力试验区分混合视野的成因,以判别 B_3、A_3 血型以及 BMT 骨髓移植或输异型血所造成的混合视野结果。

自我测试

分析血型鉴定时正定型出现混合凝集的原因,以及相应的解决方案。

四、A/B 抗原弱表达吸收放散试验

【目的】

利用抗原抗体结合的特异性和可逆性特点,改变某些物理条件促进抗原抗体结合或者解离结合的抗原抗体,通过检测抗体的变化间接证明红细胞表面相应抗原的存在。

【原理】

1. 吸收试验 当受检细胞加入已知效价的抗 A 及抗 B 血清后,若红细胞上有相应的抗原,便吸收血清中的抗体。红细胞血型抗原(包括弱表达抗原)与相应抗体在适宜的条件下孵育后,抗体可逆性结合在红细胞血型抗原上,再用已知抗原的红细胞来滴定,比较吸收前后抗血清中抗体的效价,便可证明受检红细胞上有无相应抗原以及强度,间接判定受检红细胞的血型及其亚型的种类。相应抗体效价下降或降至不能检出,进一步对吸收后的红细胞做放散试验,可从放散液中检出相应抗体。

2. 放散试验 红细胞上的抗原与血清中抗体在适合条件下发生凝集或致敏,这种结合是可逆的。如改变某些物理条件,抗体又可从结合的细胞上放散,再以相应的红细胞鉴定放散液内抗体的种类并测定其强度,可鉴定致敏红细胞的抗体特异性或间接鉴定红细胞抗原。

【适用范围】

适用于红细胞血型弱抗原的鉴定及致敏红细胞的抗体特异性鉴定等。

【标本要求】

1. EDTA,ACD,CPDA-1 加 EDTA 的全血。

2. 标本量:至少 3mL。

3. 如不能立刻检测可加塞子在 4℃下保存一周备查。

【质量控制】

1. 试验中需有阳性标本及阴性标本作对照。

2. 抗 D 须室内质量控制。

3. AHG 试剂须室内质量控制。

4. 试验中的末次洗涤液作为阴性对照。

【试剂与仪器】

1. 试剂

(1)人源抗 A、抗 B 血清;

(2)单克隆抗 A、抗 B 和 / 或抗 H 试剂(需要经过筛选验证);

(3)2%~5% 的 A、B、O 型红细胞试剂(分别 3 人份,单独制备)。

2. 仪器

普通离心机、血型血清学专用离心机、普通显微镜、4℃冰箱和可调温水浴箱。

【操作步骤】

1. 用生理盐水洗涤 1mL 待检红细胞至少 3 遍,最后一遍移除所有上清液;

2. 将 1mL 人源 / 单克隆抗 A 或抗 B 血清(如果怀疑 A 亚型或 B 亚型)加入到洗涤好的压积红细胞中;

3. 混匀红细胞和血清抗体,置 4℃孵育 1h,期间混匀 2~3 次;

4. 经 1 000×g 离心 3min,移除所有上清液;

5. 将红细胞转移到一个洁净的新试管中;

6. 用大量冷盐水(4℃)至少洗涤 8 次,将最后一遍洗涤上清液分装到新的试管中,与放散液做平行试验;

7. 选用一种适合的放散方法(如 56℃热放散或冻融放散)重获 ABO 血型抗体;

8. 放散液和末次洗涤液(第 6 步中获得的)分别与 A₁(或 B)、O 型红细胞试剂(分别为 3 人份)的反应情况——向两组不同试管中分别加 2 滴放散液和洗涤液,1 滴对应试剂红细胞悬液,立即以 1 000×g,离心 15s,观察凝集情况;

9. 如果离心后没有观察到凝集,室温孵育 15min 再次离心;

10. 如果仍没有凝集,37℃孵育 15~30min,作间接抗球蛋白试验。

【结果判读与解释】

1. 判读要求

具体参照操作步骤 8~10 检测放散液、末次洗涤液所用方法学。

2. 判读标准

(1)放散液中出现抗 A 或抗 B,说明待测红细胞上有 A 或 B 抗原。必须符合以下要求试验结果才是有效的。

1)放散液与所有 3 组 A₁(或 B)型的红细胞反应。

2)放散液与 3 组 O 型红细胞不反应。

3)末次洗涤液与 A₁(或 B)型红细胞试剂均不发生反应。

(2)放散液与抗原阳性的红细胞不反应,表明待测红细胞上不表达 A 或 B 抗原,也可能是吸收放散试验操作不规范所致。

(3)放散液与某些或全部抗原阳性红细胞以及 O 型红细胞反应,说明试验所选择的抗 A 和/或抗 B 中存在额外的抗体。

(4)如果末次洗涤液与抗原阳性细胞反应,则结果无效。说明放散试验前,未结合的试剂抗体没有洗涤干净。A₁、B 或 O 型红细胞或所有 3 种细胞可以平行进行吸收放散试验,作为该试验的阳性或阴性对照。

【临床意义】

可用于鉴定新生儿溶血病患儿红细胞上的抗体;在溶血性贫血和可疑输血反应中,用来鉴定产生直接抗球蛋白试验阳性的红细胞;制备少量的单特异性抗体;从患者红细胞上去除抗体;制备可用于自身吸收或鉴定血型及交叉配血次侧试验中使用的红细胞。

练习题七

吸收放散试验的临床意义。

知识小结

ABO 反定型时需要分别使用 O 型红细胞和自身红细胞作为对照试验,可证实是否有意外抗体或自身抗体、蛋白凝集的存在。

自我测试

实际操作新生儿红细胞直接抗球蛋白试验阳性的标本并记录其结果。

第三节　ABO 亚型和输血

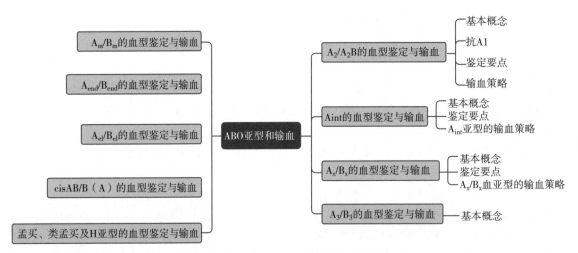

图 7-17　ABO 亚型和输血学习导图

学习目标

1. 掌握 ABO 亚型的基本概念
2. 掌握 ABO 亚型的分类和鉴定
3. 掌握 ABO 亚型抗原的数量及特征
4. 掌握 ABO 亚型反定型意外抗体的产生规律及反应条件
5. 掌握类孟买血型与其他 ABO 亚型的区别与鉴定方法
6. 掌握 ABO 亚型的输血策略

　　ABO 血型抗原不是由 *ABO* 基因直接合成的,而是产生特异性糖基转移酶的遗传密码,使糖基连接到前体物质上,赋予 ABO 血型抗原的特异性。*H* 基因的作用与 ABO 血型抗原形成有密切的关系,*H* 基因的遗传虽与 *ABO* 基因无关,但 A、B 及 H 抗原的前体物质却是相同的。此前体物质主要为糖蛋白的糖脂,其连接的糖所需的特异性转移酶是由遗传基因合成的。ABH 糖脂抗原系建立在寡糖支链的糖分子结构上。

　　H 抗原的生成是由 α1,2-L- 岩藻糖基转移酶催化,由 GDP-L- 半乳糖提供糖基连接到前体分子末端半乳糖基的 C-2 位。无论是 H- 转移酶还是 Se- 转移酶起源的 H 抗原,都可以作为 A、B 转移酶的受体底物。*A* 基因产物是 α3-N- 乙酰半乳糖氨基转移酶,功能是从尿苷二磷酸(UDP)-N- 乙酰氨基半乳糖转移一个 N- 乙酰氨基半乳糖到 H 物质的岩藻糖化半乳糖残基上。*B* 基因的产物是 α1,3-D- 半乳糖基转移酶,其功能是从 UDP- 半乳糖转移一个 D- 半乳糖到 H 物质的岩藻糖化半乳糖残基上。*A* 和 *B* 等位基因位于 9 号染色体的 ABO 座位上,第 3 个等位基因 *O* 基因不能编码有活性的转移酶,若为纯合子 O,则 H 物质不被修饰。另外,若因缺乏 H 或 Se 转移酶,未形成 H 物质,即使有正常活性的 A 或 B 转移酶,也不能产生相应的 A 或 B 抗原,这一情况发生在稀有的 H 抗原缺乏型(孟买型或类孟买型）的红细胞上。

　　A 基因比 B 基因产生更多的糖基转移酶,可将红细胞上的几乎所有 H 抗原全部转换为 A 抗原。成人 A_1 型红细胞上多达 810 000 至 1 170 000 个抗原位点。B 型个体的 B 基因（BB 或 BO）编码产生 α1,3-D- 半乳糖基转移酶,该酶将 D- 半乳糖连接到 H 抗原上。成人 B 型红细胞上有 610 000 至 830 000 个抗原位点。但当 A 和 B 基因共同遗传时,B 糖基转移酶（α1,3-D- 半乳糖基转移酶）却比 A 糖基转移酶（α-3-N- 乙酰半乳糖氨基转移酶）竞争 H 抗原能力更强。因此,成人 AB 型中 A 抗原位点数仅为 600 000 个,而 B 抗原约为 720 000 个。

　　由于 ABO 基因不同的突变位点造成 A 和 B 糖基转移酶活性强弱的不同,导致了 H 抗原转化为 A 和 B 抗原位点的数量不同,因此形成各种 ABO 亚型。下文中,我们将详细讨论每一种常见 ABO 亚型的特点,例如 A 和 B 抗原位点的数量和反应强度,H 抗原的反应强度以及意外抗 A、抗 B 存在的情况。明确 ABO 亚型的鉴定方法,具体可以参考本教程"附录 11 ABO 血型定型参照表"。根据不同 ABO 亚型的特点,制定不同的输血策略。

一、A_2/A_2B 的血型鉴定与输血

（一）基本概念

　　A 型有两种主要的亚型,称为 A_1 和 A_2（构成全部 A 型血型的 99.99%）。在直接凝集反应中,两种血型红细胞与抗 A 试剂均发生强凝集反应。A_1 和 A_2 亚型的血清学区别在于是否与抗 A1 试剂反应。这种抗 A_1 试剂可由 B 型人的血清或由双花扁豆外源性凝集素制成。在标准试验情况下,抗 A1 试剂凝集 A_1 型红细胞,不凝集 A_2 型红细胞。A 型婴儿的红细胞虽不与 B 型人血清中的抗 A1 发生反应,却可与双花扁豆外源性凝集素发生很弱的凝集。需要注意的是,双花扁豆外源性凝集素也可以凝集少数具有强的 Sd^a 抗原的红细胞以及 Tn 多凝集红细胞,干扰 ABO 血型的鉴定。A_1 型红细胞上同时存在 A 抗原和 A_1 抗原,A_2 型红细胞上仅存在 A 抗原。B 型个体的血清 / 血浆中包含两种抗体成分:抗 A 和抗 A_1。A_1 型红细胞可以和两种抗体均发生反应,而 A_2 型红细胞仅能与抗 A 反应。用 A_2 型红细胞吸收 B 型个体血清,除去抗 A 剩余部分就是抗 A1。若 A_1 基因与 A_2 基因共同遗传时,人体的表型为 A_1 型,A_2 基因被存在的 A_1 基因所隐蔽。当 A_2 基因与 B 或 O 基因配对时,则人体的表型将为 A_2B 或 A_2 型。各种抗原的产生源于 ABO 位点基因的遗传。A_1 基因遗传产生高浓度的 $α_3$-N- 乙酰氨基半乳糖转移酶,将几乎所有的 H 前体物质转换成红细胞上 A_1 抗原。强大的 A_1 基因在成人红细胞上产生 810 000 至 1 170 000 个抗原位点;A_2 基因在成人红细胞上产生 240 000 至 290 000 个抗原位点。A_1 和 A_2 型红细胞上的糖基均为 N- 乙酰 -D- 半乳糖胺,但存在质的差异。

（二）抗 A1

　　迄今为止,提出了两个主要的 A 亚型:A_1 和 A_2;还提出了关于 A 亚型形成更为详细可信的基础理论,涉及 4 种不同形式 H 抗原的鉴定,两种是无支链的直链（H_1、H_2）,另两种带有复杂的支链结构（H_3、H_4）（图 7-18）。A 酶作用于 H_1-H_4 前体结构,将 H 抗原转化为有活性的 A 型糖脂。虽然链的长度和分支的复杂性不同,但终端糖所致的抗原特异性仍相同。化学与物理研究显示,A_1 和 A_2 转移酶的性质不一样。直链 H_1 和 H_2 糖脂可被 A_1 和 A_2 酶转换成 A^a 和 A^b 抗原,A_2 酶效率稍低。有复杂分支结构的 H_3 和 H_4 则被 A_1 和极少的 A_2 酶转换成 A^c 和 A^d 抗原。未被转换的 H 抗原（特别是 H_3 和 H_4）可存在于 A_2 亚型红细胞上（图 7-19）,其中 A^a 和 A^b 的形成取决于 H_1 和 H_2 结构。A_2 亚型红细胞上的 A^c 极少,A^d 几乎没有,在这些人的血清中有可能发现抗 A1,抗 A1 是因 A_2 个体缺乏 A^c 和 A^d 而产生,同样,A_2B 个体血清中存在抗 A1。B 转移酶比 A 转移酶将 H 物质转换成相应抗原的能力更强,但当 A_2 酶与 B 酶共同作用时可能会完全失败。A_2B 个体更容易缺乏 A^c 和 A^d,因而可产生抗 A^c 和抗 A^d（抗 A1）。如前所述,大多数 A 型的婴儿出生时类似 A_2,几个月后发展成 A_1,因为新生儿缺乏 H_3 和 H_4 抗原,也缺乏 A^c 和 A^d 抗原,可能为 A_2 亚型。成人含高浓度的 H_3 和 H_4 分支结构,因此 A_1 个体存在的 A^c 和 A^d 抗原会转化为 A 抗原。

抗 A1 存在于部分 A_2 和 A_2B 个体的血清中,1%~8% 的 A_2 个体和 22%~35% 的 A_2B 个体血清中可以检出抗 A1。更加敏感的技术揭示,A_2 和 A_2B 个体中的抗 A1 比例应高于上述数据。这种抗体可以引起 ABO 正反定型不符及与 A_1 或 A_1B 型红细胞交叉配血不相合。因抗 A1 是 IgM 型冷反应抗体,通常只在温度低于 37℃ 时反应,因此一般不会引起输血反应。

（三）鉴定要点

不常发现较 A_2 更弱的亚型,其特征是在红细胞上的 A 抗原量依次减少,但 H 抗原的活性则相对地增加。通常鉴定为 A_2/A_2B 血型依据为:① A_2/A_2B 型红细胞与抗 A 反应强阳性(3+~4+);② A_2/A_2B 型红细胞与抗 A1 反应为阴性;③ A_2/A_2B 型红细胞与抗 H 反应强阳性(3+);④血清 / 浆中有 / 无抗 A1;⑤分泌型人唾液中含有 A 及 H 物质。

（四）输血策略

A 亚型的问题要比 B 亚型者多并常见,因为 A_2 或 A_2B 血型的人体血清 / 血浆中可能有抗 A1。若一位 A 亚型患者被错误地判定为 O 型而输注 O 型血液时,一般不引起输血反应。反之,若一位具有弱 A 抗原的献血者血液,被误判为 O 型并供给 O 型患者时,可能引发输血反应。

如果抗体在 37℃ 时有反应性,则被视为有临床意义的抗体。A_2/A_2B 血型的输血主要根据反定型有无存在意外抗 A1 决定。如 A_2/A_2B 血型无意外抗 A_1,则可以视作正常 A/AB 型,分别输注 A 型和 AB 型血液;如 A_2 血型存在意外抗 A1,则可输注洗涤 O 型红细胞;如 A_2B 血型有意外抗 A1,37℃ IAT(间接抗球蛋白试验)交叉配血相容可以同型输注,否则输注 B 型洗涤红细胞或 O 型洗涤红细胞。有文献报道,一位无意外抗 A1 的 A_2 型患者输注了 A_1 型红细胞以后产生了抗 A1,在下一次输注 A_1 型红细胞时发生了输血反应。因此在输血前必须进行交叉配血,交叉配血试验相容后方可进行输注。

有 4 种不同形式 H 抗原,两种是无支链的的直链(H_1,H_2;图 7-18),两种是复杂的支链(H_3,H_4;图 7-19)。A 酶作用于 H_1~H_4 前体结构,将 H 抗原转化为有活性的 A 型糖脂。A_1 和 A_2 转移酶的性质不一样。直链 H_1 和 H_2 糖脂可通过 A_1 和 A_2 酶转换成 A_a 和 A_b 抗原,A_2 酶效率稍低。有复杂分支结构的 H_3 和 H_4 可通过 A_1 和极少的 A_2 酶转换成 A_c 和 A_d 抗原。未被转换的 H 抗原(特别是 H_3 和 H_4)可存在于 A_2 红细胞上,只有 A_a 和 A_b 的形成取决于 H_1 和 H_2 结构。

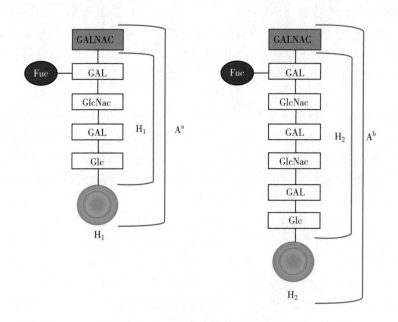

图 7-18　A^a 和 A^b 抗原结构

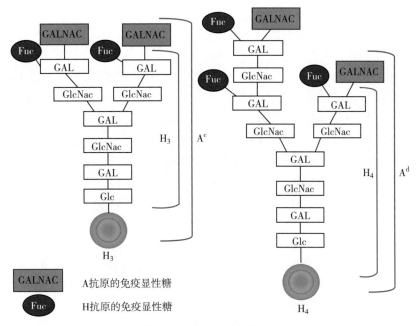

图 7-19　A^c 和 A^d 抗原结构

二、A_{int} 的血型鉴定与输血

(一) 基本概念

Landsteiner 和 Levine 认识到有些 A 型个体的红细胞既不能定义为 A_1，也不能定义为 A_2，而像是它们的中间类型。A_{int} 血型的 int 是 intermediates 的缩写，表示 A_1 型和 A_2 型中间反应的血型。A_{int} 血型跟抗 A 试剂反应跟 A_1 型及 A_2 型一样，为强阳性结果。但是与抗 A_1 试剂反应时，A_1 型呈现强阳性结果，A_2 型呈现阴性结果，而 A_{int} 介于两者之间，通常为 1+~2+ 的弱阳性结果。实际上，A_{int} 不能代表一种真正的中间类型，因为它的 H 抗原强度像 A_2 一样强，甚至更强。在血型鉴定时，我们可以利用这一特点来进行判断。

与 A_2 型类似，部分 A_{int} 型也可产生抗 A1；在常规输血试验中，除非 A_{int} 型人的血清 / 血浆中含有抗 A1，才需考虑输血问题，一般情况下，患者与献血者间的 A_1 或 A_{int} 不需加以区别。只有在 37℃ 有反应性的抗 A1，才考虑其具有临床意义，因其能造成红细胞的破坏，引起血管内溶血的不良反应。

日本学者永尾畅夫对大阪血液中心献血者的血液进行了认真仔细的检验，从 1 404 例 A 型中检出 7 例 A_{int}(0.5%)，从 215 例 AB 型中检出 4 例 A_{int}B(1.86%)。A_{int} 在非洲裔人种较白人人种常见，美国 A 型非洲裔人群中有 8.5% 是 A_{int}，美国白人仅 1% 为 A_{int}，在南非 A 型非洲裔中，A_{int} 的比例高达 13.7%。

(二) 鉴定要点

A_{int} 亚型血清学鉴定依据：① A_{int} 血型正定型与抗 A 反应强阳性(4+)；② 与抗 A1 反应为弱阳性 (反应强度介于 A_1 和 A_2 之间) 的特点；③ A_{int} 血型 H 抗原增强(2+~3+)；④ 血清 / 浆中有 / 无抗 A1；⑤ 分泌型人唾液中含有 A 及 H 物质。

(三) A_{int} 亚型的输血策略

A_{int} 亚型的输血与 A_2 亚型类似，主要考虑反定型是否存在意外抗 A1，如无意外抗 A1，则视作正常 A 型，给予输注 A 型红细胞；如存在有临床意义的意外抗 A1，则可输注 O 型洗涤红细胞，或交叉配血 37℃ IAT 试验阴性方可进行输注。

三、A$_x$/B$_x$ 的血型鉴定与输血

（一）基本概念

A$_x$ 亚型是 1935 年由 Fisher 等人提出，主要血清学特点为：红细胞与多数来源于 B 型血清的抗 A 不发生反应，但是可以被大多数来源于 O 型个体的抗 A,B 凝集，没有混合视野表现，如果使用标化的抗 A 和抗 A,B 与 A$_x$ 亚型红细胞反应，大部分 A$_x$ 亚型红细胞与抗 A,B 的反应强度大于与抗 A 的反应强度。A$_x$ 型血清中大多含有抗 A1，且在 4℃ 条件下反应较强或只在 4℃ 条件下反应，这是 A$_x$ 区别于其他 A 亚型的一个特征。除了 H 物质，A$_x$ 分泌型个体唾液中仅可检出痕量的 A 物质。

A$_x$ 表现型具有高度的遗传异质性。A$_x$ 抗原的强度个体差异较大，不同克隆株的单克隆抗 A 试剂对于 A$_x$ 的检出率不同，A$_x$ 亚型红细胞可以吸收放散抗 A。

与 A$_x$ 亚型相类似的 B$_x$ 亚型是在日本首先检出的。B$_x$ 亚型红细胞的血清学特征为与抗 B，抗 A,B 反应凝集较弱，但与抗 A,B 的凝集反应可增强；与抗 H 的凝集显示出和 O 型一样的强凝集。B$_x$ 个体的血清和红细胞膜上均不能检出 B 转移酶，血清中含有很弱的抗 B，且在 4℃ 条件下反应较强或只在 4℃ 条件下反应。同 A$_x$ 一样，这也是 B$_x$ 区别于其他 B 亚型的一个特征。B$_x$ 分泌型唾液中含有一些 B 物质，后者常常仅能通过 B$_x$ 亚型红细胞为指示细胞的凝集抑制试验方能检测出。

（二）鉴定要点

一般可以认为 A$_x$ 亚型/B$_x$ 亚型血清中有意外抗 A1/ 抗 B；即使是分泌型个体，唾液也只分泌 H 物质，不分泌 A 或 B 物质，遗传学上认为 A$_x$ 和 B$_x$ 亚型都由少见的 *ABO* 等位基因产生的。

A$_x$/B$_x$ 亚型血清学鉴定特征为正定型可直接检出 A/B 抗原（试管法人源抗体），但部分品牌单克隆试剂及微柱凝胶卡可能会发生漏检。在同等效价条件下，A$_x$/B$_x$ 亚型红细胞与抗 A,B 反应强于与抗 A/ 抗 B 反应强度；与抗 H 呈现强凝集反应；血清中存在意外抗 A1/ 抗 B，此抗体在 4℃ 条件下反应较强或只在 4℃ 条件下反应。

（三）A$_x$/B$_x$ 亚型的输血策略

A$_x$/B$_x$ 血清中大多含有意外抗 A1/ 抗 B，但是这个抗体一般为冷抗体，在 4℃ 条件下反应较强或只在 4℃ 条件下反应，因此对于 A$_x$/B$_x$ 亚型的输血，可根据具体情况，选择同型的红细胞，以及交叉配血相容的 A 型/B 型或者 O 型洗涤红细胞进行输注。

四、A$_3$/B$_3$ 的血型鉴定与输血

1936 年，Friedenreich 检出 A$_3$ 亚型，A$_3$ 是最稀少的弱 A 表现型，其对抗 A 反应较弱，在与抗 A 和抗 A,B 反应时，能产生混合视野凝集外观。也就是说，小的凝集块周围是大量未凝集的细胞，正定型时若观察不仔细有可能误判断呈阴性或弱阳性。若使用试管法进行正定型抗原鉴定，需反复离心观察混合视野凝集；若使用微柱凝胶卡进行正定型抗原鉴定，可观察到细胞分群。通常来说，A$_3$ 亚型的正定型反应中，凝集部分的细胞占总细胞量的 50% 左右，且阳性反应的细胞均为强阳性凝集，另一部分阴性反应的细胞则游离于反应体系中。在鉴定时，要注意与正常弱阳性反应的区分。A$_3$ 亚型的 H 抗原水平较高，一般情况下与抗 H 试剂反应呈强阳性结果。少部分 A$_3$ 亚型血清中含有抗 A1。分泌型个体的唾液可以检出 A 物质。

B$_3$ 的血清学特征与 A$_3$ 相似。1972 年，Wiener 和 Cioffi 首先报道一例 ABH 非分泌型 B$_3$。这种表现型与抗 B 和抗 A,B 呈现混合视野反应的特点，血清中缺乏抗 B，唾液中含有正常含量的 B 物质。B$_3$ 亚型的 H 抗原水平较高，一般情况下与抗 H 试剂反应呈强阳性结果。尽管 B$_3$ 被认为是最稀少的一种 B 亚型，但仍有国内外文献陆续报道过。应特别注意因血液病所引起的抗原减弱可表现出与 A$_3$ 及 B$_3$ 亚型类似的反应格局。因此临床工作中要重视临床病史资料的调查，血液病患者要谨慎报血型，必要时进行血型基因检测，辅助确定血型。

对 A$_3$/B$_3$ 亚型进行血清学鉴定时，需要把握正定型混合凝集视野这一重要特征，在微柱凝胶卡

中,混合视野凝集具体表现为细胞上下分群;在试管法中,可能需要反复多次离心才能看到游离细胞和强凝集细胞同时存在的状态。值得注意的是,要关注混合视野凝集中凝集细胞的百分比,A_3/B_3 亚型正定型凝集细胞量约为 50%,这是与 A_{end}/B_{end} 最主要的区别。同样,A_3/B_3 血型的 H 抗原增强。

A_3/B_3 亚型的输血策略:少部分 A_3 亚型血清中含有抗 A1,因此若血清中不含有抗 A1,则可输注 A 型红细胞;若血清中含有抗 A1,则只能给予输注同型或者 O 型洗涤红细胞。同样,若 B_3 亚型血清中不含有抗 B,则可输注 B 型红细胞;若血清中含有抗 B,则只能给予输注同型或者 O 型洗涤红细胞。

五、A_m/B_m 的血型鉴定与输血

A_m 亚型红细胞不能被抗 A 和抗 A,B 凝集,或者仅能发生很弱的凝集。如果使用标化的抗 A 和抗 A,B 与 A_m 亚型红细胞反应,大部分 A_m 与抗 A,B 的反应强度不会比与抗 A 的反应强度更强。一部分 A_m 亚型需要通过吸收放散的方法才能检出细胞上微弱的 A 抗原。

在血清反定型时会发现 A_m 血型缺少抗 A,只有抗 B,是正反定型不一致的典型例子。也可通过这一点区分 A_m 和 A_x 型;另外,A_m 血型的抗原强度也弱于 A_x 血型。A_m 血型可以通过吸收放散检出 A 抗原,也可通过检测其反定型有无抗 A 与 A_{el} 血型区分。(通常,A_{el} 型需通过吸收放散检出弱 A 抗原,反定型有意外抗 A_1。

如果是分泌型,就可测到唾液中正常含量的 A 和 H 血型物质,A_m 亚型可以证明有 N- 乙酰 -D- 半乳糖转移酶,但是其转移酶的活性大约是 A_1 和 A_2 血清酶活性的 30%~50%。

B_m 型与 A_m 型相似,不能被抗 B 和抗 A,B 凝集,或者仅能发生很弱的凝集。如果使用标化的抗 B 和抗 A,B 与 B_m 亚型红细胞反应,大部分 B_m 与抗 A,B 的反应强度不会比与抗 B 的反应强度更强。一部分 B_m 血型需要通过吸收放散的方法才能检出细胞上微弱的 B 抗原。血清反定型时会发现 B_m 亚型缺少抗 B。总之,B_m 个体的红细胞,血清和唾液的反应特点与 A_m 型相同。

在 B_m 亚型红细胞膜上只能检测到少量的 B 转移酶活性,有报道 B_m 血清中的转移酶活性不足正常 B 型血清中的一半。而 B_m 唾液中含有正常或者降低的 B 转移酶活性。在一个 B_m 和 AB_m 的家系中,AB_m 血清中的 B 转移酶活性明显比 B_m 血清中的活性高。大概是由于基因间的相互作用,使 B_m 基因表达增强。

在 A_m/B_m 亚型血清学鉴定时,需要把握其血清中不存在意外抗 A1/ 抗 B 这一特点,这是与 A_x/B_x 区分的一个重要特征。除红细胞上抗原需要通过吸收放散才能检出,也需要结合反定型是否存在意外抗 A1/ 抗 B 来与 A_{el}/B_{el} 区分。通常来说,其正定型抗原的反应强度要弱于 A_x/B_x,强于 A_{el}/B_{el}。在同等效价条件下,A_x/B_x 与抗 A,B 反应等于或小于与抗 A、抗 B 反应强度。同样,A_m/B_m 亚型的 H 抗原增强。

A_m/B_m 亚型的输血策略:通常认为 A_m 亚型和 B_m 亚型反定型没有意外抗 A_1 和抗 B,因此可使用配合型红细胞进行输注,即 A_m 亚型输注 A 型血,B_m 亚型输注 B 型血。

六、A_{end}/B_{end} 的血型鉴定与输血

A_{end} 亚型最早由 Weiner 等在 1959 年描述,5 年后由 Sturgeon 命名。A_{end} 细胞的表现类似于 A_3 亚型红细胞,它们与一些抗 A 和抗 A,B 反应表现为很弱的混合视野外观,分泌型个体的唾液中只有 H 物质,但是无 A 物质,部分 A_{end} 个体血清中存在冷反应性意外抗 A1。在 A_{end} 个体的红细胞膜上及血清中均未检测到 A 糖基转移酶的活性。A_{end} 亚型与 A_3 亚型最大的区别是正定型混合凝集中凝集部分细胞的比例,一般来说,A_3 亚型的混合凝集中,凝集部分的细胞占总细胞量的 50% 左右,而 A_{end} 亚型的混合凝集中,凝集细胞小于 10%。正因为如此,正定型时若观察不仔细有可能误判断呈阴性。若使用试管法进行正定型抗原鉴定,需反复多次离心观察混合视野凝集,若使用微柱凝胶卡进行正定型抗原鉴定,有可能会造成抗原漏检。A_{end} 亚型的 H 抗原水平较高,一般情况下与抗 H 试剂反应,呈

强阳性结果。

B_{end} 亚型与 A_{end} 亚型类似,与一些抗 B 和抗 A,B 反应表现很弱的混合视野外观,分泌型个体唾液中只有 H 物质,但是无 B 物质,部分 B_{end} 个体血清中存在冷反应性意外抗 B。区分 B_{end} 与 B_3 血型主要也是依据凝集部分的细胞占总细胞量的百分比。B_{end} 亚型的 H 抗原水平较高,一般情况下与抗 H 试剂反应,呈强阳性结果。

A_{end}/B_{end} 亚型血清学鉴定时,需要把握正定型混合视野凝集这一重要特征,在微柱凝胶卡中,混合视野凝集表现为细胞上下分群的效果;在试管反应中,可能需要多次离心才能看到游离细胞和强凝集细胞块同时存在的状态。值得注意的是,要估算混合视野凝集中凝集细胞的百分比,A_{end}/B_{end} 亚型正定型凝集细胞量小于 10%,这是与 A_3/B_3 最主要的区别。由于凝集细胞量较少,使用微柱凝胶卡鉴定时需仔细观察是否有细胞分群,试管法中可在显微镜下观察细胞凝块。同样,A_{end}/B_{end} 亚型的 H 抗原增强。

A_{end}/B_{end} 亚型的输血策略:A_{end}/B_{end} 亚型的输血策略与 A_3/B_3 亚型相类似,主要考虑反定型有无意外抗 A1/ 抗 B,不同的是,A_{end}/B_{end} 亚型血清中的意外抗体主要是冷反应性抗体且红细胞上抗原很弱。因此,A_{end}/B_{end} 亚型血清中无意外抗 A1/ 抗 B 时可输注 A 型 /B 型红细胞;存在意外抗 A1/ 抗 B 时可输注 O 型洗涤红细胞。

七、A_{el}/B_{el} 的血型鉴定与输血

在通常的条件下,A_{el} 亚型红细胞与抗 A 和抗 A,B 不发生凝集,虽然他们可以结合这些抗体,但是结合的抗体需通过吸收放散技术才能够检测到。1964 年,Reecl 等人在 VOX SANGUINIS 上发表了一篇文章,发现一例需通过吸收和放散试验才能证明红细胞上存在 A 抗原的个体。故用 elution 中 el 来命名 A_{el} 亚型。

A_{el} 分泌型个体唾液中无 A 物质,仅有 H 物质,血清中常含有意外抗 A_1,也可以含有能够凝集 A_2 亚型红细胞的抗体,因此很可能被判断为 O 型。在 A_{el} 亚血清和红细胞膜上未检出 A 转移酶。血清中 H 转移酶活性比 A_1 和 A_2 血清中的含量低。A_{el} 型具体形成过程尚未弄清。由于等位基因间的增强作用,$A_{el}B$ 细胞可能与某些单克隆抗 A 发生弱凝集,与 B(A) 表现型相似。

虽然多数 A_{el} 抗原和 A_m 个体的红细胞上仅有很少量的 A 抗原,当用电子显微镜扫描时,免疫金标记的单克隆抗 A 与之反应,有 1%~2% 的细胞表现出很强的信号。这可以解释为什么这些表现型的红细胞可以吸收抗 A 却不能被它凝集。

在实际工作中,如果一个细胞需要通过吸收放散才能检出弱 A 抗原,我们可以通过检测血清中有无意外抗 A1 来区分 A_m 和 A_{el} 血型,一般来说,含有意外抗 A1 为 A_{el} 血型,不含有意外抗 A1 的为 A_m 血型。

B_{el} 血型的血清学特征与 A_{el} 血型类似,其与抗 B 和抗 A,B 不发生凝集,但是 B_{el} 亚型红细胞的确可以结合抗 B,结合的抗体也是需要通过吸收放散技术才能够检测到。分泌型个体唾液中不出现 B 物质,血清中可能存在抗 B。B_{el} 血清和红细胞膜上检测不到 B 糖基转移酶,在一个同时有 B_{el} 和 AB_{el} 亚型的家系中,$A1B_{el}$ 红细胞可以与某些抗 B 发生弱凝集,也有报道称,在另一个家系中,A/B 杂合子中的 B_{el} 被增强为 B_3。

A_{el}/B_{el} 亚型血清学鉴定时,主要把握其需要吸收放散鉴定抗原的特征,通过吸收放散的结果来判断待检标本为 A_{el}/B_{el} 还是正常血型血清抗体减弱,绝大部分 A_{el}/B_{el} 亚型血清中存在意外抗 A1/ 抗 B,这也是同吸收放散型 A_m/B_m 的区分点。同样,A_{el}/B_{el} 亚型的 H 抗原增强。

A_{el}/B_{el} 亚型的输血策略:一般来说,A_{el}/B_{el} 亚型的血清中存在意外抗 A1/ 抗 B,又鉴于 A_{el}/B_{el} 亚型红细胞表面的 A/B 抗原非常弱,需要吸收放散技术才能检测出来,因此,A_{el}/B_{el} 亚型的输血一般可选择 O 型洗涤红细胞。

八、cisAB/B(A)的血型鉴定与输血

目前已有许多文献报告 A 与 B 基因在同侧染色体上遗传的例子。最初注意到有 cisAB 基因(cis AB gene)的人,就是因为 ABO 显性遗传的异常而起。此基因可能是因为在 ABO 基因座内部发生不等互换(unequal crossing-over)所致,且涉及一侧染色体上的 A 基因与另侧染色体上的 B 基因,组成的新 cisAB 基因,所带有的正常遗传信息,部分为 A 基因及部分为 B 基因。已证明 cisAB 基因产物所包括的糖基转移酶与预期为 A 与 B 基因的产物相同。在具有 AB/O 基因型的个体,其红细胞上的 A 及 B 抗原,不如 A/B 基因型个体红细胞的 A 及 B 抗原强。推测可能在形成 cisAB 基因时,丧失一部分 A 与一部分 B 基因,使抗原形成的量较正常的少。

大多数 cisAB 个体血清所含的弱抗 B,能与所有 B 型红细胞起反应,但不与 cisAB 的红细胞起反应。

源于 cisAB/B 基因型而来的表型,血清学格局多表现为 A_2B 型,而源于 cisAB/O 基因型的个体红细胞上的 B 抗原要较正常的 B 抗原弱,血清学格局可表现为 A_2B_3。相反,在法国有一例 cisAB 基因携带者,所生成的 B 抗原虽较正常者为弱,但却表现为 A_1B 型。大多数具有 cisAB 基因的个体,因其所产生的 B 抗原异常,因此血清/血浆中有同种抗 B 存在。cisAB 亚型的鉴定可以有以下几点线索:① ABO 血型不符合遗传规律;②红细胞上的 A 和/或 B 抗原,可能比预期的 AB 型抗原要弱;③红细胞可与抗 B 起反应,但血清/血浆中可能存在抗 B。带有 cisAB 基因的人,是因为 ABO 血型遗传异常所致。例如,cisAB 型与 O 型配对的夫妇所生育的子女,无法以正常的 ABO 遗传规律来解释的。正常情况下,AB 型(基因型 A/B)与 O 型(基因型 O/O)夫妇所生育的子女,只能为 A 型(基因型 A/O)或 B 型(基因型 B/O)。但 cisAB 型(基因型 cisAB/O)与 O 型(基因型 O/O)夫妇所生育的子女,可能为 cisAB 型(基因型 cisAB/O)或 O 型(基因型 O/O),AB 型亲代生出 AB 型子代,此结果不符合常规。

大部分的 cisAB 亚型血清学鉴定时会表现为 A_2B_x 亚型,正定型 A 强 B 弱,与抗 A1 反应呈阴性结果,血清中可能有意外抗 A1,但总是存在弱的意外抗 B。H 抗原水平很高,大致相当于 A_2 细胞 H 抗原的水平,比正常 A_2B 细胞高。其实,cisAB 细胞的 A 抗原量一般较 A_2B 多,但比 A_1B 少,cisAB 细胞与 A_2 血清的反应比 A_1 血清强。cisAB 分泌型唾液中含有正常数量的 A 物质和 H 物质,以及非常少量的 B 物质。只有采用 cisAB 分泌型唾液与抗 B 做凝集抑制试验时,才可以检出很少量的 B 物质。cisAB(基因型 cisAB/O)除了表现为 A_2B_x 型,还有报道其表现为 $A_{int}B$、A_xB_x、A_2B 等血型,若 cisAB 基因与 A 或 B 基因搭配,则会进一步增强 A 或 B 抗原的反应,在血清学鉴定中表现出更多不同的血型,这就需要通过基因检测手段来确定亚型。

20 世纪 20 年代,cisAB 血型导致的特殊遗传模式和 A_2B_{weak} 的异常血清学表现就已有报道,cisAB 这一术语在 1965 年由日本学者 Yamaguchi 等正式提出和命名。然而直到 1990 年 ABO 基因被克隆和测序以后,cisAB 血型的分子遗传模式才逐步得以揭示。导致广义 cisAB 表现型的原因主要与 A 或者 B 基因 7 号外显子的点突变有关,尤其是 A 和 B 基因相区别的 4 个错义突变,从而使基因产物具有 GTA 和 GTB 双功能活性。另一种血清学表现为 $A_{weak}B$ 的 AB 亚型——B(A),是在正常 B 等位基因基础上发生点突变,使得正常的 GTB 具有一定的 GTA 活性,而本身的 GTB 活性减弱,也属于广义 cisAB 的范畴。在合适的条件下,来源于 B 型血清的酶能够催化 N- 乙酰氨基半乳糖从 UDP-N- 乙酰氨基半乳糖到 2′- 岩藻糖,形成一种具有 A 活性的结构。高浓度的 B- 转移酶甚至可以使 O 型红细胞与抗 A 试剂发生强凝集,如果等量的 UDP- 半乳糖和 UDP-N 乙酰氨基半乳糖同时存在,仅能够检测到 B 的活性。UDP- 半乳糖存在时,需要 3 倍量的 UDP-N- 乙酰氨基半乳糖才能够产生 A 活性,当两者竞争同一底物时,B- 转移酶催化转移半乳糖的效率要比催化 N- 乙酰氨基半乳糖高得多。类似地,A 转移酶在适合的条件下,也能催化形成具有 B 活性的结构。

B(A)的遗传规律与 cisAB 相类似,其血清学表现也有类似之处,但是不同的是,cisAB 主要表现为 A_2B_x,反定型可能有意外抗 A_1,而 B(A)主要表现为类似于 A_xB 亚型,两者的 B 抗原强度不同,如

果都与 O 基因搭配，两者的 H 抗原强度都比较高，可达强阳性反应。那如何区分 B(A) 与 A_xB 呢？两者最大的区别就是反定型抗体和 H 抗原强度。A_xB 反定型意外抗 A1 抗体通常为冷抗体，4℃反应明显增强，而 B(A) 反定型意外抗 A 一般为室温反应的抗体，反应强度可达到 2+ 左右。就 H 抗原来说，B(A) 血型 H 抗原强度较高，一般呈强阳性反应，而 A_xB 由于有一个正常的 B 抗原，H 抗原强度较弱，一般为弱阳性反应。另外，B(A) 型血清中含有能与 A_2 亚型红细胞反应的意外抗 A，而 A_xB 血型反定型中的意外抗 A1 仅能凝集 A_1 亚型红细胞，不与 A_2 亚型红细胞发生反应，这也是区分 B(A) 与 A_xB 血型的一个辅助条件。

cisAB 血型血清学鉴定时，主要把握 A_2B_x 的特点，一般来说，若 cisAB 基因与 O 基因共存的前提下，H 抗原增强，其余血清学表现为 A_2B_x，与抗 A1 反应为阴性，反定型存在意外抗 B 抗体；若 cisAB 基因与 A 基因共存时，会表现为 A 强 B 弱的特征，H 抗原不增强，可能会被误判为 AB_x；若 cisAB 基因与 B 基因共存时，B 抗原反应会增强，H 抗原不增强，可能会被误判为 A_2B。cisAB 基因与非 O 基因共存时，不容易被判断为 cisAB，可能需要通过分子生物学检测手段才能确认最终的血型。

B(A) 血型血清学鉴定时，主要把握正定型 A 弱 B 强，反定型存在室温反应性意外抗 A，H 抗原增强，且血清能与 A_2 亚型红细胞反应，要注意与 A_xB 血清的区分，A_xB 血型反定型的意外抗 A1 是冷反应性抗体，4℃反应明显增强或仅在 4℃反应。以上为 B(A) 基因与 O 基因共存时可能的血清学表现。若 B(A) 基因与 B 基因共存时，H 抗原不增强，其余血清学表现基本不变；若 B(A) 基因与 A 基因共存时，A 抗原会增强，由于竞争关系，B 抗原会有所减弱，血清学可能会表现为类似于 AB_x 血型，不易被判断为 B(A) 型，需要通过分子生物学手段才能确认最终的血型。

cisAB/B(A) 血型的输血策略：cisAB/B(A) 亚型的输血原则为"配合型"输血。cisAB 血型正定型既有 A 抗原也有 B 抗原，反定型可能存在意外抗 A1，另外反定型存在意外抗 B，因此，根据反定型是否存在意外抗 A1，选择 A 型洗涤红细胞或 O 型洗涤红细胞进行输注。B(A) 血型亦类似，正定型有 A 抗原 B 抗原，反定型有抗 A，因此选择 B 型洗涤红细胞或 O 型洗涤红细胞进行输注。

九、孟买、类孟买及 H_M 的血型鉴定与输血

ISBT 上序列号 018 的血型系统为 H 血型系统，仅有一个 H 抗原，两个基因（H 和 Se 基因）位于 19 号染色体（19q13.3）上。H 基因又称 $FUT1$ 基因，Se 基因也称 $FUT2$ 基因，两基因均编码 H- 糖基转移酶，编码形成的酶分别存在于造血组织及分泌组织中。不编码有活性的 H- 糖基转移酶的基因称为 h 基因。H 基因在随机群体中极为常见，约 99.99% 遗传有 H 基因。H 位点沉默基因的纯合子 h/h 决定了红细胞上 H 抗原的缺乏。这种 H 抗原缺乏的非分泌型被称为"孟买型"。孟买型是 1952 年报道的，来自印度孟买地区的 3 例异常血型，他们的红细胞是 O 型，但是 H 抗原是阴性的。这种表型的红细胞膜上缺乏 A、B、H 抗原，而血清中可能含有抗 A、抗 B 和抗 H。该血型后来就被命名为"孟买型"或 O_h 表型。由于缺乏有效的 H 基因，即使孟买型的人携带正常的 ABO 基因，也不会形成 ABO 抗原。孟买型的血清学特点：红细胞不能被抗 H、抗 A、抗 B 或抗 A,B 凝集。即便采用吸收和放散技术，在孟买型红细胞上也检测不到 A、B、H 抗原。孟买型个体血清中的抗 H 在 4℃ ~37℃ 范围内都具有很强的活性。而且孟买型的抗 H 常常是 IgM 类抗体。真正的孟买型一定是非分泌型（se/se），即唾液或血清中不存在 ABH 血型物质，其 Lewis 血型为 Le(a+b-) 或 Le(a-b-)。O_h 个体的红细胞膜上和血清中均未检测到 H 转移酶。当 A、B 基因存在时，O_h 血清和红细胞上有 A 和 B 转移酶，但由于缺乏受体底物（H 抗原），这些酶不能发挥作用，因此不会产生 A 或 B 结构，真正的孟买型极其罕见。

H- 缺失红细胞分泌型的类孟买型与孟买型很相似，基因型是 h/h。但与孟买型不同的是，其细胞上有少量的 A 或 B 抗原。类孟买型红细胞通常不被抗 A 或者抗 B 凝集，但是通过吸收放散技术可检出细胞上少量的 A、B 抗原。造成类孟买型的原因是存在 Se 基因，该基因使得血清中存在 H 物质，并在 AB 基因的作用下可能产生 A 和 / 或 B 血型物质，这些血型物质会少量吸附在红细胞上形成少量 A 和 / 或 B 抗原。类孟买型常是分泌型（Se/se 或 Se/Se），其 Lewis 血型为 Le(a-b+)、Le(a+b+) 或 Le(a-b-)。通常

类孟买型血清中也存在抗 H 或抗 HI,与孟买型不同的是抗 H 较弱,通常是冷反应抗体。

H_m 表型是一种 H 基因缺失的分泌型,以往总是与类孟买型相混淆,我们通常会把 H 基因缺失的非分泌型定义为孟买型,而把 H 基因缺失的分泌型定义为类孟买型,后来发现,某些红细胞的血清学正反定型表现具有孟买型的特点,其红细胞膜上缺乏 A、B、H 抗原,但是检测其 $FUT2$ 基因(Se 基因),发现其为分泌型(Se/se 基因或 Se/Se 基因),我们将这种血型定义为 H_m 表型,将其与类孟买型区分开来。

孟买、类孟买及 H_m 表型血清学鉴定时,主要掌握 H 抗原阴性这一特征,为避免假阴性,在试验中需做好强阳和弱阳对照,然后按其不同的血清学特征进行分类。孟买型为非分泌型,通常来说其正反定型为 O 型,血清中有抗 H 或抗 HI,唾液或血清中不存在 ABH 血型物质,其 Lewis 血型为 Le(a−b−)或 Le(a−b−)。运用分子生物学检测 $FUT1$ 和 $FUT2$ 基因,应为 h/h 及 se/se 型。类孟买型为分泌型,可能为 A 型、B 型或 AB 型,有时需要通过吸收放散检出抗原,血清中可能存在抗 H 或抗 HI,此抗体为是室温反应性或冷反应性,唾液中可检出 ABH 血型物质,其 Lewis 血型为 Le(a−b+)、Le(a+b+)或 Le(a−b−)。进行分子生物学检测 $FUT1$ 和 $FUT2$ 基因,应为 h/h 及 Se/se 或 Se/Se。H_m 表型为分泌型,一般为 O 型,以往也把 H_m 表型归为 O 型类孟买,其血清学反应与类孟买相似,只是细胞上检测不到 A、B 抗原,分子生物学检测结果同类孟买血型。

孟买、类孟买及 H_m 表型的输血策略:孟买型患者因血清中存在 37℃有反应性的抗 H,宜选择输注 H 抗原阴性的红细胞;类孟买及 H_m 表型患者根据血清中是否含有 37℃有反应性的抗 H/抗 HI 选择相应血液,若未产生抗体或抗体在 37℃无反应性,遵循配合型输血原则,可选择 ABO 同型的血液予以输注;若产生的抗体在 37℃有反应性,仅能选择输注 H 抗原阴性的红细胞。

十、ABO 亚型的鉴定步骤与输血策略

ABO 亚型的鉴定步骤:①通过 ABO 正反定型判断其是否可能为亚型,如:正定型未达到 4+,反定型抗体减弱,正反定型同时存在抗原和抗体等。②进行人源抗 A、抗 B 和 H 抗原的检测,人源抗 A、抗 B 是多克隆抗体,其可与大部分的 ABO 抗原决定簇反应,可以检出单克隆抗体可能漏检的抗原,作为单克隆抗体正定型的补充。而 H 抗原的检测是 ABO 亚型检测中的重要步骤,为了通过检测 H 抗原了解待检标本 H 抗原相对数量的多少,辅助判断其可能的亚型种类,在 H 抗原检测时需选择 Oc 和 Bc 作为强阳性对照和弱阳性对照,细胞的新鲜程度要与待检细胞类似,以达到最好的检测效果。一般来说,单纯的 A 亚型或 B 亚型,其 H 抗原的强度比正常的 A 型或 B 型要强,可达到正常 O 型的 H 抗原强度;如果是亚型抗原和正常抗原同时存在,如 A_xB,则其 H 抗原较弱,接近正常 B 型的 H 抗原强度;cisAB/B(A) 血型的 H 抗原强度不确定,在 $cisAB$ 或 $B(A)$ 基因与 O 基因搭配的时候,H 抗原较强,可达到正常 O 型的 H 抗原强度,在 $cisAB$ 或 $B(A)$ 基因与 A 基因或 B 基因搭配的时候,由于存在正常 A 基因或 B 基因,H 抗原强度减弱,接近正常 A 或 B 型;并且在血型鉴定的时候,由于正常 A 基因或 B 基因的存在,会使相应抗原增强,影响我们对于亚型类型的判断,最终需要通过分子生物学检测手段才能确定其血型。③明确抗原抗体及其反应条件,我们在试验过程中,除了室温离心以外,也需要进行 4℃试验,特别是针对亚型的弱反应,4℃实验可增强其反应。对于反定型,除了 4℃试验以外,我们还可以加大血清量,进一步增强反应,在加大血清量试验中,除了增加 Ac、Bc 管的血清量,我们也要同时增加 Oc 和自身管的血清量,作为试验中的对照组。④选做抗 A1 和抗 A,B 试验,在怀疑待检标本为 A 亚型或 A 亚型 B 的时候,可以做抗 A1 检测,除了 A_2 型与抗 A1 反应为阴性,A_{int} 型与抗 A1 反应为弱阳性外,其余亚型无明确定论,但是值得肯定的是,与抗 A1 反应为阴性的一般是亚型,并不是所有亚型与抗 A1 反应为阴性。抗 A,B 检测一般运用于 A_x/B_x 以及 A_m/B_m 检测,一般来说,同等效价下,A_x/B_x 型红细胞与抗 A,B 反应强于与抗 A/抗 B 反应,而 A_m/B_m 恰恰相反,这也是 A_x/B_x 亚型和 A_m/B_m 亚型的一个区分点。值得注意的是,亚型鉴定中的 H 抗原鉴定,我们通常所说的 H 抗原增强,主要指亚型抗原单独存在时,如 A_x、B_3、A_m 等,如亚型抗原与正常抗原共存时,则 H 抗原在正

常 A/B 转移酶的作用下,会转化为另一个正常抗原,则鉴定结果 H 抗原不增强,如 $A_{el}B$、AB_3、A_xB 等。ABO 亚型鉴定格局可以参考本教程 "附录 11"。

ABO 亚型输血的策略主要为配合型输血,除孟买、类孟买及 H 亚型外,在不存在意外抗 A1/ 抗 B 的情况下,可选择同型血液输注,如 B_3 无意外抗 B 可输注 B 型血液;如存在意外抗 A1/ 抗 B 的情况下,只可输注 O 型洗涤红细胞或与意外抗体反应阴性的洗涤红细胞,如 AB_x 可输注 O 或 A 型洗涤红细胞。孟买、类孟买及 H 亚型的输血除考虑反定型抗 A、抗 B 外,还需要考虑血清中抗 H/ 抗 HI 的强度和反应温度,遵循配合型输血原则选择合适血液进行输注。

十一、案例分析(以下案例均排除患者血液疾病,无造血干细胞移植史及近期输血史)

案例一:

根据表 7-29~ 表 7-31 给出的实验结果,判断血型。

表 7-29   正反定型结果

反应条件	ABO 正定型				ABO 反定型			
	抗 A	抗 B	抗 A1	抗 A,B	Ac	Bc	Oc	自身 c
立即离心	2+	4+	0	/	2+	0	0	0
4℃ 10 分钟	3+	4+	0	/	3+	0	0	0

表 7-30   与人源抗 A、抗 B 反应结果

反应条件	人源抗 A	人源抗 B
立即离心	±	4+
4℃ 10 分钟	±	4+

表 7-31   与抗 H 反应结果

反应条件	抗 H	抗 H(Bc)	抗 H(Oc)
立即离心	3+	1+	3+
4℃ 10 分钟	3+	1+	3+

解析:

1. 该标本正反定型不符,正定型有 A 抗原,反定型有抗 A,不符合兰德斯坦纳法则,无法按正常情况报出血型。该标本正定型抗 A 反应在立即离心条件下为 2+,4℃ 10 分钟条件下为 3+,没有达到正常血型正定型 ≥3+ 的要求,且 Oc 为阴性,主要考虑亚型引起的 ABO 正反定型不符。

2. 增加使用人源抗 A、抗 B 检测,人源抗 A、抗 B 一般来源于正常 B 型人及 A 型人的血清,筛选效价较高者,3 人份混合而成,最低效价要求达到 64。人源血清是多克隆抗体,在 ABO 亚型的鉴定中,可以检出单克隆抗 A 和抗 B 漏检的抗原,在此案例中,单克隆抗 A 和抗 B 均呈现阳性反应,且单克隆抗 A 呈现弱阳性凝集,也进一步证实了单克隆抗体的可靠性。

3. H 抗原的检测也是 ABO 亚型鉴定中比较关键的步骤,我们可以通过检测 H 抗原了解待检标本 H 抗原相对数量的多少,辅助判断其可能的亚型种类,在 H 抗原检测的试验中,由于不同厂家和批号的抗 H 试剂效价及亲和力有所差异,建议在检测时选择正常 Oc 和 Bc 作为强阳性对照和弱阳性对照,细胞的新鲜程度要与待检细胞类似,以达到最好的检测效果。

4. 该标本的检测结果,正定型 A 弱 B 强,抗 A 反应阴性,B 抗原与单克隆抗 B 和人源抗 B 均呈

现 4+ 强阳性,初步可判定为"A$_{亚}$B"血型。但是通过 H 抗原检测试验,我们发现该标本的 H 抗原是强阳性,强度相当于 Oc,据此,高度怀疑其 B 抗原也为亚型抗原,而非正常 B 抗原,进一步判定其为"AB"亚型,类似于 cisAB。根据 cisAB 血型及 B(A)血型的血清学特点,基本可以将其归为 B(A)血型,B(A)血型除了正定型 A 弱 B 强之外,反定型也会存在室温反应性抗 A,由于 H 抗原是强阳性结果,也进一步验证了其 cisAB 的特性,在与 O 基因同时存在的情况下,虽然 B 抗原表现出 4+ 强阳性,但是 H 抗原仍为强阳性结果。如果该标本为 A$_x$B 亚型的话,其 H 抗原强度应该接近正常 B 细胞,且反定型的意外抗 A1 反应要弱一些,以 4℃反应为主。另外,在有条件的实验室,可以使用 A$_2$ 亚型红细胞与待检标本血清反应,若为 B(A)血型,大多呈阳性反应,室温反应可达 1+ 及以上,若为 A$_x$B 血型,则其血清不与 A$_2$ 亚型红细胞发生反应,检测时需做好对照,以防 A$_2$ 亚型红细胞失效。

5. 该标本是典型的 B(A)血型格局,主要通过正定型抗原强度,反定型抗体及 H 抗原强度综合判断。主要注意区分其与 A$_x$B 血型。

案例二:

根据表 7-32~ 表 7-34 给出的实验结果,判断血型。

表 7-32　正反定型结果

反应条件	ABO 正定型				ABO 反定型			
	抗 A	抗 B	抗 A1	抗 A,B	Ac	Bc	Oc	自身 c
立即离心	1+	0	0	1+^{s}	±	3+	0	0
4℃ 10 分钟	2+	0	0	2+^{s}	2+	3+^{s}	±	±

表 7-33　与人源抗 A、抗 B 反应结果

反应条件	人源抗 A	人源抗 B
立即离心	±	0
4℃ 10 分钟	±	0

表 7-34　与抗 H 反应结果

反应条件	抗 H	抗 H(Bc)	抗 H(Oc)
立即离心	4+	2+	4+
4℃ 10 分钟	4+	2+	4+

解析:

1. 该标本正反定型不符,正定型有 A 抗原,反定型有抗 A,不符合兰德斯坦纳法则,无法按正常情况报出血型。该标本正定型抗 A 反应在立即离心条件下为 1+,4℃ 10 分钟条件下为 2+,没有达到正常血型正定型 ≥3+ 的要求,主要考虑亚型引起的 ABO 正反定型不符。

2. 增加人源抗 A、抗 B 及 H 抗原的检测。发现人源抗 A 有弱凝集,抗 B 为阴性结果,证明了单克隆抗体结果的可靠性。H 抗原的检测发现,在立即离心和 4℃条件下,待检标本与抗 H 反应均为强阳性,强度与 Oc 一致,说明该标本的 A 抗原为亚型抗原,并且该标本与抗 A1 反应为阴性,进一步说明了此 A 抗原跟正常 A 抗原不同,可初步判定为 A 亚型。

3. 在此案例中,我们增加了抗 A,B 的检测,发现抗 A,B 与待检标本的反应强度在立即离心和 4℃条件下均强于单克隆抗 A 与待检标本的反应,由此怀疑此标本为 A$_x$ 亚型。

4. 根据 A$_x$ 亚型特点,反定型中大多含有意外抗 A1,且这个抗体一般为冷抗体,在 4℃条件下反应较强或只在 4℃条件下反应,我们需要着重观察一下反定型的结果,发现在此案例中,反定型 Ac 反

应在立即离心条件为 ±,而在 4℃条件下明显增强,达到 2+,同时,作为 4℃反应阴性对照的 Oc 及自身细胞反应均只有 ±,说明该标本反定型中含有冷反应性意外抗 A1。可判断为 A_x 血型。

5. A_x 血型跟不同品牌、厂家或不同克隆株所生产的单克隆抗 A 反应差异很大,反应强度从阴性到 3+ 均有可能出现,并且在试管法和微柱凝胶法反应中也会表现出不同的凝集强度,我们需要先找出其 ABO 正反定型不符的证据,再利用不同的单克隆抗体和人源抗体进行检测,观察反定型的反应条件和反应强度,综合判断其属于哪种亚型。

案例三:

根据表 7-35~ 表 7-37 给出的试验结果,判断血型。(该患者抗体筛查试验阴性)

表 7-35　正反定型结果

反应条件	ABO 正定型				ABO 反定型			
	抗 A	抗 B	抗 A1	抗 A,B	Ac	Bc	Oc	自身 c
立即离心	4+	4+	0	/	±	0	0	0
多次离心	4+	4+	0	/	1+	0	0	0
4℃ 10 分钟	4+	4+	0	/	1+^{s}	0	0	0

表 7-36　与人源抗 A、抗 B 反应结果

反应条件	人源抗 A	人源抗 B
立即离心	2+	3+
4℃ 10 分钟	2+	3+^{s}

表 7-37　与抗 H 反应结果

反应条件	抗 H	抗 H(Bc)	抗 H(Oc)
立即离心	1+	1+^{s}	4+
4℃ 10 分钟	1+	1+^{s}	4+

解析:

1. 该标本正定型抗 A、抗 B 反应均为 4+,符合正定型需要达到 ≥3+ 的要求,但是反定型 Ac 有 ± 凝集,考虑两个方面原因:①意外抗体引起的,因为反定型细胞为随机 3 人份混合,可能会发生意外抗体只与 Ac 反应而不与 Oc 反应的情况,但是该患者抗体筛查试验阴性,可以排除意外抗体造成的 Ac 阳性;②意外抗 A1 引起的 Ac 阳性,此设想须通过一系列试验进行证实。

2. 由于该标本正定型达到 4+,而正定型抗 A 达到 4+ 的亚型仅有 A_2 和 A_{int},因此,需要增加抗 A1 试剂检测来区分,该标本细胞与抗 A1 反应为阴性,说明其正定型 A 抗原为 A_2 抗原(若为 A_{int} 抗原则抗 A1 反应强度介于正常 A_1 细胞和 A_2 细胞之间,一般为 1+~2+),在此案例中,初步可判断其血型为 A_2B 型。

3. 进行人源抗 A、抗 B 以及 H 抗原检测进一步验证其是否符合 A_2B 血型特征。由于人源抗 A、抗 B 效价一般低于市售单克隆抗 A、抗 B,所以反应可能会弱于单克隆抗体,但是人源抗 A、抗 B 依然是不可或缺的亚型检测步骤。在此标本中,人源抗 A、抗 B 反应分别为 2+ 及 3+,阳性反应与单克隆抗体保持一致。在 H 抗原的检测中,我们发现待检标本与抗 H 的反应为 1+,与弱阳性对照 Bc 类似,说明此标本的 B 抗原是一个正常抗原,进一步证明了此标本为 A_2B 亚型。

4. 由于部分 A_2 和 A_2B 个体的血清中存在抗 A1,在没有抗 A1 存在的情况下,一般的 A_2 或 A_2B

个体都是作为 A 型或 AB 型来对待的,此案例中的患者由于反定型 Ac 阳性,才在进一步的检测中发现其为 A_2B 血型,并且发现其血清中存在抗 A1。

案例四:

根据表 7-38~ 表 7-41 给出的试验结果,判断血型。

表 7-38 正反定型结果

反应条件	ABO 正定型				ABO 反定型			
	抗 A	抗 B	抗 A1	抗 A,B	Ac	Bc	Oc	自身 c
立即离心	0	2+	/	/	$2+^s$	0	0	0
多次离心	0	$3+^{mf}$	/	/	3+	0	0	0

表 7-39 与人源抗 A、抗 B 反应结果

反应条件	人源抗 A	人源抗 B
立即离心	0	1+
多次离心	0	$2+^{mf}$

表 7-40 与抗 H 反应结果

反应条件	抗 H	抗 H(Bc)	抗 H(Oc)
立即离心	3+	1+	4+
多次离心	$3+^s$	1+	4+

表 7-41 毛细管分离细胞后与单克隆抗 B 反应

反应条件	近心端细胞	远心端细胞
多次离心	$3+^{mf}$	$3+^{mf}$

解析:

1. 该标本正反定型阳性个数为 2 个,但是正定型抗 B 没有达到 4+ 反应强度,属于正反定型不符,考虑为 ABO 亚型。

2. 正定型抗 B 在立即离心条件下,反应为 2+,多次离心以后,表现为 3+ 混合视野(此处 $3+^{mf}$ 表示为:整个细胞扣的 70% 左右的细胞都是强阳性凝集的细胞,另 30% 左右的细胞为阴性游离细胞),根据此明显特征,可以初步判定此亚型为 B_3 亚型。

3. 进行人源抗 A、抗 B 以及 H 抗原检测进一步验证其是否符合 B_3 血型特征。在此案例中,人源抗 A、抗 B 反应结果与单克隆抗体保持一致,均为 A 抗原阴性,B 抗原有混合视野凝集。H 抗原强度也接近 Oc,两项实验结果均支持 B_3 亚型。反定型也未检出意外抗 B。

4. 由于血液病、造血干细胞移植及近期输血史都有可能造成患者抗原检测出现混合视野凝集,虽然已知患者没有上述病史,但是为了试验和结果的可靠性,在此案例中,我们将患者细胞用毛细管进行高速离心,分离新老细胞,重新进行 B 抗原的鉴定。一般来说,离心后的近心端为新细胞,即患者自身新产生的细胞,远心端是老细胞,即患者自身的老旧细胞或者是输入的献血者细胞。若患者是血液病急性发作期,B 抗原减弱,那么应该近心端 B 抗原弱于远心端;若患者是造血干细胞移植术后,处于血型转换期,那么其近远心端 B 抗原也会有明显差别;若患者有近期输血史,不管是 B 型输了 O 型还是 O 型输了 B 型,其近远心端 B 抗原也会有明显差别。在这个案例中,近远心端细胞

的 B 抗原均为 $3+^{mf}$,也就说明了患者体内的新老细胞 B 抗原强度保持一致,进一步证明了 B_3 亚型的结果。

案例五:

根据表 7-42~ 表 7-44 给出的试验结果,判断血型。

表 7-42　正反定型结果

反应条件	ABO 正定型				ABO 反定型			
	抗 A	抗 B	抗 A1	抗 A,B	Ac	Bc	Oc	自身 c
立即离心	±	0	0	0	0	3+	0	0
4℃ 10 分钟	1+	0	0	$1+^w$	±	$3+^s$	±	±

表 7-43　与人源抗 A、抗 B 反应结果

反应条件	人源抗 A	人源抗 B
立即离心	0	0
4℃ 10 分钟	±	0

表 7-44　与抗 H 反应结果

反应条件	抗 H	抗 H(Bc)	抗 H(Oc)
立即离心	$3+^s$	1+	3+
4℃ 10 分钟	4+	$1+^s$	4+

解析:

1. 该标本正反定型阳性个数为 2 个,但是正定型抗 A 没有达到 ≥3+ 反应强度,属于正反定型不符,考虑为 ABO 亚型。

2. 增加人源抗 A、抗 B 及 H 抗原的检测。发现人源抗 A 在立即离心条件下为阴性结果,在 4℃ 10 分钟条件下有弱凝集,抗 B 始终为阴性结果,证明了单克隆抗体结果的可靠性。H 抗原的检测发现,在立即离心和 4℃ 条件下,待检标本与抗 H 反应均为强阳性,强度与 Oc 一致,说明该标本的 A 抗原为亚型抗原,并且该标本与抗 A1 反应为阴性,进一步说明了此 A 抗原跟正常 A 抗原不同,可初步判定为 A 亚型。

3. 在此案例中,我们增加了抗 A,B 的检测,发现抗 A,B 与待检标本的反应强度在立即离心和 4℃ 条件下均弱于单克隆抗 A 与待检标本的反应,再结合此标本与单克隆反应较弱的结果,怀疑此标本为 A_m 亚型。

4. 根据 A_m 亚型特点,反定型中不含有意外抗 A_1,我们需要着重观察一下反定型的结果,发现在此案例中,反定型 Ac 反应在立即离心条件为阴性,而在 4℃ 条件下反应为 ±,同时,作为 4℃ 反应阴性对照的 Oc 及自身 c 反应均为 ±,说明该 ± 阳性为冷自身抗体引起,不是意外抗 A1 引起的。可判断为 A_m 血型。

5. A_m 血型正定型抗原强度变化较大,有些 A_m 个体(见此案例)可在正定型直接检出 A 抗原,另一部分 A_m 血型需要通过吸收放散试验才能检出弱 A 抗原,还有就是需要通过反定型有无意外抗 A1 来区分 A_m 和 A_{el} 血型。

案例六：

根据表 7-45~ 表 7-48 给出的试验结果，判断血型。

表 7-45　正反定型结果

反应条件	ABO 正定型				ABO 反定型			
	抗 A	抗 B	抗 A1	抗 A,B	Ac	Bc	Oc	自身 c
立即离心	0	0	/	/	3+	0	0	0
增加血清量至 8 滴	/	/	/	/	3+ˢ	0	0	0
4℃ 10 分钟	0	0	/	/	3+ˢ	1+	±	±

表 7-46　与人源抗 A、抗 B 反应结果

反应条件	人源抗 A	人源抗 B
立即离心	0	0
4℃ 10 分钟	0	0

表 7-47　与抗 H 反应结果

反应条件	抗 H	抗 H(Bc)	抗 H(Oc)
立即离心	3+ˢ	1+	3+

表 7-48　使用人源抗 B 进行吸收放散试验

反应条件	待检标本	对照 Oc
立即离心	3+	0

解析：

1. 此案例属于典型的正反定型不符，正定型抗 B 反应阴性，反定型 Bc 反应阴性，可能为抗原或抗体的减弱或缺失。需进行后续试验判断其为何种亚型。

2. 首先进行反定型增加血清量的试验，根据标本量的情况，在反定型各管中加入患者血清，由原来的 2 滴血清加 1 滴细胞最多增加为 8 滴血清加 1 滴细胞，结果依然与立即离心一致。在 4℃反应条件下，反定型 Bc 细胞出现了 1+ 凝集，且 Oc 和自身 c 均为 ±，说明存在弱的抗 B，正定型在 4℃反应条件下均为阴性。

3. 与其他亚型鉴定相同，增加人源抗 A、抗 B 及 H 抗原的检测。发现人源抗 A、抗 B 检测结果与单克隆抗 A、抗 B 一致，均为阴性。H 抗原的检测显示其 H 抗原强度跟 Oc 类似，但仍无法判断是亚型还是 O 型人反定型抗体减弱。

4. 使用人源抗 B 对 B 抗原进行吸收放散试验，使用 Oc 作为阴性对照，吸收放散结果显示待检标本有弱的 B 抗原，再根据其反定型存在弱的抗 B，可判断为 B$_{el}$ 亚型。

5. 若吸收放散结果为阴性，即未检出弱的 B 抗原，则此标本为 O 型，抗 B 减弱。

案例七：

根据表 7-49~ 表 7-53 给出的试验结果，判断血型。

表 7-49　正反定型结果

反应条件	ABO 正定型				ABO 反定型			
	抗 A	抗 B	抗 A1	抗 A,B	Ac	Bc	Oc	自身 c
立即离心	0	0	/	/	1+^{s}	0	0	0
多次离心	0	0	/	/	2+	0	0	0
4℃ 10 分钟（多加 4 滴血清）	0	0	/	/	2+	0	0	0

表 7-50　与人源抗 A、抗 B 反应结果

反应条件	人源抗 A	人源抗 B
立即离心	0	0
4℃ 10 分钟	0	0

表 7-51　与抗 H 反应结果

反应条件	抗 H	抗 H（Bc）	抗 H（Oc）
立即离心	0	1+	3+^{s}
4℃ 10 分钟	0	1+	4+

表 7-52　使用人源抗 B 进行吸收放散试验

反应条件	待检标本	对照 Oc
立即离心	0	0
4℃ 10 分钟	2+	0

表 7-53　Lewis 血型鉴定

反应条件	抗 Le^a	抗 Le^b
立即离心	0	2+^{s}
阴阳对照	2+	0

解析：

1. 此案例属于典型的正反定型不符，正定型抗 B 反应阴性，反定型 Bc 反应阴性，可能为抗原或抗体的减弱或缺失。需进行后续实验判断其为何种亚型。

2. 首先进行反定型增加血清量的试验，根据标本量的情况，在反定型各管中个加入患者血清 4 滴，并且在 4℃反应条件下，结果无明显变化。根据案例六，提示此标本需要进行 B 抗原的吸收放散试验。

3. 增加人源抗 A、抗 B 及 H 抗原的检测。发现人源抗 A、抗 B 检测结果与单克隆抗 A、抗 B 一致，均为阴性。H 抗原的检测显示其 H 抗原为阴性，提示此标本可能为类孟买型。

4. 使用人源抗 B 对 B 抗原进行吸收放散试验，使用 Oc 作为阴性对照，吸收放散结果显示待检标本有弱的 B 抗原，怀疑其为 B 型类孟买（B$_m^h$）。

5. 进行 Lewis 血型鉴定，结果显示其为 Le（a-b+），符合分泌型特征，进一步证明了其为类孟买血型。

6. 在此案例中，没有明显证据显示反定型检出抗 H，说明此患者血清中的抗 H 较弱，用目前的方

法难以检出,可能需要使用更敏感的方法进行检测,另一方面也说明了,这个患者需要输血时,抗 H 基本不会造成太大的干扰,可以输注 O 型悬浮红细胞或 O 型洗涤红细胞。

7. 若能得到该患者唾液,可以进行唾液中血型物质的检测,理论上可检出 H 物质和 B 物质。

知识小结

1. ABO 亚型大多是由于 *ABO* 基因不同的变异造成 A、B 糖基转移酶活性的改变,导致了 H 抗原转化为 A/B 抗原位点的数量不同。由于 ABO 亚型的 A/B 抗原的数量少于正常 ABO 血型,部分 ABO 亚型还会产生意外抗 A1、意外抗 B,这些抗体既有室温反应的抗体,也有 4℃反应的抗体。我们在对 ABO 亚型进行分类和鉴定时应综合正反定型强度,反应条件进行判断。

2. A_2 和 A_{int} 亚型是 A 亚型中正定型能达到 4+ 的血型,其与正常 A_1 型的区别是,A_2 型与抗 A1 反应阴性,A_{int} 型与抗 A1 反应弱阳性,部分 A_2 和 A_{int} 亚型反定型存在意外抗 A1。

3. A_x/B_x 血型正定型反应较强,一般可在室温下检出,其最典型的特点是反定型有意外抗 A1/ 意外抗 B,此抗体为冷抗体,4℃反应增强或只在 4℃反应,在同等效价条件下,A_x/B_x 与抗 A,B 反应强于与抗 A/ 抗 B 反应。

4. A_3/B_3 特征很明显,正定型存在混合凝集视野,但易与 A_{end}/B_{end} 混淆,两者的区别是,A_3/B_3 血型正定型凝集部分的细胞占总细胞量的 50% 左右,而 A_{end}/B_{end} 血型的混合凝集中,凝集细胞小于 10%,两类亚型都有部分个体反定型存在意外抗 A1/ 抗 B。

5. A_m/B_m 亚型红细胞抗原较 A_x/B_x 亚型要弱一些,有些个体需要通过吸收放散才能检出细胞上的 A、B 抗原,其与 A_x/B_x 亚型最大的区别是血清中不存在意外抗 A1/ 抗 B。

6. A_{el}/B_{el} 亚型在正定型检测中无法检出抗原,要通过吸收放散才能检出,这也是此亚型命名的由来,除了抗原很弱以外,A_{el}/B_{el} 亚型血清中还存在意外抗 A1/ 抗 B 抗体,这也是 A_{el}/B_{el} 血型与吸收放散型 A_m/B_m 血型的区别。cisAB 亚型一般表现为 A_2B_x,可参考 A_2 和 B_x 的血清学特征进行鉴定,考虑到 A_2 和 B_x 两种亚型存在于同一个体内的可能性极低,结合 H 抗原增强的情况,可判断为 cisAB 亚型,推测其基因型为 *cisAB/O*。B(A)血型一般表现为 A 弱 B 型,反定型存在室温反应较强的抗 A,H 抗原增强,与 A_2 细胞呈阳性反应。

7. 孟买、类孟买及 H_m 表型是一类因各种原因导致的 *H* 基因无法编码形成相应糖基转移酶的亚型,染色体上有正常的 *ABO* 基因,但常规方法检测不出红细胞上的 ABO 抗原。三者的区别是:

(1)孟买型:*H* 基因缺失的非分泌型(无法检出 A、B 抗原);

(2)类孟买型:H 抗原缺失的分泌型(可检出弱 A、B 抗原);

(3)H_m:H 缺失的分泌型(可检出弱 A、B 抗原)。

8. ABO 亚型的鉴定步骤与输血策略。

练习题八

假设患者排除血液疾病,无造血干细胞移植史及近期输血史,根据下列给出的试验结果,判断可能的血型,并写出可以增加的试验项目。

1.

反应条件	ABO 正定型				ABO 反定型			
	抗 A	抗 B	抗 A1	抗 A,B	Ac	Bc	Oc	自身 c
立即离心	0	1+	/	$1+^s$	3+	±	0	0
4℃ 10 分钟	0	$1+^s$	/	$2+^s$	$3+^s$	$1+^s$	±	±

反应条件	人源抗 A	人源抗 B
立即离心	0	±
4℃ 10 分钟	0	1+

反应条件	抗 H	抗 H(Bc)	抗 H(Oc)
立即离心	4+	2+	4+
4℃ 10 分钟	4+	2+	4+

答：上述可能为 _____ 血型

可以增加如下试验 _____

2.

反应条件	ABO 正定型				ABO 反定型			
	抗 A	抗 B	抗 A1	抗 A,B	Ac	Bc	Oc	自身 c
立即离心	2+	0	/	/	0	2+ⁱ	0	0
多次离心	3+ᵐᶠ	0	/	/	0	3+	0	0

反应条件	人源抗 A	人源抗 B
立即离心	1+	0
多次离心	2+ᵐᶠ	0

反应条件	抗 H	抗 H(Bc)	抗 H(Oc)
立即离心	3+	1+	3+
多次离心	3+ˢ	1+ˢ	4+ʷ

答：上述可能为 _____ 血型

可以增加如下试验 _____

3.

反应条件	ABO 正定型				ABO 反定型			
	抗 A	抗 B	抗 A1	抗 A,B	Ac	Bc	Oc	自身 c
立即离心	0	0	/	/	0	2+	0	0
多次离心	0	0	/	/	0	2+ˢ	0	0
4℃ 10 分钟	0	0	/	/	0	2+ˢ	0	0

反应条件	人源抗 A	人源抗 B
立即离心	0	0
4℃ 10 分钟	0	0

反应条件	抗 H	抗 H(Bc)	抗 H(Oc)
立即离心	0	1+	3+ˢ
4℃ 10 分钟	0	1+ˢ	4+

使用人源抗 A 进行吸收放散试验

反应条件	待检标本	对照 Oc
立即离心	2+^{s}	0

答：上述可能为 _____ 血型

可以增加如下试验 _____

4.

反应条件	ABO 正定型				ABO 反定型			
	抗 A	抗 B	抗 A1	抗 A,B	Ac	Bc	Oc	自身 c
立即离心	0	±	/	/	3+	0	0	0
4℃ 10 分钟	0	1+^{w}	/	/	3+^{s}	0	0	0

反应条件	人源抗 A	人源抗 B
立即离心	0	±
4℃ 10 分钟	0	±

反应条件	抗 H	抗 H(Bc)	抗 H(Oc)
立即离心	3+^{s}	1+	3+
4℃ 10 分钟	4+	1+^{s}	4+

答：上述可能为 _____ 血型

可以增加如下试验 _____

5.

反应条件	ABO 正定型				ABO 反定型			
	抗 A	抗 B	抗 A1	抗 A,B	Ac	Bc	Oc	自身 c
立即离心	4+	2+	0	/	0	±	0	0
4℃ 10 分钟	4+	3+	0	/	0	1+^{s}	±	±

反应条件	人源抗 A	人源抗 B
立即离心	4+	1+
4℃ 10 分钟	4+	1+

反应条件	抗 H	抗 H(Bc)	抗 H(Oc)
立即离心	3+	1+	3+^{s}
4℃ 10 分钟	3+^{s}	1+	3+^{s}

答：上述可能为 _____ 血型

可以增加如下试验 _____

6.

反应条件	ABO 正定型				ABO 反定型			
	抗 A	抗 B	抗 A1	抗 A,B	Ac	Bc	Oc	自身 c
立即离心	0	0	/	/	0	3+	0	0
4℃ 10 分钟	0	0	/	/	1+	$3+^s$	±	±

反应条件	人源抗 A	人源抗 B
立即离心	0	0
4℃ 10 分钟	0	0

反应条件	抗 H	抗 H(Bc)	抗 H(Oc)
立即离心	3+	1+	3+

使用人源抗 A 进行吸收放散试验

反应条件	待检标本	对照 O 型细胞试剂
立即离心	$1+^w$	±
4℃ 20 分钟	$2+^s$	±

答：上述可能为 _____ 血型

可以增加如下试验 _____

参 考 文 献

1. Anstee JD. Therelationshipbetween blood groups and disease. Blood, 2010, 115: 4635-4643.

2. Daniels G, Bromilow I. Essential Guide to Blood Groups. 3rd ed. Oxford: Wiley-blackwell, 2014.

3. Cohn CS, Delaney M, Johnson ST, *et al*. Technical Manual (AABB). 21sted. Bethesda: Association for the Advancement of Blood & Biotherapies, 2023.

4. Daniels G. Human blood groups. 3rd ed. Oxford: Wiley-Blackwell, 2013.

5. Reid ME, Lomas-Francis C, Olsson ML. The blood group antigen factsbook. 3rd ed. London: Academic Press, 2012.

6. 桂嵘, 张志昇, 王勇军. 输血相容性检测及疑难病例分析. 北京: 人民卫生出版社, 2018.

7. 李勇, 马学严. 实用免疫血液学血型理论和实验技术. 2 版. 北京: 科学出版社, 2006.

8. StorryJR, JohannessonJS, PooleJ, *et al*. Identification of six new alleles atthe FUT1 and FUT2 loci in ethnicallydiver-seindividuals with Bombay and Para-Bombay phenotypes. Transfusion, 2006, 46 (12): 2149-55.

9. Klein HG, Anstee DJ. ABO, H, LE, P1PK, GLOB, I and FORS blood group systems. In: Mollison's blood transfusion in clinicalmedicine. 12th ed. Oxford: Wiley-Blackwell, 2014.

10. Combs MR. Lewis blood group system review. Immunohematology, 2009, 25: 112-118.

11. Gupta A, Chaudhary K, AsatiS, *et al*. Anti-A₁Leb: a mind boggler. Immunohematology, 2021, 37 (2): 69-71.

12. Harmening D. Modern Blood Banking & Transfusion Practices. 7th ed. US. Philadelphia: F. A. Davis Company, 2019.

13. Grubb R. Correlation between Lewis blood group and secretor character in man. Nature, 1948, 162 (4128): 933.

14. 尚红, 王毓三, 申子瑜. 全国临床检验操作规程. 第 4 版. 北京: 人民卫生出版社, 2015.

15. 夏琳. 临床输血诊疗技术. 北京: 人民卫生出版社, 2008.

16. 杨江存, 曹晓莉. 临床输血质量管理. 北京: 人民卫生出版社, 2010.

17. Hult A K, Dykes J H, Storry J R, *et al*. A and B antigen levels acquired by group O donor-derived erythrocytes following

ABO-non-identical transfusion or minor ABO-incompatiblehaematopoietic stem cell transplantation. Transfusion Medicine, 2017, 27 (3): 181-191.

18. Wagner FF, Blasczyk R, Seltsam A. Nondeletional ABO*O alleles frequently cause blood donor typing problems. Transfusion, 2005, 45 (8): 1331-1334.

19. Yazer M H, Hosseinimaaf B, Olsson M L. Blood grouping discrepanciesbetween ABO genotype and phenotype caused by O alleles. Current Opinion in Hematology, 2008, 15 (6): 618.

20. Story JR, Olsson ML. The ABO blood group system revisited: a review and update. Immunohematology, 2009, 25 (2): 48-59.

21. Hosoi E. Biological and clinical aspects of ABO blood group system. J Med Invest, 2008, 55 (3-4): 174-182.

22. 刘达庄. 免疫血液学. 上海: 上海科学技术出版社, 2002.

23. 向东. ABO 亚型的检测. 中国输血杂志, 2010, 23 (8): 577-579.

24. Cai XH, Jin S, Liu X, *et al*. Molecular geneticanalysis for the B subgroup revealing two novel alleles in the ABO gene. Transfusion, 2008, 48 (11): 2442-2447.

25. Zhu F, Tao S, Xu X, *et al*. Distribution of ABO blood group allele and identification of three novel alleles in the Chinese Han population. Vox Sang, 2010, 98 (4): 554-559.

26. Luo G, Wei L, Wang Z, *et al*. Thesummary of FUT1 and FUT2 genotyping analysis in Chinese para-Bombay individualsincludingadditional nine probands from Guangzhou in China. Transfusion, 2013, 53 (12): 3224-3229.

27. 郭忠慧, 向东, 朱自严, 等. 中国类孟买血型 *FUT1* 和 *FUT2* 基因研究. 中华医学遗传学杂志, 2004, 21 (5): 417-421.

28. Blumenfeld OO, Patnaik SK. Allelic genes of blood group antigens: a source of humanmutations and cSNPsdocumented in the Blood Group Antigen Gene MutationDatabase. HumMutat, 2004, 23 (1): 8-16.

29. Yazer MH, Olsson ML, Palcic MM. Thecis-AB blood group phenotype: fundamental lessons in glycobiology. Transfus Med Rev, 2006, 20 (3): 207-217.

30. Yip SP, Lai SK, Wong ML. Systematic sequence analysis of the humanfucosyltransferase 2 (FUT2) gene identifies novel sequence variations and alleles. Transfusion, 2007, 47 (8): 1369-1380.

第八章 Rh 血型系统及鉴定

第一节 Rh 血型系统

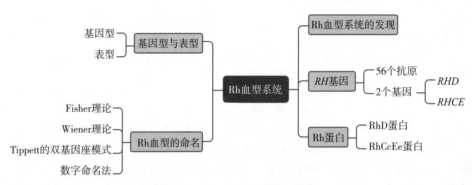

图 8-1 Rh 血型系统学习导图

学习目标

1. 掌握 Rh 血型系统的相关基因及其编码的蛋白
2. 掌握 Rh 血型系统的基因型与表型
3. 了解不同遗传理论的 Rh 血型命名

一、Rh 血型系统的发现

1939 年,Levine 和 Stetson 发现 1 名孕妇在输注其丈夫血液后的血清能凝集 80% 的 ABO 相容的样本,他们认为其血清中出现的抗体与"胎儿代谢产物"和输注其丈夫血液后的输血不良反应相关。1940 年,Landsteiner 和 Wiener 用恒河猴(rhesus)红细胞注射给兔子(随后用豚鼠)引起免疫应答,所产生的抗体不仅能凝集恒河猴红细胞,且与 80% 的高加索人红细胞发生凝集。他们认为有凝集反应的红细胞含有与恒河猴红细胞相同的抗原,并以 Rhesus 的前字母 Rh 命名,即有这种抗原的人为 Rh 阳性,没有则为阴性。1942 年,Fisk 和 Foord 发现人源性与动物源性的抗 Rh 血清存在不同之处,新生儿红细胞可以和 Landsteiner 和 Wiener 所描述的动物源性的抗 Rh 血清都发生凝集反应,但并不是所有的新生儿红细胞都与人源性的抗 Rh 血清发生凝集,这是最初的人源抗体与 RhD 抗原的反应。后来将与动物源性抗体反应的人的抗原命名为 LW,以纪念 Landsteiner 和 Wiener。

二、*RH* 基因

Rh 血型系统是人类 47 个血型系统中最复杂的系统之一,Rh 血型系统已记录的抗原曾有 63 个,其中 7 个已弃用,目前共计 56 个抗原。

Rh 血型系统的 56 个抗原由 2 个高度同源的基因表达：RHD 和 RHCE 基因，其各编码 1 条多肽。这两个基因在 1p36.11 染色体近 3′ 末端处紧密连锁，以尾对尾方式排列：端粒 -5′-RHD-3′-3′-RHCE-5′-着丝粒。目前在 Rh 血型系统中功能尚不明确的基因 SMP1（即跨膜蛋白 50A 基因，TMEM50A）与 RHCE 的 3′ 末端重叠，另 1 个基因 RSRP1 与 RHD 基因重叠，但方向相反。在 RHD 和 RHCE 基因之间及 RHD 上游分别有 1 个 Rhesus 盒约 9 000bp，RHD 基因上下游的 Rhesus 盒方向与 RHD 基因相同，上游 Rhesus 盒（RHD 的 5′ 端）约 9 142bp，终止于距 RHD 起始密码子 4 900bp 位置，下游 Rhesus 盒（RHD 的 3′ 端）约 9 145bp，始于 RHD 终止密码子后 104bp 位置，这 2 个 Rhesus 盒序列同源性高达 98.6%，在上下游 Rhesus 盒的 5 701 和 7 163bp 之间有 1 个 1 463bp 的相同区域，该区的下游 Rh 盒有 1 个 4bp 的 T 多聚体插入。在高加索人种中，绝大多数 RHD 基因的缺失由 RHD 基因高度序列同源的上下游 Rhesus 盒触发的不等交换引起，几乎所有的序列同源 903bp 的断裂点区域位于上下游的等同区内，因此产生 1 个杂交 Rhesus 盒，后者包含 RHD 基因上游 Rhesus 盒的 5′ 端和下游 Rhesus 盒的 3′ 端，上下游间 RHD 基因完全缺失。因此 Rhesus 盒可能与 RHD 和 RHCE 基因的表达调控有一定关联。

RHD 和 RHCE 基因在编码区有高达 97% 的同源性，每个基因有 10 个外显子，RHD 基因可能源于 RHCE 基因的复制。尽管 RHD 和 RHCE 具有高度同源性，但几乎所有的 RHCE 基因都不表达任意一种 D 抗原，且 RHD 基因也不表达 C 或 E 抗原。如果 RHD 基因表达完全缺失，就会导致个体缺乏 RhD 蛋白，这种情况被称为"Rh 阴性"。突变型与野生型的差异程度是衡量蛋白免疫原性的重要因素，氨基酸的大量改变或许可以解释 Rh 阴性个体暴露于 RhD 抗原从而激活有效免疫应答。

三、Rh 蛋白

RHD 基因所编码的 RhD 蛋白和 RHCE 基因所编码的 RhCcEe 蛋白是一种具有强疏水性、非糖基化蛋白，其在红细胞膜上穿膜 12 次。Rh 抗原的形成完全依赖于红细胞膜中的 Rh 蛋白，而对 Rh 的抗原性起关键作用的是红细胞膜外 Rh 蛋白的两个或多个跨膜结构。对大多数人而言，RhD 抗原不是阳性就是阴性。RhD 阴性是由于 RHD 基因缺失的纯合子或者 RHD 基因失活导致的红细胞膜上 RhD 蛋白缺乏，除此之外还存在有 D 抗原变异，有些变异表现为 D 抗原表达的减弱，而有些变异表现为 D 抗原性质的变化，这些 RhD 阳性的人有可能产生针对其红细胞缺失 D 抗原表位的抗 D。C/c 和 E/e 抗原是两对对偶抗原，在 D、Cc 和 Ee 之间没有重组，作为单倍型遗传的等位基因可表示为 DCe、DcE、dce 等。RHD 和 RHCE 基因的错义突变可导致 D 和 CcEe 抗原的非正常表达。血清学结果一般无法判定个体真正的基因型，表型只能根据已知的单倍型频率来推断最有可能的基因型。

受控于 6 号染色体基因的 RHAG 蛋白是另一个对 Rh 抗原表达很重要的 Rh 相关蛋白（RHAG，第 30 号血型系统）。RHAG 基因与 RHD 和 RHCE 基因十分相似，RHAG 基因编码的 RhAG 蛋白和 RHD、RHCE 基因编码的 RhD、RhCcEe 蛋白之间在氨基酸序列上分别存在 32.9% 和 38.5% 的一致性，有 12 个相似跨膜结构域。红细胞膜上 RhAG 蛋白的存在是 Rh 抗原表达的必要条件。纯合子 RHAG 基因失活是导致红细胞膜上所有的 Rh 血型系统抗原缺失的主要原因，即缺失表型（Rh_{null}）。

四、基因型与表型

单倍型遗传的等位基因可表示为 DCe、DcE、dce 等八种（见表 8-1），可两两配对产生 36 种基因型，用抗 D、抗 C、抗 E、抗 c、抗 e 只能区分 18 种表型。只有 8 种表型有唯一的基因型，其他的 10 种表型都有两到三种基因型，最多的可达到 6 种。在 CDE 体系命名法中，表型常用基因型表示，但实际上可能并非真正的基因型。由于不同人种中单倍型的频率不同，同一表型的基因型就有不同的差异。

表 8-1　不同人种中单倍型的频率*

单倍体	频率（%）		
	白种人	非洲裔	亚洲人
DCe	42	17	70
ce	37	26	3
DcE	14	11	21
Dce	4	44	3
Ce	2	2	2
cE	1	<0.01	<0.01
DCE	<0.01	<0.01	1
CE	<0.01	<0.01	<0.01

* 数据来源于 Technical Manual, 20th ed

五、Rh 血型的命名

根据不同的遗传理论有多种命名法来解释不断增加的 Rh 血型（见表 8-2）。

（一）Fisher 理论

Fisher 用 Race 提供的 4 种 Rh 抗血清进行研究：抗 D、抗 C、抗 c、抗 E，假设是 3 个紧密连锁基因 C/c、E/e 和 D 负责编码抗原，并推测能产生八种单倍体，之后发现的抗 e 支持了 Fisher 假说。后来发现的一些 Rh 少见的单倍体很难用 Fisher-Race 的 CDE 命名法来解释，Fisher-Race 的 CDE 命名法更常用于书面交流。

（二）Wiener 理论

Wiener 认为 RH 基因在染色体上只含有一个基因座，在这个单一基因座上有一系列等位基因，如 R^1、R^2、R^0 等，每种等位基因编码一种血型抗原。Wiener 命名法命名 Rh 抗原：斜体或上标用来描述 RH 基因，如 $R1$ 或 $R2$，R^1 或 R^2；标准字体用于描述基因产物或抗原，下标与大写 R 伴随出现，上标与小写 r 伴随出现，如 R_1 或 R_2 或 r'；Rh0 相当于 D，单撇号（'）指的是 C 或 c，双撇号（"）指的是 E 或 e；当 r 先于 h 即 rh' 或 rh"，分别指的是 C 或 E 抗原；当 h 在 r 之前即 hr' 或 hr"，这指的是 c 或 e 抗原。改良 Wiener 命名法仅使用 1 个术语，即单倍型，就能够对存在于一条染色体上 Rh 抗原进行命名，"R" 表示 D 存在，数字或字母表示 C/c 和 E/e 抗原：R1 表示 DCe，R2 表示 DcE，R0 表示 Dce，R_z 表示 DCE。小写字母 "r" 表示缺乏 D 的单倍型，C/c 和 E/e 抗原用符号表示：r' 表示 dCe，r" 表示 dcE，r^y 表示 dCE。分子生物学明确了 Rh 系统双基因结构，否定了 Wiener 假说，故此假说的命名及表达方式已是历史，很少再被应用，只有个别资料仍采用这种表达方式。

（三）Tippett 的双基因座模式

1986 年，Tippett 提出 Rh 系统是由两个基因座组成，一个编码 D 抗原，另一个编码 CcEe 抗原。两个基因座之间的突变与不等位交换被认为是导致 Rh 抗原异常表达的原因。根据该模式，一个带有正常 D 阳性表型的个体有两种 Rh 蛋白，一种表达 D，另一种表达 C/c、E/e；而当一个个体带有稀有单倍型如 D(C)(e)、(D)c(e) 或 D^{IV}(C)−，则可能是由于 D 基因与 CcEe 基因各自的一部分发生了融合，产生了杂交蛋白。20 世纪 90 年代初，Avent 和 Cherif-Zahar 等多位科学家的各自研究组，成功地克隆出 RHCE 和 RHD 基因的 cDNA，同时搞清楚了 RhCE 和 RhD 两条多肽的氨基酸顺序。这些研究成果都证实了 Tippett 的双基因座假说模式（two structural RH gene model）。

（四）数字命名法

1962 年，Rosenfield 提出了一种完全依赖于血清学资料的数字化命名，该方法没有遗传学理论，用字母和数字表示抗原,有利于计算机存储与操作。数字命名法中所有的 Rh 系统的抗原都有一个相应的数字表示,D 阳性红细胞表示为 Rh:1、D 阴性红细胞表示为 Rh:-1,C 表示为 2、E 表示为 3、c 表示为 4、e 表示为 5。假设红细胞上抗原为 D+、C+、E+、c-、e-,数字命名法表示为 Rh:1,2,3,-4,-5。假如未检测过 e,则表示为 Rh:1,2,3,-4。对于单个抗原,类似于数字命名法的字母和数字是可以使用的,组成的字母保持不变,且被全部转换为大写字母(如 Rh、Kell 变成 RH、KELL),D 为 RH1,C 为 RH2 等。

国际输血协会红细胞免疫遗传和血型命名工作小组采用 6 位数来表示红细胞抗原,前 3 位数表示血型系统,后 3 位数表示抗原特异性,Rh 系统的编号为 004,D 抗原表示为 004001(表 8-2)。2008年,ISBT 委员会认可 RHAG 抗原作为第 30 个血型系统。

表 8-2　Rh 血型系统的抗原

序号	Fisher-Race	Wiener	ISBT 编号	其他注解的名字
Rh1	D	Rh_0	004001	
Rh2	C	rh'	004002	
Rh3	E	rh''	004003	
Rh4	c	hr'	004004	
Rh5	e	hr''	004005	
Rh6	ce	hr	004006	f
Rh7	Ce	rh_1	004007	
Rh8	C^w	rh_1^w	004008	
Rh9	C^x	rh_1^x	004009	
Rh10	V	hr^v	004010	ce^s(曾用名)
Rh11	E^w	rh_2^w	004011	
Rh12	G	rh^G	004012	
Rh13†		Rh^A	004013	弃用
Rh14†		Rh^B	004014	弃用
Rh15†		Rh^C	004015	弃用
Rh16†		Rh^D	004016	弃用
Rh17		Hr_0	004017	
Rh18		Hr	004018	Hr(高频抗原)
Rh19		hr^s	004019	hr^s(高频抗原)
Rh20	VS	e^s	004020	
Rh21	C^G		004021	
Rh22	CE		004022	Jarvis(曾用名)
Rh23	D^w		004023	Well(曾用名)
Rh24	E^T		004024	弃用
Rh25*/†			004025	现属于 LW 血型系统
Rh26	c-like		004026	Deal(曾用名)

续表

序号	Fisher-Race	Wiener	ISBT 编号	其他注解的名字
Rh27	cE		004027	
Rh28		hr^H	004028	hr^H（低频抗原）
Rh29			004029	TotalRh（曾用名）
Rh30			004030	Go^a，与 DIVa 相关
Rh31		hr^B	004031	hr^B（高频抗原）
Rh32			004032	Rh32（低频抗原）
Rh33			004033	Har（曾用名）
Rh34		Hr^B	004034	Hr^B（高频抗原）
Rh35			004035	Rh35（低频抗原）
Rh32			004032	Rh32（低频抗原）
Rh33			004033	Har（曾用名）
Rh34		Hr^B	004034	Hr^B（高频抗原）
Rh35			004035	Rh35（低频抗原）
Rh36			004036	Berrens（曾用名）
Rh37			004037	Evans（先证者）
Rh38†				Duclos（RHAG 系统）
Rh39	C-like		004039	Rh39（高频抗原）
Rh40			004040	Targrtt（曾用名）
Rh41	Ce-like		004041	
Rh42	Ce^s		004042	Thornton（曾用名）
Rh43			004043	Crawford（低频抗原）
Rh44			004044	Nou（低频抗原）
Rh45			004045	Riv（低频抗原）
Rh46			004046	Sec（高频抗原）
Rh47			004047	Dav（高频抗原）
Rh48			004048	JAL（低频抗原）
Rh49			004049	STEM（低频抗原）
Rh50			004050	FPTT（低频抗原）
Rh51			004051	MAR（高频抗原）
Rh52			004052	BARC（低频抗原）
Rh53			004053	JAHK（低频抗原）
Rh54			004054	DAK（低频抗原）
Rh55			004055	LOCR（低频抗原）
Rh56			004056	CENR（低频抗原）

续表

序号	Fisher-Race	Wiener	ISBT 编号	其他注解的名字
Rh57			004057	CEST（高频抗原）
Rh58			004058	CELO（高频抗原）
Rh59			004059	CEAG（高频抗原）
Rh60			004060	PARG
Rh61			004061	CEVF
Rh62			004062	CEWA
Rh63			004063	CETW

*Rh25 以前称为 LW 抗原，LW 抗原现在被称为 LW^a，现属于第 16 号 LW 血型系统

†曾用名：Rh13、Rh14、RH15、Rh16 是部分 D 的分类，Rh 24/Rh25 是 LW 系统，Rh38 是第 30 号血型系统 RHAG 的 001 号抗原 Duclos

练习题一

1. 下列哪种抗原系统与 Rh 表型密切相关？
A. McCoy　　B. Lutheran　　C. Duffy　　D. LW
2. 下列用改良 Wiener 命名法表示错误的是？
A. R_1 表示 DCe　　B. R_2 表示 DcE　　C. R_z 表示 Dce　　D. r^y 表示 dCE
3. 一个人有以下的 Rh 表型：D+C+E+c+e+，使用 Fisher-Race 的命名法，最有可能的 *Rh* 基因型是什么？
A. DCE/Dce　　B. DCE/dce　　C. DCe/dcE　　D. DCe/DcE

第二节　Rh 抗原

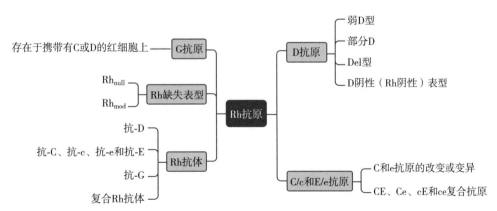

图 8-2　Rh 抗原学习导图

一、D 抗原

Rh 系统记录的 56 个抗原,有生产许可的试剂可用于检测 Rh 主要抗原 D、C、c、E 和 e。Rh 抗原中免疫原性最强的抗原是 D 抗原,根据红细胞表面是否表达 D 抗原,被分为 RhD 阳性和 RhD 阴性。

大多数 D 阳性个体红细胞表型表达常见的 RhD 蛋白。目前已有报道超过 500 种 *RHD* 等位基因编码的蛋白质存在氨基酸的改变。这些等位基因可以造成许多 D 抗原表达的变异,表现为 D 抗原在不同类型红细胞上表达的强度不同,从很强的 D 到弱 D,到最弱的 D_{el}。同时 D 抗原表达的量也存在很大差异,如当 C 抗原表达时 D 抗原表达的量就减少。D 变异型常被分成 4 种:弱 D、部分 D(包括类 D)、D_{el} 和非功能性 *RHD*。D 抗原性大小依次为 DcE/DcE > DCe/DcE > DCe/DCe > DcE/Dce > DCe/dce。

(一)弱 D 型

弱 D(以前被称为 D^U),被认为纯粹是 D 抗原量的变化,即每个红细胞上正常 D 抗原位点单纯性地减少。D^U 定义为那些不能被 IgM 抗 D 所凝集,但在 IgG 抗 D 的抗球蛋白试验中有凝集的 D 抗原,其定义取决于所用的抗 D 定型试剂与方法。低亲和力的抗 D 单克隆抗体可能与弱 D 型红细胞不反应,而不是 D 表位的丢失,导致弱 D 表型的频率很难估算证实。检测试剂和方法都在不断改进,以前被定义为 D^U 的红细胞,实际是 D 抗原的异常。采用分子生物学技术对弱 D 进行定义可能更为精确。Wagner 和 Flegel 提出了 1 个对变异 D 进行分类的系统,该系统以核苷酸替换为分类基础。弱 D 型由单核苷酸多态性造成,SNP 编码的氨基酸变化位于 RhD 蛋白的细胞膜内或跨膜区域,而不是在细胞膜外区域。通常,细胞内氨基酸的变化会影响多肽嵌入到细胞膜中,因此,氨基酸的变化导致红细胞上 D 抗原位点数目的减少。定义中没有指出弱 D 个体能否产生同种抗 D。

特定的 SNP 使弱 D 种类约 160 种(RHD*weak D type 1-RHD*weak D type 161)。最常见的是弱 D1 型,在结构基因编码区 *c*.809T>G(exon6),该型在 270 号位点存在缬氨酸 - 甘氨酸的替换(p.Val270Gly)。欧洲人中的弱 D 型约 90% 为弱 D1、D2 和 D3 型。中国人群中弱 D 主要为 D15 型,D15 型为结构基因编码区 *c*.845G>A(exon6),导致第 9 跨膜区甘氨酸 - 天冬氨酸替换(p.Gly282Asp)。当 C 抗原位于弱 D 型反式位(*trans*),弱 D 抗原性进一步减弱,例如 r' 位于弱 D2 型(R2r')反式位。

(二)部分 D

部分 D 是由于一些抗原表位的缺乏导致其在血清学反应中表现为弱 D 表现型。D 抗原由许多抗原表位组成(被称为"epD"),这些抗原表位最初由 D 阴性者产生的抗 D 来确定。随后的单克隆抗体研究确定了 30 种或更多的抗原表位,并被命名为"epD1"~"epD9"(不包括弱 epD7)(表 8-3)。每个抗原表位又进一步分类(例如,epD6.1)。D 抗原表位仅仅是一种反应形式,反应形式与格局可能依赖于抗体的浓度,特别对于低亲和力表位,同一抗体不同批号,也可能有不同的结果。使用单克隆抗体将 D 变异体分到特定的部分类型可能不可靠。随着分子生物学技术的发展,发现大多数部分 D 表型是由于部分 *RHD* 被相应的 *RHCE* 序列取代后形成的杂合基因所导致。RhD 和 RhCE 结合区域产生的新的杂合蛋白序列可导致 D 抗原表位的缺失及产生新的抗原,例如,D^{VI}红细胞携带了 BARC 抗原。也有一些"部分 D"由多核苷酸改变所致。一些部分 D 型可直接检测出来,其他仅通过 IAT 才能检测出来。与弱 D 相反,部分 D 的改变可能位于细胞膜外,或者可以位于内部,但改变了细胞外的抗原表位。部分 D 分为 6 类,用 D^{II}~D^{VII}表示。D^{VI}是白种人中最重要的表型,非洲或非洲裔人群中 D^{IIIa}与 DAR 常见,中国人群中以 D^{VI},其次是 D^{VIII}型、D^{Va}型常见。

表 8-3　部分 D 抗原的表位谱

细胞	与单克隆抗 D 的反应性							
	epD1	epD2	epD3	epD4	epD5	epD6/7	epD8	epD9
I	+	±	+	0	+	+	+	0
IIIa	+	+	+	+	+	+	+	+
IIIb	+	+	+	+	+	+	+	+
IIIc	+	+	+	+	+	+	+	+
IVa	0	0	0	+	+	+	+	0
IVb	0	0	0	0	+	+	+	0
Va	0	+	+	+	0	+	+	+
VI	0	0	0	+	0	0	0	0
VII	+	+	+	+	+	+	+	0
DFR	±	±	+	+	±	±	0	0
DBT	0	0	0	0	0	±	+	0
R$_0^{Har}$	0	0	0	0	±	±	0	0

+ 阳性反应;0 阴性反应;± 与一些抗体阳性反应与另一些抗体阴性反应

(三) D$_{el}$ 型

D$_{el}$ 型的 D 抗原表位数目不变,但 D 抗原分子的数量明显下降,每个红细胞上的 D 抗原分子数可能 <30 个,导致用最敏感的间接抗球蛋白试验无法检出,只能通过吸收放散试验检出。D$_{el}$ 型带有完整的 *RHD* 基因,是由于不同的 *RHD* 突变导致的。D$_{el}$ 型和 C 抗原的相关性可达 95%,即 95% 该血型人群的表达 C 抗原。D$_{el}$ 型民族差异性大,分子机制最为明确的是"亚洲型"D$_{el}$ 的 *RHD*1227A 等位基因,其与正常 *RHD* 基因相比仅存在一处突变,为第 9 外显子最后碱基 G>A 突变,该等位基因突变为同义突变,影响正常 mRNA 的拼接,使 *RHD* 基因的表达 RhD 蛋白效率降低。在中国 RhD 阴性人群中 D$_{el}$ 型的比例高达 16%~26% 左右,根据 D$_{el}$ 个体是否产生抗 D 的同种免疫反应,将其为部分 D$_{el}$ 与完全 D$_{el}$,部分 D$_{el}$ 可理解为接受 D 抗原刺激后产生抗 D 的同种免疫反应,如加拿大的 *RHD*(delex8);完全 D$_{el}$ 的红细胞膜表达完整的 D 抗原,接受 D 抗原刺激后不产生抗 D 的同种免疫反应,如中国 RhD 阴性人群中 D$_{el}$ 型。

Rh 单倍体由于缺失或者部分缺失,这些单倍型不编码 C 和 c 或 E 和 e,但其都编码 D,而且 D 抗原的表达均会增强。如与 D-- 相关的单倍型,D 由于红细胞上 D 位点增多,使 D 抗原增强。同时会产生一种针对一个高频抗原抗体抗 Hr(RH18)。

(四) D 阴性(Rh 阴性)表型

1. D 阴性表型　在欧洲人群中,D 阴性表型是整个 *RHD* 基因缺失的结果,在中国初筛 D 阴性表型人群中也是主要的发生机制,约占 70%。分子机制 *RHD* 基因上下游的 Rhesus 盒高度同源,在 Rh box 的 5 701 和 7 163 之间存在 1 463bp 的同等区,断裂点区域位于该同等区内,产生一个杂合 Rhesus

盒,上下游之间的 *RHD* 基因完全缺失。除了 *RHD* 基因缺失导致的 D 阴性表型,非洲黑种人与亚洲人群 D 阴性表型还与非正常 *RHD* 基因有关。在 D 阴性的非洲人群中,非功能性等位基因是普遍存在的,其含有 1 个 37bp 的嵌入引起终止密码子提前出现,导致该基因无功能,被命名为 *RHDΨ*。亚洲人中的 D 阴性表型是 *RHD* 发生突变的结果,该突变与 Ce(r′)单倍型最为相关,10%~30% 的 D 阴性亚洲人实际上是 D_{el}。D 阴性表型在欧洲人群中最常见(约为 15%~17%),在非洲人中较少见(非裔美国人大约为 8%),在亚洲人中较罕见(<0.1%)。

2. 非功能性　*RHD* 不能编码 1 条完整长度多肽的 *RHD* 基因,被认为是非功能性的,ISBT 给予其等位基因的名称为 *RHD*01N*("N"表示"null"),以表明这些基因不表达蛋白。

二、C/c 和 E/e 抗原

RHCE 等位基因编码主要的 C 或 c 和 E 或 e 抗原。RhCcEe 多肽(RhCE、Rhce、RhcE 和 RhCe)可组合形成 9 种抗原表型(RhCcee、RhCcEE、RhCcEe、RhCcee、RhccEE、RhCCEE、RhCCEe、RhccEe 和 Rhccee)。RhC/c 及 RhE/e 多态性是 RhCcEe 表型多态性的基础。已知的 *RHCE* 等位基因超过 150 种,许多等位基因与主要抗原的改变或弱表达相关,在些情况下,与高频抗原的缺失相关。部分 C 及部分 e 抗原也已被发现,多数发现于非洲人。

(一) C 和 e 抗原的改变或变异

RhCcEe 抗原除了 9 种一般表型外,*RHCE* 核苷酸改变会引起 C/c 或 E/e 抗原的表达发生质变和量变。变异体包括弱表达、部分表达、表达缺失和表达其他抗原 4 类,其中以弱表达最多见。①弱表达:表现为抗原表位基本不变但膜抗原分子数或抗原位点数减少,使得抗原抗体反应或血清学检测结果减弱,目前观察到的 RhCcEe 弱表达主要有 C^w、C^x 和 E^w 等;在欧洲人中,变异型的 C 与 RhCe 第 1 个细胞外环上氨基酸的变化和 C^w(Gln41Arg)或 C^x(Ala36Thr)抗原的表达相关,并且它们之间本身是一对等位基因。②部分表达:主要表现为抗原表位数减少,抗原分子数或抗原位点数基本不变;E、e、C 和 c 抗原均存在部分表达的现象,E 抗原部分表达有 E I、E II、E III 和 E IV 等,E I 带有 epE1 和 epE2,E II 带有 epE1 和 epE4,E III 带有 epE1、epE3 和 epE4,E IV 带有 epE1、epE2、epE3 和 epE4;其他部分表达的变异体常见的如 ceEK、ceBI、ceMO 和 Ce667 表达部分 e,*cE734C* 表达部分 c,ce s 1006、ceAR、ce s 340、ce341、*RHCE*ceTI* 和 *RHCE*ceCF* 均同时表达部分 c 和 e,同时表达部分 C 和 e,(C)ce s 同时表达部分 C、c 和 e。③表达缺失:基因变异导致 RhCcEe 抗原全部或个别抗原不能表达,目前观察到的缺失型包括 Rh_{null}、Rh_{mod}、D--、*D··*、*Dc-*、DC^w- 和 D*IV*(c)- 等。④表达其他抗原:基因变异导致正常抗原不表达的同时却表达新的抗原,最典型的例子是 VS 和 V 抗原,两者均是由 *RHCE* 基因变异产生的,在非洲人中约 50% 个体存在 1~2 个这种抗原,但在欧洲白人和东亚人群中罕见。在非洲人中,变异型的 C 或部分 C 也与引起新型抗原 JAHK(Ser122Leu)和 JAL(Arg114Trp)表达的因素相关。部分 C 表达改变最常源于 *RHDIIIa-CE(4-7)-D* 杂交的遗传,源于 *RHD-CE(4-7)-D* 杂交的遗传较少。这 2 种杂合子位于 *RHD* 基因上,不编码 D 抗原,但在杂交背景下能编码与正常背景下不同的 C 抗原。该基因在非洲人中的发生率为 20%,它遗传自命名为"*RHCE*ceS*"的 *RHCE* 等位基因,该等位基因编码部分 e 抗原和 V−VS+ 表型。*RHCE*ceS* 连锁 *RHDIIIa-CE(4-7)-D* 杂交后基因的表达产物被称为"(C)ceS"或"r′S"单倍型。具有 r′S 单倍型红细胞与单克隆试剂反应时 C 强阳性,并未检测到部分 C。非洲人在输注 C+ 的血液后产生抗 C 并不少见。

表达部分 e 抗原的受血者产生的抗体通常具有类 e 特异性。该红细胞可能缺乏高频 Hr^B 或 Hr^S 抗原。部分 e 的表达与几个 *RHCE*ce* 等位基因相关。这些等位基因主要存在于南非纳塔尔人中,血清学检测为 hr^B- 或 hr^S- 的红细胞可能在抗 STEM 时表现出来,与白人红细胞几乎不反应。改变的 *RHCE*ce* 基因通常与部分 *RHD*(例如 D III、DAU 或 DAR)一同遗传,部分 D 型红细胞患者有产生抗 D 的风险。

(二) CE、Ce、cE 和 ce 复合抗原

复合抗原的定义依赖于与 C/c 和 E/e 相关氨基酸的构象变化而存在的抗原表位(表 8-4)。这种抗原以前被称为"顺式产物"以提示抗原表达自相同的单倍型,换言之,就是在单一的 RhCE 多肽蛋白上。在表列出了这些抗原,包括 ce(f/RH6)、Ce(rhi/RH7)、CE(RH22)和 cE(RH27)。

表 8-4　Rh 蛋白上的复合 Rh 抗原

复合抗原名称	Rh 蛋白	红细胞单倍型
ce 或 f,RH6	Rhce	Dce(R0)或 dce(r)
Ce 或 rhi,RH7	RhCe	DCe(R1)或 dCe(r′)
cE 或 RH27	RhcE	DcE(R2)或 dcE(r″)
CE 或 RH22	RhCE	DCE(Rz)或 dCE(ry)

三、G 抗原

G 抗原是一种独特的抗原,存在于携带有 C 或 D 的红细胞上,*RHD* 和 *RHCE* 的 C 等位基因所编码的 Ser103 是 G 活性的关键。在 D Ⅵ cE 红细胞上 *RHD*(外显子 1~3)、*RHCE*(外显子 4、5)和 *RHD*(外显子 6~10)蛋白,G 抗原不能被 1 种或 2 种单克隆抗 G 检出。G 抗原可能是构造依赖性的。

四、Rh 缺失表型

Rh$_{null}$ 是红细胞上缺失所有 Rh 抗原的表型,分为无效型与调节型。无效型 Rh$_{null}$ 是由于 *RHD* 和 *RHCE* 出现沉默基因纯合子,导致形成无活性的 *RHCE* 和 *RHD* 的缺失,这个类型非常罕见。当 Rh$_{null}$ 综合征的个人需输血时,只能输 Rh$_{null}$ 的血液。调节型 Rh$_{null}$ 的 Rh 基因正常,由于红细胞膜上的 RhAG 蛋白存在是 Rh 抗原表达的必要条件。纯合子 *RHAG* 基因失活是导致 Rh$_{null}$ 表型的最主要原因,在这种 Rh$_{null}$ 表型的个体种红细胞上缺乏所有 Rh 血型系统抗原。有些 *RHAG* 的突变可产生一种低水平表达 Rh 抗原,这种表型称为 Rh$_{mod}$。当 RhAG 蛋白被改变,正常的 Rh 抗原也被改变,往往造成正常的 Rh 和 LW 抗原的弱表达,也会影响其他血型抗原 S、s 和 U 抗原表达的减弱,CD47 糖蛋白表达下降 75%。Rh$_{mod}$ 个体表现出与 Rh$_{null}$ 类似的综合征,通过吸收放散试验可证实其带有很弱的抗原,其减弱基因是 *RHAG*,与调节型 *RHAG* 时一样的,但是临床症状通常不太严重,而且很少具有临床意义。

Rh$_{null}$ 红细胞是口形红细胞,与轻度贫血相关。Rh 抗原是由多个亚单位组成的复合体抗原,复合体核心由 2 个 Rh 蛋白和 2 个 RhAG 蛋白亚单位形成的四聚体组成。辅助性蛋白(CD47 蛋白、LW 糖蛋白、Duffy 糖蛋白、血型糖蛋白 B、带 3 蛋白等)可通过非共价键与四聚体相连,以共分子的形式共同表达于红细胞表面。这表明 Rh 蛋白复合物具有维持红细胞膜完整及维持红细胞正常生理功能的重要作用。

五、Rh 抗体

Rh 抗体通常情况下是通过输血、妊娠的红细胞免疫后产生,也有一些抗体是"天然产生",但途径还不十分清楚。大多数 Rh 抗体是 IgG,已报道的 Rh 抗体的亚类有 IgG1、IgG2、IgG3 和 IgG4。IgG1 和 IgG3 最具有临床意义,因为被 IgG1 和 IgG3 致敏的红细胞在通过血液循环网状内皮系统时会被迅速清除。但可能也有 IgM,一般在 37℃条件下反应良好,酶处理红细胞后反应增强。IgA 类型的 Rh 抗体也有报道,但并不是输血科的常规检测项目。通常 Rh 抗体不激活补体,在涉及 Rh 抗体的输血反应中,溶血主要是发生在血管外而不是血管内。Rh 抗体可在血液中存在多年,当个体再次接受相同的抗原刺激后,低效价的 Rh 抗体可能会因再次免疫应答而增多,发生输血溶血反应。临床上常见

的 Rh C、c、D、E、e 血型抗体均能引起溶血性输血反应和新生儿溶血。

(一) 抗 D

绝大多数抗 D 由输血或妊娠免疫产生,大多数抗 D 是 IgG 型,也有可能含有 IgM 成分,IgM 抗 D 血清能在盐水介质中与 RhD 阳性红细胞产生凝集反应,同时一些高效价的 IgG 型抗 D 血清在盐水介质中也能产生凝集反应。IgG 型抗 D 的免疫球蛋白的亚型主要是 IgG1 和 IgG3。

抗 D 能引起严重的溶血性输血反应,而输血与妊娠是产生同种抗 D 的主要原因。为避免输血产生同种抗 D,除非紧急情况,D 阳性的红细胞不宜输注给 D 阴性的患者,特别是 D 阴性的女孩与育龄期妇女。同时又通过抗 D 免疫球蛋白的使用,防止母源性抗 D 的产生,使抗 D 导致的新生儿溶血病得到有效控制。

(二) 抗 C、抗 c、抗 e 和抗 E

RhD 阳性的人群中,除抗 E 可能会天然产生外,其他 Rh 抗体一般由免疫产生,而且是 IgG,大多数 IgG1 型,一般引起迟发性溶血性输血反应。由于 RhD 抗原为常规检测,输血为同型输注,因此,抗 E 成为 Rh 抗体中的检出频次最高的意外抗体。抗 c 是临床上仅次于抗 D 的能引起严重新生儿溶血病的抗体,抗 C、抗 e 和抗 E 也能导致新生儿溶血病,但频率与严重程度比抗 D 与抗 c 低。Rh 抗体酶处理红细胞可增强 Rh 抗体的反应,但是有些抗体与相同的未经处理的红细胞在常规抗球蛋白试验中不反应,这类仅与酶处理细胞反应的抗体归类为"唯酶"抗体。多数情况下这种"唯酶"抗体不具有临床意义,有极个别会导致溶血性输血反应和新生儿溶血。

(三) 抗 G

G 抗体表现为抗 D 和抗 C 且两者无法分离,这种抗体可以被 D–C+ 或 D+C– 的红细胞吸收。抗 G 的存在可以解释为什么 RhD 阴性的人输注 RhD–(C+)血液或 RhD 阴性女性分娩 1 个 RhD–(C+)婴儿后会产生抗 D。通过吸收放散试验可以区分抗 D、抗 C 和抗 G。抗 G 主要在 Rh ccdee 表型红细胞表型种发现,所以 Rh ccdee 表型的患者怀疑有抗 D 后,不能单纯的认为只有单一抗体,须进行抗体鉴定,选择患者相同表型的红细胞输注。

(四) 复合 Rh 抗体

缺失的复合抗原产生的抗体可能不识别正常的 RhCcEe 蛋白结构,而只与二种抗原位于同一条单体上的复合抗原反应。Rh 常见的复合抗体有抗 ce、抗 Ce、抗 cE、抗 CE,复合抗体与单纯的 C、c、E、e 抗原均无反应。但由于产生复合抗体的个体的血清中常伴有单一特异性抗体存在,如抗 cE 中同时有抗 E 或抗 c 抗体,给抗体测定与鉴定带来复杂性,需要完全排除单特异性抗体后方可确认复合抗体。国内常见复合抗体以抗 cE 为主,少数为抗 Ce,抗 ce,抗 CE 抗体为罕见抗体未见报道。

练习题二

1. 哪一种抗原在中国人中超过 99% 且对于输血具有重大意义?

A. d　　　　　　　　　B. c　　　　　　　　　C. D　　　　　　　　　D. E

2. Rh 抗原是什么类型的分子?

A. 血型糖蛋白　　　　　B. 单糖　　　　　　　C. 蛋白质　　　　　　　D. 脂类

3. Rh 抗体的主要免疫球蛋白种类是?

A. IgA　　　　　　　　B. IgM　　　　　　　C. IgG　　　　　　　　D. IgD

4. Rh 抗体的最适反应温度是(　　)℃?

A. 22　　　　　　　　　B. 18　　　　　　　　C. 15　　　　　　　　　D. 37

第三节　Rh 血型鉴定

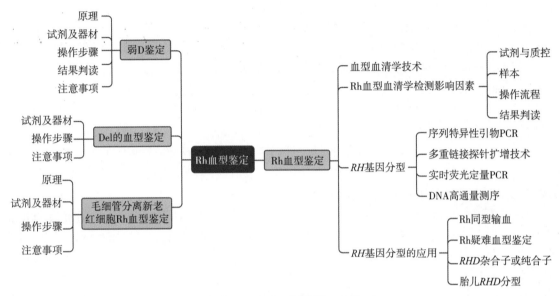

图 8-3　Rh 血型鉴定学习导图

> **学习目标**
>
> 1. 掌握 Rh 血型鉴定的血型血清学技术及其影响因素
> 2. 了解以 PCR 为基础的 Rh 基因分型技术
> 3. 了解 Rh 基因分型技术的临床应用
> 4. 掌握弱 D 鉴定的原理、操作步骤、结果判读
> 5. 掌握 D_{el} 的血型鉴定的原理、操作步骤
> 6. 掌握毛细管分离新老红细胞进行 Rh 血型鉴定的原理、操作步骤

一、Rh 血型鉴定

(一) 血型血清学技术

Rh 血型鉴定主要还是血型血清学技术,单克隆抗体技术使生产 Rh 试剂不再依赖于人源性血清。单克隆抗体对单个抗原表位具有特异性,并不能检测出所有抗原阳性的红细胞,而单克隆抗体以"混合"的使用方式,可以避免漏检。单克隆抗 D 是使用 EB 病毒转化后杂交瘤技术制备。单克隆抗 D 和混合单克隆抗 D 常被作为 Rh 定型试剂,IgM 单克隆抗 D 能凝集所有 D 阳性红细胞样本,IgM 单克隆抗 D 立即离心检测(immediate spin,IS)与 DⅥ不反应,可以避免在妊娠和输血中将部分 DⅥ作为 D 阳性。IS 和 IAT 检测脐带血可把所有的 D 变异型定为 D 阳性。用于微柱凝胶法的抗 D 试剂仅含有一种单克隆 IgM。FDA 批准的试剂包含独特的 IgM 克隆,对具有弱 D、部分 D 或类 D 抗原表位(包括 DHAR 和 Crawford)的红细胞其反应性会存在不同。RhD 检测流程可以参

照本书"附录 12"。

（二）Rh 血型血清学检测影响因素

1. 试剂与质控　试剂应按照使用说明书储存，避免试剂污染、储存不当或过期，试验中严格按照生产厂家说明书操作，包括试验方法（如采用玻片法、试管法、微孔板法、凝胶法和酶处理红细胞后采用自动分析仪检测法）、检测方法（采用直接法或 IAT）、试剂生产厂家采用的不同 IgM 克隆与抗原反应性。

大多数常规使用的 Rh 试剂是低蛋白质试剂，主要是 IgM 单克隆抗体。尽管自发凝集造成的假阳性结果比高蛋白试剂少，但也可能发生。采用相同试剂并同时试验获得的阴性结果可以当作质控。例如，对于 ABO 和 Rh 分型，通过抗 A 或抗 B 检测无凝集可作为自发凝集的阴性对照。与所有试剂都凝集的红细胞（如 AB 或 D+ 型），应该按照试剂生产商的说明书进行质控（献血者血型检测例外）。在大多数情况下，使用患者红细胞和自体血清或 6%~10% 白蛋白组成的混合悬液作为质控，符合质量控制要求。间接抗球蛋白试验对直接抗球蛋白试验（direct antiglobulin test, DAT）结果阳性的红细胞无效，除非已去除红细胞表面包被的 IgG 抗体。同时不要使用多特异性抗球蛋白试剂，使用非抗凝血液标本检测时红细胞表面的 C_3 可能会导致假阳性结果。应该进行阳性和阴性质控检测，并且阳性质控细胞应该有单剂量的抗原或能检出弱反应性。

2. 样本　严格执行样本采集流程，一人一管，避免污染，双人核对，样本正确。正确配制红细胞悬液浓度，不同的介质使用不同浓度的红细胞悬液检测。盐水介质红细胞悬液浓度为 3%~5%，微柱凝胶卡红细胞悬液浓度为 0.8%~1%，避免出现前带与后带现象。温或冷自身抗体可包被于红细胞表面，导致假阳性结果，可将红细胞洗涤几次，并用低蛋白试剂进行直接凝集反应。如果需要进行 IAT 检测，红细胞上包被的 IgG 可以通过甘氨酸 /EDTA 或磷酸氯喹处理细胞的方法除去，然后重新进行检测。血清中异常蛋白导致的缗钱凝集可通过彻底洗涤红细胞来消除，然后重新进行检测。抗 D 导致的新生儿溶血病患儿的红细胞表面的 D 抗原表位可能被母亲的抗 D 占据，出现"遮断"现象，由于红细胞不与具有良好特异性的检测试剂发生凝集反应，导致假阴性结果。在 45℃ 下进行抗体的微热放散后可进行红细胞分型，但放散时必须有适当的质控对照以避免抗原变性。检测放散液中的抗体可证实红细胞上存在抗原。

3. 操作流程　检测应严格遵循试验操作流程，检查试剂效期与外观质量，避免因试剂污染、储存不当或过期导致的结果错误。确认血清学离心机的离心力与离心时间，避免因离心力不够或反应时间过短导致的假阴性。在试管或孔中先加红细胞，再加定型试剂，避免试剂漏加，导致假阴性结果。查看结果振摇试管时，避免过度重悬细胞扣导致凝集消失误判读为阴性结果。

4. 结果判读　Rh 抗原常规使用 IgM 抗体检测，立即离心判读结果。献血者和患者常规只检测 RhD。其他常见 Rh 抗原的检测用于抗体鉴定、制定镰状细胞疾病（sickle cell disease, SCD）患者输血策略或对其他长期输血患者进行 D、C 或 E 抗原血液配型。RhD 抗原检测使用 IgM 抗 D 试剂检测，凝集强度 3+ 以上，则可定义为 RhD 阳性。RhD 抗原检测凝集强度较弱时，由于血清学结果并不能完全分辨弱 D 与部分 D，所以临床一般统称为 RhD 变异。RhD 抗原检测为阴性，则定义为 RhD 阴性。但在这些检测 D 阴性样本中约 28%~35% 通过 D 的吸收放散试验，仍可测出红细胞上有弱的 D 抗原，则定义为 D_{el}。使用正确符号记录实验结果，避免误判。

（三）*RH* 基因分型

由于血型血清学技术需要有生物活性的细胞与特异性抗体产生反应，存在一定的局限性。随着分子生物学技术的发展，*RH* 基因的结构逐步阐明，出现了以 PCR 为基础的多种分子诊断技术，常见的有：①序列特异性引物 PCR（PCR-SSP）：根据不同类型核心序列关键处的碱基差异性设计特异性引物，仅扩增对应类型核心序列。是目前最常用的 *RH* 血型基因分型技术之一，也用于推测 *RHD* 基因的杂合性。②多重连接探针扩增技术（multiplex ligation-dependent probe amplification, MLPA）：通过对待检 DNA 序列进行定量与半定量的技术，但该技术只能用于已知 *RHD* 基因的明确分型，不能用于不明确基因的分型标本。③实时荧光定量 PCR：是指在 PCR 反应体系中加入荧光基团，利用荧光信号积累实时监测整个 PCR 进程，最后通过标准曲线对未知模板进行定量分析的方法，主要用于检测孕妇血浆中游离胎儿 DNA，进行胎儿 *RHD* 基因型检测，用于诊断与预防新生儿 RhD 溶血病。④ DNA 高通量测序：通过 PCR 产物直接进行测序，确定各种碱基变异位点。

（四）*RH* 基因分型的应用

1. 依赖输血和需要多次输血患者的 *RH* 基因分型匹配输血　依赖输血和需要多次输血患者产生同种免疫抗体的风险显著升高，其中以 Rh 血型系统抗体最为常见，而患者外周循环中存在的献血者红细胞会使血清学分型错误。而基因分型无此局限性，其分型结果来自于血液标本的 DNA，即使是输血后标本也不会干扰检测结果，选择 Rh 血型相同的血液输注，降低产生免疫抗体的概率，提高输血安全性。

2. Rh 疑难血型鉴定　Rh 血清学表型是由相应的抗体所定义的，从免疫学原理考虑，变异的 Rh 抗原分子可以被相应的同种抗体或单克隆抗体所识别，如目前商业性的 RhD 分型试剂还不能检测所有 RhD 变异体。通过基因分型可确认变异体的特性，对某些特异性 *RH* 基因个体的输血，选择合适的供者，避免产生同种抗体及溶血性输血反应。

3. *RHD* 杂合子或纯合子检测　检测 *RHD* 杂合性的方法很多，如根据红细胞上 D 抗原密度及连锁不平衡、RhD 阴性个体的 *RHCE* 进行多态性进行简单估算。而确定 RhD- 表型的 *RHD* 缺失者是否存在 Rhesus 盒为 1 463bp 的片段，可以准确检测 *RHD* 为纯合子或杂合子。产前检测时，当 RhD 阴性的母亲产生抗 D 时，父亲的 *RHD* 杂合性检测对于预测胎儿 D 抗原状态很重要。HDFN 的管理在很大程度上取决于其父亲是 *RHD* 阳性纯合子还是半合子，如果父亲为 *RHD* 阳性纯合子，则胎儿 RhD 阳性的概率为 100%，孕期需要采取相应的措施来预防 Rh-HDFN。

4. 胎儿 *RHD* 分型　通过羊膜穿刺术和绒毛取样获得的细胞中提取胎儿 DNA，或检测孕妇血浆中游离胎儿 DNA，进行胎儿 *RHD* 基因型检测，正确地评估 RhD 阴性孕妇发生 D 抗原免疫的风险，并对这些孕妇进行有效的产前管理，若胎儿为 D 阳性，则需接受相应的治疗与监测，如预防性注射抗 D 免疫球蛋白降低免疫风险；若胎儿为 D 阴性，可避免不必要的治疗。

二、弱 D 鉴定（试管法）

【原理】

由于红细胞表面 D 抗原位点数减少或抗原结构产生变异，可导致 D 变异型，它们虽然有 RhD 抗原，但与常规使用的单克隆 IgM 抗 D 定型试剂不产生凝集而漏检，初检判读为 RhD 阴性。确定这些红细胞上是否有 RhD 抗原存在需进一步采用含 IgG 抗 D 的试剂进行抗球蛋白试验以提高试验灵敏度，达到检测弱 D 的目的，以及采用抗不同 D 表位的抗 D，达到检测不完全 D 表型的目的。可选择不同厂家或不同克隆株的 IgG 抗 D 试剂 3~5 份，进行抗球蛋白试验，结果无凝集，确定红细胞上有无弱 D 抗原表达时，才能最终判定被检标本是否为弱 D。

【试剂及器材】

1. 仪器　台式低速离心机、血型血清学专用离心机、显微镜、试管架。

2. 试剂　不同厂家或不同克隆株的 IgG 抗 D 试剂血清 3~5 份、生理盐水、抗球蛋白试剂、IgG 致敏红细胞、RhD 阳性红细胞悬液、RhD 阴性红细胞悬液。

【操作步骤】

1. 取 9 支干净试管，分别标识，3 支样本检测管各加入 1 滴不同克隆株 IgG 抗 D，在 3 支阳性对照试管中各加入 1 滴不同克隆株 IgG 抗 D，在 3 支阴性对照管中各加入 1 滴不同克隆株 IgG 抗 D。

2. 在 3 支样本检测管试管中各加入 1 滴 2%~5% 受检者的红细胞悬液，3 支阳性和 3 支阴性对照试管各加入 1 滴 2%~5% RhD 阳性红细胞悬液，3 支阴性对照管中加入 1 滴 2%~5% RhD 阴性红细胞悬液。

3. 混匀，并在 37℃孵育 30~60 分钟（根据试剂说明书）1 000×g 离心 15 秒。

4. 轻轻重新悬浮细胞扣并观察凝集反应,如受检红细胞与抗 D 管凝集而与试剂对照管不凝集,可记录受检标本为阳性结果,不必作抗球蛋白试验。

5. 如不凝集,则用大量盐水洗涤细胞 3~4 次;最后一次洗涤后,把盐水倾倒干净,吸干试管边缘。

6. 加 1~2 滴抗球蛋白试剂(根据试剂说明书),轻轻混匀,并以 1 000×g 离心 15 秒。

7. 轻轻冲洗悬浮细胞扣并观察凝集反应。

8. 如果试验为阴性,加入已知 IgG 致敏红细胞,再次离心,检查凝集。

【结果判读】

1. 抗 D 试管任意一管出现凝集而对照管无凝集时,是阳性结果,判为弱 D。

2. 抗 D 试管无凝集反应者是阴性结果,表明红细胞没有弱 D 抗原,可进一步进行 Del 检测。

3. 如果试剂阳性对照管不凝集或阴性对照管凝集,则不能对这次弱 D 鉴定作出有效解释,这种情况下,应重复试验。

4. 结果判读表(表 8-5)

表 8-5　结果判读表

项目	盐水凝集试验			间接抗球蛋白试验			结果判定
抗 D 血清批号	1	2	3	1	2	3	
受检者样本	0	0	0	0	+	0	弱 D
	0	0	0	+	0	+	弱 D
	0	0	0	+	0	0	弱 D
	0	0	0	0	0	+	弱 D
	0	0	0	+	+	+	弱 D
	0	0	0	0	0	0	不是弱 D
阳性对照	0	0	0	+	+	+	
阴性对照	0	0	0	0	0	0	

注:0 表示无凝集;+ 表示凝集

【注意事项】

1. 确认试验使用的 IgG 抗 D 试剂应与初筛使用 IgM 试剂所识别的 D 表位不同,并且试验使用的 IgG 抗 D 试剂应为不同克隆株,减少弱 D 的漏检。

2. 确认试验结果判读时,抗球蛋白试验凝集时判读为弱 D。(在没有基因测序结果支持下,如果站在血液中心角度可以这样考虑,临床应该还是考虑弱 D 更多一些)。

3. 确认试验结果为判读为阳性时,应做直接抗球蛋白试验确定是否由于样本红细胞表面致敏导致的假阳性结果。直接抗球蛋白试验为阳性,则应将样本直接抗球蛋白试验阳性处理至阴性后再进行确认试验。

三、D$_{el}$ 的血型鉴定

【原理】

由于红细胞表面的 D 抗原表达的数量极少,在弱 D 鉴定阴性结果的表型个体中,经吸收放散试验检测,可表现为 D 抗原阳性。

【试剂及器材】

1. 仪器台式低速离心机、血型血清学专用离心机、显微镜、试管架。

2. 试剂多特异性 IgG 抗 D 试剂、生理盐水、抗球蛋白试剂、IgG 致敏红细胞、样本酸放散试剂、

RhD 阳性红细胞悬液(多人份 3%~5%)、正常 AB 型血清。

【操作步骤】

1. 将检测样本生理盐水洗涤 3 次后,弃上清液,制备成压积红细胞。

2. 取 1mL 压积红细胞加入 1mL 多特异性 IgG 抗 D 试剂(二者比例为 1 : 1),混匀,37℃孵育 30~60 分钟,离心后弃上清液。

3. 37℃生理盐水洗涤红细胞 6 次(1 000×g 离心 1 分钟),末次离心 5 分钟,留取上清液检测。

4. 压积红细胞中加入样本酸放散试剂(按照产品说明书使用)。

5. 离心取上层放散液检测用。

6. 另取 4 支试管,分别标记为"待检管""阳性对照""阴性对照""平行对照"。分别加入 100μl 相应血清及 50μl 红细胞悬液(3%~5%),间接抗球蛋白试验判读结果。具体见表 8-6。

表 8-6　间接抗球蛋白试验判读结果

试管号	内容	凝集反应	
1 待检管	放散液 +RhD 阳性红细胞悬液	0	+
2 阳性对照	抗 D 试剂 +RhD 阳性红细胞悬液	+	+
3 阴性对照	AB 浆 +RhD 阳性红细胞悬液	0	0
4 平行对照	末次洗涤液 +RhD 阳性红细胞悬液	0	0
结果判读		RhD 阴性	D_{el}

注:0 表示无凝集;+ 表示凝集

【注意事项】

1. 吸收时建议使用大口径试管,增大红细胞与血清接触面积,增强吸收效果。

2. 应彻底洗涤游离抗体,并检测末次洗涤液,确保结果的可靠性。

3. 严格按照酸放散样本释放液说明要求进行操作,避免由于人为因素导致的错误结果。

4. 由于 D_{el} 血型与 C 抗原表达有 95% 相关性,D 阴性样本可先筛 C 抗原,阳性样本 D_{el} 可能性大。

5. 对于 C 抗原阴性 D_{el} 血型,可进行 SSP-PCR 筛查 D_{el} 血型的标志 *1227A* 基因。

四、毛细管超速离心技术分离新老红细胞 Rh 血型鉴定

【原理】

新生成释放到外周血中的年轻红细胞比重约为 1.078,而随着红细胞的成熟与衰老,其比重变为 1.114 左右,利用离心力的作用,可将年轻红细胞与衰老红细胞分离。适应于近期有输血史患者,非同型骨髓移植后患者,Rh 血型鉴定出现双群,不能准确判读患者血型时,可通过离心后分离自体红细胞。

【试剂及器材】

1. 仪器台式低速离心机、血型血清学专用离心机、毛细管血液离心机、试管架、试管、毛细离心管、封口泥、砂轮。

2. 试剂 Rh 分型试剂、生理盐水。

【操作步骤】

1. 将 EDTA 抗凝待检样本生理盐水洗涤 3 次,最后 1 次尽量去上清洗液。

2. 取压积红细胞至毛细管中约 60mm 处,封口泥密封毛细管顶部。

3. 毛细管离心机离心 15 分钟,在近心端切割约 5mm 红细胞柱。

4. 将剪切的毛细管置于大的试管中加入生理盐水充分混匀冲洗毛细管中红细胞。

5. 将分离红细胞生理盐水洗涤 3 次,制备成 2%~5% 红细胞悬液待检。

6. 取试管加入 Rh 分型试剂,再加入待检红细胞悬液,离心判读结果。

【注意事项】

1. 毛细管分离适用于近期输血患者,应在输血 3 天及 3 天以上的患者。

2. 填充毛细管时注意应无气泡空白。

3. 由于该方法主要检测网织红细胞上血型抗原,不适宜于网织红细胞生成不足的患者。

练习题三

1. Rh 基因分型的应用不包括(　　　　)

A. 疑难血型鉴定

B. 产前胎儿血型鉴定

C. 多次输血或大量输血患者的血型鉴定

D. 替代血清学分型

2. 关于 D_{el} 型,下列说法错误的是(　　　　)

A. 可通过吸收放散试验鉴定

B. 是一种 D 变异型

C. 间接抗球蛋白试验阳性

D. 作为献血者可以引起抗 D 产生

第四节　Rh 血型与临床输血

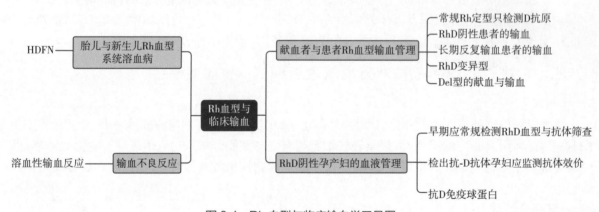

图 8-4　Rh 血型与临床输血学习导图

学习目标

1. 掌握献血者与患者 Rh 血型相关的输血管理

2. 掌握 RhD 阴性孕产妇的血液管理

3. 掌握胎儿与新生儿 Rh 血型系统溶血病的原因及临床意义

4. 掌握 Rh 血型系统抗体相关的输血不良反应及临床意义

Rh 血型系统具有高度免疫原性、复杂性及多态性,目前发现的 Rh 抗原已达 56 种,因 D、C、c、E、e 这 5 个抗原不同而产生意外抗体,为抗体产生的主要原因。由于《临床输血技术规范》要求,输血前须常规检测患者 RhD 血型,因此输血导致同种免疫产生抗 D 的频率大大减少。另外,RhD 血型不合引起的新生儿溶血病长期备受临床关注,如何有效预防与治疗 HDFN,对优生优育,提高人口素质具有重要意义。

一、献血者与患者 Rh 血型输血管理

Rh 血型相关的输血管理要点有:

1. 献血者和患者常规 Rh 定型只检测 D 抗原。其他常见 Rh 抗原的检测用于验证抗体鉴定结果或筛选特定血液。

2. RhD 阴性患者首选 ABO 同型,RhD 阴性红细胞输注。紧急情况下,RhD 阴性且未产生抗 D 的患者,若无法提供 ABO 同型与 RhD 阴性红细胞时,可根据血液相容性输注原则,选择主侧交叉配血相合的红细胞输注。

3. 需长期反复输血患者可进行 C、c、E、e 抗原配型,避免 Rh 系统意外抗体的产生。

4. RhD 变异型患者输血时给予 RhD 阴性血液,但作为献血者,RhD 变异型血液则视为 RhD 阳性血液发往临床。

5. RhD 阴性患者输注 D_{el} 血液有产生抗 D 的风险,但 D_{el} 型受血者可接受 RhD 阳性供者血液输注。

二、RhD 阴性孕产妇的血液管理

RhD 抗原阴性的母亲,易发生胎儿与新生儿 RhD 血型不合溶血病。对 RhD 抗原阴性的母亲提前采取干预措施,可有效预防 RhD 不合导致的 HDFN。

妊娠早期应常规检测 RhD 血型与抗体筛查,RhD 抗原检测结果为阴性,应以书面形式告知其为 RhD 阴性,如果检测结果怀疑为 RhD 变异型,在获得确证试验结果之前应按 RhD 阴性管理。可在孕期 11 周后可做外周血母亲及胎儿高通量的 *RHD* 分型检测,对未产生抗 D 的孕妇选择性地给予抗 D 免疫球蛋白治疗预防抗 D 产生。对于不具备非侵入基因检测条件的实验室,可做父亲 RhD 血型检测,以预估胎儿发生 HDFN 的风险。

若产前检查检出抗 D 孕妇,应监测抗体效价的变化,检测频次为:孕周≤28 周,每 4 周 1 次;孕周>28 周至分娩,每 2 周 1 次。同时借助非侵入 MCA 监测胎儿是否出现贫血指征,对于 HDFN 高危胎儿应在妊娠 37 周提前娩出,尽量缩短与母亲抗体接触时间。

注射抗 D 免疫球蛋白可致抗体筛查呈阳性结果,仅凭血清学检测手段无法区分输入性抗 D 与免疫性抗 D。若孕妇检出抗 D,实验室人员应仔细询问是否注射抗 D 免疫球蛋白或查看病历记录,追踪后续抗 D 效价的动态变化,因输入性抗 D 免疫球蛋白效价会随时间的推移而下降,而免疫性抗 D 效价可稳定维持,或受持续刺激后效价升高。

三、胎儿与新生儿 Rh 血型系统溶血病

Rh 血型抗原阴性的孕妇首次妊娠一般不发生 Rh 血型不合的 HDFN,若首次妊娠未进行干预,第二次怀孕时可因体内已产生针对胎儿红细胞上相应 Rh 血型抗原的抗体,Rh 抗体通过胎盘进入到胎儿体内,结合胎儿红细胞上抗原最终导致红细胞被破坏,发生 HDFN,引起胎儿/新生儿贫血、黄疸甚至是围产期死亡。Rh 血型系统常见引起 HDFN 的抗体有抗 D、抗 c,而抗 C、抗 E、抗 e、抗 G 虽都能引起新生儿溶血病,但频率相对较少,严重程度也相对较轻。

四、输血不良反应

无论是初次免疫应答还是再次免疫应答,Rh 抗体大多具有潜在临床意义,可引起相关溶血性输血反应,常见为迟发性血管外溶血。患者输注 Rh 血型不合血液后,一般临床症状不明显,常表现为输注无效,少数患者可表现为不明原因发热,轻度胆红素升高,伴有血红蛋白和结合珠蛋白的降低。直接抗球蛋白试验通常是阳性的,而抗体筛查可能是阴性的。若直接抗球蛋白试验显示受血者红细胞被 IgG 抗体致敏,可用放散试验鉴定抗体特异性。如果在血清或放散液中检测到抗体,输血时应选择缺乏相应抗原的红细胞血液成分。已产生 Rh 抗体的个体再次接受抗原刺激会产生高效价的抗体,因此既往检测出 Rh 抗体的患者,无论现在是否检出抗体,均需选择相应抗原阴性红细胞输注,避免回忆性反应。

练习题四

关于 Rh 抗体以下说法错误的是(　　　)。
A. Rh 抗体主要由输血或妊娠产生
B. 大部分 Rh 抗体是 IgM 抗体
C. Rh 抗体可导致严重的输血反应
D. 注射抗 D 免疫球蛋白可导致抗体筛查呈阳性结果

知识小结

1. Rh 血型系统包括 56 个抗原,由 2 个高度同源的基因 *RHD* 和 *RHCE* 表达,其各编码 1 条多肽。

2. *RHD* 基因所编码的 RhD 蛋白和 *RHCE* 基因所编码的 RhCcEe 蛋白在红细胞膜上穿膜 12 次。Rh 抗原的形成完全依赖于红细胞膜中的 Rh 蛋白。红细胞膜存在 *RHAG* 基因编码的 RhAG 蛋白是 Rh 抗原表达的必要条件。

3. 大多数 D 阳性个体红细胞表型表达常见的 RhD 蛋白,*RHD* 等位基因的改变可以造成许多 D 抗原表达的变异。D 变异型包括 4 种:弱 D、部分 D、D_{el} 和单倍型导致 CcEe 抗原表达抑制导致的 D 减弱。

4. D_{el} 型的 D 抗原表位数目不变,但分子数量明显下降,导致用敏感的间接抗球蛋白试验无法检出,只能通过吸收放散试验检出。

5. *RHCE* 核苷酸改变会引起 C/c 或 E/e 抗原的表达发生质变和量变。变异体包括弱表达、部分表达、表达缺失和表达其他抗原 4 类。

6. Rh 抗体通常情况下是通过输血、妊娠的红细胞免疫后产生,大多数 Rh 抗体是 IgG,其中 IgG_1 和 IgG_3 最具有临床意义。在涉及 Rh 抗体的输血反应中,溶血主要是发生在血管外。抗 D 能引起严重的溶血性输血反应。

7. 抗 G 表现为抗 D 和抗 C 且两者无法分离,这种抗体可以被 D−C+ 或 D+C− 的红细胞吸收。

8. RhD 抗原检测使用 IgM 抗 D 检测,凝集强度 3+ 以上,则可定义为 RhD 阳性。RhD 抗原检测凝集强度较弱时,由于血清学结果并不能完全分辨弱 D 与部分 D,所以临床一般统称为 RhD 变异。RhD 抗原检测为阴性,则定义为 RhD 阴性。

9. *RH* 基因分型的方法主要有:序列特异性引物 PCR、多重链接探针扩增技术、实时荧光定量 PCR、DNA 高通量测序。

10. *RH* 基因分型技术主要用于:依赖输血和需要多次输血患者、Rh 疑难血型鉴定、检测 *RHD* 杂合性、胎儿 *RHD* 分型。

  11. 献血者与患者 Rh 血型输血管理。

  12. RhD 抗原阴性的母亲,易发生胎儿与新生儿 RhD 血型不合溶血病。对 RhD 抗原阴性的母亲提前采取干预措施,可有效预防 RhD 不合导致的 HDFN。

参 考 文 献

---

1. Cohn CS, Delaney M, Johnson ST, *et al*. Technical Manual (AABB). 21st ed. Bethesda: Association for the Advancement of Blood & Biotherapies, 2023.
2. Wagner FF, Gassner C, Müller TH, *et al*. Molecular basis of weak D phenotypes. Blood, 1999, 93 (1): 385-393.
3. Flegel WA, Denomme GA. Allo- and autoanti-D in weak D types and in partial D. Transfusion, 2012, 52 (9): 2067-2070.
4. 桂嵘, 张志昇, 王勇军. 输血相容性检测及疑难病例分析. 北京: 人民卫生出版社, 2018.

第一节　其他血型系统

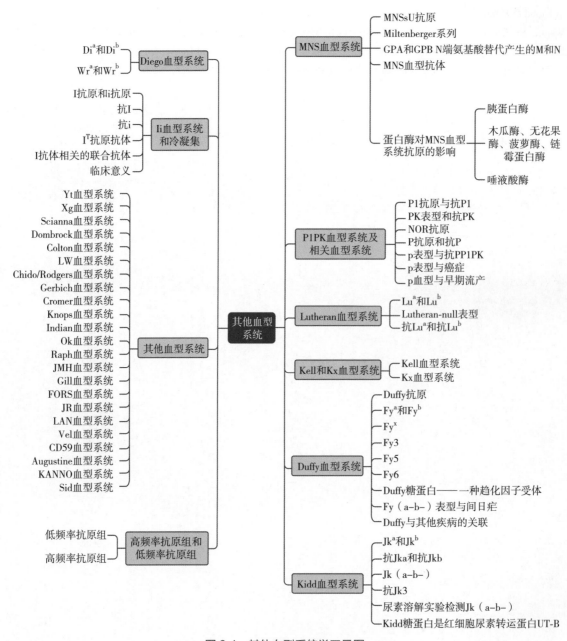

图 9-1　其他血型系统学习导图

一、MNS 血型系统

MNS 是第二个被发现的血型系统,其复杂性仅次于 Rh 系统。截止到 2024 年 9 月 30 日,MNS 系统一共检出 50 个抗原。表 9-1 为 MNS 抗原表。

表 9-1　MNS 抗原表(002 系统)

编号	抗原名	发现年份	特征
MNS1	M	1927	多态性;GPA1-5(20-24)Ser-Ser*-Thr*-Thr*-Gly-
MNS2	N	1927	多态性;GPA1-5(20-24)Leu-Ser*-Thr*-Thr*-Glu-
MNS3	S	1947	多态性;GPB Met29(48)
MNS4	s	1951	多态性;GPB Thr29(48)
MNS5	U	1953	和 S 或 s 相关的 HFA
MNS6	He	1951	LFA;GPB1-5(20-24)Trp-Ser*-Thr*-Thr*-Gly-
MNS7	Mi^a	1951	LFA;可能是 A2 或 Bψ3(或改变的 A3)连接物的产物
MNS8	M^c	1953	GPA1-5(20-24)Ser-Ser*-Thr*-Thr*-Glu-
MNS9	Vw	1954	LFA;GPA Thr28Met(47),非糖基化的 Asn26(45)
MNS10	Mur	1961	LFA 和 *GYPB* 假外显子相关
MNS11	M^g	1958	LFA;GPA1-5(20-24)Leu-Ser-Thr-Asn-Glu
MNS12	Vr	1958	LFA;GPA Ser47Tyr(66)
MNS13	M^e	1961	和 GPA 上的 M 及 GPB 上的 He 有共同的抗原决定簇
MNS14	Mt^a	1962	LFA;GPA Thr58Ile(77)
MNS15	St^a	1962	LFA;外显子 B2 或 A2 与 A4 连接物的产物
MNS16	Ri^a	1962	LFA;GPA Glu55Lys(74)
MNS17	Cl^a	1963	LFA;和 *Ms* 共同遗传
MNS18	Ny^a	1964	LFA;GPA Asp27Glu(46)
MNS19	Hut	1966	LFA;GPA Thr28Lys(47)非糖基化的 Asn26(45)
MNS20	Hil	1966	LFA;外显子 A3 和 B4 连接物的产物,带 s
MNS21	M^v	1966	LFA;GPB Thr3Ser(22)
MNS22	Far	1968	LFA;可能和 MS 或 Ns 共同遗传

续表

编号	抗原名	发现年份	特征
MNS23	s^D	1978	LFA；GPB Pro39Arg（58）
MNS24	Mit	1980	LFA；GPB Arg35His（54）
MNS25	Dantu	1982	LFA；可能是外显子 B4 和 A5 连接物的产物
MNS26	Hop	1977	LFA；GPA Arg49Thr*（68）
MNS27	Nob	1977	LFA；GPA Arg49Thr*（68）+ GPA Tyr52Ser（71）
MNS28	En^a	1969	异质的；GPA 上的 HFAs
MNS29	ENKT	1986	HFA；GPA 和 Nob（MNS27）对偶抗原
MNS30	'N'	1977	HFA；GPB1-5 Leu-Ser*-Thr*-Thr*-Glu-
MNS31	Or	1964	LFA；GPA Arg31Trp（50）
MNS32	DANE	1991	LFA；GP（A-B-A）Dane 上 Pro-Ala-His-Thr-Ala-Asn
MNS33	TSEN	1992	LFA；外显子 A3 和 B4 连接物的产物，带 S
MNS34	MINY	1992	LFA；外显子 A3 和 B4 连接物的产物，带 S 或 s
MNS35	MUT	1992	LFA；通常表现有抗 Mur+Hut
MNS36	SAT	1991	LFA；可能是外现在 A4 和 B5 连接物的产物
MNS37	ERIK	1993	LFAGPA Gly59Arg（78）
MNS38	Os^a	1983	LFA；GPA Pro54Ser（73）
MNS39	ENEP	1995	HFA；GPA 和 HAG（MNS41）对偶抗原
MNS40	ENEH	1993	HFA；GPA 和 Vw（MNS9）对偶抗原
MNS41	HAG	1995	LFA；GPA Ala65Pro（84）
MNS42	ENAV	1996	HFA；GPA 和 MARS（MNS43）对偶抗原
MNS43	MARS	1992	LFA；GPA Glu63Lys（82）
MNS44	ENDA	2005	HFA；GBA-B-A，DANE（MNS32）对偶抗原
MNS45	ENEV	2006	HFA；GPA Val62Gly（81）
MNS46	MNTD	2006	LFA；GPA The17Arg（36）
MNS47	SARA		LFA；GPA Arg80Ser
MNS48	KIPP		LFA；GPB-A-B
MNS49	JENU		HFA；GPB
MNS50	SUMI	2020	LFA：GPA p.Thr31Pro

注：*O 型糖基化；HFA 和 LFA 高频抗原和低频抗原
括号中的数字表示从起始的甲硫氨酸在氨基酸排列中的位置

　　糖蛋白 A（glycophorin A，GPA）和糖蛋白 B（glycophorin B，GPB）具有 11~15 个 O- 聚糖，主要由一种二聚四糖（78%）组成，分布在胞外结构域的氨基末端。GPA 还具有一个单一的双链 N 聚糖，由一个分支结构表示。两个分子的单跨膜结构域由浅棕色柱体表示。等位基因抗原 M 和 N 位于 GPA 的最末端，仅在残基 1 和残基 5 处存在两个氨基酸。N 抗原也存在于 GPB 的氨基末端，称为 'N' 抗原。S/s 抗原位于 *GYPB* 的 29 位氨基酸上。

　　1927 年 Landsteiner 和 Levine 用人类红细胞免疫兔子，从兔血清中提取的抗体中发现了抗 M 抗体和抗 N 抗体。1947 年抗球蛋白方法发明后，Walsh 和 Montgomery 发现抗 S 同种抗体，它能检测到一种和 MN 相关的抗原。Levine 等于 1951 年发现了抗 s,这是一个抗 S 等位基因表达产物的抗体。家系调查以及后来的分子生物学证明控制 M、N 和 S、s 抗原的基因之间有密切联系。1953 年 Weiner 发现并命名了一个高频率抗原 U; Greenwalt 等发现所有 U 阴性的血液,Ss 均不表达,因此 U 抗原也归属于 MNS 血型系统。MNS 系统目前包含 50 个抗原,其抗原数和复杂程度几乎与 Rh 接近。大多数抗原属于低频率抗原,均是在胎儿与新生儿溶血病或者交叉配血不相合的病例中发现的,还有一部分属于高频率抗原。对于这些低频或者高频抗原的抗体,通常在血库工作中很罕见。MNS 抗原的基因位于染色体 4q31.21 位置。

练习题一

1. 截止到 2024 年 9 月 30 日 ISBT 命名的 MNS 抗原数量是多少?
2. 哪些 MNS 血型抗原具有多态性?
3. 红细胞表面哪些蛋白上表达了 MNS 抗原?
4. MNS 抗原的受控基因在染色体哪个位置?

(一) MNSsU 抗原

M 和 N 抗原存在于血型糖蛋白 A(glycophorin A,GPA)上,GPA 是红细胞上一种主要的血型糖蛋白。GPA 是由 131 个氨基酸残基构成,从氨基端起有 72 个氨基酸残基位于红细胞膜外,23 个氨基酸残基位于跨膜区域,36 个氨基酸在膜内区域,末端是一个羧基端。从氨基端起 1~50 个氨基酸一共链接 15 个 O-聚糖,O-聚糖属于 4 糖分子构造,2 个糖基就能含有唾液酸,带负电荷,GPA 上还有一个 N-聚糖,所以 GPA 分子上含大量糖分子,GPA 提供了红细胞膜上 67% 的唾液酸,成为红细胞表面主要负电荷的来源。M 和 N 是一对对偶抗原,他们有 2 个氨基酸残基不同,M 抗原是位置 1 的丝氨酸和位置 5 的甘氨酸组成,而 N 抗原位置 1 和位置 5 分别是亮氨酸和谷氨酸。每个红细胞上大约有 10^6 个 GPA,这些抗原在新生儿出生时已经发育很好。

En(GYPA*Null)代表 GYPA 编码区丢失,导致 GPA 缺失,但仍能表达 GPB。多种检测 GPA 上非多态性抗原决定簇的抗体统称为抗 En^a。En(a–)细胞与同种抗 En^a,自身抗 En^a 或只针对 GPA 上表位的单克隆抗体均不反应。典型的 En(a–)细胞缺乏 M 抗原和对胰蛋白酶敏感的 N 抗原,但能表达胰蛋白酶不敏感的 N 抗原。En(a–)细胞的 S 和/或 s 抗原表达正常或增强。En(a–)细胞上唾液酸含量比正常红细胞少,是因为 GPA 的缺乏导致同时缺乏 GPA 上的唾液酸。凝聚胺和硫酸鱼精蛋白介质不会使 En(a–)的细胞抗原抗体发生凝集或只发生弱凝集。

S 和 s 抗原存在于糖蛋白 B(glycophorin B,GPB)上 29 位氨基酸残基,GPB 与 GPA 类似,也是红细胞上一种血型糖蛋白。GPB 是由 72 个氨基酸残基构成,与 GPA 结构非常相似,GPB 在细胞外的氨基端有 44 个氨基酸残基,20 个氨基酸残基位于跨膜区,羧基端有 8 个氨基酸残基在膜内。GPB 分子上有 11 个 O-聚糖,没有 N-聚糖,GPB 也为红细胞提供大量的负电荷。S 和 s 是一对对偶抗原,由一对连锁等位基因产生,其等位基因与 MN 的等位基因位点非常接近。N 和 s 基因复合物要比 N 和 S 多 5 倍,这是基因复合物的连锁不平衡现象(表 9-2)。

通常在高加索人群都表达 Ss 抗原,但是在非洲裔人群中,有相当一部分人表现为 S-s-。S 和/或 s 的表达与高频抗原 U 是有关联的,S-s- 的细胞上不是 U-,就是 U 变异型。Wiener 等提出有一对等位基因控制 U 的表达,U 决定 U 抗原的表达,U 的隐性基因 u 则决定了 U 抗原的缺失。认识到 U 和 Ss 的表达存在关联后,将 S 和 s 的缄默等位基因命名为 S^u,该基因不表达 U 抗原。

M^k 是为一种既不表达 M 也不表达 N 的 MN 新等位基因而命名的,同时在两个家系调查中发现,M^k 不仅在 MN 位点上表现为缄默基因,而且在 Ss 位点上也表现为缄默基因。在生物化学上,M^k 既不表达 GPA 也不表达 GPB,M^k/M^k 纯合子的红细胞缺乏 GPA 和 GPB,M^k 的杂合子个体红细胞上 GPA 和 GPB 的数量约为正常的一半。

表 9-2 常见的 MNS 表型和基因型

表现型	欧洲人*		非洲裔美国人**	
	基因型	频率/%	基因型	频率/%
M+N–S+s–	MS/MS	5.7	MS/MS 或 MS/Mu	2.1
M+N–S+s+	MS/Ms	14.0	Ms/Ms	7.0
M+N–S–s+	Ms/Ms	10.1	Ms/Ms 或 Ms/Mu	15.5
M+N–S–s–		0	Mu/Mu	0.4
M+N+S+s–	MS/NS	3.9	MS/NS,MS/Nu 或 Mu/NS	2.2
M+N+S+s+	MS/Ns 或 Ms/NS	22.4	MS/Ns 或 Ms/NS	13.0
M+N+S–s+	Ms/Ns	22.6	Ms/Ns、Ms/Nu 或 Mu/Ns	33.4
M+N+S–s–		0	Mu/Nu	0.4
M–N+S+s–	NS/NS	0.3	NS/NS 或 NS/Nu	1.6
M–N+S+s+	NS/Ns	5.4	NS/Ns	4.5
M–N+S–s+	Ns/Ns	15.6	Ns/Ns 或 Ns/Nu	19.2
M–N+S–s–		0	Nu/Nu	0.7

注：* 对 1 000 名英国白人进行调查得到的频率；**Race 和 Sanger 对 1 322 名非洲裔美国人进行研究所收集的频率资料；u 代表 S 和 s 都不表达的基因。

练习题二

1. MNS 系统中 MN 抗原主要表达在红细胞表面哪个蛋白上？
2. MNS 系统中 Ss 抗原主要表达在红细胞表面哪个蛋白上？
3. 每个红细胞上大约有多少 GPA 糖蛋白？
4. 婴儿出生时，MN 抗原是否发育完全？
5. GPA 和 GPB，哪个糖蛋白含有的氨基酸残基更多？
6. 缺乏 GPA 的血型是不是 En(a–)？同时缺乏 GPA 和 GPB 的血型是不是 M^k？
7. 哪些方法不适用于针对 En(a–) 的细胞？

(二) Miltenberger 系列

Miltenberger 是与 MNS 系统相关的相对稀有的一系列血型，相互间通过一些特异性重叠的低频同种抗原联系一起。这种 MNS 变异表型要归为 Miltenberger 系列，而不仅仅是作为 MNS 变异型的一种，其标准是纯血清学的，而且不同种类间这些血清学联系有时候是很微弱的。

第一例抗 Mi^a 的发现是 Miltenberger 夫人的血清中存在一种抗体，只与少数人的红细胞有反应，继而又不断的发现了抗 Vw、抗 Mur 和抗 Hil 不同的反应结果。当时分为 4 种 Miltenberger 亚系统，至今已经从 4 种扩大到 11 种，并把亚系统改为亚系列，即 Mi Ⅰ 到 Mi ⅩⅠ。根据这系列的蛋白结构及相关基因的结果，定义出不同的变异糖蛋白 (variant glycophorin)，再结合其血清学的反应，并重新命名，如下表 9-3。

50 000 名白人中只发现 6 名 Mur 阳性案例，5 名 GP.Mur（由于未使用抗 Hop，也可能是 GP.Bun），1 名 GP.Hop。在东南亚地区 Mur 很常见，约 10% 的泰国人是 Mur 阳性，其中 93% 抗 Hop 阴性（GP.Mur），7% 抗 Hop 阳性（GP.Bun）。在中国香港人中，GP.Mur 的频率在 6% 左右，尽管存在地区差异，中国台湾人中 GP.Mur 平均频率为 7%。在中国台湾的阿美山人中，GP.Mur 阳性频率可达 88%。

表 9-3 Miltenberger 表型的血清学定义和新命名

Mi 分类	新命名	抗原										
		Mi^a	Vw	Hut*	MUT**	Mur	Hil	Hop	Nob	DANE	TSEN	MINY
I	GP.Vw	+	+	0	0	0	0	0	0	0	0	0
II	GP.Hut	+	0	+	+	0	0	0	0	0	0	0
III	GP.Mur	+	0	0	+	+	+	0	0	0	0	+
IV	GP.Hop	+	0	0	+	+	0	+	0	0	+	+
V	GP.Hil	0	0	0	0	0	+	0	0	0	0	+
VI	GP.Bun	+	0	0	+	+	+	0	0	0	0	+
VII	GP.Nob	0	0	0	0	0	0	0	+	0	0	0
VIII	GP.Joh	0	0	0	0	0	0	0	0	0	n.t.	0
IX	GP.Dane	0	0	0	0	+	0	0	0	+	0	0
X	GP.HF***	+	0	0	+	+	0	0	0	0	0	+
XI	GP.JL	0	0	0	n.t.	0	0	0	0	0	+	+

注：*Giles 等定义；** 最初命名为 Hut；*** 原先命名为 GP.Mor；n.t. 未检测。

（三）GPA 和 GPB N 端氨基酸替代产生的 M 和 N

M 和 N 抗原是由 GPA 和 GPB 的 N 端 5 个氨基酸序列及其糖基化决定。在这个肽中发生的 5 个氨基酸替换可能会影响 M 或 N 抗原的表达，也可能产生新的抗原。表 9-4 主要列举了 GPA 上的 M^g 和 M^c，GPB 上的 He 和 'N'。

表 9-4 GPA 和 GPB 的 N 端肽变化后的血型

GPA	M	丝氨酸 - 丝氨酸*- 苏氨酸*- 苏氨酸*- 甘氨酸 -
	N	亮氨酸 - 丝氨酸*- 苏氨酸*- 苏氨酸*- 谷氨酸 -
	M^g	亮氨酸 - 丝氨酸*- 苏氨酸 - 天冬酰胺 - 谷氨酸 -
	M^c	丝氨酸 - 丝氨酸*- 苏氨酸*- 苏氨酸*- 谷氨酸 -
GPB	'N'	亮氨酸 - 丝氨酸*- 苏氨酸*- 苏氨酸*- 谷氨酸 -
	He	色氨酸 - 丝氨酸*- 苏氨酸*- 丝氨酸*- 甘氨酸 -

注：*O 型糖基化，即含有 O- 聚糖

M^g 纯合子由于 O 型糖基化量少，因此红细胞表面唾液酸水平降低，约为正常细胞的 12%，杂合子则减少 7%。它们表现出许多膜上唾液酸水平降低的细胞所拥有的血清学和理化特征。M^c 严格意义上不能看作是一个血型抗原，因为不存在抗 M^c。M^c 通常被认为是 M 和 N 之间的一种中间产物，1 号位的丝氨酸是 M 的特征，而 5 号位的谷氨酸是 N 的特征，234 位的氨基酸残基正常糖基化，M^c 细胞与大多数抗 M 和少数抗 N 反应，说明这些抗体的识别位点在于 5 号位，同时说明 5 号位氨基酸残基非常重要。GPB 胞外 26 个氨基酸残基和所有表达为 N 抗原的 GPA 是一样的，因此 GPB 也被证明有 N 活性，成为 'N'；因此抗 'N' 有时候会与 MM 细胞有交叉反应。He 的表达与 S/s/U 的表达关联。He 在 S+s+U+ 情况下表达强，在 S-s- 最弱。He 阳性且 N 阴性的细胞完全不与抗 'N' 反应。

练习题三

1. Miltenberger 血型系在白种人中属于高频率抗原、低频率抗原还是具有抗原多态性?

2. Miltenberger 血型系在黄种人(特别是泰国)中属于高频率抗原、低频率抗原还是具有多态性?

3. 简述 GPA 上氨基酸的替代产生 M、N、M^g 和 M^c 抗原?

4. 简述 GPB 上氨基酸的替代产生 'N' 和 He 抗原?

(四) MNS 血型抗体

抗 M 相对来说是常见的"天然抗体"。尽管抗 M 通常是天然抗体,但是也有证据表明输血或儿童细菌感染会刺激产生抗 M。很多抗 M 表现出剂量效应,与 M+N- 细胞反应比 M+N+ 细胞反应强,通常用 M+N+ 细胞往往不能检出弱的抗 M。78% 的抗 M 含有部分 IgG 型抗体,而且这些 IgG 型抗 M 能在盐水中凝集 M+ 细胞,但是大多数的抗 M 是 IgM 型抗体。抗 M 通常不结合补体。MN 抗体通常是 pH 依赖型,这些抗 M 依赖低 pH,IgM 抗 M 的最适 pH 是 6.5,pH 7.5 时失去了大部分活性,低于 pH 6.5 时则变得无特异性。

由于 GPB 的前 26 个氨基酸残基表达与 N 阳性的 GPA 蛋白一样。通常极个别的人才能产生抗 N,且其反应活性也很低。大多数天然产生的抗 N 通常是 IgM 型,在 25℃ 以上没有活性,也有多次输血造成的免疫性抗 N,产生抗体其 MNS 血型通常是 M+N-S-s-U- 的非洲人。抗 N 表现出很强的剂量效应。一些健康的 M+N+ 个体中会产生类抗 N,他们不会凝集自身细胞。

抗 M 和抗 N 通常在 37℃ 不反应,通常被认为无临床意义,但是抗 M 和抗 N 还是可能会引起急性或迟发型溶血性输血反应。^{51}Cr 存活试验和单核细胞吞噬试验结果证明抗 M 和抗 N 有溶血活性。抗 M 能引起新生儿红细胞发育不全,抗 M 导致的 HDFN 主要破坏红细胞系祖细胞或幼稚红细胞,而非成熟红细胞,临床主要表现为新生儿贫血,而黄疸和直接抗球蛋白试验细胞与其他血型引起的 HDFN 不一样。

抗 S 一般是免疫产生的抗体,偶尔可发现天然抗 S。抗 S、抗 s 和抗 U 一般是 IgG 型抗体,且不结合补体,但也有报道过 IgM 型抗 S 的案例。S、s、U 抗体通常在 37℃ 反应,大多数抗体在正常的离子强度条件下反应,手工法抗球蛋白试验最适的反应温度在 10~22℃ 之间。抗 S 可能造成溶血性输血反应,也会引起严重的致死的胎儿与新生儿溶血病(HDFN)。一些 S 抗原阳性的自身免疫性溶血性贫血(autoimmune hemolytic anemia,AIHA)患者有时候会检出自身抗 S 特异性,可能是由于 S 抗原阳性的红细胞表面 GPB 分子数比 S 抗原阴性红细胞表面 GPB 分子数多,所以产生的自身抗 S 可能针对 GPB 上非多态性决定簇的自身抗体,导致实验室检测结果看上去像抗 S。

抗 s 发现的案例比较少,IgM 和 IgG 型抗 s 都有报道过,没有报道有天然抗 s,抗 s 通常在 22℃ 或更低温度下反应条件最佳。抗 s 可以导致严重的和致死的 HDFN,也会引起迟发型溶血性输血反应。

(五) 蛋白酶对 MNS 血型系统抗原的影响

对 MNS 血型系统的抗原进行血清学鉴定分析的过程中,各种蛋白水解酶是非常有用的。蛋白酶以及各种打断肽键的化学物质对分离出的血型糖蛋白的影响,说明这些糖蛋白及与其相关抗原的生物化学结构非常有价值。

1. 胰蛋白酶   胰蛋白酶能催化赖氨酸和精氨酸羧基上肽键的水解。GPA 上至少有 7 个胰蛋白酶酶切位点。当完整的细胞用胰蛋白酶处理后,GPA N 端 39 位氨基酸残基被切断,导致 GPA 上的 M 和 N 抗原丢失;GPB 可能被胰蛋白酶把第 35 位氨基酸残基处切断,因此位于 39 位的 S、s 抗原仍在 GPB 上,胰蛋白酶不能对 S、s 抗原失活。

2. 木瓜蛋白酶、无花果蛋白酶、菠萝蛋白酶、链霉蛋白酶   木瓜蛋白酶、无花果蛋白酶、菠萝蛋白酶和链霉蛋白酶处理红细胞后,大部分基于 GPA 和 GPB 的抗原都被破坏,只有一些很接近细胞膜的抗原得以保留。

3. 唾液酸酶　GPA 和 GPB 上分别携带 15 和 11 个 O 型低聚糖,他们大多含有两个唾液酸分子,GPA 还有一个可能被唾液酸化的 N- 聚糖。用唾液酸酶(神经氨酸酶)处理红细胞后,至少可以除去这些唾液酸残基的一部分,从而改变电荷,也可能改变分子的形态。

练习题四

1. 哪些 MNS 血型有天然抗体?
2. 请用糖蛋白的结构解释抗 N 不容易产生的原因?
3. 抗 M 导致的 HDFN 主要是破坏哪个阶段的红细胞?
4. 哪种酶能破坏 MN 抗原的糖蛋白而不会破坏 Ss 抗原的糖蛋白?
5. 抗 S 和抗 s 的最佳检测温度分别在哪个区间?

二、P1PK 血型系统及相关血型系统

学习目标

1. 了解 P1PK 系统和 Globoside 系统、FORS 系统血型抗原组成
2. 了解 P1 抗原和抗 P1 的临床意义
3. 了解 P 抗原和抗 P 的临床意义
4. 了解 P 血型与癌症的关系
5. 了解 P 血型与早期流产的关系

Landsteiner 和 Levine 在用人的红细胞注射家兔观察多态性,发现了 MN 血型,同时也发现了 P 血型。因此他们在命名这个血型的时候选用了 M、N、O 后面的 P 这个字母。除了 P1 抗原,P 血型系统以前还含有 P、P^k 和 LKE 抗原。由于这些抗原的基因位点和生化途径的不确定性和不断的被揭示。1994 年,这些抗原被认为是 Globoside 系统,在 2010 年 P^k 又被移入 P 血型系统,同时将 P 血型系统重新命名为 P1PK 血型系统(表 9-5)。2011 年 NOR 抗原定义为 P1PK 系统的另一个抗原。

表 9-5　P1PK 血型与相关系统列表

P1PK(003)		Globoside(028)		FORS(031)	Collection209	
P1PK1	P1	GLOB1	P	FORS1	209003	LKE
P1PK3	P^k				209004	PX2
P1PK4	NOR					

废弃的命名:P1PK2(P); 209001(P); 209002(P^k)

(一) P1 抗原与抗 P1

不同人群中 P1 频率不同:白种人大约有 79% 是 P1,非洲人中 P1 频率非常高,达到 94%,而亚洲人群中 P1 频率比较低,日本人只有 30%,柬埔寨和越南人只有 20%。由于抗 P1 试剂的问题,早期对白种人 P1 频率的估算并不十分精确;如果用效价很低的抗 P1,则 P1 的频率也会下降。

不同人的红细胞上的 P1 抗原显示出不同的强度,而且似乎是遗传的。在这种强度变化中,剂量

效应起着关键作用。Fisher 发现,强表达 P1 的个体中有 66% 的人为纯合子 P1+/P1+,而所有弱表达 P1 的人皆为 P1+/P1– 杂合子。

一般认为成人的 P1 抗原要强于儿童,这也是新生儿中 P2 频率高的原因。P1 抗原的发育完全可能要到 7 岁甚至更大。虽然出生时 P1 是弱表达,但是在胎儿红细胞上 P1 抗原是强表达,胎儿的 P1 强度稍低于成人,但随着胎龄的增加,其 P1 抗原的强度逐渐减弱,在胎龄 12 周时的 P1 抗原强度比 28 周时要强得多。P1 抗原不但在红细胞上表达,在淋巴细胞、粒细胞和单核细胞上都有 P1 抗原的表达。

同种抗 P1 很常见,大部分是自然产生,很少有抗 P1 因红细胞刺激而产生,它往往呈现为低温条件反应。当温度超过 25℃时,抗 P1 一般不凝集红细胞,因此这种冷抗体通常没有临床意义。有一些个例报道,抗 P1 会导致输血后迟发型输血反应。通过放射标记 P1 红细胞发现,37℃有活性的抗 P1 会快速清除红细胞,剩下的红细胞清除速度较慢。

(二) P^K 表型和抗 P^K

大多数人的红细胞 P 表达非常强时,P^K 表达非常弱;P^K 表型往往是缺乏 P 抗原时强表达。无论 P_1 还是 P_2,如果红细胞上表达 P^K,则其 P^K 强度是一致的,并没有很大个体差异。所有 P^K 个体的血清中均有天然产生的抗 P 物质,它与 P_1 和 P_2 细胞的反应一致。大多数 P^K 人的血清与 p 细胞反应较弱,这可能是与 PX2 抗原的一种附加抗体的结果。所有的 P^K 血型一般都是通过其血清中含有的抗 P 确定。

人们认为除那些罕见的 P^K 表型之外,所有人的红细胞都缺乏 P^K 抗原。P^K 先证者的红细胞并不能被抗 P^K 凝集(这个抗 P^K 是从 P_1 细胞吸收后的抗 PP1PK 抗体)。Fellous 发现 P_1 和 P_2 个体的成纤维细胞上都带有 P^K 抗原,而只有 p 个体的红细胞上不带有 P^K。NaiKi 和 Marcus 发现红细胞膜上一种糖脂 Gb3,可抑制抗 P^K,并认为 P^K 在 P_1 和 P_2 红细胞上表达,而抗 P1PK 是由另一种红细胞糖苷所产生。

在淋巴细胞、粒细胞、单核细胞、血小板、消化道平滑肌和尿道平滑肌,以及在其他组织中均检测到 P^K。P^K 也在恶性细胞及其衍生的细胞系上表达,是一种伯基特淋巴瘤细胞上非常有用的标记物。在 40 种不同类型的细胞中,在伯基特淋巴瘤细胞表达得最高。P^K 是一种 B 细胞的分化抗原,其表达主要局限于中胚层细胞。

抗 P^K 是从 p 血型个体的血清中发现的,其同时存在抗 P 和抗 P1。用 P1 细胞吸收这些人的血清,有时可分离获得抗 P^K。这种抗 P^K 与 P_1^K 和 P_2^K 细胞的反应强度是一样的。

(三) NOR 抗原

NOR 抗原的发现源于 1 个美国家庭和一个波兰家庭中的一个多凝集现象。来自于 2 个家系的共 9 个红细胞,与 71%~75% 的 ABO 配合的成人血清凝集,但是与脐血血清不凝集。这个反应在木瓜蛋白酶和唾液酸酶中反应增强,但是与 α-半乳糖酶作用下,反应减弱。此后发现其基因和蛋白结构均与 P1PK 属于同源,NOR 抗原(P1PK4)属于 P1PK 系统。

(四) P 抗原和抗 P

P 抗原属于 GLOB 血型系统(028)系统,除了罕见的 p 和 P^K 抗原外,所有红细胞都含有 P 抗原。P 抗原在出生时已经发育良好,但尽管 P 在 P_1 和 P_2 在成年人红细胞上表达相同,但 P_2 在脊髓细胞表达的 P 比 P_1 的脊髓细胞表达弱。

采用流式细胞仪,使用同种抗 P 血清检测淋巴细胞、粒细胞和单核细胞均能发现 P 抗原,但使用其他抗 P 抗体在粒细胞、外周血淋巴细胞或成纤维细胞上查找 P 抗原,均失败。P 抗原同时存在于恶性细胞及其衍生的细胞系上,在胎儿肝脏、胎儿心脏和胎盘上也发现了 P 抗原。

同种抗 P:使用 P_1^K 或 P_2^K 吸收 p 血型的个体产生的抗体,或者 P^K 个体产生的抗体均被认为是抗 P。抗 P 在补体参与下会导致 P_1 和 P_2 细胞溶血。抗 P 抗体有 IgM 和 IgG 型,通常在 37℃反应,会导致严重的血管内溶血性输血反应。

　　自身抗 P 与阵发性冷性血红蛋白尿症：阵发性冷性血红蛋白尿症（paroxysmal cold hemo-globinuria，PCH）是自身免疫性溶血性贫血（autoimmune hemolytic anemia，AIHA）的一种，主要发生在儿童病毒性感染后。PCH 患儿血清 Donath-Landsteiner（D-L）试验阳性，即在补体参与的条件下，抗体在 0℃与红细胞结合，随着温度上升发生溶血。这些双相溶血或 D-L 抗体通常都具有抗 P 特异性。PCH 患者血清与 P₁、P₂ 红细胞反应，而与 p、Pᴷ 细胞无反应。自身抗 P 抗体通常是 IgG 型。D-L 抗体的特异性很少是抗 I、抗 i、抗 Pr 或 'p'。少数 AIHA 案例是由 IgG 单相抗 P 导致，在 20~32℃之间引起溶血。这种 P 自身抗体仅在室温低离子溶液中检测到，未发生 D-L 阳性反应。

　　（五）p 表型与抗 PP1PK

　　1951 年，Levine 等在一名胃癌患者中发现了一个抗体，该抗体能与除自身细胞和其姐妹细胞外所有细胞发生反应。这种抗体被称为抗 Tjᵃ（T 代表肿瘤，j 代表患者名字）。Sanger 发现 6 个无相关性的抗 Tjᵃ 个体都是 P₂，因此他建议将 Tjᵃ 称为 p。p 红细胞的表型是缺乏 P1、Pᴷ 和 P 等抗原，但是它的 PX2 表达增强。

　　p 血型非常罕见，Race 和 Sanger 计算出 p 基因的频率为 0.002 4，p 表型在欧洲的频率为百万分之 5.8。p 表型在日本相对比较常见，但是对一百万个中国香港的华人进行筛选，没有发现 p 表型。在瑞典北部的 Vaste-Botten 乡村，筛选了 40 149 个供体，发现了 8 例 p 个体，频率为百万分之 141。

　　所有 p 型人血清中都有抗体，一般称为抗 PP1PK，它能与所有除 p 型外的红细胞发生凝集或溶血反应。用 P₂ 细胞吸附后的 p 血清，能对 P₁ 细胞反应，但不能对 P₂ 细胞反应。使用 P₁ᴷ 细胞吸收 p 血清，去除抗 P1 和抗 P2，留下的抗 P，与使用 P₂ᴷ 细胞吸收 p 血清的结果也一样。特异性的抗 Pᴷ 只有唯一的从抗 PP1PK 的血清中提取。Tippett 从 47 位 p 血型人的血清通过 P₁ 细胞吸收，只有一半的人血清中成功提取了抗 Pᴷ，继续使用 P1 细胞吸收这些抗 Pᴷ 的血清，导致这些抗 Pᴷ 的血清减弱甚至消失。抗 P1PK 绝大部分是 IgG 型抗体，相反 P₂ 人群中的抗 P1 抗体通常是 IgM 型。2 个 p 血型的个体体内的抗 P 成分是 IgM 型的，并能与嗜异性抗原（Forssman Antigen）交叉反应，剩下的 IgG 型抗体特异性针对红细胞糖苷脂（Globoside），这些人中大部分抗 Pᴷ 是 IgG 型的。

　　通过放射免疫法测定，IgG 和 IgA 型抗体针对 P、P1 和 Pk 的碳水结构，但 IgM 型抗体只针对 P1 和 Pᴷ 的空间结构。13 份血清中只有 1 个 p 型血清包含了 IgG3 型抗体，针对 P、P1 和 Pᴷ 抗原的低聚糖，还有一些抗体是 IgG1 和 / 或 IgG2 抗体，但是没有 IgG4 型。

　　抗 PP1PK 能导致快速清除输注的红细胞并导致严重的溶血性输血反应。只要输注针对 p 个体 25mL 不配合的红细胞，就能导致严重的溶血性输血反应。抗 PP1PK 也会导致早期流产以及新生儿溶血病。

　　（六）p 表型与癌症

　　一例 p 血型的女性原发性胃癌患者，接受了胃大部切除术，是一个完全成功的治疗。在接下去的 22 年直至死亡，没有任何肿瘤复发或转移的证据。与她的红细胞不同，肿瘤表达了 P 系统抗原，即 Levine 提出的"非法抗原"，肿瘤细胞上的抗原与患者的遗传结构相反。Levine 认为她体内的抗 PP1PK 抗体阻止了肿瘤细胞的进一步生长。

　　（七）p 血型与早期流产

　　p 血型妇女的习惯性流产发生率明显高于正常人群。流产通常发生在妊娠的前 3 个月，过了这 3 个月后，存活下来的胚胎通常会发育成健康的婴儿。大多数 p 型母亲怀的 P1 或 P2 婴儿都没有 HDFN 现象，目前只有少数报告有轻度的 HDFN。

　　p 血型妇女血清中产生的抗 PP1PK 是导致流产的主要原因。有些 Pᴷ 表型的妇女也有习惯性流产的报道：1 例 P2PK 的日本妇女和 1 例 P1PK 的科威特妇女分别有 4 次和 13 次早期流产史，她们均没有存活的子女，在后来妊娠的第 5 和第 6 周进行治疗性血浆置换术后，分娩了成活的婴儿，除了光疗，这两个婴儿没有任何治疗。在日本的案例中，孕妇血浆通过供体红细胞吸收了抗 p 后回输给孕妇。在此之后，血浆置换程序成功运用于多位 p 阴性的多次流产史且没有生育的妇女。

胎儿在发育到 12~17 孕周时,胎盘会高表达 P 和 P^k 活性,母体产生的抗体能高度结合在胎盘糖脂上,这些糖脂并不是胎儿体内产生的。从胎盘上分离的 Globoside 抗原(P 抗原)能与 IgM、IgG(大部分是 IgG3)和 IgA 抗体强反应。因此抗 P 和抗 P^k 导致的流产,不是针对胎儿而是针对胎盘的反应。

一名西澳大利亚州珀斯的妇女,血清中含有不寻常的导致习惯性流产的抗体。这个抗体能使所有 P_1 和 P_2 细胞产生溶血反应而不是凝集反应,但对 p 血型细胞没有凝集或溶血反应。这个患者是正常的 P1 型,这种溶血素只有在她出现先兆流产的时候出现。这种溶血反应没有与补体结合。有学者针对此现象进行了长时间的环境和免疫因素的研究,但是至今没有结论。

练习题五

1. P1PK 血型系统的抗原有哪些? P 抗原属于哪个血型系统?
2. P1PK 血型系统及其相关系统一共涉及哪些血型系统和哪些血型抗原?
3. 简述自身抗 P 的临床意义?
4. 为什么抗 P 会产生习惯性流产?
5. p 型血清中抗体主要是 IgG 哪一种亚类?

三、Lutheran 血型系统

学习目标

1. 了解 Lutheran 系统血型主要几个抗原
2. 了解 Lutheran 系统血型受控基因位点
3. 了解 Lutheran 抗原糖蛋白结构

截止到 2024 年 9 月 30 日,Lutheran 血型系统有 28 个抗原:命名为 LU1~LU29,其中两个已被废弃(表 9-6)。这些抗原中有四对抗原由等位基因编码,属于对偶抗原,它们分别是:Lu^a(LU1)和 Lu^b(LU2); Lu6 和 Lu9; Lu8 和 Lu14; Au^a(LU18)和 Au^b(LU19)。*Lutheran* 基因位于 19q13.2,Lutheran 抗原位于红细胞膜外的两种糖蛋白(CD239)上。这两种糖蛋白都属于免疫球蛋白超家族,相对分子量分别是 78 000 和 85 000。Lutheran 糖蛋白是胞外基质糖蛋白基层粘连蛋白的配体。Lutheran 的糖蛋白预估有 597 个氨基酸残基构成:胞外区 518 个氨基酸残基,单次跨膜区含 19 个氨基酸残基,胞内区 59 个氨基酸残基。该结构是相对分子量为 85 000 的糖蛋白异构体,胞内区尾端直接与膜骨架连接。利用胞质端氨基酸序列制备的兔抗血清进行免疫沉淀实验,其相对分子量为 78 000,但是这个结构缺少胞质端部分。

免疫球蛋白超家族(immunoglobulin superfamily,IgSF)是一个大的糖蛋白集合体,主要在白细胞上富集,其他细胞上也有部分存在。这些糖蛋白具有重复的胞外结构区域,与免疫球蛋白的可变区(V)或恒定区(C1 或 C2)具有同源性。每个 IgSF 结构域由近 100 个氨基酸组成,构成双 β- 片层,其构象通过稳定的二硫键保持。IgSF 型糖蛋白主要起受体和黏附分子作用,并可能参与信号转导。

Lu 糖蛋白的胞外结构域包含两个 V 区和三个 C2 结构域,并具有五个潜在的 N 糖基化位点,一个位于第三结构域内,其他四个位于第四结构域内(图 9-2)。在红细胞膜上至少还有五种其他的 IgSF 糖蛋白,如: Scianna 血型糖蛋白、LW 血型糖蛋白、OK 血型糖蛋白、CD147 和 CD58(LFA-3)。

表 9-6　Lutheran 血型系统抗原

抗原				分子基础		
编号	名称	频率	对应抗原	核苷酸	外显子	氨基酸
LU1	Lu^a	多态性	Lu^b	230G>A	3	精氨酸 77 组氨酸
LU2	Lu^b	高	Lu^a	230G（A）	3	精氨酸 77（组氨酸）
LU3	Lu3	高				
LU4	Lu4	高		1. 524G（A） 2. 524G（T）	5 5	精氨酸 175（谷氨酰胺） 精氨酸 175（亮氨酸）
LU5	Lu5	高		326G（A）	3	精氨酸 109（组氨酸）
LU6	Lu6	高	Lu9	824C（T）	7	丝氨酸 275（苯丙氨酸）
LU7	Lu7	高		未知		
LU8	Lu8	高	Lu4	611T（A）	6	甲硫氨酸 204（赖氨酸）
LU9	Lu9	低	Lu6	824C>T	7	丝氨酸 275 苯丙氨酸
LU11	Lu11	高		未知		
LU12	Lu12	高		1. (99-104del) 2. 419G（A）	2， 3	1. （del 精氨酸 34,亮氨酸 35） 2. 精氨酸 140（谷氨酰胺）
LU13	Lu13	高		1340C（T）， 1742A（T）	11， 13	丝氨酸 447（亮氨酸）， 谷氨酰胺 581（亮氨酸）
LU14	Lu14	低	Lu8	611T>A	6	甲硫氨酸 204 赖氨酸
LU16	Lu16	高		679C（T）	6	精氨酸 227（半胱氨酸）
LU17	Lu17	高		340G（A）	3	谷氨酸 114（赖氨酸）
LU18	Au^a	多态性	Au^b	1615A（G）	12	苏氨酸 539（丙氨酸）
LU19	Au^b	多态性	Au^a	1615A>G	12	苏氨酸 539 丙氨酸
LU20	Lu20	高		905C（T）	7	苏氨酸 302（甲硫氨酸）
LU21	Lu21	高		282C（G）	3	天门冬氨酸 94（谷氨酸）
LU22	LURC	高		223C（T）	3	精氨酸 75（半胱氨酸）
LU23	LUIT			469G（A） 1289C（T）	4 10	甘氨酸 57 精氨酸 苏氨酸 420 异亮氨酸
LU24	LUGA			212G（A） 711C（T） 714C（T）	3 6 6	精氨酸 71 组氨酸 半胱氨酸 237 半胱氨酸（缄默） 丙氨酸 238 丙氨酸（缄默）
LU25	LUAC			662C（T）	6	苏氨酸 221 异亮氨酸
LU26	LUBI			1495C（T）	12	精氨酸 499 色氨酸
LU27	LUYA			324G（A） 1184G（A）	3 9	甘氨酸 108 甘氨酸（缄默） 精氨酸 395 组氨酸
LU28	LUNU			121G（A）	2	缬氨酸 41 甲硫氨酸
LU29	LURA			1351A（C）	11	赖氨酸 451 谷氨酸

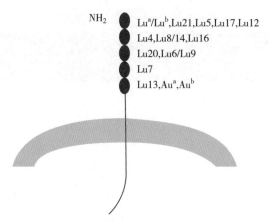

图 9-2　Lutheran 蛋白 Lutheran 抗原存在于
一个 5 免疫球蛋白结构域

（一）Lu^a 和 Lu^b

Callender 等在 1945 年描述了第一个 Lutheran 抗体，即抗 Lu^a。次年 Callender 和 Race 对其做了更详细的介绍。10 年以后，Cutbush 和 Chanarin 又阐述了 Lu^a 其对偶抗原的抗体——抗 Lu^b。

Lu^a 普遍分布在欧洲人、非洲人、北美人中，频率达到 8% 左右，但在美洲土著人种中非常罕见，甚至没有。使用抗 Lu^a 和抗 Lu^b 对 1 500 个加拿大白种人进行检测：Lu^a 6.9%、Lu^b 99.9%、Lu（a-b+）93.1%、Lu（a+b+）6.8%、Lu（a+b-）0.1%。检测 922 名中国台湾人，发现全部都是 Lu（a-b+）。

Lutheran 抗原的强度变化很大。不同家系的红细胞 Lu^a 在数量上可能不同，但在家系内抗原强度几乎相同。有时需要通过吸收放散试验验证 Lu（a+b+）细胞上的弱 Lu^b 抗原。同一个体细胞上的 Lutheran 抗原强度也有差异，所以导致使用 Lutheran 抗血清，尤其是抗 Lu^a 与红细胞反应时也有可能产生混合视野，甚至将 Lu^b 阳性红细胞输入含有抗 Lu^b 的 Lu（a+b-）的个体中，其存活时间也有差异。

与成人相比，脐血样本和 1 岁婴儿的红细胞中 Lu^a 和 Lu^b 表达明显减弱。155 份脐带血样本中有 10 份表现为 Lu（a-b-），这在成人中非常罕见，大约要到 15 岁时 Lu^a 和 Lu^b 抗原才能表达到成人水平。

（二）Lutheran-null 表型

与其他血型系统一样，Lutheran 也有缺失型。Lu 缺失型极为罕见，其具有隐性遗传模式。Lu 缺失型的个体可以产生抗 Lu3，它与除 Lu 缺失型外所有的红细胞发生反应。在 Lu$_{null}$ 红细胞中，部分抗原（如 AnWj）的正常表达非常弱。Lu$_{null}$ 至少有三种遗传机制：①LU 基因座下存在纯合型的隐性等位基因；②存在于 LU 不连锁的杂合性的显性抑制基因，称为 In（Lu）基因，能抑制 Lu 抗原。In（Lu）基因除了造成 Lu（a-b-）或 Lu$_{null}$ 的表型外，同时也抑制了 P1、i、AnWj 及 Indian（如 CD44）、Knops 等血型系统多种抗原的表达。③存在伴 X 的半合子型抑制基因（表 9-7）。

表 9-7　Lu$_{nul}$ 表型

遗传模式	相关基因	Lu 系统抗原	AnWj	P1,i,CD44 等
隐性	Lu	无	+	正常
显性	$In（Lu）$	极弱*	-*	减少
X 连锁	XS^2	极弱*	+	正常

注：*：通过吸收放散试验能检测这些抗原

第一例 Lu$_{null}$ 表型于 1963 年在一名英国妇女身上发现，随后在加拿大的一个家庭中发现了三名

Lu_null 成员,在日本的一个家庭中发现了两名 Lu_null 成员。一位非裔美国妇女的血液中存在 Lu(a–b–)红细胞。

(三) 抗 Lu^a 和抗 Lu^b

第一个产生 Lu^a 的患者是一个多次输血的系统性红斑狼疮的患者,检出抗 Lu^a,可能在多次输血中输入了一名 Lu^a 阳性献血者的血液。这个患者同时还存在一些其他的同种抗体:抗 c、抗 C^w、抗 Kp^c 和抗 N。

输血和妊娠后能检测到抗 Lu^a,一般这个抗体会合并其他同种抗体,特别是 HLA 抗体(抗 Bg)。抗 Lu^a 一般为 IgM 型,也存在 IgG 和 IgA 型抗体,Lutheran 其他抗体也存在这种情况。在低于 37℃条件下,抗 Lu^a 能与 Lu(a+)红细胞直接凝集,也有部分抗 Lu^a 和 Lu(a+)红细胞需要在抗球蛋白试验中反应。

利用噬菌体展示和重组 DNA 技术制备了具有 Lu 特异性的单链可变片段(scFv),建立了单克隆抗 Lu^a。

Lutheran 抗体的临床意义不大。目前没有报道由抗 Lu^a 或抗 Lu^b 引起的胎儿与新生儿溶血病(HDFN)需要进行除光疗外的其他治疗,虽然胆红素有所增加或直接抗球蛋白阳性,但是新生儿红细胞上的 Lutheran 抗原发育不完善,所以可能造成的 Lutheran 抗体不太可能引起胎儿与新生儿溶血病。Lutheran 抗体与轻微的迟发性溶血性输血反应以及输血后黄疸有关,但与急性溶血性输血反应无关。

练习题六

1. 截止到 2024 年 9 月 30 日,ISBT 命名的 Lutheran 血型系统的抗原有多少?
2. Lutheran 抗原的受控基因位点在哪里?
3. 新生儿出生时 Lu^a 抗原是否发育完全能引起严重的新生儿溶血病? 为什么?
4. 严重的溶血性输血反应发生时,一般情况下是否必须优先排除 Lutheran 抗体的原因?

四、Kell 和 Kx 血型系统

学习目标

1. 了解 Kell 系统血型主要几个抗原
2. 了解 Kell 系统血型受控基因位点
3. 了解 Kell 血型系统的人种多态性
4. 了解 Kell 血型蛋白与 Kx 血型糖蛋白之间相互作用

(一) Kell 血型系统

在众多血型发现的过程中,Kell 血型系统是第一个使用抗球蛋白试验发现的。截至 2024 年 9 月 30 日,Kell 血型系统已有 38 个抗原(表 9-8),还有 Kx 和 Gerbich 血型系统与 Kell 系统相互作用。Kell 系统的基因位于染色体 7q33 位置,Kell 基因长度大约有 21.5kb,共有 19 个外显子。Kell 系统糖蛋白只穿膜一次,N 端有 47 个氨基酸具有亲水性,在红细胞膜内,C 端含有 665 个氨基酸,在红细胞膜外,由多个二硫键连接形成多个折叠。Kell 抗原是位于一个上面有几个 N- 糖苷键,但基本没有 O- 糖苷键的糖蛋白上,SDS-PAGE 电泳(SDS 聚丙烯酰胺凝胶电泳)测得糖蛋白分子量约为 93kDa,在一个正常的红细胞上 Kell 系统抗原大约有 3 500~18 000 个。

表 9-8 Kell 血型系统

	抗原			分子基础		
编号	名称	频率	对应抗原	核苷酸	外显子	氨基酸
KEL1	K	多态性	k	578C>T	6	苏氨酸 193 甲硫氨酸
KEL2	k	高	K	578C（T）	6	苏氨酸 193（甲硫氨酸）
KEL3	Kpᵃ	多态性	Kpᵇ（Kpᶜ）	841C>T	8	精氨酸 281 色氨酸
KEL4	Kpᵇ	高	Kpᵃ Kpᶜ	1.841C（T） 2.842G（A）	8	精氨酸 281（色氨酸） 精氨酸 281（谷酰胺）
KEL5	Ku	高		多个	8	多种
KEL6	Jsᵃ	多态性	Jsᵇ	1790T>C	17	亮氨酸 597 脯氨酸
KEL7	Jsᵇ	高	Jsᵃ	1790T（C）	17	亮氨酸 597（脯氨酸）
KEL10	Ulᵃ	低		1481A>T	13	谷氨酸 494 缬氨酸
KEL11	K11	高	KEL17	905T（C）	8	缬氨酸 302（丙氨酸）
KEL12	K12	高		1523A（G）	15	组氨酸 548（精氨酸）
KEL13	K13	高		986T（C）	9	亮氨酸 329（脯氨酸）
KEL14	K14（San）	高	KEL24	1.539G（C） 2.538C（T） 3.539G（A）	6	精氨酸 180（脯氨酸） 精氨酸（180 半胱氨酸） 精氨酸 180（组氨酸）
KEL16	'k-like'	高		未知	6	
KEL17	K17（Wkᵃ）	低	KEL11	905T>C	6	缬氨酸 302 丙氨酸
KEL18	K18	高		1.388C（T） 2.389G（A）	8	精氨酸 130（色氨酸） 精氨酸 130（谷酰胺）
KEL19	K19（Sub）	高		1475G（A）	4	精氨酸 492（谷酰胺）
KEL20	Km	高			13	Xk 缺乏
KEL21	Kpᶜ	低	Kpᵇ（Kpᵃ）	842G>A	8	精氨酸 281 谷酰胺
KEL22	K22	高		965C（T）	9	丙氨酸 322（缬氨酸）
KEL23	K23	低		1145A>G	10	谷酰胺 382 精氨酸
KEL24	K24（Cls）	低	KEL14	539G>C	6	精氨酸 180 脯氨酸
KEL25	VLAN	低	KEL28	743G>A	8	精氨酸 248 谷酰胺
KEL26	TOU	高		1217G（A）	11	精氨酸 406（谷酰胺）
KEL27	RAZ	高		745G（A）	8	谷氨酸 249（赖氨酸）
KEL28	VONG	低	KEL25	742C>T	8	精氨酸 248 色氨酸
KEL29	KALT	高		1868G（A）	17	精氨酸 623（赖氨酸）
KEL30	KTIM	高		913G（A）	8	天冬氨酸 305（Asn）
KEL31	KYO	低	KEL38	875G>A	8	精氨酸 292 谷酰胺
KEL32	KUCI	高		1271C（T）	11	丙氨酸 424（缬氨酸）
KEL33	KANT	高		1283G（T）	11	精氨酸 428（亮氨酸）

续表

抗原				分子基础		
编号	名称	频率	对应抗原	核苷酸	外显子	氨基酸
KEL34	KASH	高		758A（G）	8	Tyr253（半胱氨酸）
KEL35	KELP	高		708G（T），2024G（A）	8,18	亮氨酸260（苯丙氨酸），精氨酸675（谷酰胺）
KEL36	KETI	高		1391C（T）	12	苏氨酸464（异亮氨酸）
KEL37	KUHL	高		877C>T	8	精氨酸293（色氨酸）
KEL38	KYOR	高	KEL31	875G（A）	8	精氨酸292（谷酰胺）
KEL39	KEAL					
XK1	Kx	高				

　　Kell 血型抗原在红细胞表面密度不高,利用放射碘标记多克隆和单克隆的抗 K 检测,K+k- 细胞上 K 抗原位点有 400~6 200 个,在 K+k+ 细胞上 K 抗原只有 2 500~3 500 个。这些抗原是在 Kell 蛋白上表达是由单一基因控制。1946 年,因抗 K 新生儿溶血病导致的 DAT 阳性,Coombs 等第一次报道了这个新的特异性抗体。这种抗体原先命名为抗 Kell,后来称为抗 K 或抗 KEL1,产生这个抗体的产妇血清与丈夫和两个孩子的红细胞反应,并和 7% 的随机红细胞反应。20 世纪 70 年代,英国检测了 10 000 名英国献血者(大部分是白人),9.02% 的献血者是 K+。K+ 在非洲不常见,在东亚和土著美国人中更加少见,在阿拉伯和西奈半岛人群中比例最高,达到 25%(表 9-9)。

表 9-9　Kell 系统抗原频率和相关低频基因

抗原	人群	检测人数	阳性比例	基因频率
K	英国人	9 875	9.02%	0.046 2
	巴黎人	81 962	8.55%	0.043 7
	芬兰人	5 000	4.10%	0.020 7
	非裔美国人	4 079	1.50%	0.007 5
	日本人	14 541	0.02%	0.000 1
Kp^a	白人	18 934	2.28%	0.011 4
Kp^c	日本（大阪）	4 442	0.32%	0.001 6
	日本（宫城）	5 974	0.18%	0.000 9
Js^a	非裔美国人	1 298	15.87%	0.082 8
	非洲人	593	15.68%	0.081 8
Ul^a	芬兰人	2 620	2.6%	0.013 1
	英国人	5 000	0	0.000 0
	瑞典人	501	0.2%	0.001 1
	中国人	12	1 例	
	日本人	8 000	0.46%	0.002 3
KEL17	英国人	11 044	0.29%	0.001 5
KEL31	日本人	400	1.5%	0.007 5

　　K 的抗原性非常强,白种人输血常能检出抗 K,抗 K 通常是 IgG 型的,使用凝聚胺方法检测抗 K 会造成抗 K 的漏检,一般需要使用间接抗球蛋白检测。这个抗体在白种人中常引起输血反应,是白种人中一个具有重要临床意义的抗体,其重要性仅次于 Rh 血型抗体。抗 K 通常是 IgG 型抗体,并且大部分是 IgG1。虽然 IgG 抗 K 偶尔也能直接凝集 K+ 红细胞,但是检测抗 K 通常的方法是间接抗球蛋白试验。抗 K 经常在低离子强度溶液反应不良,在低离子溶液的 LISS 中抗 K 比在正常生理盐水介质中更难结合到红细胞上,因此在自动化仪器上会遇到抗 K 检测存在漏检。

　　抗 K 能造成严重的输血反应,甚至出现输给同一患者不同血液之间的不相容反应。抗 K 也能造成严重的 HDFN。在一组调查中,127 076 名孕妇中有 127 名孕妇血清中检出抗 K(0.1%),其中 13 名孕妇生产的 K+ 的新生儿,5 例(38%)产生了严重的 HDFN。在德国的一项研究中,有抗 K 的妇女,83% 有输血史。

　　抗 K 引起的 HDFN 和抗 D 引起的 HDFN 机制不同,抗 K 的 HDFN 比抗 D 的 HDFN 严重程度更难预估。抗 K 的效价与 HDFN 的严重程度很少有关联性。Kell 糖蛋白在红细胞生成早期就出现在红系祖细胞上,因此抗 K 引起的 HDFN 往往是抑制红细胞的生成,所以患儿的网织红细胞和黄疸都不高。

　　(二) Kx 血型系统

　　Kx 系统包含一个抗原 Kx(XK1 或 019001),有一个 X 连锁基因 *XK* 编码,位于 Xk 蛋白上。红细胞缺乏 Kx 抗原,则 Kell 表达严重减少,呈现为 McLeod 表现型。Kx 蛋白是不糖蛋白,是磷酸化和棕榈酰化蛋白。

　　使用单克隆抗 K 与 K+ 细胞在无还原剂条件下进行免疫沉淀反应,检测到相对分子量为 93 000 的 Kell 糖蛋白以二硫键结合相对分子量为 37 000 的 Kx 蛋白,形成了异二聚体。使用 *KEL* 和 *XK* cDNA 共同转染的 COS-1 哺乳动物细胞中分离出 Kell-Kx 复合体,Kx 蛋白细胞外第五个环的 Cys347 通过单个二硫键与 Kell 糖蛋白的 Cys72 链接起来。对 *KEL* 和 *XK* 转染的 COS-1 细胞的时间周期研究表明,Kell-Kx 复合体在内质网中聚合并运输到细胞表面。

　　McLeod 综合征(麦克劳德综合征)非常罕见,与舞蹈症 - 棘形红细胞增多症和各种肌肉和神经缺陷相关,为 X 连锁疾病,几乎仅发生于男孩。它是由于 *XK* 基因缺失、失活突变的半合子状态,导致表达 Kx(Kx 系统唯一的抗原)的 Xk 蛋白缺失引起。Xk 蛋白通过单个二硫键与 Kell 糖蛋白连接。McLeod 综合征与 McLeod 表型相关,其中 Kell 系统抗原弱表达且 Km(KEL20) 和 Kx 缺失。

　　包含 *XK* 在内的 X 染色体的部分缺失也可能同时导致 X- 连锁慢性肉芽肿疾病(CGD)相关的基因缺失。涉及输血时,McLeod 综合征的 CGD 患者通常产生抗 Kx 和抗 Km,导致极难有与其相合的献血者。因此,建议 CGD 和 McLeod 综合征患者尽可能避免输血。

练习题七

1. 截至 2024 年 9 月 30 日,ISBT 命名的 Kell 血型系统的抗原有多少?
2. Kell 抗原的受控基因位点在哪里?
3. 哪种检测方法可能会对抗 K 造成漏检? 标准间接抗球蛋白,低离子液抗球蛋白,凝聚胺?
4. Kx 抗原的缺乏对红细胞表面 K 抗原阳性的影响?

五、Duffy 血型系统

学习目标

1. 了解 Duffy 系统血型主要有几个抗原和 Duffy 系统血型受控基因位点
2. 了解酶对 Fy 抗原的影响

3. 了解 Fy3 与 Fy5 抗原的差异
4. 了解 Duffy 调节趋化因子的原理
5. 了解 Duffy 抗原与感染间日疟之间的关联
6. 了解 Duffy 抗原与 HIV、镰状细胞疾病等其他疾病的作用

（一）Duffy 抗原

1950 年,一位名叫 Duffy 的血友病患者多次输血以后,被检测出了一个新的抗体,因此以这个患者的名字命名为 Duffy 抗体,用 Duffy 先生的最后 2 个字母命名其抗原抗体,第一例抗体就是抗 Fy^a。一年以后,在一名三次妊娠史的妇女血清中也发现了这种抗体。1955 年,Sanger 等报告了很多非洲裔美国人体内存在 Fy(a-b-),这是有 Fy 基因控制的无效表型。Fy(a-b-)在非洲人中似乎是一种常见的表型,但在白人中极罕见。1975 年,发现 Fy(a-b-)的红细胞能在体外抵御导致猴疟疾的诺氏疟原虫,后来研究证实:Fy(a-b-)红细胞也能抵抗间日疟原虫的感染。这个发现可以解释西非人群 Fy(a-b-)表型占有血型优势。Duffy 系统(Fy3,Fy5 等)其他抗原都是高频抗原,产生的抗体罕见。

截至 2024 年 9 月 30 日,Duffy 血型系统一共有 5 个抗原(表 9-10)。Duffy 基因位于染色体 1q21-q22 上。Duffy 抗原表达在分子量为 35~50kDa 的糖蛋白上,是一个 G 蛋白偶联家族的趋化因子受体。Fy^b 是由 Fy^a 糖蛋白中 Gly42Asp 被替换产生。Duffy 糖蛋白除了在红细胞上,大量出现在多种器官的毛细血管后的小静脉内皮细胞上,尤其是有炎症的器官,这可能和其结合并去除多余的趋化因子功能有关。Duffy 糖蛋白具有高度厌水性,在红细胞膜上穿越 7 次,N 端在细胞外,C 端在细胞内,这与一般的通道或转运蛋白不一样(图 9-3)。

表 9-10　Duffy 抗原

数字命名	命名	白种人	非洲人	建议
FY1	Fy^a	多态性	多态性	与 Fy^b 是对偶抗原,Gly42
FY2	Fy^b	多态性	多态性	与 Fy^a 是对偶抗原,Asp42
FY3	Fy3	高	多态性	Fy(a-b-)细胞上缺乏的抗原
FY5	Fy5	高	多态性	Fy(a-b-)且 Rh_{null} 细胞上缺乏的抗原
FY6	Fy6	高	多态性	与 Fy3 类似,只能通过单克隆抗体区分

DARC 含有 62 个氨基酸,胞外氨基末端结构域和 7 个跨膜结构域,在氨基末端区域和第三个细胞外环之间存在一个二硫键。第二个二硫键存在于第一和第二胞外环之间。间日疟原虫的结合位点存在于氨基酸 8-44 之间,包括 Fy6 和 Fy^a/Fy^b 抗原。化学激酶结合位点位于氨基末端区域和第三个细胞外环之间的缝隙中。导致 Fy^x 表型的突变,以弱 Fy^b 表达为特征,存在于第一个细胞质环中。

（二）Fy^a 和 Fy^b

Fy^a 和 Fy^b 是共显性等位基因的产物,直接按照孟德尔方式遗传。Fy^a 和 Fy^b 在人类学上非常有用。Mourant 等用抗 Fy^a 和抗 Fy^b 研究了各种人群的抗原频率(表 9-11)。

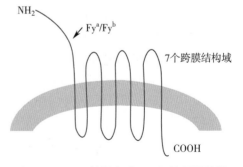

图 9-3　Duffy 糖蛋白或 Duffy 抗原受体的趋化性小分子（DARC）

一项关于 2 182 名加拿大人的研究,使用了能检出 Fy^x 的抗 Fy^b,检出其表型和推断其基因频率:Fy(a+b−)0.182 3、Fy(a+b+)0.473 5、Fy(a+b+w)0.013 6、Fy(a−b+)0.330 2、Fy(a−b+w)0.000 4、Fy(a−b−)0、*FY*A* 0.425、*FY*B* 0.557、*FY*X* 0.016、*FY*Null* 0.002。非洲裔美国人和非洲人的 Fy^a 和 Fy^b 频率变化比较大,但与欧洲人相比就显得较低,可能因为沉默等位基因 *FY*null* 的频率比较高。和北欧人一样,*FY*B* 比 *FY*A* 更常见,在东亚,*FY*A* 频率高于 *FY*B*。

表 9-11　Duffy 的表现型和基因型频率

表现型		基因定型 /%			等位基因 /%			
		非洲人	白人	中国人		非洲人	白人	中国人
Fy(a+b−)	*FY*A/A*	0	21	89	*FY*A*	3	41	94
	FY*A/null	4	0	0	*FY*B*	17.5	59	6
Fy(a+b+)	*FY*A/B*	2	40	10	*FY*null*	79.5	0	0
Fy(a−b+)	*FY*B/B*	2	39	1				
	FY*B/null	29	0	0				
Fy(a−b−)	*FY*null/null*	63	0	0				

Fy^a 和 Fy^b 抗原对大多数蛋白水解酶都非常敏感。木瓜蛋白酶、无花果蛋白酶、菠萝蛋白酶、链霉蛋白酶、糜蛋白酶对红细胞处理后,Fy^a 和 Fy^b 能完全被破坏,但胰蛋白酶不能消除 Fy^a 和 Fy^b 的活性。早期报道使用胰凝乳蛋白酶破坏 Duffy 抗原可能是使用了一些不纯的胰凝乳蛋白酶制剂。唾液酸酶对 Duffy 抗原活性没有影响。

妊娠可能导致产生抗 Fy^a,但是大多数的抗 Fy^a 是由输血引起的。天然产生的抗 Fy^a 极为罕见。抗 Fy^a 可单独出现,大多数情况与其他抗体同时出现。相对于其他抗体,Duffy 抗体一般不会在输血后的 6 个月之内检测到,它可能在输血后的 6 个月甚至 5 年后检测到。抗 Fy^a 一般是 IgG 型抗体,IgG1 居多,一般通过间接抗球蛋白法检测,直接凝集红细胞的抗 Fy^a 很少。50% 的抗 Fy^a 活化补体至 C3 阶段。

抗 Fy^a 在中国人群中较为罕见,能引起急性或迟发性的溶血性输血反应,一般比较温和,但也会发生致命的输血反应,对于有 Duffy 抗体的患者应该选择相应抗原阴性的血液输注。将一份同位素标记的 Fy(a+) 的红细胞输注给含有抗 Fy^a 抗体的患者体内,10 分钟后输注的红细胞就被清除。将一份含有抗 Fy^a 抗体的献血者血液输注给 Fy(a+b+) 的患者体内也会导致免疫反应。抗 Fy^a 引起的 HDFN 一般情况下比较轻微,很少有严重案例报道。在一项对 68 例有抗 Fy^a 的孕妇调查中,只有 3 例导致胎儿严重贫血,2 例需要宫内输血。有报道对于 RhD 阴性 Fy(a−b+) 的孕妇,三次注射抗 D 免疫球蛋白后抗 Fy^a 的效价从 4 096 下降至 256,可能是由于预防性治疗的免疫抑制作用。

抗 Fy^b 在中国人群中较为常见,通常伴随其他红细胞抗体出现,它是由妊娠或输血的免疫刺激产生,也有报道一例宫内输血导致的"天然抗 Fy^b"。抗 Fy^b 通常也是 IgG1 型,Fy^b 抗体一般通过间接抗球蛋白法检测,部分抗 Fy^b 能结合补体。抗 Fy^b 能导致急性或迟发性输血反应。

有报道在 AIHA 的 Fy(a+b−) 的患者中查出了自身 mimicking 抗 Fy^b。这个抗体对 Fy(a−b+) 和 Fy(a+b+) 的反应明显强于 Fy(a+b−) 的细胞,但对于 Fy(a−b−) 细胞则无反应。

（三）Fy^x

Fy^x 表现为弱的 Fy^b,而且没有抗 Fy^x,一些抗 Fy^b 血清与 *FY*A/X* 的红细胞反应较弱,而另一些抗 Fy^b 与这些细胞不反应。通过抗 Fy^b 的吸收放散试验,从血清学上证实 Fy^x 抗原,但是血清学上不能区分 *FY*B/X* 和 *FY*B/B*。

白种人中 Fy^x 相对常见,在一份 1 108 名白人的调查中,检出 11 例 Fy(a+b+w) 和 1 例 Fy(a−b+w)。

在加拿大克里族人群中也发现 Fy^x，已经报道了几例 *FY*X* 纯合子，最初被错误定义为 Fy(a–b–)。

Fy^x 纯合子能导致 Fy3、Fy5 和 Fy6 抗原位点数下降。通过流式细胞仪检测 Fy6 的抗原数量：Fy(a–b+)(*FY*B/B*)大约有 2 200~2 400 个抗原位点；Fy(a–b+w)(*FY*X/null*)大约有 150 个抗原位点；Fy(a–b+w)(*FY*X/X*)大约有 250 个抗原位点。

（四）Fy3

Fy3 抗原存在于除 Fy(a–b–)表型以外所有的红细胞上，Fy3 是欧洲人和亚洲人的公共抗原，在非洲人中具有多态性。与 Fy^a 或 Fy^b 相比，Fy3 对蛋白酶处理红细胞有耐受性，一些灵长类动物有 Fy3 抗原，但没有 Fy^a 或 Fy^b。

抗 Fy3 具有溶血能力，能引起急性或迟发性的输血反应，也有胎儿与新生儿溶血病案例报道。

（五）Fy5

Fy5 与 Fy3 非常类似，Fy3 在 Rh$_{null}$ 的表型（无效型或调节型）缺失，在红细胞 D- 纯合子上弱表达，并在非非洲裔人群中的 Fy(a–b–)红细胞上表达。与 Fy3 一样，Fy5 也能抵抗蛋白酶对抗原的处理。Fy5 在成人和新生儿红细胞表达一致，它与含有 Rh 蛋白（Rh17）的蛋白复合物的一部分，所以 Fy5 表达依赖于这些蛋白的相互作用。

抗 Fy5 会导致迟发性溶血性输血反应。

（六）Fy6

Fy6 在非人类的灵长类红细胞上分布不同，但对于疟原虫的易感性方面是一样的（表 9-12）。

表 9-12　不同人种与抗 Fy3、抗 Fy5 和抗 Fy6

人种和表型	抗 Fy3		抗 Fy5	抗 Fy6
	非洲人	其他		
所有人种				
Fy(a+b–)	+	+	+	+
Fy(a+b+)	+	+	+	+
Fy(a–b+)	+	+	+	+
脐血	–/+	+	+	+
木瓜蛋白酶处理细胞	+	+	+	–
非洲人				
Fy(a–b–)[1]	–	–	–	–
白人				
Fy(a–b–)[2]	–	–	+	nt
Fy(a–b+^{w})(*FY*X/X*)	w	w	w	w
Rh$_{null}$	+	+	–	+
D--	+	+	w	+

[1] 脐血不包含 Fy(a–b–)；[2] 澳大利亚白人；nt 未检测；w 弱阳性

（七）Duffy 糖蛋白——一种趋化因子受体

Duffy 糖蛋白能与多种炎症趋化因子结合，也就是所谓的 Duffy 抗原趋化因子受体（Duffy antigen receptor for chemokines，DARC）。趋化因子是一种具有趋化作用的细胞因子，它能参与多项细胞功能运作，尤其在白细胞的募集、活化和定向运动中。趋化因子分为三种：C-X-C、C-C 和 C，这三种趋化因子基于 N 端位置上有六个高度保守的半胱氨酸残基；大多数趋化因子受体都属于一个非常大的整体细胞膜糖蛋白家族,即 G 蛋白偶联受体,7 次穿膜,在胞外的 N 端结构。大多数的趋化因子受体对单一类的一个或多个趋化因子具有特异性,但是 DARC 是一种混杂的受体,与 60% 的 C-X-C 和 C-C 类的炎症趋化因子具有高亲和性,但与稳态的趋化因子亲和力不高。与其他 G 蛋白偶联受体不同的是,DARC 在第二细胞质环中缺少 Asp-Arg-Tyr 序列,并且没有与鸟苷三磷酸结合蛋白(G 蛋白)偶联。因此 Duffy 是一种没有信号功能的趋化因子结合蛋白,被称为"沉默受体"或受体拦截器。

Fy(a–b–)红细胞不结合趋化因子,Fy(a–b+w)(FY*X/X)与 Fy(a–b+)细胞相比,结合趋化因子的数量大大减少。

DARC 对红细胞和内皮细胞的作用一直存在争议。红细胞上的 DARC 一直被认为能结合过多的趋化因子,降低趋化因子数量,防止中性粒细胞的过分激活和趋化因子过度破坏。一批健康的志愿者接受了内毒素(脂多糖 lipopolysaccharide,LPS)的试验,支持了这一理论。在注射脂多糖后,白种人血浆内趋化因子水平是非洲人 Duffy 阴性的 2~3 倍,红细胞相关的趋化因子高 20~50 倍。动物实验使用 Duffy 敲除的小鼠,血浆趋化因子下降,表明 DARC 对红细胞可以提供一个趋化因子库,维持血浆趋化因子浓度。

一种中性粒细胞减少症,通常被称为家族性良性慢性中性粒细胞减少症(familial benign chronic neutropenia,FBCN),往往发生在非洲或非洲血统的人中。它与纯合子 Duffy 沉默基因的红细胞相关,这进一步支持红细胞 DARC 参与调节趋化因子浓度,从而影响中性粒细胞的产生和迁移的观点。Duffy 表型与疾病的相关关系在下文中会有详细描述。

DARC 存在于毛细血管后的内皮细胞,Duffy 阳性个体和非洲人的 Fy(a–b–)个体之间无差异。肾脏与红细胞都能与趋化因子结合,且亲和力相同。已有研究认为,DARC 对内皮细胞的作用是作为趋化因子的蓄水池或通过引诱受体,抑制局部循环中趋化因子起的作用。现在认为,内皮细胞的 DARC 主要作用是组织来源的趋化因子通过内皮细胞屏障运输到管腔表面,在那里它们被呈现给白细胞上的受体。DARC 没有清除趋化因子,相反保证了其活性,并支持最佳的白细胞跨内皮层的迁移,这是炎症的基本组成部分。

一些 Duffy 基因编码区域内的突变失活后的纯合子导致的 Fy(a–b–),这些人任何组织中都没有 DARC,但是他们看起来与常人无异。

(八) Fy(a–b–)表型与间日疟

Sanger 等发现 70% 的非洲裔美国人红细胞同时与抗 Fyᵃ 和抗 Fyᵇ 不反应,呈 Fy(a–b–)。因此提出有一种隐性 FY*A 和 FY*B 的等位基因。纽约非洲人、西印度人和南非人中出现的 Fy(a–b–)频率均为 63%,这种表型在非洲出现的频率更高。在冈比亚农村调查的 1 168 名献血者,均为 Fy(a–b–)。

调查了 1 062 名巴布亚新几内亚的东莫桑比克人,其中 23 个是 FY 等位基因杂合并带有 FY*A 序列(42 位编码 Gly),但 DATA 变异表现为 FY*Null(67C)。这种等位基因的频率为 0.022,这种等位基因表现为红细胞系为沉默基因,这些人的 Fy6 水平比正常的 FY*A 纯合子低。在 5 名亚马孙疟疾流行区个体和苏丹的两个部落也发现这种基因。

除撒哈拉以南的非洲地区之外的地区,Fy(a–b–)非常罕见,通过抗 Fy3 检测 6 000 名澳大利亚白种人献血者,没有查到 Fy(a–b–),但是通过基因法检测纽约高加索人,发现 1% 的 FY*Null/Null 纯合子。非洲以外的 Fy(a–b–)都是通过强抗 Fy3 鉴定的。在 4 例有输血史和 / 或妊娠史,且经过分子生物学检测均为 Fy(a–b–)的非非洲裔患者体内,都检测到抗 Fy3。

间日疟原虫每年感染造成 7 000 万 ~3.9 亿疟疾病例,主要发生在南亚和东南亚。虽然间日疟引起的疟疾比恶性疟原虫症状轻,但间日疟也会导致严重甚至危及生命的症状。长久以来,人们知道大多数非洲人对间日疟原虫有抵抗力。Miller 等发现 Fy(a–b–)红细胞不易被类人猿的诺氏疟原虫侵入,之后发现了 Fy(a–b–)表型能抵御间日疟原虫入侵。在 11 名非洲人和 6 名白人志愿者中,除了 5 名 Fy(a–b–)的志愿者,其他接触间日疟原虫的志愿者均被感染。

间日疟的裂殖子能吸附在 Fy(a–b–)的红细胞上,但不能进入红细胞,最后会脱落分开。用单克隆抗 Fy6 封闭 Duffy 阳性细胞可以阻断诺氏疟原虫和间日疟原虫的感染,用抗 Fyᵃ 封闭 Fy(a+)的红细胞也能部分阻断红细胞的感染。用糜蛋白酶处理 Duffy 阳性红细胞,处理后的红细胞也能抵抗诺氏疟原虫和间日疟原虫的侵入,而使用胰蛋白酶则无效。相同的平行对照试验,使用蛋白酶处理 Fyᵃ、Fyᵇ 和 Fy6 抗原,结果相似,但对 Fy3 和 Fy5 则没有任何改变。因为 Fy3 和 Fy5 不会被糜蛋白酶裂解。相对成熟红细胞,网织红细胞更容易被间日疟原虫侵入,网织红细胞上 Fy6 抗原位点数比成熟红细胞多 50%。

还有一份数据,东半球的恒河猴红细胞是 Fy(b+)和 Fy3 阳性但是 Fy6 阴性,这类红细胞不能被间日疟原虫侵入,但能被诺氏疟原虫侵入;而西半球的僧帽猴红细胞(Fy(a−b−)),Fy3 阳性但 Fy6 阴性,这类红细胞均不能被诺氏疟原虫和间日疟原虫侵入。这说明 Fy6 表位对于抵御间日疟原虫有重要意义。

非洲 *FY*null* 等位基因的高发生率可能是由于它具有对间日疟原虫的耐受性的选择有关,在西非部分地区,*FY*null* 的频率几乎是 100%,但这些地区却不存在间日疟原虫,可能由于缺乏易感宿主,疟原虫的生命周期被打乱,因此可能在该地区消失了。

(九) Duffy 与其他疾病的关联

Duffy 血型除了与间日疟原虫感染有一定的相关性,对于许多其他疾病也有一定的相关易感性,这可能是趋化因子调节的差异及 Duffy 对白细胞水平和炎症的影响因素的结果。Duffy 表型的缺失与家族性良性慢性中性粒细胞减少症患者的中性粒细胞降低存在一定关联。

HIV-1 通过 DARC 附着在红细胞上,影响靶淋巴细胞感染。据报道,*FY*null* 纯合子个体的 HIV-1 感染增加 40%,但感染后 HIV 进展速度变慢(尽管这个证据存在争议)。一组南非妇女和对照组的比较中,南非妇女 Fy(a−b−)且中性粒细胞计数低的感染艾滋病的风险高 3 倍。然而,在白细胞减少的 HIV 阳性的非洲裔美国人中,*FY*null/null* 存在生存优势,但白细胞计数高的 *FY*null/null* 不存在这种情况。

红细胞 Duffy 的表达与镰状细胞疾病(sickle cell disease,SCD)的严重程度密切相关,特别是与器官损伤密切相关。在 SCD 患者中,Duffy 阴性比 Duffy 阳性造成的器官损伤多一倍,Duffy 阴性患者发生蛋白尿是正常的 4 倍。与 Duffy 阴性患者比,Duffy 阳性的 SCD 患者血浆中化学因子 IL-8 和趋化因子更高。Duffy 阳性能通过 IL-8 和趋化因子诱导激活聚集整合蛋白 α4β1,这个蛋白在血管阻塞性危机中发挥了重要作用,但在 Duffy 阴性和镰刀网织红细胞上没有这个蛋白。SCD 的炎症程度可能与 DARC 的存在关联,Anstee 认为 SCD 的同种免疫强弱与其炎症程度相关,而 Fy(a−b−)表型则在这一过程中发挥作用。

Fy(a−b−)的非洲裔美国人的肾移植后,肾脏功能发挥的延迟,患者中移植物存活比例更低。

在凝血过程中,Duffy 阳性红细胞释放趋化因子,这暗示局部血栓形成导致趋化因子水平增高,这可能是止血和血栓形成相关的炎症效应。

红细胞贮存后,Duffy 抗原量和红细胞趋化因子清除功能均降低,并且可在红细胞外的囊泡中检出 Duffy 抗原。尽管红细胞上 Duffy 总体损失不大,但贮存可能导致一些输血不良反应。在小鼠实验中,输注保存 10 天的 Duffy 阳性红细胞,*Duffy* 基因敲除的小鼠,肺部中性粒细胞计数和趋化因子浓度比 Duffy 阳性的小鼠高,以及肺部微血管通透性增强。因此 Duffy 抗原的缺失或者修饰可能是危重病人输血相关肺损伤的一个促进因素。

在加勒比和南美洲的一项研究表明,与欧洲人相比,非洲人后裔总的 IgE 浓度较高,导致哮喘病例和严重程度较高,Duffy 抗原的缺失也是这个情况的部分原因。

非洲裔美国男性的前列腺癌发病率和死亡率明显高于白种人男性。部分趋化因子具有血管生成的特性,红细胞上的 DARC 可以通过清除肿瘤中的血管生成的趋化因子来减少血管生成,从而降低前列腺癌的进展。但是另一项的相关研究在非洲裔牙买加人的研究不支持这个结论。

血管内皮上的 DARC 与癌细胞上的跨膜蛋白 CD82 有直接相互作用。CD82 是一种转移抑制剂：Duffy 与 CD82 之间的相互作用可抑制癌细胞的转移,可诱导癌细胞的衰老。表达在乳腺癌细胞上的 Duffy 抗原通过清除血管生成趋化因子和抑制新血管形成而一定程度上抑制了肿瘤生长和转移。肺癌细胞也有类似的作用。

练习题八

1. 截至 2024 年 9 月 30 日,ISBT 命名的 Duffy 血型系统的抗原有多少? 具体是哪些?
2. 简述木瓜蛋白酶、菠萝蛋白酶、胰蛋白酶、无花果蛋白酶处理 Fy 抗原后,是否会对 Fy 抗原造成影响?
3. 简述 Fy3 和 Fy5 的区别?
4. 简述不同人种间 Fy 抗原的多态性以及这些多态性与间日疟的关联?
5. Fy 抗原的多态性对哪些疾病会造成影响?

六、Kidd 血型系统

学习目标

1. 了解 Kidd 系统血型抗原和 Kidd 系统血型受控基因位点
2. 了解酶对 Kidd 抗原的影响
3. 了解血浆和血清对 Kidd 抗原抗体反应的差异
4. 了解 Kidd 糖蛋白对尿素转运功能
5. 了解 2M 尿素不能立即溶解 Jk(a–b–)红细胞的原理

Kidd 血型系统与迟发性溶血性输血反应和血管内溶血密切相关(大部分非 ABO 抗体造成的溶血是血管外溶血)。Kidd 血型系统一共有 3 个抗原,其中主要有两个等位抗原组成 Jk^a 和 Jk^b (表 9-13)。Kidd 血型基因位于 18 号染色体 18q11-q12 位置,Kidd 糖蛋白还有尿素转运功能。Kidd 糖蛋白在心脏、骨骼肌、结肠、小肠、胸腺、大脑、胰腺、脾脏、前列腺、膀胱和肝脏低表达。

表 9-13　Kidd 血型

数字命名	命名	频率	建议
JK1	Jk^a	多态性	与 Jk^b 是对偶抗原,Asp280
JK2	Jk^b	多态性	与 Jk^a 是对偶抗原,Asn280
JK3	Jk3	高	Jk(a–b–)细胞上缺乏的抗原

1951 年 Allen 等在一名 Kidd 的美国妇女血清中发现一种抗体,她的第六个孩子发生了新生儿溶血病,Allen 等将这种抗体命名为抗 Jk^a。这种抗体与 77% 的波士顿人红细胞发生反应。两年后,Plaut 等发现了对应的抗 Jk^b。1959 年,Pinkertin 报道了一名有中国和西班牙血统的菲律宾妇女(有 2 个小孩)在输血后发生黄疸,这名妇女的 Kidd 表现型为 Jk(a–b–),她血清中的抗体用 Jk(a+b–)细胞吸收后,上清液能与 Jk(a–b+)细胞发生反应;再用 Jk(a–b+)细胞吸收后,可去除血清中所有抗体,吸收的细胞放散后,可以与 Jk(a+b–)和 Jk(a–b+)细胞都发生反应。因此她血清中是 Jk3 和 Jk^b 的混合抗体。

Kidd 糖蛋白胞质内具有 N 端和 C 端结构域,有 10 个跨膜结构,在第三个细胞外环上有个 N 糖基化位点,Jk^a 和 Jk^b 多态性位于膜外第四环中(图 9-4)。

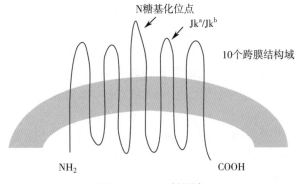

图 9-4 Kidd 糖蛋白

（一）Jkᵃ 和 Jkᵇ

Jkᵃ 和 Jkᵇ 是大多数人红细胞上常见的抗原,不同人群红细胞表型频率如下表(表 9-14)。不同种族间抗原频率存在显著差异:91% 的非洲人和 77% 的白人是 Jk(a+);57% 的非洲人和 28% 的白人 Jk(b-)。

表 9-14 不同人群红细胞 Kidd 表型频率

表现型	白种人 %	黑种人 %	亚洲人 %
Jk(a+b-)	28	57	23
Jk(a+b+)	49	34	50
Jk(a-b+)	23	9	27
Jk(a-b-)	极罕见	极罕见	0.9(波利尼西亚人)

新生儿红细胞上的 Jkᵃ 和 Jkᵇ 抗原已经发育完全。胎儿在 11 周时,红细胞上能检测到 Jkᵃ 抗原,在 7 周时,红细胞上能检测到 Jkᵇ 抗原。尽管在出生时 Jkᵃ 和 Jkᵇ 已经在新生儿红细胞上发育完全,但是抗 Jkᵃ 和抗 Jkᵇ 引发的严重的胎儿与新生儿溶血病案例很少。

木瓜蛋白酶、无花果蛋白酶、胰蛋白酶、胰凝乳蛋白酶和链霉蛋白酶处理后的红细胞会增强 Kidd 抗体与之的反应性。唾液酸酶和 AET 能让红细胞表面 Kidd 抗原失活。

（二）抗 Jkᵃ 和抗 Jkᵇ

抗 Jkᵃ 比抗 Jkᵇ 常见,这些抗体通常是 IgG 型,也有部分 IgM 型。一般通过妊娠或输血免疫产生。

Kidd 抗体有明显的剂量效应,许多抗 Jkᵃ 和抗 Jkᵇ 与纯合子 Kidd 抗原的红细胞反应更敏感,与杂合子 Jk(a+b+)红细胞反应弱。Kidd 与谱细胞反应格局常会出现与 Jk(a+b-)或 Jk(a-b+)的红细胞反应,而与 Jk(a+b+)的细胞不反应的格局。因此使用 Jk(a+b-)或 Jk(a-b+)纯合子的细胞排除抗 Jkᵃ 或抗 Jkᵇ 是非常有必要的,并且在做交叉配合试验时,使用商用的抗血清试剂鉴定献血者的 Kidd 抗原,以防止患者的抗体与杂合子的献血者的出现的假阴性的交叉配血结果,同时也必须使用 Jk(a+b+)的红细胞对商用抗血清进行质控。

Kidd 抗体可以通过 LISS 或 PEG、增加血清量或使用无花果蛋白酶、木瓜蛋白酶等酶促进抗原抗体的反应,增强凝集度。Kidd 抗体有时在增加血清量和使用酶处理红细胞后会发生溶血反应,误认为假阴性结果。

部分 Kidd 抗体在补体参与的情况下能加强凝集。一些案例报道,使用血浆与细胞在抗 IgG 的间接抗球介质中可能没有反应,而使用血清(特别是新鲜血清)与细胞在多特异性抗球介质中会有较强反应。

抗 Jkᵃ 和抗 Jkᵇ 的效价在体内会迅速下降。它们最常在输血后一个月内被检测到,随后迅速下降,通常在 3 个月后无法检测到,甚至在输血反应后发现的强抗体在几周或几个月之内检测不到。Kidd 抗体效价迅速降低是导致溶血性输血反应的常见原因,尤其是迟发性溶血性输血反应。虽然可以在严重的输血反应中观察到血管内溶血,但是 Kidd 抗体致敏的红细胞往往已经被清除,导致血管外溶血,引起血红蛋白尿等症状。Kidd 抗原抗体不相容的红细胞清除速度可能会不同,但通常都比较快。因此患者在输血前需要检查输血史以及之前鉴定出的 Kidd 抗体,如果既往输血史检出过 Kidd 抗体,无论这次是否检出 Kidd 抗体,都需要尽量输注 Kidd 相应抗原阴性的细胞。

在 AIHA 的患者中,有报道表明存在自身抗 Jk^a。在 1 例报道中,伊文思综合征发展成特发性血小板减少性紫癜,最初 Kidd 血型定为 Jk(a-b+),后来血型鉴定成为 Jk(a+b+),并经家系调查后确认。该患者服用甲基多巴(Aldomet),在他的血清和放散液中检出抗 Jk^a,AIHA 缓解后停药,自身抗 Jk^a 逐渐消失。另一名 Jk(a+b+)的患者服用氯磺丙脲(一种降血糖药物),在急性 AIHA 发生时其血清检出明显的抗 Jk^a。在输血后的标本中,抗 Jk^a 仅在氯磺丙脲或相关结构存在的情况下与 Jk(a+b+)细胞发生反应,AIHA 缓解后停药下降。

在正常人体内也发现有自身抗 Jk^a,4 例抗 Jk^a 抗体存在假苯环或某些中性芳香化合物存在下优先与红细胞反应。由于商用的低离子强度溶液中防腐剂存在苯甲酸酯,因此能检出自身抗 Jk^a。

(三) Jk(a-b-)

Jk(a-b-)非常罕见,但是在不同种族中还是发现有 Jk(a-b-)的案例,他们一般通过产生抗 Jk3 进一步进行确认的。Jk(a-b-)在波利尼西亚人中检出最多。使用尿素筛选并通过血清学证实的 17 300 名波利尼西亚人的随机献血者中,有 47 人(0.27%)。在纽埃人(Niueans)和汤加人(Tongans)中使用尿素法检出的 Jk(a-b-)比例分别是 1.4% 和 1.2%。表 9-15 所示为 Jk(a-b-)在不同人群里的频率。

表 9-15 调查 Jk(a-b-)在不同人群里的频率

人群	调查人数	Jk(a-b-)数量	频率(%)
波利尼西亚人	17 300	47	0.272
泰国人	253 400	50	0.020
日本人	648 460	12	0.002
中国人	201 194	16	0.008
中国人(汉族)	100 000	19	0.019
芬兰人	79 349	24	0.030
新西兰白人	120 000	0	
英国人	52 908	0	

(四) 抗 Jk3

抗 Jk3 是免疫 Jk(a-b-)个体所产生的典型抗体,常伴有单独的抗 Jk^a 或抗 Jk^b。只有少数免疫 Jk(a-b-)的个体单独产生抗 Jk3。目前只有 1 例男性 Jk(a-b-)身上发现"天然产生"的 IgM 型抗 Jk3,而他的妹妹妊娠 7 次,没有产生抗 Jk3。抗 Jk3 需要通过抗球蛋白试验检出,使用酶处理红细胞反应会增强。使用新鲜血清和酶处理红细胞反应可能会导致溶血。抗 Jk3 一般是 IgG 型,与其他 Kidd 抗体一样,抗 Jk3 在体内浓度会迅速下降。抗 Jk3 是导致严重的迟发性 HTR 的原因。大多数血清中含有抗 Jk3 的母亲,新生儿出生尽管 DAT 都是阳性,但是后果都不严重,只有少数给予光疗。抗 Jk3 也有报道是自身抗体或类自身抗 Jk3。其中 1 例与 AIHA 有关。

(五)尿素溶解试验检测 Jk(a-b-)

一名再生障碍性贫血的萨摩亚男子在血常规检查中发现血小板计数过高,由于当时使用 2mol/L 的尿素溶血红细胞后进行血小板的计数,这名男子的血液标本使用了 2mol/L 尿素后不能立即溶解红细胞,导致血小板计数出现异常情况。普通 Kidd 表型的红细胞在 2mol/L 尿素中 1 分钟内裂解,而 Jk(a–b–)的红细胞至少需要 30 分钟。因此目前在筛选 Jk(a–b–)细胞都使用 2mol/L 尿素这个性价比高的方法。

(六) Kidd 糖蛋白是红细胞尿素转运蛋白 UT-B

Jk(a–b–)红细胞在尿素水溶液中不能被溶解,这为 Kidd 糖蛋白可能是尿素转运体提供的第一条线索。尿素溶液造成的红细胞溶解主要是由于渗透压不平衡造成的,在普通 Kidd 表型中,尿素非常迅速地通过红细胞膜,因此在 2mol/L 尿素溶液中,红细胞迅速吸收尿素变成高渗状态,由于水的快速扩散进入细胞而造成细胞胀裂溶解。Jk(a–b–)红细胞缺乏 Kidd 糖蛋白,因此红细胞吸收尿素由于没有转运尿素相应的蛋白而变得很慢,所以在 2mol/L 尿素中溶解液很慢。有证据证明 Kidd 糖蛋白即尿素转运蛋白(urea transporters B,UT-B)与只有在肾细胞上表达的另一种尿素转运蛋白 A(urea transporters A,UT-A)有大量的序列同源性。

Kidd 糖蛋白也存在与肾髓质血管连接的血管内皮细胞表面,但在肾小管上不表达。肾脏中尿素转运蛋白在肾髓质浓缩尿素的过程中起了重要作用,同时还能保持水分,产生浓缩的尿液。人结肠上皮的 UT-B 可参与尿素在结肠黏膜的运输,并协助维持正常的结肠细菌群。在红细胞上 UT-B 有 2 项主要功能:①快速转运尿素进出细胞,防止肾髓质细胞通过高浓度尿素时收缩,及高浓度尿素排除后肿胀;②防止红细胞将尿素带离肾髓质,降低肾脏尿素浓缩效能。

Kidd 缺失的表型与临床缺陷无关,但是 Jk(a–b–)个体的尿液浓缩能力降低了三分之一,这可能因为有其他的尿素转运蛋白代偿作用,如 UT-A 可以弥补肾脏中 UT-B 的缺失,并且在正常状态下,尿素浓缩能力很少发挥到最大效率。实验证明,一岁大的敲除 UT-B 的小鼠由于长时间的尿积水和多尿,导致严重的肾脏功能障碍和结构损伤。

练习题九

1. 截至 2024 年 9 月 30 日,ISBT 命名的 Kidd 血型系统的抗原有多少? 具体是哪些?
2. 简述哪些酶能促进 Kidd 抗原抗体反应,哪些酶能抑制 Kidd 抗原抗体反应?
3. 列举一个检测 Jk(a–b–)的性价比高的方法?
4. 简述血浆和血清对于 Kidd 抗原抗体反应的差异性?

七、Diego 血型系统

学习目标

1. 了解 Diego 系统血型抗原和 Diego 系统血型受控基因位点
2. 了解不同人群中 Di^a 抗原的频率
3. 了解 Di^a、Di^b、Wr^a 和 Wr^b 的临床意义

Diego 血型系统是第 10 个血型系统,一共由 23 个抗原组成(表 9-16),Diego 受控基因在 17q21.31,在 18kb 的 DNA 上分布有 20 个外显子。Diego 抗原在一个多次穿膜的膜糖蛋白上,又称为带 3 蛋白(图 9-5)。这个糖蛋白由 911 个氨基酸组成,糖蛋白氨基和羧基两端都在胞内,带 3 蛋白的跨膜结构具有红细胞阴离子的转运功能,蛋白质的长氨基末端区域能通过与红细胞骨架相互作用,对维持红细胞形态的完整性有至关重要的作用。Diego 糖蛋白除了在红细胞上表达以外,在肾小管远端和集合小管的夹层细胞也有表达,在肾脏远端的有同种型的带 3 蛋白。

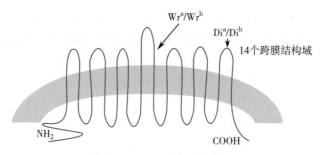

图 9-5　Diego 糖蛋白结构

表 9-16　Diego 血型系统抗原

抗原				分子基础		
抗原编号	名称	频率	对应抗原	核苷酸	外显子	氨基酸
DI1	Diᵃ	低 *	Diᵇ（DI2）	2561C>T	19	Pro854Leu
DI2	Diᵇ	高	Dia（DI1）	2561C	19	Pro854
DI3	Wrᵃ	低	Wrb（DI4）	1972G>A	16	Glu658Lys
DI4	Wrᵇ	高	Wra（DI3）	1972G	16	Glu658
DI5	Wdᵃ	低		1669G>A	14	Val557Met
DI6	Rbᵃ	低		1643C>T	14	Pro548Leu
DI7	WARR	低		1654C>T	14	Thr552Ile
DI8	ELO	低		1249C>T	12	Arg432Trp
DI9	Wu	低	DISK（DI22）	1694G>C	14	Gly565Ala
DI10	Bpᵃ	低		1707G>A	14	Asn569Lys
DI11	Moᵃ	低		1967G>A	16	Arg656His
DI12	Hgᵃ	低		1966G>T	16	Arg656Cys
DI13	Vgᵃ	低		1663T>C	14	Tyr555His
DI14	Swᵃ	低		1.1937G>A 2.1936C>T	16 16	Arg646Gln Arg646Trp
DI15	BOW	低		1681C>T	14	Pro561Ser
DI16	NFLD	低		1287A>T,1681C>G	14	Glu429Asp,Pro561Ala
DI17	Jnᵃ	低		1696C>T	14	Pro566Ser
DI18	KREP	低		1696C>G	14	Pro566Ala
DI19	Trᵃ	低		1653C>G	14	Lys551Asn
DI20	Frᵃ	低		1438G>A	13	Glu480Lys
DI21	SW1	低		1936C>T	16	Arg646Trp
DI22	DISK	高	Wu（DI9）	1694G>C	14	Gly565Ala
DI23	DIST			1447G>A	13	Gly483ser

*：在蒙古人种中具有多态性

（一）Di^a 和 Di^b

1955 年，Layrisse 等在一个委内瑞拉家庭中发现了 Di^a，之后不断发现这个血型在南美印第安人中比较普遍，但在欧洲血统的人中很少见。居住在阿拉斯加和加拿大的因纽特人（Inuits）中这个血型很罕见，但是居住在西伯利亚的因纽特人却相对常见。在东亚人群中，这个血型发生频率为2%~12%。Di^a 表型频率的一些研究见表 9-17。

表 9-17　Di^a 频率的一些研究

人群	检测人数	Di(a+)阳性人数	Dia 频率
加勒比印第安人（委内瑞拉）	121	43	0.355 4
阿拉瓦印第安人（委内瑞拉）	152	8	0.052 6
Kainganges（巴西人）	48	26	0.541 6
Parakana（巴西人）	70	53*	0.757 1
齐佩瓦族印第安人（美国）	148	16	0.108 1
佩诺布斯科特族印第安人（美国）	249	20	0.080 3
因纽特人（阿拉斯加、加拿大）	1 477	2	0.001 4
因纽特人（西伯利亚）	86	18	0.209 3
墨西哥人（美国）	1 675	172	0.102 7
日本人	2 428	244	0.100 5
中国人	617	32	0.051 9
中国人	1 766	125*	0.070 8
韩国人	277	17	0.061 4
印度人（北印度）	377	15	0.039 8
欧洲人	4 462	1	0.000 2
波兰人	9 661	45	0.004 7
美国白人	1 000	0	0
非洲裔美国人	827	1	0.001 2
加纳人	107	0	0
澳大利亚土著	1 374	0	0
巴布亚新几内亚人	1 741	0	0

* 通过分子生物学基因检测预判

在非蒙古血统的白种人中 Di(a+)阳性比例很少。波兰人中阳性比例为 0.46%，推测可能是 13—17 世纪蒙古人入侵波兰部分地区所造成的结果。澳大利亚土著居民和大多数大洋洲人群几乎不存在Di^a，非洲人群也不存在或极为罕见。一些大规模调查中，产生抗 Di^b 的个体均为 Di(a+)，一例严重遗传性球形红细胞增多症和远端肾小管酸中毒伴带 3 蛋白完全缺失的患者检出 Di(a–b–)。Di(a–b–)的 DI沉默分子研究见表 9-18。

表 9-18　DI 沉默分子基础

表型	等位基因名称	核苷酸变化	外显子	氨基酸变化	参考文献 PMID
Di(a–b–)	*DI*02N.01*	c.1462G>A	13	p.Val488Met	PMID：10942416

1. 抗 Di^a　一些严重甚至死亡的 HDFN 案例中发现了抗 Di^a，大多数抗 Di^a 是由妊娠引起的，仅在一例澳大利亚白种人发现"天然的抗 Di^a"。使用的抗体筛查红细胞通常不含有 Di(a+)细胞，即使在 Di^a 阳性相对常见地区，抗 Di^a 也较少被发现。在巴西 112 例多次输血患者中有 4 例(3.6%)检出抗 Di^a，新加坡等地规定抗筛细胞里面须包含 Di^a 阳性细胞。

2. 抗 Di^b　抗 Di^b 最初是从 2 例发生迟发性溶血性输血反应患者发现，其中一例抗 Di^b 引起大范围的血管外溶血，几乎导致死亡。Mochizuki 等发表了一篇 27 例抗 Di^b 引起的 HDFN，其中 10 例进行换血治疗，6 例接受蓝光照射治疗(其中部分还进行输血治疗)，1 例接受大剂量静脉注射丙种球蛋白，10 例没有接受任何治疗。在单核细胞单层试验(monocyte monolayer assays，MMA)中发现，Di(a–b+)比 Di(a+b+)具有更高的黏附性和吞噬率。

抗 Di^a 和抗 Di^b 通常是单独出现的，它们一般需要抗球蛋白介质才能凝集红细胞，但也有报道检出直接凝集红细胞的案例。抗 Di^a 和抗 Di^b 通常是 IgG1 和 IgG3 型，抗 Di^a 偶尔结合补体，可导致红细胞溶血。

抗 Di^a 能引起胎儿与新生儿溶血病，抗 Di^b 较少引起此病。

(二) Wr^a 和 Wr^b

1953 年 Holman 发现了 Wr^a，且在白种人群中的发生率为千分之一。

1971 年在一名 Wr(a+)的妇女血清中检出一种抗体，命名为抗 Wr^b，这是一种高频抗原抗体。这名妇女红细胞上的 Wr^a 抗原剂量似乎是其他人的两倍，这个抗体与 Wr(a–)细胞反应远强于 Wr(a+)细胞反应。

红细胞上含有 Wr^a 和 Wr^b 抗原外，在粒细胞、淋巴细胞和单核细胞上均未检出 Wr^a 或 Wr^b 抗原。Wr^a 和 Wr^b 红细胞经胰蛋白酶、胰凝乳蛋白酶、链霉蛋白酶、木瓜蛋白酶、唾液酸酶和 AET 处理后无影响。

抗 Wr^a 是一种很常见的抗体，在正常献血者血清中抗体的调查中报道的发生率不同，最高可达 1/13，大多数的发生率在 1/37~1/100 之间。在患者、有妊娠史的妇女或有其他同种抗体的人群中，抗 Wr^a 发生率显著增加。大约有 1/3 的自免溶贫患者有抗 Wr^a，一部分的抗 Wr^a 可直接凝集红细胞，但大多数在抗球蛋白介质凝集红细胞。健康献血者中的抗 Wr^a 抗体多为 IgM 型或 IgM+IgG 型，经产妇和输血患者中的抗 Wr^a 常见是 IgG1 和 IgG3 型。

抗 Wr^a 具有重要的临床意义，它能导致急性溶血性输血反应(HTR)或严重的胎儿与新生儿溶血病(HDFN)。当患者血清中含有抗 Wr^a 抗体，必须使用抗球蛋白介质相容的红细胞输注。由于抗体筛查细胞中不一定含有 Wr(a+)细胞，因此患者的抗 Wr^a 检出率不高。在没有血清学交叉配型的情况下，导致 Wr 不相容的输血风险大约在 1/1 000 000~1/40 000，由此导致的溶血性输血反应的风险约为百万分之二。

练习题十

1. 简述 Di^a 抗原在不同人群中的分布？
2. Di^a 抗体一般合并其他抗体同时出现还是一般单独出现？
3. Wr^a 和 Wr^b 抗原有没有在除红细胞之外的细胞上表达？
4. 天然产生抗 Wr^a 和有免疫史的孕妇患者产生的抗 Wr^a 的区别？

八、Ii 血型系统和冷凝集

学习目标

1. 了解人不同年龄段 I 和 i 抗原的表达强弱
2. 了解抗 I 在不同温度下的抗原抗体反应强度
3. 了解抗 I 的联合抗体

（一）I 抗原和 i 抗原

I 血型系统是第 27 个血型系统，目前只有 I 一个抗原，受控的基因位点位于染色体 6p24.2，i 抗原目前还在血型集合，血型国际血型命名为 207002。最早定义的抗 I 是有一组不同特异性抗体的自身抗体集合。每个成人的血清中均含有低效价的冷抗体，在冷环境下（0℃）和红细胞有最佳反应。抗 I 与几乎所有成人红细胞反应，但对脐血或新生儿红细胞不反应或者弱反应，抗 I 通常反应比较弱，但在冷凝集素病（cold agglutinin disease，CAD）或肺炎支原体感染后，可发现有较强的自身抗体抗 I。有罕见的成人 i 血型，红细胞上只表达很少的 I 抗原，可能产生同种抗 I。

I 抗原和 i 抗原呈交互关系，大多数成人红细胞上 i 抗原表达非常微弱，但是胎儿、新生儿红细胞上 i 抗原表达比较强。抗 i 具有冷凝集素特性，可以导致溶血，往往在单核细胞增多症（mononucleosis）患者血清中可以检出（表 9-19）。

表 9-19　I 和 i 抗原

表现型	抗血清与其反应性		
	抗 I	抗 i	抗 I^T
成人 I	强	弱	弱
脐血	弱	强	强
成人 i	弱	强	极弱

I 和 i 抗原决定簇位于糖脂和糖蛋白携带的碳水化合物结构上。I 活性结构是呈直链型的 N- 乙酰半乳糖胺的重叠，其支链结构是 I 活性结构的前体。通常在 i 发育的过程中，i 活性的直链寡糖链被 I 基因产生的 β1,6-N- 乙酰糖基转移酶支链化后，i 抗原转化成了 I 抗原。这种转化由 *GCNT2* 的产物乙酰氨基葡萄糖转移酶催化的，成人 i 血型是由 *GCNT2* 突变引起。

I 和 i 不是等位基因的产物，在 *GCNT2* 被确认为 I 生物合成之前，I 和 i 组成为 Ii 集合，但是 I（I1）形成 I 血型系统后，i（207002）依然留在 Ii 集合内。

大部分的冷凝集素是 Ii 抗体，但也有许多针对其他已知膜糖蛋白和糖脂的糖基结构的抗体特异性。

除红细胞以外，I 抗原和 i 抗原还存在于白细胞和血小板的细胞膜上。目前还没有证据证明 I 抗原和 i 抗原像 ABH 抗原一样存在于其他组织细胞上。

在成人和新生儿的血浆、血清以及唾液、母乳、羊水、尿液和卵巢囊肿液中也发现了 I 和 i 物质，分泌液中的抗原与红细胞表达无关，被认为有单独的遗传控制下产生的。如在成人的唾液和新生儿的唾液中能发现相当高含量的 I 抗原。

（二）抗 I

抗 I 是一种常见的自身抗体，几乎在所有的血清中均有发现，在 4℃ 和 / 或通过酶处理细胞会有更高的反应敏感性。抗 I 与成人红细胞能保持较强凝集，但与脐带血或成人 i 红细胞发生弱凝集或不发生凝集。

许多正常健康人血清内的自身抗 I 没有很大危害,不会引起体内红细胞的破坏。它通常是一种弱的、天然存在的、盐水反应性的 IgM 型抗体,在 4℃条件下一般效价小于 64。一些较强反应性的案例能在室温中结合补体,并在使用多特异性抗球蛋白的条件下能检出。一些案例只与最强的 I 抗原阳性红细胞反应,可能会产生有格局的反应,对鉴定抗体特异性造成困扰。

低温环境能增强抗 I 的反应性,有助于确认其特异性,白蛋白和酶法也能增强抗 I 的反应性。轻微的酸化血清与酶处理细胞可能会导致细胞的溶血反应。良性的自身抗 I 也会影响输血前检查。通常,使用抗 IgG 而不是多特异性抗球蛋白法,避免室温检测,有助于消除冷反应性抗体对检测结果的影响。如果遇到较强的冷性抗 I,可使用冷自身抗体吸收法从血清中取出自身抗体,冷自身抗体吸收后的血浆或血清可用于 ABO 反应定型和抗体筛查或鉴定。

病理性的自身抗 I(如:与冷凝集素综合征相关类型的疾病),通常是高效价、广温型的 IgM 抗体,有时在高于 30℃的条件下仍能发生凝集反应。当环境温度降低时,这些抗体会附着在血管内导致红细胞凝集,进而造成周围血管堵塞或者溶血性贫血。

病理性抗 I 在室温或 4℃条件下与成人红细胞和脐血红细胞反应不同。高效价的冷自身抗体可能会掩盖有临床意义的特异性同种抗体的存在,可以将血清稀释或者反应温度升到 30℃或 37℃再进行检测,根据出现不同的结果判断是否存在同种抗体,这也使输血前检测更加复杂。

某些微生物表面携带类 I 抗原的结构可刺激自身抗 I 的产生。支原体肺炎患者常常出现抗 I 特异性的强冷凝集,在感染控制前可能出现短暂的急性突发性溶血。大多数 i 型成人血清中存在同种抗 I,常为 IgM 或 IgG 型。成人 i 红细胞上并不是完全没有 I 抗原,他们产生的抗 I 通常不与自身红细胞反应,当患者血清在 37℃与 I 阳性细胞没有反应时,无需输注匹配的成人 i 红细胞。强的自身抗 I 类似于同种抗 I,一旦足够多的自身抗体和补体与患者的红细胞结合,可阻断抗原位点,导致 I 抗原假阴性结果。抗 I 抗体一般是 IgM 特性的,并且在胎儿红细胞上几乎不表达 I 抗原,因此一般不会导致胎儿与新生儿溶血病。

(三) 抗 i

目前没有同种抗 i 的病例的报道,自身抗 i 也非常罕见,它与脐血细胞或成人 i 红细胞产生强反应,但与成人 I 红细胞只有弱反应。大部分报道的自身抗 i 是 IgM 型,在 4℃盐水介质有反应。由于平时使用的细胞(成人细胞、ABO 细胞、筛选细胞、谱细胞)均为 I 表现型,i 表现很弱,因此只有非常强的自身抗 i 才能在常规测试中被检测到。

抗 i 与抗 I 不同,自身抗 i 在正常健康个体中并不常见,在感染性单核细胞增多症(EB 病毒感染)和一些淋巴增生性疾病中有发现抗 i 的案例。高效价温度宽范围的自身抗体可能会导致溶血,但是由于 i 抗原的表达一般较弱,因此很少引起明显的溶血。IgG 抗 i 引起的胎儿与新生儿溶血病也有被报道过。

(四) I^T 抗原抗体

1965 年 Curtain 等报道了美拉尼西亚人的冷凝集素,这种冷凝集素没有表现出典型的抗 I 或抗 i 的特异性。1966 年 Booth 等也证实了这些观察,并详细描述了凝集的反应特点。这些凝集素与脐带血红细胞反应很强,与正常成人红细胞反应弱,但是与成人 i 型红细胞反应最弱。他们总结为这种凝集素识别并结合至处于 i 型向 I 型转变过渡状态的红细胞,并命名为 I^T(T 表示过渡,transition)。

(五) I 抗体相关的联合抗体

抗 I 往往联合其他特异性抗体,主要有抗 AI、抗 BI、抗 ABI、抗 IH、抗 iH、抗 IP1、抗 I^TP1、抗 IHLe^b,由于 I 与 ABH、Lewis 和 P 抗原生化结构有密切关系,也是导致产生这些特异性的联合抗体。这些特异性不能分离的联合抗体,这两种抗原也必须同时出现在红细胞上抗体才更有机会发生反应。例如,抗 AI 能与同时携带 I 抗原和 A 抗原的红细胞发生凝集,但不会与 O 型 I 抗原阳性红细胞或 A 型 i 抗原阳性红细胞发生反应。抗 IH 常常能在 A_1 型人的血清中检出,抗 IH 与 O 型和 A_2 型的反应比 A_1 型强(表 9-20)。

表 9-20　冷自身抗体的反应强度

抗体	成人 A₁	成人 A₂	成人 B	成人 O	脐血 O	脐血 B	脐血 Oₕ	成人 Oi
抗 I	4+	4+	4+	4+	0/+	0/+	0/+	(0)
抗 i	0/+	0/+	0/+	0/+	++++	++++	++++	++++
抗 H	0/+	++	+++	++++	+++	0/+	(0)	+++
抗 IH	0/+	++	+++	++++	0/+	0/+	(0)	(0)
抗 AI	++++	+++	0/+	0/+	0/+	0/+	(0)	(0)

（六）临床意义

疾病也能改变红细胞上 I 抗原和 i 抗原的表达。骨髓成熟时间缩短或促红细胞生成素效果不良、急性白血病、发育不全性贫血、巨幼红细胞贫血、铁粒幼细胞贫血、地中海贫血、镰状细胞贫血、阵发性冷性血红蛋白尿症（PCH）和慢性溶血性贫血都能导致红细胞 i 抗原的增强。除某些白血病外，红细胞上的 i 抗原的增强通常与 I 抗原的减少无关，I 抗原的表达表现为正常或者增强。

2 型慢性红细胞生成异常型贫血或伴酸化血清试验阳性的遗传性原始红细胞多核症（hereditary erythroblastic multinuclearity with a positive acidified serum test, HEMPAS）患者红细胞的 i 活性强于脐血红细胞。HEMPAS 红细胞与抗 i 或者抗 I 反应均很容易出现溶血，但两种抗体导致的溶血机制不同，抗 I 是由于抗体摄取和敏感性的增加。在亚洲，成人 i 表现型还与先天性白内障有一定相关性。

练习题十一

1. 简述在胎儿新生儿和成人红细胞中 I 抗原的表达强度的不同？
2. 简述正常人体内的抗 I 与病理性产生的抗 I 所造成危害的区别？
3. 简述病理性抗 I 的临床意义？
4. 列举几个抗 I 的联合抗体并比较其与不同细胞的反应强弱？

九、其他血型系统

学习目标

1. 了解其他稀有血型系统的主要抗原
2. 了解其他稀有血型系统的主要抗原抗体的临床意义

（一）Yt 血型系统

Yt 血型系统是第 11 号血型系统，目前一共含有 6 个抗原，它的受控基因位点位于 7q22。该血型系统抗原仅在红细胞上表达，在淋巴细胞、粒细胞和单核细胞上均无表达，但相应的糖蛋白在大脑、肌肉和神经细胞上有表达。

Yt 血型系统发现于 1956 年，曾被命名为 Cartwright 血型系统。Ytª 和 Ytᵇ 是由常染色体共显性基因控制的抗原。Ytª 是一个高频抗原，在白种人群中其抗原频率为 99.8%，Ytᵇ 的频率在不同种族中表现不一致，在日本人群中 Ytᵇ 为 0%，而在中东为 24%~26%。PNH Ⅲ 型患者上缺乏 GPI 连接蛋白乙酰胆碱酯酶（AChE），Yt 抗原在该糖蛋白上，这些红细胞缺乏所有的糖磷脂肌醇（GPI）连接糖蛋白。

尽管有抗 Ytª 和抗 Ytᵇ 导致红细胞存活率下降甚至迟发性溶血性输血反应的报道，但是通常不会造成很严重的后果。这两个抗体均不会造成胎儿与新生儿溶血病(HDFN)。抗 Yt^a 和抗 Yt^b 都是 IgG 型,由免疫刺激产生,只有通过间接抗球蛋白试验检出。Yt^a 在普通人群中频率很高,但抗 Yt^a 比抗 Yt^b 更常见,提示 Yt^a 比 Yt^b 更具有免疫原性。在 MMA 中抗 Yt^a 的吞噬率高于抗 Yt^b。

(二) Xg 血型系统

Xg 血型系统是第 12 号血型系统,目前一共含有 2 个抗原,它的受控基因在 Xp22.32。除了在红细胞上表达外,Xg 抗原在淋巴细胞和血小板等血细胞上也有表达,在机体组织中,如成纤维细胞、胎儿肝脏、淋巴结、脾脏、胸腺、胰岛细胞、卵巢颗粒细胞、睾丸支持细胞、胎儿肾上腺、成人骨髓上均有表达相应糖蛋白。

因为 Xg^a 的抗原是由 X 染色体上的基因编码,所以女性 Xg^a 的阳性频率更高一点。在高加索人中,大约有 89% 的女性和 66% 的男性 Xg^a 表现为阳性。在其他种族人群中也发现了类似的结果。每个红细胞上大约有 9 000 个 Xg^a 抗原位点。Xg^a 抗原位于一个 24kDa~29kDa,180 个氨基酸的命名为 XG 的糖蛋白上。

抗 Xg^a 与溶血性输血反应或胎儿与新生儿溶血病没有相关性。抗 Xg^a 可能是免疫刺激或自发产生的,大多数为 IgG 型,有一些可以激活补体。由于男性和女性的 Xg^a 阳性频率差异,因此大部分(>85%)的抗 Xg^a 是从男性血清中发现的。

(三) Scianna 血型系统

Scianna 血型系统是第 13 个血型系统,目前一共含有 9 个抗原,它的受控基因在 1p34.2。除了在红细胞上表达其抗原外,其他的血细胞只有在淋巴细胞上有弱的 Scianna 抗原表达,在机体组织中,胎儿肝脏、胸腺淋巴结、脾脏和成人骨髓上有相应糖蛋白的表达。

Scianna 血型系统有 9 个抗原分别是 Sc1、Sc2、Sc3、Rd、STAR、SCER、SCAN、SCAR、SCAC。Sc1 和 Sc2 是一对对偶抗原,大多数个体分型为 Sc1、Sc 2。Sc2 和 Rd 属于低频率抗原,而 Sc1、Sc3、STAR、SCER、SCAN 都属于高频率抗原。Sc3 是除了 Scnull(SC: -1,-2,-3)外所有红细胞均有的抗原,Scianna 抗原在红细胞生成组织和红细胞上出现。Scianna 抗原位于红细胞膜相关蛋白(ERMAP)上,是一个有 60kDa~68kDa,446 个氨基酸组织的糖蛋白,与 Lutheran 和 LW 蛋白相似,ERMAP 也是 Ig 超家族成员。分子结构是一种单次跨膜蛋白,具有单一的免疫球蛋白 V 结构区域和一个大的细胞质结构区域,该结构可能参与信号转导,推测红细胞膜相关蛋白(ERMAP)可能参与免疫识别和自身免疫性贫血。

Scianna 抗体很少出现,一般很少有严重的后果,它们通常是 IgG 型的。曾有结合补体的报道,大多数抗体的病例是由于免疫刺激产生,目前已知的天然抗体只有抗 Sc2。DTT 和 AET 能对破坏 Scianna 抗原,使 Scianna 抗原减弱。Scianna 很少引起输血反应,但抗 Sc2 和抗 Rd 能引起胎儿与新生儿溶血病,在一些自身抗体和温自身免疫性溶血性贫血患者中有抗 Sc1 和抗 Sc3 的报道。

(四) Dombrock 血型系统

Dombrock 血型系统是第 14 个血型系统,目前一共含有 10 个抗原,它的受控基因在 12p13.2-p12.1。除了红细胞上表达其抗原外,其他的血细胞只有在淋巴细胞上有 Dombrock 抗原表达,在机体组织中,成人骨髓、胎儿肝脏、脾脏、淋巴结、肠、卵巢、睾丸和胎儿心脏上有相应糖蛋白的表达。

Do^a 和 Do^b 是常染色体显性基因抗原,在美国白种人中频率分别是 67% 和 82%。Donull 或 Gy(a-)表型是一种罕见的常染色体阴性表型。在阵发性睡眠性血红蛋白尿症(paroxysmalnocturnal hemoglobinuria,PNH)Ⅲ型中可以观察获得性 Donull 表型。PNH Ⅲ 是一种造血干细胞疾病,其特征是慢性溶血,由于缺乏所有的 GPI 连接蛋白,因此 Cromer、Dombrock 和 Cartwright 抗原都受到影响。一种高频率的 Dombrock 抗原丢失通常伴有其他 Dombrock 抗原表达的减弱。这是由于 Dombrock 等位基因的异质性,他们携带不同的 Dombrock 抗原组合。Hy(-)和 DOMR(-)个体通常有弱的 Do^b 和 Gy^a,以及 Jo^a 的减弱或缺失,而 Jo(a-)通常与弱 Do^a、Hy 和 Gy 表达相关。DOYA(-)通常是 Co(a-b-)以及 Gy、Hy 和 Jo^a 的弱表达。

Dombrock 抗体引起的很多病例没有造成严重后果,但是 Dombrock 抗体还是具有重要临床意义的。他们通常是存在于同分异构体的混合物中,很难鉴别。Dombrock 抗体可导致红细胞存活时间缩短以及急性或迟发性的输血反应。在常规的检测中,交叉配血的假阴性,甚至在间接抗球蛋白试验中漏检 Dombrock 抗体,能引起的输血反应和红细胞清除速度加快。但是输血后直接抗球蛋白试验和放散液可能呈阴性,并且效价也不会上升。目前没有 Dombrock 抗体引起胎儿与新生儿溶血病的报道。

Dombrock 抗体通常是 IgG 型的,可由输血或妊娠的免疫刺激引起。在木瓜蛋白酶和无花果蛋白酶的作用下,可使抗原抗体反应增强,使用巯基试剂、胰蛋白酶、胰凝乳蛋白酶和链霉蛋白酶可使抗原抗体反应降低或消除。Dombrock 抗体在体外会迅速降解,增加输血前检测的难度,此外 Dombrock 抗体的效价可能随着时间的推移而降低,降低至检测域范围之下。

（五）Colton 血型系统

Colton 血型系统是在 1967 年被发现的,有两种常染色体共显性抗原 Co^a 和 Co^b。Colton 血型系统是第 15 个血型系统,目前一共含有 4 个抗原,它的受控基因在 7p14。除了在红细胞上表达其抗原外,在机体组织中,肾（近端小管顶端表面、基底外侧膜、皮质集管亚群、髓质的降管）、肝胆管、胆囊、眼（上皮、角膜、晶状体、脉络膜丛）、肝上皮、毛细血管内皮上有相应糖蛋白的表达。每个红细胞中有超过12 万~16 万分子量的 Colton 糖蛋白。

Colton 血型抗原位于水通道蛋白 1（aquaporin 1,AQP-1）或通道形成的整合蛋白上。1991 年 AQP-1 被成功克隆,AQP-1 是一个含有 269 个氨基酸的多通道完成膜蛋白,含有 6 个跨膜结构区域。研究表明,第一个细胞内和第三个细胞外环折叠有两个 Asp-Pro-Ala（NPA）序列,重叠形成一个水渠。在 Co^a/Co^b 表位就在第一个细胞外环上发现。

Colton 抗体在临床上具有重要意义,能导致溶血性输血反应、缩短红细胞存活率和胎儿与新生儿溶血病。Co^a 和 Co^b 抗体通常是 IgG 型,由输血或怀孕免疫刺激产生。曾有报道表明抗 Co^a 和抗 Co^b 能与补体结合,Colton 抗体需要通过抗球蛋白试验检测,在酶的作用下会增强抗原抗体的反应。

Colton 所在的 AQP-1 蛋白是红细胞上主要的水分子通道,促进肾脏尿液的浓缩。Colton-null（Colton 的缺乏）可降低二氧化碳的渗透性。尽管 AQP-1 蛋白在细胞内外水调节起了重要的作用,但是 Colton-null 的个体也很少有不良的临床反应。有报道称 Colton-null 的红细胞寿命缩短,但是在外观、数量和形态学上均正常,Colton-null 个体没有任何临床意义的血液学后遗症,很可能缺乏 AQP-1水通道后第二种水通道蛋白 AQP-3 起到了代偿作用。AQP-3（GIL 血型）属于甘油、尿素转运体,对水也有渗透性。

（六）LW 血型系统

Landsteiner-Wiener 血型系统是第 16 个血型系统,目前一共含有 4 个抗原,它的受控基因在19p13.2。除了在成熟红细胞上表达其抗原外,可能在胎盘上存在相应糖蛋白。

LW 血型是为了纪念它的发现者 Landsteiner 和 Wiener,因为该血型曾被归为 Rh 系统抗原,所以这个血型系统非常重要。Landsteiner 和 Wiener 最初是通过恒河猴红细胞免疫兔子产生的抗体,产生的 "抗 Rh" 抗体最初被认为是能识别 RhD 抗原,后来研究人员证明 Landsteiner 和 Wiener 研制的抗体不是抗 RhD 的抗体,抗体识别的是 LW 抗原。LW^a 是一个高频抗原,LW 抗原的表达依赖于 RhD蛋白的表达,在 RhD 阳性的红细胞中表达最高,在 RhD 阴性红细胞中表达较弱,Rh$_{null}$ 红细胞则不表达 LW 抗原。LW 抗原在红细胞和胎盘上均有表达,每个红细胞上约有 3 600~5 000 个 LW 糖苷分子。

通常抗 LW 很少引起溶血性输血反应或导致胎儿新生儿溶血性贫血,LW 抗体通常是 IgG 型,在间接抗球蛋白试验中能被检出。乙二胺四乙酸（EDTA）和巯基还原剂（DTT,AET）预处理的红细胞能降低 LW 抗原活性。

（七）Chido/Rodgers 血型系统

Chido/Rodgers 血型系统是第 17 个血型系统,目前一共含有 9 个抗原,它的受控基因在 6p21.3,因为它们不是由红系细胞产生的,它们位于补体（C4）的第四组分上,在血浆中存在有相应的血型物质。Chido/Rodgers 血型系统包括 2 对对偶抗原和 3 种构象抗原,后者需要在两个空间上的不同

Chido/Rodgers 抗原共同表达。大部分 Chido/Rodgers 抗原是高频抗原（>90%）。与 Lewis 血型抗原相似，Chido/Rodgers 抗原来自于血浆，被动吸附到红细胞膜上。Chido/Rodgers 抗原在脐带红细胞和缺乏 GYPA 的红细胞上弱表达。

Chido/Rodgers 抗原是补体 C4 分子的 C4d 片段的抗原决定分子。C4 是两个高度同源基因 *C4A* 和 *C4B* 的产物，位于染色体 6p21.3，非常靠近 HLA 的受控基因位点。目前已鉴定出 50 多个 C4 等位基因，其中包含部分无效基因，这使这个系统的遗传学非常复杂。每个基因大约有 22kb，有 41 个外显子，在 26 外显子中有 4 个氨基酸负责区分 *C4A* 和 *C4B*。大多数 Chido/Rodgers 抗原是由编码在 25 和 28 外显子中氨基酸的多态性决定的。一般来说 Chido 抗原在 *C4B* 上，Rodgers 抗原在 *C4A* 上，当然也有反过来的案例。

Chido/Rodgers 抗体一般不会引起溶血性输血反应或胎儿与新生儿溶血病。有报道描述了输入血浆和血小板后导致的过敏反应。Chido/Rodgers 抗体通常是 IgG 型，需要通过抗球蛋白试验检测，红细胞在低离子的蔗糖溶液中孵育可使抗原抗体反应性增强。Chido/Rodgers 抗体可被 CH/RG+（6 人份或更多正常血浆混合标本）个体的血浆抑制。

C4 缺乏以及相关联的 Ch/Rg-null 表现型会伴随自身免疫性疾病。

（八）Gerbich 血型系统

Gerbich 血型系统是第 20 个血型系统，目前一共含有 13 个抗原，它的受控基因在 2q14-q21。除了在成熟红细胞上表达其抗原外，有核红细胞上也有表达，在机体组织中，胎儿肝脏、肾内皮细胞上有相应糖蛋白的表达。每个红细胞上含有 180 000~250 000 个 Gerbich 蛋白。在遗传性椭圆形红细胞增多症的患者中 Gerbich 抗原数量降低。

Gerbich 抗原表达在两种生物合成的相关 1 型糖蛋白上：血型糖蛋白 C（glycophorinC，GYPC）和血型糖蛋白 D（glycophorin D，GYPD）上。GYPC 是一个 40kDa、128 个氨基酸的糖蛋白，含有 1 个 N 型和 12 个 O 型多聚糖；GYPD 是一个 30kDa、107 个氨基酸变异体，在氨基末端缺少 21 个氨基酸。胞质结构域与几种细胞骨架蛋白有相互作用，例如血影蛋白等。

Gerbich 抗体通常不具有临床意义，有报道称输血后红细胞存活率缩短和迟发型溶血，有一份报道描述了它引起的严重的胎儿新生儿溶血性贫血。抗 Gerbich 的自身抗体与严重的自身免疫性溶血性贫血有关。抗 Gerbich 有 IgM 和 IgG 型，大多数是免疫刺激的，虽然也有天然产生的抗 Ge，它们可以在室温条件下反应，通过抗球蛋白成分增强。Gerbich 抗原对胰凝乳蛋白酶耐受，其他蛋白酶会对 Gerbich 蛋白造成破坏。

与 Diego 的带 3 蛋白类似，GYPC 和 GYPD 帮助细胞膜固定在细胞骨架上。在遗传性 4.1 蛋白椭圆形红细胞增多症患者中，GYPC 和 GYPD 降低，其减少了 70%~90%，同样，由于膜的稳定性和变形性降低，Gerbich 的缺失表型明显与椭圆形红细胞增多症有关。由于富含唾液酸，GYPC 和 GYPD 可以结合流感病毒，GYPC 还可以结合特定的恶性疟原虫，可能的原因是它含有 N 型的多聚糖。

（九）Cromer 血型系统

Cromer 血型系统是第 21 个血型系统，目前一共含有 20 个抗原，它的受控基因在 1q32。除了在红细胞上表达其抗原外，在白细胞和血小板上也有 Cromer 抗原的表达，在血浆、血清和尿液中存在弱的 Cromer 物质，在胎盘滋养细胞的顶端表面有相应糖蛋白的表达。

Inab 或 Cromernull 表型是一种罕见的常染色体隐性遗传表型，其特征是完全没有 Cromer 抗原，但 CD59 和其他的 GPI-linked 糖蛋白正常表达。许多 Inab 表型患者患有慢性胃肠疾病，特别是慢性蛋白质丧失型胃肠病。PNH Ⅲ型红细胞也缺失 CD55/Cromer，缺乏所有的 GPI 连接糖蛋白。在 Dr（a−）表型中 Cromer 有弱的表达，只有正常人 Cromer 的 40% 左右。CD55/DAF 能促进两种 C3 转化酶 C4b2a 和 C3bBb 的降解，保护细胞免受补体的伤害。

不同的 Cromer 抗原针对的抗体临床意义不同。在一些个体中，抗 Cromer 与降低红细胞存活率和溶血性输血反应有关，但抗 Cromer 不引起胎儿新生儿溶血性贫血。Cromer 通常是 IgG 型的，主要是免疫刺激产生,能在间接抗球蛋白试验中检出,会以高效价低亲和力抗体的形式出现。抗 Cromer 能被血浆、尿液和血小板浓缩物抑制。在胰蛋白酶和链霉蛋白酶处理的红细胞能增强其反应,但对其他酶类没有明显差异,Cromer 抗原在 AET 和 DTT 的处理后会被减弱,但不会全部破坏。

(十) Knops 血型系统

Knops 血型系统是第 22 个血型系统,目前一共含有 12 个抗原,它的受控基因在 1q32.2。Knops 系统抗原位于补体受体 1(CR1,CD35)上。除了在红细胞上表达其抗原外,粒细胞、B 淋巴细胞、T 淋巴细胞的一个子集、单核细胞、巨核细胞、嗜中性粒细胞、嗜酸性粒细胞上有抗原表达,在机体组织中,肾小球足细胞、脾脏和淋巴结中的滤泡树突状细胞,周围神经纤维细胞上有相应糖蛋白的表达。Knops 在个体之间的表达强度不同,大约有 1% 的个体 Knops 表达非常弱,相当于正常人的 10%。

Knops 抗体的临床意义不明显。Knops 不相容的红细胞输注后依然可以正常存活。Knops 抗体为 IgG 型,由免疫刺激产生,通常只能通过抗球蛋白试验检测。由于 Knops 抗体体现高效价、低亲和力(HTLA),Knops 生物学变异的表达,抗原的降解以及常见的其他同种抗体的特异性,因此 Knops 抗体检测非常困难。Knops 抗原不会被无花果蛋白酶、木瓜蛋白酶破坏,但大部分抗原在胰蛋白酶、糜蛋白酶、AET 和 DTT 等巯基试剂处理下减弱。

(十一) Indian 血型系统

Indian 血型系统是第 23 个血型系统,目前一共含有 6 个抗原,它的受控基因在 11p13。低分布率的 In^a 抗原及其对偶抗原 In^b 和其他 4 种高频抗原(INFI、INJA、INRA、INSL)位于 CD44 上,AnWj 是一种高频抗原,可能也位于 CD44 上或者与之相关,但是证据并不充分。Spring 等发现 CD44 糖蛋白携带 In^a 和 In^b 抗原。这两个抗原都能被木瓜蛋白酶、链霉蛋白酶、胰岛素和糜蛋白酶破坏,但是对唾液酸酶处理红细胞是有抵抗力的。可以被二硫键还原剂乙基异硫脲溴化物(AET)和二硫苏糖醇(DTT)破坏,但是 AnWj 对这些酶耐受。

Indian 抗原具有良好的免疫原性,抗 In^a 和抗 In^b 通常能直接凝集红细胞,IAT 可增强其反应。可通过输血或妊娠产生相应抗体。有相关病例显示因输注了 50mL 不配合血后,患者体内的抗 In^b 抗体立即产生了急性的溶血性输血反应和新生儿溶血病。

(十二) OK 血型系统

OK 血型系统是第 24 个血型系统,目前一共含有 3 个抗原(Ok^a,OKGV、OKVM),它的受控基因在 19p13.3。除了在红细胞上表达其抗原外,在白细胞和血小板上也有表达 OK 抗原,在机体组织中,肾皮质、髓质、肝脏、胰腺腺泡细胞、气管、宫颈、睾丸、结肠、皮肤、平滑肌、神经细胞、前脑、小脑上皮上有相应糖蛋白的表达。

OK 抗原位于免疫球蛋白超家族分子 CD147 上。其可能是信号转导复合体的一部分。可能参与肿瘤攻击和转移。在健康组织中,参与红系发育和伤口愈合。基础免疫球蛋白是恶性疟原虫入侵红细胞的另一个重要受体。

(十三) Raph 血型系统

Raph 血型系统是第 25 个血型系统,目前一共含有 1 个抗原(MER2),它的受控基因在 11p15.5。除了在红细胞上表达其抗原外,CD151 阳性细胞上有 Raph 抗原表达,在机体组织中,上皮、内皮、肌肉、肾小球和小管、树突状细胞、成纤维细胞上有相应糖蛋白的表达。

MER2 抗原耐受木瓜蛋白酶,但是可能被胰蛋白酶、a- 糜蛋白酶、链霉蛋白酶、AET 和 DTT 破坏。抗 MER2 通过 IAT 检测,目前还没有证实抗 MER2 是否具有临床意义。

(十四) JMH 血型系统

John Milton Hagen 血型系统是第 26 个血型系统,目前一共含有 8 个抗原(JMH、JMHK、JMHL、JMHG、JMHM、JMHQ、JMHN、JMHA),它的受控基因在 15q22.3-q23。红细胞的抗原有短暂的异常表达,对 JMH- 或 JMH- 弱表型的人的研究表明,转录或翻译后的机制可能影响 RBC 表达。淋巴细胞上有弱的表达,但是淋巴或者巨核细胞活化后会有强表达;在机体组织中,中枢神经系统神经元、呼吸道上皮、胎盘、睾丸、脾脏、皮肤中的角化细胞和成纤维细胞,以及成牙本质细胞有相应糖蛋白的表达,在大脑和胸腺中有弱表达。

JMH 抗原可被蛋白水解酶和二硫键还原剂破坏。脐血红细胞上检测不到 JMH 抗原。在许多病例中,抗 JMH 患者输注 JMH+ 的血液后,并没有不良反应。

（十五）Gill 血型系统

Gill 血型系统是第 29 个血型系统,目前一共含有 1 个抗原,它的受控基因在 9p13。除了血小板上不表达其抗原外,其余血细胞上均表达该抗原,在机体组织中,肾髓质、皮质、集管细胞基底外侧膜、小肠、胃、结肠、脾脏、气管、皮肤、眼有相应糖蛋白的表达。

抗 Gill 目前没有报道其与溶血性输血反应和新生儿溶血有关。

（十六）FORS 血型系统

FORS 血型系统是第 31 个血型系统,目前一共含有 1 个抗原,它的受控基因在 9q34.13-q34.3。除了在红细胞上表达其抗原外,其他的血细胞表达不一致,在机体组织中,正常人胃上 Forssman 糖脂、结肠黏膜、肺、肾均含有相应糖蛋白的表达。

FORS 抗原在肿瘤中呈高水平表达,可能与肿瘤的发生、发展有关。FORS+ 红细胞可增加大肠埃希菌的易感性,FORS− 红细胞可能降低这种易感性,这大概与红细胞免疫机制有关。

（十七）JR 血型系统

JR 血型系统是第 32 个血型系统,目前一共含有 1 个抗原,它的受控基因在 4q22.1。JR 血型物质在胎盘(合胞滋养细胞)中强表达;在小、大肠、肝导管、结肠、乳腺小叶、静脉、毛细血管内皮细胞、脑微血管内皮、干细胞、肺和肾近端小管顶端膜弱表达;它在乳腺和脑瘤中表达 JR 血型物质不受控。

Jr(a−)表型主要存在于日本人中。Jr^a 抗原耐受蛋白水解酶和二硫键还原剂。抗 Jr^a 通过 IAT 检测,能导致溶血性输血反应。

（十八）LAN 血型系统

LAN 血型系统是第 33 个血型系统,目前一共含有 1 个抗原,它的受控基因在 2q36。LAN 血型物质广泛表达:在心脏、骨骼肌和胎儿肝脏强表达;在线粒体膜、眼睛和高尔基体中有表达。

Lan 抗原耐受蛋白水解酶和二硫键还原剂。抗 Lan 通过 IAT 可检测出,且与溶血性输血反应有关,但在胎儿与新生儿溶血病中少见。

（十九）Vel 血型系统

Vel 血型系统是第 34 个血型系统,目前一共含有 1 个抗原,且是高频抗原,它的受控基因在 1p36.32。

脐血红细胞表达一般较弱,且个体差别较大。该抗原对 0.2mol/L DTT 的敏感性差别大,但是不受蛋白水解酶处理的影响。抗 Vel 通常是 IgG 和 IgM 抗体共存,易激活补体,可引起胎儿与新生儿溶血病和溶血性输血反应。

（二十）CD59 血型系统

CD59 血型系统是第 35 个血型系统,目前一共含有 1 个抗原,它的受控基因在 11p13。该抗原是"膜分化抗原"家族成员,CD59 抗原的缺少,与 PNH(阵发性睡眠性血红蛋白尿)呈正相关。导致慢性炎性脱髓鞘性多发性神经病,导致肌肉无力、中枢神经系统损伤和溶血性发作。

（二十一）Augustine 血型系统

Augustine 血型系统是第 36 个血型系统,目前一共含有 4 个抗原,它的受控基因在 6p21.1。ISBT 在 2016 年新确认的"系统"抗原,该系统有 4 个抗原,其中 AUG2 是原来的"系列"中的高频抗原 At^a,AUG 抗原是"核苷转运蛋白 1"(ENT1),也称"AUG 糖蛋白",是核苷转运蛋白家族成员,参与细胞内 DNA、RNA 的合成,也是化疗糖苷类药物进入肿瘤细胞的重要环节。

抗 At^a 是一种高频抗原抗体,可由 IAT 检出,与急性溶血性输血反应和新生儿溶血有关。

（二十二）KANNO 血型系统

KANNO 血型系统是第 37 个血型系统,目前一共含有 1 个抗原,它的受控基因在 20p13。

2019 年确认了 KANNO 抗原的基因是位于第 20 号染色体的朊粒蛋白(prion protein,PrP)*PRNP* 基因,编码产物是红细胞 KANNO 糖蛋白,所确定的单核苷酸多态性(single-nucleotide polymorphism,SNP)位于 *PRNP* 基因的 219 位密码子,由氨基酸发生谷氨酸(Glu)到赖氨酸(Lys)的基因突变(E219K)定义了 KANNO 阴性表型。红细胞同种抗体抗 KANNO 于 1991 年在一名有孕史的日本女性体内发现,目前尚无抗 KANNO 导致溶血性输血反应或胎儿与新生儿溶血病的报道。胎儿与新生儿溶血病 KANNO 糖蛋白亦属于膜分化抗原 CD230,是人类细胞表面重要的肿瘤标志物,PrP 在不同类型的肿瘤中过度表达,与不良预后和治疗抵抗有关。PrP 不仅表达在红细胞膜上,还主要存在于人脑、心脏、骨骼肌、肾脏、二级淋巴器官等多种组织细胞中。其中,在脑和脊髓神经元、神经胶质细胞、白细胞等的表达量相对更高。

抗 KANNO 不会引起溶血性输血反应或胎儿与新生儿溶血病。更多的研究方向将会集中在该血型系统抗原、抗体与朊病毒之间的关系。

(二十三) Sid 血型系统

Sid 血型系统是第 38 个血型系统,目前一共含有 1 个抗原,它的受控基因在 17q21.32。2019 年,Sd^a 被发现与 *B4GALNT2* 基因变异体相关,编码的糖基转移酶 C 端发生错义突变验证了形成 Sd(a-)表型的分子基础,从而推动了相关新血型系统的定义及确认,多项动物及临床试验证实 *B4GALNT2* 编码一种具免疫源性的异种及同种抗原,对移植产生的临床免疫反应研究具有重要意义。

十、高频率抗原组和低频率抗原组

(一) 低频率抗原组

有些红细胞抗原在大多数人群中很少出现,而且还没有被证明属于目前现有的任何血型系统或血型集合。有些只有在唯一的家庭中发现。在数字命名中,低频率抗原(low frequency antigens,LFAs)组成了 700 系列。这一系列的抗原必须符合以下标准:抗原频率必须小于 1%;抗原必须有遗传特征;不属于目前任何一个血型系统或与其他抗原有密切相关的构成集合;必须具有与其他所有低频率抗原不同的血清学特征;必须可以获得该抗原的抗体和带有该抗原的红细胞用于鉴定其他样本;低频抗原抗体。

同其他血型抗体一样,低频抗原抗体来自于妊娠或者输血的免疫刺激后产生,有一些能导致胎儿新生儿溶血性贫血。大多数情况下,这些抗体是在未知情况下刺激产生,且经常与其他低频抗原抗体同时出现。一些血清中包含了大量的低频抗原抗体,同一个体在不同时间的血清样本可能包含不同特异性的抗体,往往还是通过不同方法检出的。通常检出的低频抗原抗体主要发生在:该抗体引起新生儿溶血病;交叉配合试验中,单个红细胞样本与患者血清发生凝集;在红细胞分型时,血清试剂中含有引起未知反应的针对低频抗原的污染抗体;使用抗原阳性的筛选细胞筛选血清中发现抗体;用稀有表型细胞检测时,在已知包含一种或多种低频抗原抗体的血清中发现其他特异性的抗体。

低频抗原抗体大多数不具有显著的临床意义。

(二) 高频率抗原组

高频率抗原顾名思义,就是在大多数人群中都含有的抗原,它同低频率抗原一样,必须符合以下几点:人群中发生频率必须大于 90%(在 901 系大多数群体发生频率都高于 99%,也称为“公众抗原”);必须有遗传特征;必须不属于某一个血型系统,或者与其他抗原密切相关而构成的集合;必须具有与其他高频率抗原的不同的血清学特征。

高频抗原抗体由于难以获得相容的血液,因此会引起输血风险,也会引起严重的溶血性输血反应,还会涉及胎儿与新生儿溶血病。一般只有从家系中寻找相容的血液,对于胎儿与新生儿溶血病,同时很难找到合适的血液进行血液置换或血液输注。

知识小结

1. 截至 2024 年 9 月 30 日,MNS 系统一共检出 50 个抗原,M 和 N 抗原存在于糖蛋白 A 上,每个

红细胞上大约有 10^6 个 GPA,这些抗原在新生儿出生时已经发育好。S 和 s 抗原存在于糖蛋白 B 上,S 和 s 是一对对偶抗原,由一对连锁等位基因产生,其等位基因与 MN 的等位基因位点非常接近。

2. 抗 M 是常见的"天然抗体",但也有证据表明输血或儿童细菌感染会刺激产生抗 M。很多抗 M 表现出剂量效应,与 M+N− 细胞反应比 M+N+ 细胞反应强,通常用 M+N+ 细胞往往不能检出弱的抗 M 抗体。抗 M 和抗 N 通常在 37℃不反应,通常被认为无临床意义,但是抗 M 和抗 N 还是可能会引起急性或迟发型溶血性输血反应。抗 S 一般是免疫产生的抗体,偶尔可发现天然抗 S。

3. 同种抗 P1 大部分是自然产生,很少有抗 P1 因红细胞刺激而产生,往往呈现为低温条件反应。当温度超过 25℃时,抗 P1 一般不凝集红细胞,因此这种冷抗体通常没有临床意义。

4. 抗 P^K 是从 p 血型个体的血清中发现的,其同时存在抗 P 和抗 P1。用 P1 细胞吸收这些人的血清,有时可分离获得抗 P^K。

5. P 抗原属于 GLOB 血型系统(028)系统,除了罕见的 p 和 P^K 抗原外,所有红细胞都含有 P 抗原,在出生时已经发育良好,抗 P 在补体参与下会导致 P1 和 P2 细胞溶血。抗 P 抗体有 IgM 和 IgG 型,通常在 37℃反应,会导致严重的血管内溶血性输血反应。

6. p 血型非常罕见,所有 p 型人血清中都有抗体,一般称为抗 PP1PK,它能与所有除 p 型外的红细胞发生凝集或溶血反应。

7. 截至 2024 年 9 月 30 日,Lutheran 血型系统有 28 个抗原,Lutheran 抗原的强度变化很大。Lu 缺失型极为罕见,其具有隐性遗传模式。Lutheran 抗体在临床意义不大。目前没有报道由抗 Lu^a 或抗 Lu^b 引起的胎儿与新生儿溶血病(HDFN)需要进行除光疗外的其他治疗,Lutheran 抗体与轻微的迟发型溶血性输血反应以及输血后黄疸有关,但与立即型溶血性输血反应无关。

8. 截至 2024 年 9 月 30 日,Kell 血型系统已有 38 个抗原,K 的抗原性非常强,抗 K 通常是 IgG 型的,使用凝聚胺方法检测抗 K 会造成抗 K 的漏检,一般需要使用间接抗球蛋白检测。抗 K 能造成严重的输血反应,甚至出现输给同一患者不同血液之间的不相容反应,抗 K 的 HDFN 比抗 D 的 HDFN 严重程度更难预估。

9. 截至 2024 年 9 月 30 日,Duffy 血型系统一共有 5 个抗原。妊娠可能导致产生抗 Fy^a,但是大多数的抗 Fy^a 是由输血引起的,天然产生的抗 Fy^a 极为罕见,抗 Fy^b 在中国人群中较为常见,通常伴随其他红细胞抗体出现,它是由妊娠或输血的免疫刺激产生,抗 Fy^a 和抗 Fy^b 通常是 IgG 型,一般通过间接抗球蛋白法检测,部分抗 Fy^b 能结合补体。抗 Fy^b 能导致急性或迟发性输血反应。

10. Kidd 血型系统一共有 3 个抗原,其中主要有两个等位抗原组成 Jk^a 和 Jk^b,木瓜蛋白酶、无花果蛋白酶、胰酶、胰凝乳蛋白酶和链霉蛋白酶处理后的红细胞会增强 Kidd 抗体与之的反应性。唾液酸酶和 AET 能让红细胞表面 Kidd 抗原失活。

11. 抗 Jk^a 比抗 Jk^b 常见,这些抗体通常是 IgG 型,也有部分 IgM 型,有明显的剂量效应,一般通过妊娠或输血免疫产生。抗 Jk3 是免疫 Jk(a−b−)个体所产生的典型抗体,常伴有单独的抗 Jk^a 或抗 Jk^b。

12. Diego 血型系统共有 23 个抗原组成,大多数抗 Di^a 是由妊娠引起的。大部分抗 Di^a 和抗 Di^b 通常是单独出现的,它们通常需要抗球蛋白才能凝集细胞,但也报道检出有直接凝集的红细胞的抗 Di^a 和抗 Di^b 的案例。

13. 抗 Wr^a 是一种很常见的抗体,具有重要的临床意义,它能导致急性溶血性输血反应(HTR)或严重的胎儿与新生儿溶血病(HDFN)。

14. I 血型系统目前只有 I 一个抗原,i 抗原目前还在血型集合,I 抗原和 i 抗原呈交互关系,大多数成人红细胞上 i 抗原表达非常微弱,但是胎儿、新生儿红细胞上 i 抗原表达比较强。抗 i 具有冷凝集素特性,可以导致溶血。抗 I 是一种常见的自身抗体,许多正常健康人血清内的自身抗 I 没有很大危害,不会引起体内红细胞的破坏。

15. 其他稀有血型系统的主要抗原及主要抗原抗体的临床意义。

16. 高频率抗原组和低频率抗原组。

第二节 抗体的排除与确认

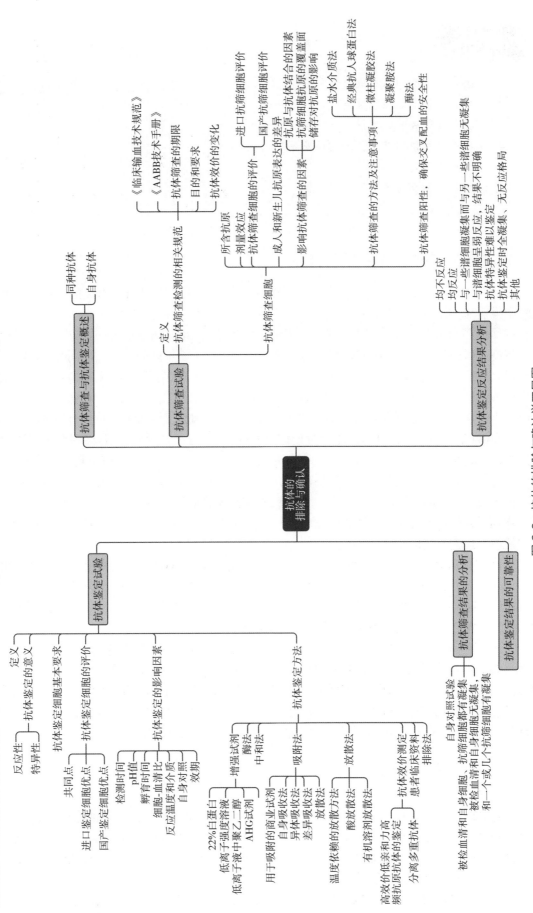

图 9-6 抗体的排除与确认学习导图

一、抗体筛查与抗体鉴定概述

检测针对红细胞抗原的相关抗体是输血前相容性试验的关键,是研究潜在的溶血性输血反应和免疫性溶血性贫血的基本手段之一,有助于监测新生儿发生溶血病的风险。

抗体检测的重点是"意外"的抗体,而不是"预期"的 ABO 血型系统的抗体。一般来说,意外抗体是免疫抗体,通过输血、移植或妊娠刺激红细胞(RBC)产生。不同的研究人群同种免疫的发生频率差异很大。据报道,镰状细胞贫血或地中海贫血等长期输血的受血者,同种免疫频率高达 14%~50%,而在一般人群中,同种免疫频率约为 0.5%~1.5%。也有可能是"自然发生"(即没有红细胞抗原的刺激而产生)。自然发生的抗体可能因暴露在环境中具有红细胞抗原类似结构的物质影响而产生,如花粉、真菌和细菌。被动获得抗体则是通过使用含有血液成分或衍生物如静脉注射免疫球蛋白(IVIG)血浆而产生,其中三分之一的意外抗体是被动获得的。意外抗体包含 2 种类型:同种抗体和自身抗体。当针对自身缺少的抗原产生相应抗体时,该抗体被称为"同种抗体"。当针对自身拥有的抗原产生的抗体时,该抗体被称为"自身抗体"。因此,根据定义,同种抗体仅与表达其相对应抗原的红细胞反应,而不与抗体产生者的红细胞反应;相反,自身抗体不仅与抗体产生者的红细胞反应,通常能与大多数试剂红细胞及自身红细胞反应。

天然抗体和免疫抗体的存在可能需要通过复杂的检测,才能识别出临床上有显著意义的抗体。具有临床意义的红细胞抗体的定义是指能引起胎儿与新生儿溶血病(hemolytic disease of the fetus and newborn,HDFN)、溶血性输血反应和显著降低输入红细胞存活率的抗体。通常通过鉴定抗体特异性判断其临床意义,但即使抗体的特异性相同,也可能临床意义不同。

临床上有显著意义的抗体会导致具有靶抗原的红细胞存活率下降。这些抗体通常是 IgG 抗体,在 37℃ 温度条件下,通过抗球蛋白(AHG)进行反应。另外自身抗体也具有临床意义,其所针对的是自身红细胞表达的抗原,所以与所有红细胞都起反应,这可能会掩盖存在的具有临床意义的同种抗体。通过抗体鉴定细胞可确定抗体的特异性,一旦确定抗体是否具有临床意义,就可以选择合适的血液以供输注。本章介绍了抗体筛查、抗体鉴定及复杂抗体的解决方法。

二、抗体筛查试验

(一) 定义

将已知抗原成分的抗体筛查试剂细胞与待检血清/血浆混合孵育,可采用盐水介质法、凝聚胺法、白蛋白介质法、低离子强度介质法、PEG 介质法、酶介质法、抗球蛋白介质法等进行检测。在临床输血前通过使用三个已知红细胞表面抗原的 O 型红细胞检测患者血清中是否有红细胞意外抗体的存在。

(二) 抗体筛查检测的相关规范

1. 2000 年《临床输血技术规范》 《临床输血技术规范》第十七条指出遇有下列情况必须按《全

国临床检验操作规程》有关规定作抗体筛查试验：交叉配血不合时；对有输血史、妊娠史或短期内需要接收多次输血者。

2.《AABB 技术手册》　《AABB 技术手册》中指出：不做抗体筛查直接盲配输血存在风险，输注给含有潜在临床意义抗体的患者的血液宜为相应抗原阴性。即使检测不到抗体时，输注的红细胞也宜不含相应抗原，以防止发生再次免疫应答。输血科应当保留所有曾检出有临床意义抗体的患者的医疗记录，针对这些曾检出临床意义抗体的血清应该进行 IAT 交叉配血程序。只有在临床医师确定的紧急情况下，才可不遵从此原则。

3. 抗体筛查的期限　根据 2000 年《临床输血技术规范》，受血者配血试验的血标本必须是输血前 3 天之内的。

4. 目的和要求　尽可能多地检测出临床有意义抗体，尽可能少地检测出临床无意义抗体。在合理的、较短时间内完成检测。确定患者血清中是否存在有临床意义的抗体，但不能确认该抗体的特异性。若抗筛结果阳性，则需要做抗体鉴定来进一步鉴定有临床意义的抗体的特异性，最终选择合适的血液进行配血。抗体筛查应该作为输血前检测的一部分，它提供了比交叉配血更为可靠和灵敏的检测抗体的方法（剂量效应等），有输血史及经常输血的患者，应增加抗体筛查检测的频次。

5. 抗体效价的变化　随着时间的推移在体内可逐渐降低，在输血前交叉配血试验中不能被发现。当患者再次输入同种血液时，机体免疫系统产生回忆反应，大量的同种抗体在短时间内即可产生而导致溶血性输血反应。输血前对受血者进行血清或血浆意外抗体筛查可以发现有临床意义的意外抗体。

(三) 抗体筛查细胞

1. 所含抗原　由于人种与民族之间的血型抗原存在有差异，所以在选择意外抗体筛查的试剂细胞，应符合本地区意外抗体的分布特点。抗原出现频率大于 3% 的抗原皆应出现在抗体筛查细胞上，中国的抗原应最好包含 Mur、Di^a 抗原，尤其华北地区宜含 Di^a 抗原，华南地区宜含有 Mi^a 抗原。抗体筛查试剂细胞上至少应包括以下常见抗原：D、C、E、c、e、M、N、S、s、P1、Le^a、Le^b、K、k、Fy^a、Fy^b、Jk^a、Jk^b、Mi^a、Di^a 且抗原互补（八个血型系统二十个抗原）。用于输血前抗体筛查的 O 型红细胞浓度应在 0.8%~1% 之间，抗体筛查试剂细胞已商品化，通常由 3 个（有时 4 个）单独的供者红细胞组成，在美国仅在检测献血者标本时，来自 2 个不同供者的混合红细胞试剂仅用于献血者标本的抗体筛查试验。每一批号抗筛细胞有一个抗原列表（抗筛细胞谱），详细说明哪些抗原是存在于哪组细胞悬液中，这些列表有很多特定反应格局，不应互换试剂红细胞。不使用时宜冷藏保存，宜使用保质期内的试剂红细胞用于抗体检测。筛查细胞只能初步判断血清中是否含有意外抗体，大多不包括低频率抗原，不能检出低频率抗原抗体。

2. 剂量效应　有些抗体因剂量效应呈现不同的反应强度，即抗体与表达"双倍剂量"抗原的红细胞反应更强（或只与其反应）。剂量是用以描述红细胞上抗原的表达，而合子型是描述在指定基因座上等位基因（同一基因的不同形式）的相似程度。当编码抗原的基因座为纯合子时，将表达双倍剂量的抗原。杂合子基因型个体红细胞将只表达单倍剂量的相应抗原。单倍剂量抗原的红细胞上抗原位点明显少于双倍剂量抗原的红细胞，因此与弱抗体反应可表现为弱阳性或阴性。针对 Rh（除 D）、MNS、Duffy、Kidd、Diego 等血型系统抗原的抗体常表现出"剂量效应"，所以抗体筛查试剂细胞通常应包含以下抗原双倍剂量表达的纯合子供者红细胞：C、E、c、e、M、N、S、s、Fy^a、Fy^b、Jk^a 和 Jk^b。

3. 抗体筛查细胞的评价

(1) 进口抗筛细胞（表 9-22）评价：

1) 1 号和 2 号细胞涵盖了 Rh 系统 5 个常见抗体的纯合子抗原。同时 1 号和 3 号细胞涵盖了 Kidd 系统 2 个抗原的纯合子。以上 7 个抗原都具有非常强的临床意义，存在着 7 个抗原的纯合子细胞，意味着对这 7 个抗原对应抗体的筛查能力很强以及 3 号 Mi(a+)。这是该组抗体筛查细胞的两大检测优势。

2)该筛查细胞中 Fy^a、Fy^b 抗原均存在纯合子,这一点优于国产筛查细胞。

3)M 抗原有一个纯合子,虽然抗 M 大多没有临床意义,但作为我国人群中最为常见的意外抗体,抗 M 也会造成溶血性输血反应和新生儿溶血病。因此具备 M 纯合子细胞,加强抗 M 的检测能力是有必要的。

4)Di(a+)细胞的缺乏是该组筛查细胞的明显缺陷,这将导致在抗体筛查试验中漏检该抗体。

5)C(w+)抗原,Kell 系统的 K+、Kp(a+)抗原。这些抗原对东亚人群来说意义不大,K+ 的缺乏对于东亚人群来说,不会造成多少影响,但该组抗体筛查细胞将因此不适用于东亚以外许多人群。Le^a 有一个细胞抗原阳性,但仅从细胞谱中无法判断这两个抗原的强度,需要用相应的抗体试剂实际验证。

(2)国产抗筛细胞(表9-21)评价:

表9-21　国产抗筛细胞抗原谱

		Rh					Kell	Duffy		Kidd		Lewis		MNS				Diego
		D	C	c	E	e	k	Fy^a	Fy^b	Jk^a	Jk^b	Le^a	Le^b	M	N	S	s	Di^a
Ⅰ	R1R1	+	+	0	0	+	+	+	+	0	+	0	+	+	0	+	+	+
Ⅱ	R2R2	+	0	+	+	0	+	+	0	+	0	+	+	+	+	0	+	0
Ⅲ	rr	0	0	+	0	+	+	+	0	+	+	0	+	0	+	0	+	0

1)1号和2号细胞涵盖了 Rh 系统5个常见抗体的纯合子抗原。同时1号和2号细胞涵盖了 Kidd 系统2个抗原的纯合子。以上7个抗原都具有非常重要的临床意义,存在着7个抗原的纯合子细胞,意味着对这7个抗原对应抗体的筛查能力很强,这是该组抗体筛查细胞的检测优势。

2)1号 Di(a+)细胞的存在是该组筛查细胞的检测优势。

3)M 抗原有一个纯合子,虽然抗 M 大多没有临床意义,但作为我国人群中最为常见的意外抗体,抗 M 也会造成溶血性输血反应和新生儿溶血病。因此具备 M 纯合子细胞,加强抗 M 的检测能力是有必要的。

4)缺乏 Mi(a+)细胞,在东亚人群意外抗体检测中存在缺陷。

5)该筛查细胞中 S、Fy^b 抗原均缺乏纯合子,存在缺陷。

(四)成人和新生儿抗原表达的差异

一些抗原如 I、P1、Le^a、Sd^a、CD38 等在成人个体间表达强度不同,这些抗原强度差异可在血清学试验中体现,但是抗原阳性成人之间的差异与合子型无关。一些抗原在脐带血或新生儿红细胞中的表达与成人红细胞中的表达不同。在脐带血或新生儿红细胞上抗原表达与成人红细胞相比,可能是缺失、减弱或者增强(表9-23)。

(五)影响抗体筛查的因素

1. 抗原与抗体结合的因素　有 pH、红细胞表面电荷、抗原与抗体的比例、温度、反应时间、不同反应介质。在不同反应条件下检测出来的意外抗体,可以鉴别意外抗体的性质(IgG 型或 IgM 型)。

2. 抗筛细胞抗原的覆盖面　抗体筛查试验的检出率,取决于抗筛细胞抗原的覆盖面。由于人种差异,中国人常见的红细胞抗体和外国人不相同,抗筛细胞的抗原组合也应涵盖中国人常见的抗原系统,如 Rh、Duffy、Kidd、MNS(包含 Mi^a)、P1、Lewis 及 Diego。国外常造成溶血性输血反应的是 Kell 系统,而中国人的 K 抗原频率为 0,因此无须特别关注,就算是漏检了 Kell 系统的抗体抗 K,输血时随机选择血液也非常容易找到相合的血液。但国产或进口的抗筛细胞经常不包括 Mi^a、Di^a 抗原,反而容易造成抗体筛查上的一大漏洞。Mi. Ⅲ 表型(主要是 GP.Mur)在世界大部分人群中为 0.1%,在东南亚比较常见,在泰国达到 10%,在中国达到 7%。抗 Mi^a,就是与 Mi. Ⅲ 红细胞有反应的抗体,但未与其他 Mi 细胞(可能是抗 Mur)进行检测,在中国台湾患者中检测频率为 0.28%,是该地区最常见的具有临

表 9-22　进口抗筛细胞抗原谱

Rh-hr		Rh-hr						Kell						Dufty		Kidd		Lewis		P	MNS				Luth.		Xg		
		D	C	E	c	e	C^w	K	k	Kp^a	Kp^b	Js^a	Js^b	Fy^a	Fy^b	Jk^a	Jk^b	Le^a	Le^b	P1	M	N	S	s	Lu^a	Lu^b	Xg^a	♀♂	
I	CCD.ee R1R1 014751	+	+	0	0	+	0	+	+	0	+	nt	nt	0	+	+	0	+	0	+	+	+	++	++	0	+	nt	N/A	I
II	ccD.EE R2R2 933398	+	0	+	+	0	0	0	+	0	+	nt	nt	+	0	+	+	0	+	+	+	0	+	++	0	+	+	N/A	II
III	CCD.ee R1R1 -06067	+	+	0	0	+	0	0	+	0	+	nt	nt	+	0	0	+	0	0	+	+	w	++	++	0	+	+	N/A	III Mi（a+）

表 9-23　脐带血红细胞上的抗原表达

抗原表达	抗原
阴性	Le^a、Le^b、Sd^a、Ch、Rg、AnWj、CD38
弱	I、H、P1、Lu^a、Lu^b、Yt^a、Vel、Bg、KN、DO、Yk^a、Cs^a 和 Fy3
强	i、LW^a 和 LW^b

床意义的异种抗体。Di^{a}是DI血型系统的原始抗原,在欧洲或非洲人中非常罕见,但在中国或日本人中的分布频率为5%,Di^{a}在南美印第安人和大多数蒙古人种中相对常见(频率为5%~15%),在巴西的Kainganges印第安人中达到了54%。

3. 储存对抗原的影响　血型抗体与储存红细胞的反应可能比新鲜红细胞弱。一些抗原(如Fy^a、Fy^b、M、P1、Kn^a、McC^{a}和Bg)比其他抗原在保存后抗原性减弱更快,不同个体的红细胞在保存期间抗原性减弱速度也是不同的。由于献血者红细胞通常比商品化试剂红细胞更新鲜,有些血型抗体与献血者红细胞的反应要强于试剂红细胞。同样,冷冻保存红细胞也能造成抗原减弱,因此可能会导致抗体鉴定结果错误。保存液的pH值或其他特性也会影响抗原减弱的速度。例如,在低pH、低离子强度保存液中的Fy^{a}和Fy^{b}抗原减弱。因此,与使用不同红细胞保存液的不同厂家试剂反应时,某些抗体可呈现不同的反应性。检测红细胞抗原分型时,应当考虑标本的新鲜度和类型。未抗凝标本中的红细胞抗原比保存在枸橼酸抗凝剂(如ACD或CPD)中的献血者红细胞的抗原减弱更快。保存在合适抗凝剂中的献血者红细胞,在血液成分保存期过后仍能保留抗原性。EDTA保存14天内的标本可用于抗原分型。然而,当使用商品化分型试剂时,宜参考厂家对适用于抗原分型的标本类型说明。

（六）抗体筛查的方法及注意事项

抗体筛查的方法需要足够敏感具备筛查有临床意义抗体的能力。现在普遍使用的抗体筛查和抗体鉴定方法均基于红细胞凝集反应(试管法、微柱凝集法、凝聚胺法)的原理。血液与生物治疗促进协会(AABB)制定的《血站和输血机构标准》(以下简称《AABB标准》)要求血库和输血服务机构"使用能检出有临床意义的抗体的方法"和"包含37℃孵育后的抗球蛋白试验"。所有方法符合此标准,但每一种方法都有各自的优点。抗体筛查的方法及注意事项见图9-7。试管法可较灵活的运用在不同介质的检测,可使用多种添加剂(从而获得不同程度的灵敏度),需要的设备也比较少。微柱凝胶法能够提供稳定结果,减少主观判断,使工作流程标准化,可以整合入半自动或自动化系统之中,为大多数血型抗体鉴定提供灵敏的检测平台。不同的方法其敏感性、灵敏度、自动化能力及成本不同,为实验室进行抗体检测和鉴定提供了多种选择。

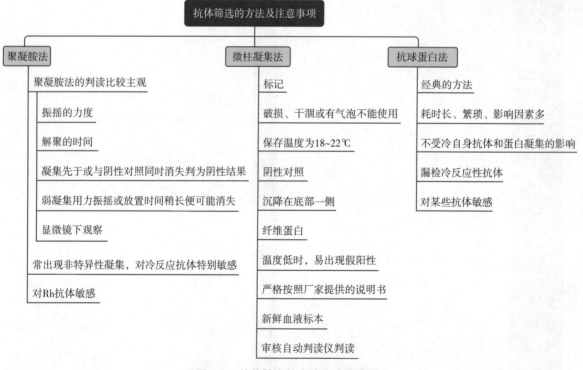

图9-7　抗体筛查的方法及注意事项

根据不同需求的患者群体、不同规模的实验室以及专业水平和经验参差不齐的检验人员可以自行选择运用相应的方法。而盐水法因为无法筛检到具临床意义的不完全抗体,所以不能单独使用盐水法作为常规的抗体筛检法,至于酶处理抗筛细胞法,虽然可以增加对某些抗原的敏感度,也因为会破坏某些抗原,所以也不能拿来做常规的抗体筛检方法。

1. 盐水介质法 指将红细胞悬浮于盐水介质中用于检测红细胞抗体,主要筛查 IgM 类抗体,而不能检测 IgG 类的抗体。灵敏度偏低,温度、抗体效价、反应时间等影响检测结果,一些弱的凝集或稀有抗体不能被检测到。

2. 经典抗球蛋白法 IgG 类意外抗体通过 37℃孵育,可与相应的红细胞表面抗原结合,抗原抗体作用使红细胞致敏,但不能产生肉眼可见凝集,加入抗球蛋白试剂,与红细胞上不完全抗体结合,出现可见凝集。反应温度、离子强度、反应时间、抗原与抗体的比例、试剂质量等影响检测结果。

(1)红细胞浓度过高造成凝集减弱或红细胞浓度过低造成凝集不易被观察。

(2)试剂保存不当:抗球蛋白试剂冷冻保存会失去反应活性,过度加热或反复冻融抗球蛋白试剂都会使其失效。

(3)洗涤不充分:应充分洗涤红细胞,血清加入量过多同时洗涤不充分时也易造成假阴性。

(4)经典抗球蛋白法仍然很受欢迎,因为其测试系统灵活,不需特殊设备、成本低廉,但也有缺点,包括反应不稳定、易受技术人员主观性影响、操作时间长、洗涤是否干净等。

3. 微柱凝集法

(1)使用前必须清楚标记试剂卡,以免造成混淆。

(2)对于封口铝箔有破损,管中液体干涸或有气泡的试剂卡不能使用。

(3)微柱凝胶卡的最适保存温度为 18~22℃,不能将微柱凝胶试剂卡长期保持在 4℃,在此温度条件下,试剂卡中液体蒸发凝集于封口铝箔下部,胶易干涸。

(4)试验中一定要设阴性对照。

(5)在阴性对照微柱管中,红细胞沉降在底部一侧而未在底尖部时,表示离心力方向和微柱管轴线不一致,可适当增加离心转数;在阴性对照呈微弱阳性的反应时,适当增加离心时间和离心转数。

(6)血清标本必须充分去除纤维蛋白,易出现假阳性反应。

(7)如果使用的是血浆标本,一定要用标准的含抗凝剂的标本管采集血浆,否则血浆中纤维蛋白在微柱离心时析出,阻挡未凝集的红细胞下降,易出现假阳性反应。

(8)严格按照厂家提供的说明书配制红细胞稀释液,避免标本中纤维蛋白影响反应结果。

(9)温度低时,易出现假阳性反应。在试验中要充分考虑温度因素,如室温低于 20℃,离心机未调整温度,即使已经 37℃孵育,但离心时试剂卡温度已下降,影响检测结果。

(10)要避免使用污染的红细胞或血清标本,尽可能使用当日采集的新鲜血液标本。若不得不使用陈旧血标本,则必须用该标本做阴性对照,以确定该标本是否可以使用。未混浊的标本并不表示未污染,不能以标本是否混浊判断是否已污染。

(11)微柱凝胶管中出现溶血现象,特别提示为红细胞抗原抗体阳性反应,也不排除其他原因所致溶血。

(12)微柱凝胶卡法的局限性:应用自动判读仪判断结果经常出错,不能正确区分真假阳性结果。

4. 凝聚胺法 利用低离子溶液让抗体易于接近红细胞表面抗原,通过凝聚胺介质降低红细胞表面的负电荷,从而缩短红细胞之间的正常距离,使正常红细胞形成可逆的非特异性凝集,同时也使 IgG 类抗体直接凝集红细胞,加入重悬液后非特异性凝集散开,而抗体介导的特异性凝集不会消失。其灵敏度比盐水介质法高,可用来检测 IgG 类抗体。本方法用时短,试剂及设备成本最低,敏感度高(尤其对 Rh 系统)。但待测样本不能使用肝素作为抗凝剂,试验温度、加样比例,结果观察时间影响实验判读。对 Kell 系统检测较不灵敏,若需检测 Kell 系统抗体,须加做抗球蛋白试验。

(1)注意事项:凝聚胺法的判读比较主观,存在非特异性因素,从有凝集到无凝集的过程受以下几方面影响。

1）振摇的力度。

2）解聚的时间。

3）轻轻转动试管并同时观察结果，凝集先于或与阴性对照同时消失判为阴性结果。

4）弱凝集用力振摇或放置时间稍长便可能消失。

5）试验结果可以在显微镜下观察。

（2）局限性：常出现非特异性凝集，对冷反应抗体特别敏感，常筛检到不具临床意义冷反应抗体（如抗 M、抗 Le^a 和抗 P1 等）。凝聚胺阳性结果可以进一步采用抗球蛋白试验对结果进行确认。

5. 酶法　某些蛋白水解酶能破坏红细胞表面抗原，使一些隐蔽抗原暴露，促进抗原抗体反应，例如 M、N、S、s、Fy^a、Fy^b 等能被显著破坏，能增强血清中 Rh、Kidd 血型系统抗体的检测效果 / 检出率。酶试剂活性、酶的选择、酶处理时间等影响检测结果。

（七）抗体筛查阳性，确保交叉配血的安全性

1. 明确抗体，选用敏感的方法，一旦鉴定出有临床意义的抗体后，用于输注的红细胞也必须经过筛选，规避相应的抗原。同时必须进行抗球蛋白法交叉配血试验。一般较少需要再次重复抗体鉴定。血液与生物治疗促进协会关于血库和输血机构的标准中指出：如某患者曾鉴定出抗体，都需要行抗体鉴定试验，以鉴定是否有其他临床意义的抗体，每个实验室均需有鉴定此类患者其他抗体的方法。

2. 只要患者（受血者）有输血史、妊娠史或者患者血清已检出有临床意义抗体，只进行盐水交叉配血有很大的危险性，须进行检测不完全抗体的交叉配血试验。而该类试验包括对不完全抗体的筛选及鉴定试验。蛋白酶（主要是木瓜蛋白酶）方法、促凝剂方法等都是筛检不完全抗体的方法。而鉴定不完全抗体最可靠的方法仍然是抗球蛋白试验。

3. 如果抗筛阳性，并没有进行抗体鉴定，直接找盲配交叉相合的血液，其风险和没有做抗筛，直接使用盲配交叉相合是一样的。所以其实若只做了抗体筛查，没有做抗体鉴定，其输血风险仍然存在，并不会因为开展了抗体筛检试验而降低输血风险。

三、抗体鉴定试验

（一）定义

由 10~16 人份 O 型红细胞组成抗体鉴定细胞，该组细胞具有不同血型系统的各种抗原成分，和抗体筛查试剂细胞上覆盖的抗原要求一致。要求根据反应格局，一般可以鉴定出常见抗体的特异性。当患者抗体筛查阳性，如果时间允许，应做抗体鉴定并评估其临床意义，抗体鉴定结果应记录在患者病历中。鉴定抗体的类型包括 IgM、IgG。鉴定抗体的种类主要包括同种抗体、自身抗体。

（二）抗体鉴定的意义

抗体的反应性和特异性是预测其潜在临床意义的两个主要方法。抗体如果在 37℃ 和 / 或 IAT 有反应，则可能具有临床意义。抗体在室温或低于室温有反应通常不具有显著的临床意义。也有例外，比如抗 Vel、抗 P 和抗 PP1Pk（抗 Tj^a）可能仅在低温下反应，但能在体内破坏红细胞。抗 Ch、抗 Rg 和一些 KN、COST 系统抗体，虽然 IAT 相反应阳性，但一般不具临床意义。同类型抗体的病例报道可用于参考其临床意义。

交叉配血之前或与交叉配血试验同时进行，以便尽早发现有临床意义的抗体，避免延误病情。输血科工作人员可根据抗体鉴定的结果判断配血的相合率和选择最佳的交叉配血方法，抗原检测的效率比盲配较高。

（三）抗体鉴定细胞基本要求

用于抗体鉴定的试剂红细胞称谱细胞，能鉴定出大多数单一抗体和多种混合抗体。所含抗原的要求与抗体筛查细胞一致，是由 10~12 人或 16 人份 O 型红细胞组成，具有不同血型系统的各种抗原成分，抗体鉴定谱细胞为 O 型，因此能鉴定任何 ABO 血型的血清 / 血浆中的意外抗体。根据反应格

局,一般可以鉴定出常见抗体。

谱细胞至少应包括以下常用血型系统抗原:Rh 系统 D、C、c、E、e 抗原;MNS 系统 M、N、S、s、Miᵃ 抗原;P1 系统 P1 抗原;Kell 系统 K、k 抗原;Kidd 系统 Jkᵃ、Jkᵇ 抗原;Duffy 系统 Fyᵃ、Fyᵇ 抗原;Lewis 系统 Leᵃ、Leᵇ 抗原;Diego 系统 Diᵃ 抗原。Rh、MNS、Duffy 和 Kiddy 系统的多数抗体均表现有剂量效应,如抗 E、抗 C、抗 M、抗 S,故试剂红细胞上相应的抗原应为纯合子。谱细胞能鉴定大多数单一抗体和多种混合抗体,但可能无法区分复合抗体和混合抗体(如复合抗 Ce;混合抗 C 和抗 e)。抗体鉴定谱细胞中的试剂红细胞来自不同的供者。选择这些试剂红细胞应可以在考虑所有谱细胞的反应性时能够表现出有格局的阳性和阴性反应模式。为确保试验有效,抗体鉴定必须能准确地鉴定那些最常见的有临床意义的同种抗体,例如抗 D、抗 E、抗 K 和抗 Fyᵃ。试剂细胞的表型应该是分散式的,以便常见单一特异性同种抗体能清晰地鉴定并将大部分其他抗体排除。理想情况下,单一特异性同种抗体与试剂红细胞的大多数反应格局不与其他抗体的检测结果重叠(如所有的 K+ 标本的反应格局不能与 E+ 反应格局相同)。商品化抗体鉴定细胞都会附有 1 张常见抗原格局表,列出各个红细胞的表型。图 9-8 和图 9-9 给出了抗体鉴定谱细胞的抗原格局示例。抗体鉴定细胞所含的红细胞表型每批次都不一样,因此当解释抗体鉴定结果时,参照正确的红细胞抗原格局表至关重要。

商品化的试剂红细胞为保养液稀释的 2%~5% 的悬液,可直接用于试管法。除怀疑保养液干扰抗体鉴定试验外,没有必要在使用前洗涤试剂红细胞。过期的谱细胞一般不宜单独用于抗体鉴定。大多数实验室使用有效期内的谱细胞用于首次抗体鉴定,如有必要,再使用过期的试剂细胞排除或确认抗体特异性。实验室宜制定使用过期试剂红细胞的试验规程,并验证与此试验相关的操作流程。

(四) 抗体鉴定细胞的评价(进口、国产鉴定细胞的对比)

1. 共同点

(1)1 号 ~16 号细胞基本涵盖了 Rh 系统、Kidd 系统、Duffy 系统、MNS 系统、Kell 系统常见抗体的纯合子抗原,以上几个血型系统的常见抗体都具有非常重要的临床意义,意味着对着 15 个抗原对应抗体的鉴定检出能力很强,这是两组抗体鉴定细胞的检测优势。

(2)对于酶处理可以破坏的抗原都做了相应的标识方便区分。

2. 进口鉴定细胞优点

(1)具有一个 9 号细胞 K 抗原的纯合子;15 号细胞的 Luᵃ 抗原的纯合子;

(2)具有 16 号 Wr(a+)细胞,Wrᵃ 是 DI 血型系统里的一个低频抗原,在中国人群出现比例<0.1%,但是抗 Wrᵃ 抗体却是一个常见抗体,发生频率为 1/56~1/100,往往伴随其他抗体产生,和 HDN 和 HTR 有关。

3. 国产鉴定细胞优点

(1)13 号 Di(a+)和 8 号 Mur(a+)细胞的存在是该组鉴定细胞的检测优势;

(2)标记了中国人群抗原参考频率;

(3)标记了可以酶增强的 Rh 抗原、Kidd 抗原、Lewis 抗原、P1 抗原;标记了有剂量效应的抗原。

(五) 抗体鉴定的影响因素

抗体筛查检测尽可能多的检出具有临床意义的抗体,并避免检测那些临床无意义的抗体。当使用三组抗筛细胞试剂套装时,若与三组细胞反应都为阴性结果,可以认为不存在临床意义抗体的概率为 95%。尽管如此,抗体筛查仍有其局限性。当抗体滴度下降到低于筛查方法的灵敏度水平时,抗筛细胞就会检测不到抗体。一项研究中,回顾了 20 年来抗体检测结果,表明 26% 的抗体随着时间的推移差不多 7 个月以后就不会被检测到。另一项血型抗体研究发现,三分之二的抗体在形成 5 年后将不能检测到。抗筛试验也无法检测到针对低频抗原的抗体。如果抗筛细胞是没有靶抗原的纯合性表达,抗体可能由于剂量效应而无法检测到。这几个因素可能会影响抗体筛查的灵敏度。包括细胞 - 血清比,反应温度和介质,温育时间和 pH、试剂效期。

1. 抗体检测样本应在 48 小时内完成,避免抗体效价减弱导致漏检。

红细胞同种抗体鉴定谱细胞格局表

编号	D 99%	C 88%	c 55%	E 50%	e 93%	C^w 1%	Le^a 17%	Le^b 70%	M 70%	N 80%	S 8%	s 99%	Mur 5%	Jk^a 70%	Jk^b 80%	Fy^a 99%	Fy^b 10%	P1 40%	Xg^a 80%	Di^a 1%	K 1%	k 99%	Kp^a 1%	Kp^b 99%	Js^a 1%	Js^b 99%	Lu^a 2%	Lu^b 99%	特殊血型
	RH						Lewis		MNSsMur					Kidd		Duffy		P1	Xg	Di^a	Kell						Lutheran		
1	+	+	0	0	+	0	0	+	+	0	0	+	0	+	0	+	0	+	+	0	0	+	0	+	0	+	0	+	
2	+	0	+	0	+	0	0	0	+	+	0	+	0	+	+	0	+	+	+	0	0	+	0	+	0	+	0	+	Bg(a+)*
3	+	+	0	0	+	0	0	+	0	+	0	+	0	+	0	+	+	+	0	0	0	+	0	+	0	+	0	+	
4	+	0	+	+	+	0	0	+	0	+	0	+	0	0	+	+	0	0	0	0	0	+	0	+	0	+	0	+	V+, VS+
5	0	+	+	0	+	0	+	0	+	0	+	0	0	0	+	0	+	+	0	0	0	+	0	+	0	+	0	+	
6	0	0	+	+	+	0	0	+	0	+	+	+	0	+	0	+	0	+	+	0	+	0	0	+	0	+	0	+	
7	0	0	+	+	+	0	0	+	+	+	0	+	+	0	+	0	+	0	+	0	0	+	0	+	0	+	0	+	
8	+	+	+	+	0	0	0	+	+	0	0	+	0	0	+	+	0	+	0	0	+	0	0	+	0	+	0	+	
9	+	0	+	0	+	0	+	0	0	+	0	+	0	+	+	+	0	0	+	0	0	+	0	+	0	+	0	+	
10	+	+	+	0	+	0	0	+	+	+	0	+	0	+	0	0	+	+	+	0	0	+	+	0	+	0	+	0	
11	W	+	+	0	+	+	0	+	+	0	0	+	0	+	+	+	0	+	+	0	0	+	0	+	0	+	0	+	
	D	C	c	E	e	C^w	Le^a	Le^b	M	N	S	s	Mur	Jk^a	Jk^b	Fy^a	Fy^b	P1	Xg^a	Di^a	K	k	Kp^a	Kp^b	Js^a	Js^b	Lu^a	Lu^b	特殊血型
12	0	0	+	0	+	0	0	+	+	+	0	+	0	+	0	+	0	+	+	0	+	+	0	+	0	+	0	+	
13	0	0	+	+	+	0	0	+	0	+	0	+	0	0	+	+	0	+	+	0	0	+	0	+	0	+	0	+	
14	0	0	+	0	+	0	0	+	+	0	0	+	0	0	+	+	0	+	+	0	0	+	0	+	0	+	0	+	
15	0	0	+	0	+	0	0	+	+	+	0	+	0	+	+	+	0	+	+	0	0	+	0	+	0	+	0	+	
16	0	0	+	0	+	0	0	+	0	+	+	+	0	0	+	+	0	+	+	0	0	+	0	+	0	+	0	+	

实验结果（室温10分钟）：抗球蛋白卡、立即离心、37℃、抗球蛋白（空白待填）

1　斜体底线抗原可被Ficin无花果酶处理，并增强RH，Lewis，Kidd，P1等抗原性。灰色网底表可能存在剂量效应。抗原频率为中国人群参考频率，可能存在民族或地区差异。

2　稀有血型未特殊标记皆为以下高/低频抗原结果：I+；Ge+；Vel+；Di(b+)；U+；Co(a+)；Wr(a−)；Mg−；Co(b−)。

3　本试剂为1%细胞悬浮液，如需使用3%试剂，可在试管法中加入150μL细胞盐水洗涤1次后扣干，加入患者样本100μL血浆(清)即可进行实验。

图9-8　国产鉴定细胞谱

		RH										Kell				Duffy		Kidd		Lewis		P	MNS				Luther		Xg		
	Rh-Hr　ID	C	D	E	c	e	C^w	f	V	K	k	Kp^a	Kp^b	Js^a	Js^b	Fy^a	Fy^b	Jk^a	Jk^b	Le^a	Le^b	P1	M	N	S	s	Lu^a	Lu^b	Xg		
1	R_1"R　0710768	+	+	0	0	+	+	/	/	0	+	0	+	0	+	+	0	+	0	0	+	+	+	0	0	+	0	+	+		1
2	R,R　0331530	+	+	0	0	+	0	/	/	+	+	0	+	0	+	0	+	0	+	0	+	+	+	+	+	0	0	+	/		2
3	R_2R_2　0384848	0	+	+	+	0	0	/	/	+	+	0	+	0	+	+	+	0	+	+	0	+	0	+	+	+	0	W	/		3
4	Ro　1167578	0	+	0	+	+	0	/	/	0	+	0	+	/	+	+	0	+	0	0	+	+	+	0	+	0	+	+	+		4
5	r'r'　1783510	+	0	0	0	+	0	/	/	0	+	0	+	/	+	+	0	+	+	0	+	+	0	+	+	+	0	+	+		5
6	r"r"　0732530	0	0	+	+	0	0	/	/	0	+	0	+	/	+	0	+	+	+	0	+	+	+	0	+	0	0	+	+		6
7	rr 0308977	0	0	0	+	+	0	/	/	0	+	0	+	0	+	+	0	+	0	0	0	0	+	+	0	+	+	+	+		7
8	rr　0303099	0	0	0	+	+	0	/	/	0	+	+	+	0	+	+	0	0	+	0	+	+	+	+	0	+	0	+	/		8
9	rr　1710751	0	0	0	+	+	0	/	/	+	0	0	+	/	+	0	+	0	+	+	0	+	+	+	0	+	0	+	+		9
10	rr　0331559	0	0	0	+	+	0	/	/	0	+	0	+	0	+	+	+	+	0	0	+	+	0	+	+	0	0	+	/		10
11	R_2R_1"　0356770	+	+	+	0	+	+	/	/	0	+	0	+	0	+	0	+	+	+	+	0	+	+	+	0	+	0	+	/		11
12	R_2R_2　2156912	+	+	+	+	0	0	/	/	0	+	0	+	/	+	+	0	+	+	0	+	+	+	+	0	+	0	+	/		12
13	rr　0143225	0	0	0	+	+	0	/	/	0	+	0	+	/	+	0	+	0	+	0	+	+	0	+	0	+	+	+	+		13
14	r'''r　0333519	+	0	0	+	+	+	/	/	0	+	0	+	/	+	0	+	0	+	0	+	+	+	+	0	+	0	+	0		14
15	R_2r　1718113	0	+	+	+	+	0	/	/	0	+	0	+	0	+	+	+	+	+	0	+	0	+	+	+	+	+	0	+		15
16	r'r　0600217	+	0	0	+	+	0	/	/	0	+	0	+	/	+	+	+	+	+	0	+	+	+	+	0	+	0	+	+	Wr(a+)	16
	Rh-Hr	C	D	E	c	e	C^w	f	V	K	k	Kp^a	Kp^b	Js^a	Js^b	Fy^a	Fy^b	Jk^a	Jk^b	Le^a	Le^b	P_1	M	N	S	s	Lu^a	Lu^b	Xg		

图 9-9　进口鉴定细胞谱

2. pH　大多数抗体反应在 6.8~7.2 之间的中性 pH；然而，一些抗 M 的案例显示其在 pH 6.5 活性增强。酸化检测系统可以帮助区分抗 M 与其他抗体。抗体筛查中如果一旦抗体被检出，额外的测试用来确定抗体种类及其临床意义。抗 M 抗体的最佳反应 pH 为 6.5，通过用 0.1mol/L 盐酸调节反应 pH，可使抗 M 的格局更清晰。

3. 孵育时间　抗原抗体反应处于动态平衡。常规检测方法中，如果接触时间太短只会有极少的红细胞被致敏，如果孵育时间太久，已经结合上抗体可能会从红细胞脱离。温育时间取决于反应介质。盐水环境中可能需要 30 分钟~1 小时的孵育时间，而使用增效剂后孵育时间可缩短至 10 分钟。

4. 细胞 - 血清比　当抗体过量（相比抗原浓度），发生前带现象从而产生假阴性结果。当抗原过量，发生后带现象则会产生假阴性结果。两滴血清与一滴红细胞悬浮液的比例一般为抗原抗体之间的适当比例，导致致敏和凝集发生。由于所使用的测试方法不同有可能这个比例会改变，当偶尔一个抗体效价较弱时，可以将血清量增加至 4~10 滴，以便提供更多的抗体与抗原反应。这只能在检测系统没有加入增效剂时使用。

5. 反应温度和介质　抗体反应的最佳温度可以为抗体识别提供有用的帮助。在进行输血前相容性检测时，临床上显著的抗体反应条件一般为 37℃ 以及加入抗 IgG 的 AHG 试剂。技术人员可以省略离心和室温反应来制约对临床无意义的冷抗体检测。如果需要在室温下识别一种抗体，可以用 18℃ 或 4℃ 温育抗筛细胞以增强反应。在这样的情况下，自身对照检测对检测冷自身抗体有帮助，如抗 I 或抗 IH。表 9-24 总结了一些最常见抗体反应的最佳条件。

表 9-24　一些常见抗体在不同介质的反应性

介质		室温即时离心	37℃温育	抗球蛋白介质
抗体		Le^a、Le^b	高滴度温抗体（例如 D、E 和 K）	Kell
		M,N		Duffy
		P1		Kidd
		Lu^a		S,s
				Lu^b
				Xg^a
免疫球蛋白分类		IgM	激活成分常见 IgG、IgM	IgG
临床意义		无	有	有

有些特异性的 Rh 抗体只与酶处理细胞才能发生凝集，这种抗体被称为"唯酶抗体"，如抗 c、抗 e、抗 C^w 在常规抗球蛋白试验中与未处理的红细胞不生凝集反应，而与酶处理的红细胞产生凝集反应。抗 Le^a、抗 Jk^a 等抗体在盐水介质中与相应抗原的红细胞反应导致溶血。

6. 应设立自身对照与抗筛细胞平行做试验，排除自身抗体。

7. 注意筛查细胞与鉴定细胞的效期，且结果判读时应注意判读表的批号是否与细胞批号一致。

（六）抗体鉴定方法

抗原抗体的凝集反应的强度与反应条件、检测方法、反应介质相关。IgM 类的抗体在 4℃ 的凝集强度明显大于室温，37℃ 会有减弱。抗体鉴定除了常用基本方法盐水法、凝聚胺法、经典抗球蛋白法、微柱凝胶法外，抗体鉴定时抗体效价弱、有两种及以上抗体、复杂抗体时，可结合其他的吸收放散、酶法、化学药物处理、血型物质抑制法、稀释法、增强剂、改变 pH 和温度及介质等试验，对抗体特异性进行分析及鉴定。酶法对 Rh、Kidd 血型系统的检测效果最好，但会破坏 Duffy 及 MNS 等抗原，导致漏检。抗体鉴定的方法的差异可以参照抗体筛查。

1. 增强试剂　各种增强试剂或增效试剂，37℃ 孵育时，加入到细胞 / 血清混合物中，目的是增加试验的灵敏度和缩短孵育时间。

（1）22% 白蛋白：在电解质溶液中，具有负电荷的红细胞被阳离子包围，阳离子反过来又被阴离子包围，使每个红细胞周围都产生离子云从而使红细胞分开。红细胞表面和外层的离子云电位差称为 Zeta 电位。白蛋白作为增强试剂的原理是降低潜在的 Zeta 电位和分散电荷，从而导致红细胞能够互相接近，增加凝集机会。图 9-10 表示红细胞受到周围电荷排斥：一旦增强试剂使电荷分散，红细胞就有可能相互更加接近，增加凝集的可能性。

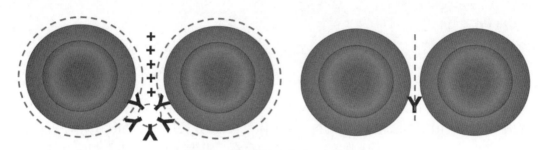

图 9-10　使用增强剂降低 Zeta 电位

（2）低离子强度溶液（LISS）：低离子强度溶液是含有甘氨酸的白蛋白溶液。除了降低 Zeta 电位，低离子强度溶液（LISS）在细胞致敏阶段能增加抗体吸附，增加了细胞凝集的可能性。

（3）聚乙二醇（PEG）：PEG 具有吸水性，通过吸收溶液中的水分子，起到浓缩抗体的作用，进而增强抗体致敏红细胞的程度。聚乙二醇常常会引起细胞的非特异性聚集，所以经 37℃ 温育后，会出现非特异性聚集。一般来说，PEG 介质反应体系比低离子液、白蛋白或生理盐水介质反应体系更加敏感，但如果患者血浆蛋白水平较高，例如多发性骨髓瘤，容易形成蛋白质沉淀，此时再加入 PEG 是不恰当的。

（4）AHG 试剂：加入 AHG 试剂使不完全抗体凝集。多特异性 AHG 试剂（也叫多价 AHG 试剂或广谱抗球蛋白试剂）含有抗 IgG 和抗补体抗体（C3/C4 或 C3b/C3d）。抗体对应的是补体 C3 成分，尤其 C3d 是试剂的最佳选择，这些在红细胞表面表达含量丰富，活化补体过程充分，减少假阳性反应。由于采用 AHG 试剂，补体可能会导致临床检测出低频和罕见抗体，有显著临床意义抗体的例子较少，大多数是抗 Jkᵃ 单独与补体反应。在抗球蛋白试验中，已包被抗 D 的 Rh 阳性红细胞在 AHG 试剂中与会游离 IgG 抗体反应，产生可见的凝集。另外，在加入 AHG 试剂之前，通过适当的洗涤后，可以采用抗球蛋白质控细胞证明未结合的抗体是否去除，使 AHG 试剂加入试管后能发生正常反应。若是抗球蛋白质控细胞不凝集，则抗体筛查试验必须重做。

2. 酶法　当一个样本中可能存在多个抗体，用酶处理的抗体鉴定细胞可能有助于鉴定抗体的特异性。无花果蛋白酶常用于红细胞，而木瓜蛋白酶、菠萝蛋白酶、胰蛋白酶也可以使用。酶通过破坏某些抗原，从而去除变性或去除糖蛋白修饰红细胞表面的唾液酸残基。

酶可以作为增强反应介质，比如在一步酶法中的 LISS 或 PEG。首先采用更敏感的酶来处理红细胞，然后使用处理后的细胞进行抗体鉴定。由于酶破坏某些抗原，而不是所有的特异性抗体都可以使用酶处理的鉴定细胞检测的。在一般情况下，酶处理后的细胞上的反应性与酶处理前细胞相同。观察在未经酶处理的鉴定细胞阳性反应，而经酶处理的鉴定细胞没有反应（或弱反应）将能帮助技术人员鉴定。同样，观察经酶处理的鉴定细胞与未经酶处理的鉴定细胞相比反应更强烈，将有助于鉴定抗体的特异性。

3. 中和法　人体内和自然界中的其他物质具有类似于红细胞抗原的抗原结构。这些物质可以用来中和血清中的抗体。患者的血清首先与中和物质一起温育，使该物质中的可溶性抗原与抗体结合。再用经过处理后的血清进行抗体鉴定。中和物质抑制抗体后，继而与谱红细胞之间发生反应。使用的对照（生理盐水和血清）是必要的，以证明是因中和物导致反应结果变化，同时中和物没有稀释抗体强度。抗 Le^b 活性被 Lewis 物质抑制。因为当多个抗体被怀疑时,这种技术是有用的。表 9-25 列出了一些可以中和的抗体以及相应的中和物质的来源。Lewis 和 P1 物质是商品化的。

表 9-25　某些抗体中和物质的来源

抗体	中和物质来源
抗 P1	包虫囊液、鸽子蛋清、斑鸠蛋清
Lewis 抗体	血浆或血清、鼠尾草
抗 Chido,抗 Rodgers	血清(包含补体)
抗 Sd^a	尿液
抗 I	人类母乳

4. 吸附法　抗体可以通过加入靶抗原从血清中除去,并使得抗体与抗原结合,其类似于中和技术。在吸附法中,由固体沉淀物组成的抗原-抗体复合物,并通过离心从测试系统中除去。被吸收血清对谱红细胞测试以证明未吸收的自身抗体的存在。吸附剂通常是由红细胞组成,但也可能用另一种抗原物质。当多重同种抗体的存在时,为了区分其特异性,也可以进行吸收。吸收的细胞必须是可疑抗原阳性的而其他抗原为阴性。吸收后,看血清测试结果,是否有额外的同种抗体鉴定出来。

(1)用于吸附的商业试剂:人血小板浓缩物用于从血清吸附 Bg 抗体。目前知道血小板 HLA 抗原与 HLA-Bg 抗体相关,并且在血清中具有特异性。抗体筛查可以在被吸附的血清中进行,兔红细胞间质(RESt)与某些冷自身抗体具有相似的功能。兔红细胞间质有 I、H 和 IH 类似结构。将患者的血清与兔红细胞间质在 4℃温育会移除这些明显的抗体,这可能妨碍了临床上显著的温抗体检测。其他抗体的特异性不受 RESt 吸收的影响。然而 RESt 也具有抗原 P1 和 B 的相似的结构。因为 RESt 可以吸收 B,将吸附血清进行反定型和交叉配血是不推荐。

(2)自身吸收法:通常通过自身吸收技术去除自身抗体。最简单的方法是利用患者自身红细胞进行吸附。自身细胞首先经彻底洗涤以除去未结合的抗体,然后可用于去除红细胞上包被的抗体。细胞与患者血清孵育 1 小时,孵育温度取决于自身抗体被去除的温度范围,一般冷自身抗体为 4℃,温自身抗体为 37℃。在孵育期内,检查样本是否出现凝集现象。如果出现凝集,则说明所有红细胞上结合位点与自身抗体结合几近饱和。收集血清后继续与新的自身红细胞样品孵育。当孵育过程中没有明显凝集时,得到的血清与患者的红细胞可以进行检测。如果没有观察到反应,则吸收完全。如果观察到有反应,则仍有自身抗体存在于血清中,需要进一步吸收。通常需要 3~6 份的红细胞用于自身吸收。一些较强的温自身抗体,可能无法彻底清除自身抗体但可降低其反应性。

(3)异体吸收法(已知患者表型):若贫血患者没有足够的自体红细胞可用于吸收或患者最近有输血经历(样本中的供体红细胞可能吸收了同种抗体),可以考虑用同种或异体红细胞吸收代替自身红细胞吸收。同种吸收,首先对患者表型分型,然后以表型匹配的红细胞代替自身细胞进行吸收。如果无法进行精确的匹配,重点是寻找患者缺乏可能形成抗体的抗原细胞。例如,如果患者的表型为R1R1,K-,Fy^a+,Fy^b+,Jk^a-,Jk^b+,S+,s-,他/她可能会产生抗 E、抗 c、抗 K、抗 Jk^a 和抗 s。为使抗体保留于吸收后的血清中,使用的同种献血者细胞(E、c、K、Jk^a 和 s 抗原阴性)进行吸收。

(4)差异吸收法(未知患者表型):当由于 DAT 阳性或近期输血导致患者分型困难时,可选用微量吸附法。患者血清样本分为至少三份。每份血清用不同的细胞进行吸收。通常第一组细胞是 R1R1,第二组是 R2R2,第三组是 rr。在这三组细胞之中,一组细胞必须为 K 抗原阴性,一组细胞必须为 Jk^a 抗原阴性,第三组细胞必须为 Jk^b 抗原阴性。并用酶处理细胞使其 Duffy 和 MNS 系统抗原为阴性。吸收后,抗体鉴定细胞分别各等分进行鉴定并且比较其反应性,揭示潜在的同种抗体。

(5)放散法:当疑似溶血性输血反应时,特别是新生儿溶血病、自身免疫性溶血性贫血和药物诱导的溶血性贫血,可检测红细胞上是否包被有抗体。直接抗球蛋白试验(DAT)是用来检测体内致敏的红细胞。在试管法中,患者的红细胞被彻底洗涤以清除未结合的抗体,然后加入 AHG 试剂。如果 IgG 抗体或补体包被到红细胞上,将观察到凝集,反之则没有凝集。需加入抗球蛋白质控细胞作为对照,确保阴性结果是有效的。DAT 也可以使用固相黏附法和微柱凝胶检测卡进行。

当检测到 IgG 抗体后,下一步需将抗体从红细胞表面分离。放散技术用于游离、浓缩、纯化抗体。该方法通过改变环境,抗原和抗体之间的吸引力或红细胞表面的结构而去除抗体,将抗体放散至放散液中。放散液可用抗体鉴定谱细胞进行抗体鉴定。抗体鉴定时,全部放散是从抗体被放散下来,至红细胞抗原被破坏。而部分放散时,抗体被放散下来,但红细胞仍保持完整,此红细胞可用于分型,也可用于自身吸收。常用于放散的化学试剂有磷酸氯喹、EGA 和半胱氨酸活化的木瓜酶和二硫苏糖醇混合试剂(ZZAP)。放散法中最重要的步骤在于最初的洗涤,其主要目的是除去未结合的免疫球蛋白,如果仍遗留在反应体系中,这些抗体会污染最后的放散液导致假阳性结果。最后一次洗涤的上清液应作为平行对照,用来检测是否有未结合的抗体的存在。最后一次洗涤液应无反应,否则放散液的结果将是无效的。

1)温度依赖的放散方法:最简单的放散方法是改变抗原抗体的反应温度。加热可用于去除抗体。用生理盐水洗涤后,抗体包被的红细胞悬浮于等体积生理盐水或白蛋白中。微热放散法,在 45℃进行,能够去除抗体并保留完整的红细胞。56℃热放散是主要用于抗体鉴定的放散方法。Lui 冰冻法是另一种的放散方法。用这种方法洗涤后,抗体包被的红细胞悬浮于生理盐水或白蛋白中,-18℃冰冻至固体。然后将混合物迅速融化,红细胞破裂,释放出结合的抗体。依赖温度的放散法最适用于检测 ABO 血型系统的 IgG 抗体。

2)酸放散法:能够检测非 ABO 抗体的放散法中,最简单易行的方法是酸放散。酸放散中,抗体包被的细胞经洗涤后与 pH 3 的甘氨酸溶液混合。抗原抗体结合键被破坏,抗体释放到酸性上清液中。取上清液,并将其 pH 中和,以便进行抗体鉴定。柠檬酸放散和毛地黄皂苷酸放散的原理也相似。

3)有机溶剂放散法:可用于放散方法的有机溶剂包括二氯甲烷、二甲苯、乙醚等,使得红细胞膜脂质的表面张力降低,导致范德华力消失从而使抗原和抗体结合。有机溶剂放散法与温度依赖的放散法相比是非常有效的,尤其在非 ABO 抗体检测中。然而,这种方法比较耗时,而且由于化学品存在一些健康和安全的危害,可能致癌或易燃,因此有机溶剂在临床实验室很少使用。

5. 抗体效价测定

(1)高效价低亲和力高频抗原抗体的鉴定:滴度测定是一种确定 HTLA(高滴度、低亲和力)的存在的方法,这些抗体针对的高频抗原,通常在 AHG 反应介质中观测到有弱阳性反应。其一直可存在于很高的稀释度(高达 2048)。这些抗体包括抗 Ch、抗 Rg、抗 Cs^a、抗 Yk^a、抗 Kn^a/抗 McC^a 和抗 JMH。这些抗体通常不具有临床意义,但可以掩盖显著的有临床意义的抗体。

(2)分离多重抗体:抗体效价测定结果可以说明某种抗体相比另一种抗体在更高的稀释度有反应。那么在与红细胞反应前稀释血清,可能去除了低效价抗体的反应性,而只保留高效价抗体的反应性。例如,如果血清包含抗 c 和抗 Jk^a,两种抗体分别在效价 16 和效价 2 有反应,那么则按 1:8 稀释血清(即 1 个体积血清稀释至 8 体积)以清楚地检测和鉴定抗 c。当试剂红细胞的选择受到资源可得性或患者血清中存在的抗体特异性的限制时,稀释法可能很有用。

6. 患者临床资料　在开始对抗体筛查和鉴定结果解释之前,最好可以获得患者临床资料。患者临床资料特别是在复杂的情况下,有关患者的年龄、性别、种族、诊断、输血史、妊娠史、药物史和静脉给药方案,都可以为抗体鉴定提供有价值的线索。临床资料中很多因素可能影响抗体筛查和鉴定方法的选择及结果分析。

(1)种族:了解患者的种族可能是有价值的,因为某些抗体与种族相关。例如,非洲血统的人群众抗 U 是高频的,因为大多数 U 抗原阴性的个体在这个人种族群被发现。

(2)红细胞暴露史:输血或妊娠是外来红细胞暴露引起红细胞免疫的常见原因。虽然可能有"天然抗体"的存在,但是无输血史或无妊娠史的患者极少产生具有临床意义的同种抗体。女性比男性更容易产生同种抗体,因为妊娠期间被外来(胎儿)红细胞免疫。如果患者有输血史,了解最近 1 次输血的时间至关重要。如果在过去 3 个月内有输血史,可能存在红细胞抗原初次免疫的风险,并且血液循环中存在的献血者红细胞会影响检测。由输入异型红细胞导致的抗原分型试验混合凝集结果,可干扰患者自身表型的检测结果。对于有温自身抗体的标本,不应使用自体吸附技术,因为输注的献血者红细胞可以吸附同种抗体。

(3)诊断与疾病:某些疾病与红细胞抗体有关;使用不同的方法可以在抗体筛查和鉴定测试时检出这些抗体。冷凝集素综合征、雷诺现象和肺炎支原体感染,通常与抗 I 相关;传染性单核细胞增多症有时与抗 i 相关;成人梅毒和儿童病毒感染后发生阵发性冷性血红蛋白尿症的患者可能具有抗 P 特异性自身抗体,可通过 Donath-Landsteiner 试验确定;温自身抗体阳性患者通常可能诊断为温自身免疫性溶血性贫血、系统性红斑狼疮、多发性骨髓瘤、慢性淋巴细胞性白血病或淋巴瘤等疾病;接受实体器官或 HSC 移植的患者可能有源自捐献者过客淋巴细胞的被动抗体。

(4)药物和生物治疗:已知某些药物会干扰抗体鉴定,静脉注射免疫球蛋白(intravenous immunoglobulin,IVIG)和 Rh 免疫球蛋白(Rh immune globulin,RhIG)可干扰抗体筛查试验。据报道,某些批次的 IVIG 含有意外抗体,包括抗 A 和抗 B。静脉注射 RhIG 有时用于治疗免疫性血小板减少症,解释了为什么在 Rh 阳性患者中会有抗 D 的存在。单克隆抗体用于免疫治疗时也可干扰血清学试验结果。抗 CD38(达雷妥尤单抗)用于治疗多发性骨髓瘤和其他 B 细胞恶性肿瘤已有多年,单克隆 IgG 抗 CD38 与正常红细胞(包括抗体筛查和鉴定试剂红细胞)上的少量 CD38 结合将导致包含抗球蛋白相的血清学试验阳性。少数接受抗 CD38 治疗的患者出现 DAT 弱阳性。单用抗 CD47(人源化单克隆抗体 Hu5F9-G4)或联合使用其他免疫治疗药物和至少 1 种其他单克隆抗 CD38(Isatuximab)的临床试验正在进行中,有报道干扰输血前检测。其他新型免疫疗法也可引起类似的血清学干扰,这与其目标抗原有关。与临床治疗团队沟通并确认患者单克隆免疫治疗情况,能够简化输血前的检测流程。

7. 排除法

(1)阴性排除法:解读谱细胞结果最常用的方法是根据患者标本与表达该抗原的红细胞不反应来排除抗体特异性,这种方法称为"删除法"或"排除法"(如图 9-11)。记录所有谱细胞反应结果后,在工作表上检查初次不反应红细胞的抗原谱。如果谱细胞上存在某种抗原,但待检血清与其不反应,相应的抗体可被初步排除。实验室进行排除法时,考虑对单倍或双倍剂量的抗原分别进行排除,可能会使用不同的标记来区分这两种抗体,例如分别用"／"和"O"。使用排除法排除一个试剂红细胞上的相应抗原后,再使用同样的方法处理下其他无反应的谱细胞,排除其他特异性抗体。在最后一个非反应性红细胞检查完毕后,只有那些没有"划掉"的抗原作为可能引起反应性的特异性抗原作进一步评估。当解释抗体鉴定结果时,第一步是排除没有反应的抗体。对于在红细胞反应阶段中阴性结果,就可以对某些抗体进行排除或"规则出局"。对于这些阴性反应细胞的抗原可能不会是抗体的目标。

一般情况下,如果存在纯合子的情况下,最好是使用这个排除法来检验在细胞上的表达的抗原。这避免了排除了低效价的弱抗体。然而也有例外是很少表达纯合子的低频抗原,例如 K、Kpª、Jsª 和 Luª。先来看一个简单的谱细胞反应结果,为了判读该抗体特异性,我们可以使用"阴性排除法",即在所有阴性反应行中将阳性对应的抗原排除。第 1、第 2 个细胞的反应均为阴性,对应的第 1、第 2 行中所有阳性所对应的抗原均排除,仅剩下 E、c、Leª、Luª 四个抗原。4 号细胞亦为阴性反应,可排除 c 和 Leª,于是仅剩下了抗 E 和抗 Luª 为正确答案。除了使用"阴性排除法"之外,一个好的谱细胞反应格局应该能反映出对于纯合子、杂合子和阴性细胞不同反应结果。图 9-11 中的抗 E,与纯合子反应 2+,与杂合子反应 1+,与 E 阴性细胞不反应。通常在判读谱细胞反应结果的时候,可以接受纯合子和杂合子的反应强度相同，但不能接受杂合子反应强于纯合子。在本案例中，假设实验室设置的排除标准为“对于双倍剂量常见抗原或合子型不影响表达的抗原（如 P1、Le^a、Le^b），两个相应抗原阳性谱细胞不与患者血浆反应”，符合该标准时在顶行抗原列表上划“/”代表该特异性被排除。宜注意的是，尽管某些特异性在一行或多行上被划掉，但顶行未被划掉。例如，尽管 #7 红细胞是 Lu(a+) 且与患者的血浆无反应，但在顶部一行抗 Lu^a 未被划掉，因此抗 Lu^a 不符合实验室的最终排除标准。

谱细胞供者所属人种会影响抗体排除，可以参照本教程“附录 13”。根据表型判断谱细胞可能为双倍剂量，然而对于具有常见缄默等位基因的血型系统，谱细胞可能只携带单倍剂量的对偶抗原。最常见的例子是非洲裔人群中红细胞 Fy(a+b–) 表型，该种群含有高频 *FY*02N.01* 等位基因，使得红细胞上 Fy^b 表达沉默，因此，这些 Fy(a+b–) 细胞通常只表达单倍剂量 Fy^a 抗原。如果 Fy(a+b–) 红细胞为 D+C–E–、V+、Js(a+)，该供者很可能是非洲裔。图 9-11 中，我们可以根据本民族的抗原的频率及抗体出现的频率排除抗 Lu^a 的存在。使用这个谱细胞来排除抗 Fy^a 可能只能代表单倍剂量抗原排除。对于任何一种排除法，只有在满足实验室方案的情况下排除抗体的存在，才能完成最终的排除。在大多数案例中，该过程只会留下一个或多个不能排除的抗体。然后开始评估与反应的红细胞。如果某个不能排除的红细胞抗原格局与待检标本反应格局完全匹配，针对这种抗原的抗体就很可能是标本中存在的特异性抗体。如果仍存在一些特异性抗体不能排除，则需要追加试验进行排除，确认是否存在该抗体。

一组谱细胞反应格局中检出抗-E

	Rh-Hr						Kell		Duffy		Kidd		Lewis		P	MNS				Luther		Xg	试管抗球蛋白法	
	C	D	E	c	e	Cw	K	k	Fy^a	Fy^b	Jk^a	Jk^b	Le^a	Le^b	P1	M	N	S	s	Lu^a	Lu^b	Xg^a		cc
1	+	+	0	0	+	+	0	+	0	+	+	0	0	+	+	0	+	+	+	0	+	+	0	2+
2	+	+	0	0	+	0	+	+	+	0	0	+	0	0	+	+	0	0	+	0	+	+	0	2+
3	0	+	+	+	0	0	+	+	+	+	0	+	+	0	+	0	+	0	+	0	+	0	2+	
4	0	+	0	+	+	0	0	+	0	0	+	0	+	0	w	+	0	0	+	0	+	0	0	2+
5	+	0	0	0	+	0	0	+	+	+	+	+	0	+	+	+	+	+	+	0	+	+	0	2+
6	0	0	+	+	+	0	+	0	+	0	+	+	0	+	+	0	+	0	+	0	+	0	1+	
7	0	0	0	+	+	0	0	+	+	+	0	+	0	0	+	+	+	+	+	+	+	+	0	2+
8	0	0	0	+	+	0	+	0	+	0	+	0	0	+	+	+	+	0	+	0	+	+	0	2+
9	+	+	+	+	+	0	0	+	0	+	+	+	0	+	0	+	0	0	+	+	0	0	1+	
10	0	+	+	+	0	0	+	+	+	+	+	+	+	0	+	+	+	+	0	0	+	+	2+	

图 9-11　排除法确定抗 E 特异性

（2）单一抗体鉴定排除原则：

1）符合 Fisher 确切概率法。

2）疑似 Kidd 抗体时，需再以新鲜血清做一次谱细胞鉴定。

3）D、C、c、E、e、k、Fy^a、Fy^b、Jk^a、Jk^b、S、s 相对抗体必须至少三组细胞才能排除而且至少一组红细胞须为纯合子。

4）M 和 N 的相对抗体必须要有一组纯合子才能排除。

5）Le^a 和 Le^b 的相对抗体须至少一组细胞才能排除。

6）P1 相应抗体必须至少一组不是弱抗原表现的细胞才能排除。

7）出现 Rh 抗体时，另外其他 Rh 抗体必须使用三组红细胞才能排除（不一定须酶处理细胞）。

四、抗体筛查结果的分析

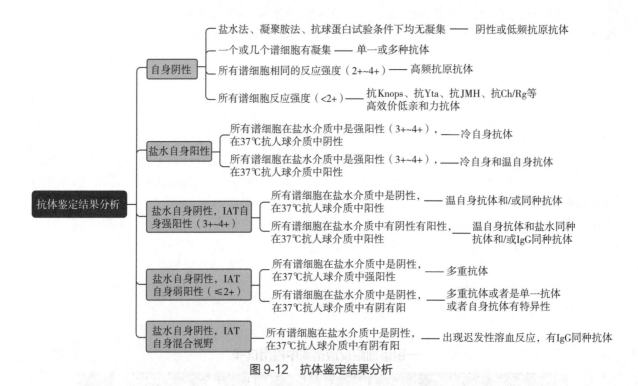

图 9-12 抗体鉴定结果分析

1. 自身对照试验是用患者的红细胞测试。以相同的方式对患者的血清或血浆作为抗体筛查。被检血清与自身细胞、抗筛细胞在盐水法、凝聚胺法、抗球蛋白法试验条件下均无凝集,被检血清中未检出意外抗体。抗体筛查与鉴定试验阴性不一定意味着被检血清中没有抗体,可能是试验条件和所选用的谱细胞不足而造成的一些低频抗体或有剂量效应的抗体漏检。需要使用抗原性更完全和特异性更强的谱细胞做试验,或用敏感度更高的技术做检查。同时结合临床医师提供的病史资料和其他实验室提供的另外的线索,扩大筛查范围。

2. 被检血清和自身细胞、抗筛细胞都有凝集,说明被检血清中含有自身抗体,或同时含有意外抗体和自身抗体,需要先对自身抗体进行吸收,排除自身抗体干扰后重新做试验,但需注意近期内有无输血史。若直接抗球蛋白试验结果为混合视野,可能是同种抗体对输入的红细胞发生反应,待检血清中仅含有意外抗体,没有自身抗体。简单的格局分析参见本教程"附录 14 抗体鉴定结果分析",复杂的抗体格局分析将在高级教程中进行详细阐述。

3. 被检血清和自身细胞无凝集,和一个或几个抗筛细胞有凝集,说明被检血清中含有意外抗体,判定为抗体筛查阳性。从反应格局中确定为单一抗体或无法确定为单一抗体时,可用排除法限定抗体特异性范围,并用吸收放散方法分离各种特异性抗体。当使用吸收放散法不能将抗体分离时,可考虑是否存在联合抗体或类特异性抗体。评价抗体筛查结果(以及如果在这个时候进行自身对照测试)可以为抗体或抗体群的识别和分辨提供线索和方向,可以参考本教程"附录 14 抗体鉴定结果分析"。检测者应该先考虑以下问题:

(1)在什么介质和温度中反应发生?

1)IgM 类抗体反应最好在室温或更低的温度条件下检测,能够在生理盐水悬浮红细胞产生凝集(离心),而 IgG 类抗体反应最好在 AHG 介质中。

2)常见的高频的 IgM 包括抗 M、抗 N、抗 I 和抗 P1,而那些针对 Rh、Kell、Kidd、Duffy 和 Ss 抗原的通常是 IgG 类抗体。Lewis 和 M 抗体可能是 IgG、IgM,或两者的混合物。

3）室温期（22℃）反应的抗体：抗 M、抗 N、抗 P1、抗 Le^a、抗 Le^b、抗 H、抗 I、抗 IH、抗 P、抗 PP1Pk（抗 Tj^a）、抗 En^a、抗 LW（部分）、抗 Ge（部分）、抗 Sd^a 或抗 Vel 等。37℃反应后可直接检出的抗体：抗 D、抗 K、抗 E、抗 Le^a、抗 Le^b 等，详见表 9-26。

表 9-26　常见同种抗体血清学特性

对应抗体	体外溶血	4℃	22℃	37℃	AHG	疾病	
						HDN	HTR
抗 D			部分	多数	多数	有	有
抗 C			少见	多数	多数	有	有
抗 E			部分	多数	多数	有	有
抗 c			罕见	多数	多数	有	有
抗 e			罕见	多数	多数	有	有
抗 K	0		少见	部分	多数	有	有
抗 k	0		少见	少见	多数	有	有
抗 Jk^a	部分		少见	少见	多数	轻微	有
抗 Jk^b	部分		少见	少见	多数	轻微	有
抗 Fy^a	0		罕见	罕见	多数	有	有
抗 Fy^b	0		罕见	罕见	多数	有	有
抗 Le^a	部分	多数	多数	部分	许多	无	少见
抗 Le^b	罕见	多数	多数	少见	部分	无	无
抗 M	0		多数	部分	少见	少见	少见
抗 N	0		多数	少见	偶尔	偶尔	罕见	无
抗 S	0	少见	部分	部分	多数	有	有
抗 s	0	无	少见	少见	多数	有	有
抗 P1	偶尔	多数	部分	偶尔	罕见	无	罕见
抗 Mi^a			部分	多数	多数	有	有
抗 Di^a	0		部分	部分	多数	有	有

（2）多种抗体进行反应？如果是这样，他们在相同的强度和相位发生反应吗？

当患者有多种抗体时，存在单一抗体的靶抗原是可以被超过一种的抗筛细胞发现，或当患者的血清中含有一种抗体时，超过一种的抗筛细胞标本检测为阳性。所有抗筛细胞应该在相同的相位和强度产生了阳性结果，应怀疑存在特异性的单一抗体。当筛选谱细胞反应格局是不同的阶段或强度时，最有可能是存在多重抗体，而自身对照阳性时，应怀疑自身抗体，见表 9-27。

表 9-27   为抗体筛查结果提供了一些可能原因

结果				可能的解释
细胞	IS	37℃	AGT	
抗筛细胞 I	0	0	0	1. 单一同种抗体
抗筛细胞 II	0	0	2+	2. 两种同种抗体,抗原仅表达在抗筛细胞 II 上
抗筛细胞 III	0	0	0	3. 可能是 IgG 抗体
自身	0	0	0	
抗筛细胞 I	0	1+	3+	1. 多重同种抗体
抗筛细胞 II	0	0	1+	2. 单一同种抗体(剂量效应)
抗筛细胞 III	0	0	0	3. 可能是 IgG 同种抗体
自身	0	0	0	
抗筛细胞 I	1+	0	0	1. 单一或多重同种抗体
抗筛细胞 II	2+	0	0	2. 可能是 IgM 同种抗体
抗筛细胞 III	0	0	0	
自身	0	0	0	
抗筛细胞 I	2+	0	1+	1. 多重同种抗体,温抗体和冷抗体
抗筛细胞 II	3+	1+	2+	2. 较强的冷抗体在 AGT 中结合补体
抗筛细胞 III	0	0	0	3. 可能是 IgG 和 IgM 同种抗体
自身	0	0	0	
抗筛细胞 I	0	0	1+	1. 单一温同种抗体,抗原在所有筛选细胞中表达
抗筛细胞 II	0	0	1+	2. 高频抗原的同种抗体
抗筛细胞 III	0	0	1+	3. 冷抗体结合补体在立即离心中未检出
自身	0	0	0	4. 可能是 IgG 同种抗体
抗筛细胞 I	0	0	3+	1. 单一温同种抗体,抗原在所有筛选细胞中表达
抗筛细胞 II	0	0	3+	2. 高频抗原的同种抗体
抗筛细胞 III	0	0	3+	3. 输血反应(直抗为混合凝集)
自身	0	0	3+	4. 可能是 IgG 同种抗体 5. 温自身抗体

(3)溶血或混合视野凝集存在吗?

新鲜血清过程中会裂解试剂红细胞,其特征是血清中含有如抗 Le^a、抗 Le^b、抗 Vel、抗 P、抗 PP1Pk (抗 Tj^a)、抗 Jk3 和一些样本含有抗 H 和抗 I。而混合视野凝集则与抗 Sd^a 和抗 Lutheran 有关。

(4)与酶处理红细胞缺乏反应性:抗 Ch、抗 Rg、抗 En^a、抗 In^b、抗 JMH、抗 Ge2 和抗 Yt^a。

(5)单一抗体鉴定:I、P1、Le^a、Sd^a 个体差异。

（6）细胞存在真凝集还是存在缗钱状凝集？

患者血白蛋白 - 球蛋白比值的改变（例如，多发性骨髓瘤患者）或输注高分子量的血浆扩容剂（如右旋糖苷）可能会导致红细胞的非特异性聚集，称为缗钱状凝集。缗钱状凝集不是抗体筛查试验的预期结果，但容易混淆抗体介导的凝集。了解以下特点有助于鉴别缗钱状凝集和真凝集间的区别：

1）当显微镜观察的时候，细胞有一个"叠硬币"的外观时（图 9-13）。

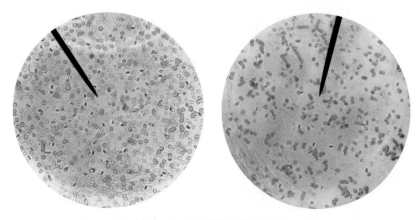

图 9-13　显微镜下缗钱状凝集

2）缗钱状凝集可以发生在包含患者的血清所有试验中，包括自身对照试验和 ABO 反定型试验。常见于干扰反定型（见图 9-14b）、抗体筛查和鉴定、交叉配血，很少干扰正定型。缗钱状凝集不干扰试管法经典 AHG 阶段和凝聚胺试验的测试，因为患者血清被洗涤去除了。

3）与真凝集不同的是缗钱状凝集在试管中可以使用稀释法和盐水替代法来消除：

A 稀释法：在某些情况下，稀释血清（血清：盐水 =1：3）能够在检测 ABO 同种抗体时，可以预防红细胞缗钱状凝集。

B 盐水替代法：在常规孵育和重悬浮后，如果出现缗钱状凝集，需要进行以下步骤——盐水替代技术最好采用试管法；将血清（血浆）与红细胞的混合物重新离心；用等量的生理盐水（2 滴）替代血清（血浆），轻摇重悬红细胞扣，观察凝集。在生理盐水中，红细胞缗钱状凝集将分散。真实的凝集反应在生理盐水中是稳定的。

4）容易影响微柱法造成缗钱状凝集（图 9-14b）：正常红细胞悬液与血浆的交界处会有融合，无分层。如果存在异常蛋白，患者血浆因为异常蛋白的存在导致血浆比重增大，血浆位于反应池的下方，且与红细胞悬液的分层非常明显，造成缗钱状凝集（图 9-14a）。

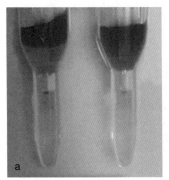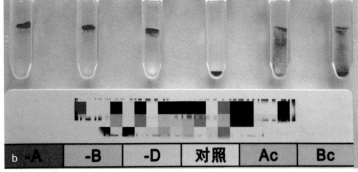

图 9-14　微柱凝胶卡中缗钱状凝集的血浆红细胞分层和反定型凝集外观

五、抗体鉴定结果分析

若抗体筛查为阳性,要进一步鉴定抗体的特异性。抗体鉴定具体格局分析如下,具体流程见图 9-12 和图 9-15。

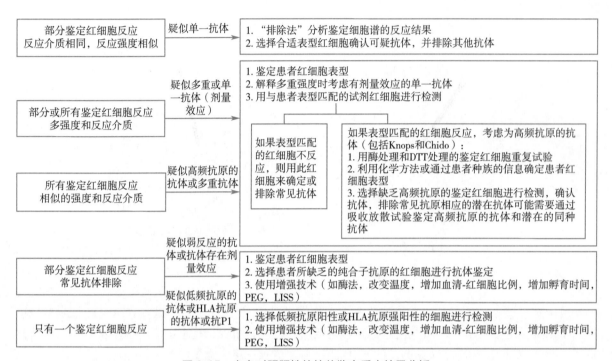

图 9-15　自身对照阴性的抗体鉴定反应结果分析

1. 当被检血清与所有的谱细胞在盐水法、凝聚胺法、抗球蛋白法试验条件下都不反应,则重复抗体筛查试验,如果确实和某个筛查细胞阳性结果,该抗体可能是低频率抗原或稀有抗原的抗体。

2. 当被检血清与所有的谱细胞都反应,则根据反应的不同强度来决定。如果是在特定的试验阶段,有相等的凝集强度,这一抗体可能是针对一个高频率抗原或公共抗原的,要选择缺乏这种高频率抗原的谱细胞重复试验。如果是在不同的试验条件,有不同的反应,可能被检血清中存在混合抗体,有多重特异性。

3. 当被检血清与一些谱细胞凝集而与另一些谱细胞无凝集,要采用阴性排除法、阳性比较、抗原佐证和概率计算四步法进行。

(1)排除不可能的特异性:利用不同温度和不同介质下的阴性结果,排除不可能的抗体种类。例如,如果只在盐水中凝集,判定为 IgM 类抗体,否则判定为 IgG 类抗体;利用与一些谱细胞反应阴性的结果,排除这些细胞上带有的抗原的抗体,留下不能排除的抗体。

(2)初步确定特异性:逐一比较未能排除的抗体哪一个符合被检血清与谱细胞的阳性反应格局,从而初步推断出抗体的特异性,可以参考反应的温度和介质。如盐水介质中出现凝集,一般考虑可能是 ABO、MNS、P 等血型系统的抗体,这些抗体往往在 4℃有加强作用;在抗球蛋白介质中出现凝集多考虑是 Duffy、Kell、Kidd 等血型系统的抗体等。有时候要参考本民族和本地区的意外抗体的频率。

(3)验证特异性:红细胞膜上有什么抗原,血清中就不会产生相应的抗体;缺乏什么抗原,才可能会产生什么抗体,因此用相应试剂抗体检测红细胞表面抗原,如对应抗原为阴性,则被检血清中含有该特异性抗体的可能性很大;如为阳性,则可推翻原来判断。但有时确实会出现抗体鉴定出来的特异性抗体与抗原同时存在,此时怀疑有类抗体的存在。

(4)通常单一特异性抗体的判定比较容易,但多重(有时多到 4~5 种)即多种特异性抗体,抗体特异性的鉴定就比较困难。此时要有熟练的技术和丰富的经验,同时借助其他试验,如中和抑制试验、吸收放散试验、化学试剂、酶处理细胞 - 抗球蛋白试验等,并需增加不同格局谱细胞的数量、采用不同的温度、不同 pH 值进行测定。

4. 与谱细胞呈弱反应,结果不明确

(1)分析结果:①是否符合剂量效应。②是否可能是某些具有个体差异抗原的抗体。③谱细胞是否新鲜无溶血,浓度是否一致。④抗原在每一个红细胞上表现出的抗原强度是否有差异,例 P1、Vel。

(2)改变试验方法:①采用更为灵敏的方法重复试验。②适当增加血清与红细胞比例,适当增加孵育时间。③使用增强剂后重复试验(如 PEG)。④酶处理谱细胞后重复试验。⑤改变 pH 及改变反应温度。⑥使用化学试剂破坏某些抗原。⑦使用血型物质吸附干扰(如 P1、Lewis、H 等血型物质)。

5. 抗体特异性难以鉴定

(1)抗体筛查假阳性,多见于以下几种情况:

1)离心力不当:离心力太大时,压积红细胞不易散开,此时应进行离心机离心力的校正。

2)试管污染:灰尘、沉淀物、纤维蛋白等能够引起细胞的聚集造成假阳性。

3)硅胶管引起的细胞聚集。

4)假凝集:某些高分子物质、血清蛋白异常、低离子强度及酸性环境等均可影响结果判读。

(2)谱细胞单一:应采用 3 个以上不同供应商的谱细胞系,排查测定抗体特异性。

1)非特异性冷凝集抗体:室温下不产生凝集的抗体无临床意义。冷凝集抗体效应强的,在操作过程中应采用预温技术法,所有试管和试剂需要预温。

2)低效价、低亲和力抗体:意外抗体难以鉴定或易漏检。

6. 抗体鉴定时全凝集、无反应格局时

(1)同种抗体和自身抗体同时存在:此时应用自体吸收法,异体吸收法及稀释法来进一步确定。

(2)冷凝集素:有些冷凝集素可在 30℃时存在凝集红细胞,更有些极高效价的冷凝集素引起的红细胞凝集在 37℃孵育中仍不散开,可以使用冷吸收法去除冷凝集素,或者使用兔细胞基质试验(rabbit erythrocyte stroma test),配合使用预温技术(pre-warm technique)。

7. 其他对于常常联合出现的抗体,如抗 cE、抗 Ce,应该尽量用试验证实该两种抗体特异性是否同时存在。例如检测出抗 C,除非该患者具有 e 抗原,否则应确认该抗体是否还具有抗 e 的特异性。经验表明,单独的抗 C 或抗 e 都是不常见,而抗 Ce 却十分常见。

对于经常伴随其他抗体出现的抗体,如 Duffy、Kidd 系统抗体,也应该十分小心。实践证明,在溶血性输血反应的患者中,如果存在这两类抗体,即使反应强度极弱,也可以是溶血的主要来源。

对于有倾向性但不能完全确定的谱细胞反应结果,最常见的解决方式是增加细胞进行验证。增加的细胞可以是另一套谱细胞中的一部分,也可以是自行筛选出的细胞,甚至在实践中,在配血环节,增加一些配血细胞,也可以作为抗体鉴定特异性的一种附加证明。

六、抗体鉴定结果的可靠性

分析谱细胞反应格局确认抗体的特异性,存在一定的偶然性概率。Fisher 和 Harris 等提出的抗体鉴定偶然性公式:

$$P_{max} = \left(\frac{a}{n}\right)^a \times \left(\frac{b}{n}\right)^b$$

其中:a= 和抗原阳性细胞呈阳性反应的数量

b= 和抗原阴性细胞呈阴性反应的数量

$n=$ 试验细胞的总数

在排除谱细胞检测出现误差的前提下,按此公式可计算得出由偶然因素得到该抗体特异性的概率。例如计算图中检出图 9-11 中抗 E 的偶然性,则

$$P_{max} = \left(\frac{4}{10}\right)^4 \times \left(\frac{6}{10}\right)^6 \approx 0.001$$

偶然得到该谱细胞反应格局的可能性大约是 0.1%。

然而该公式仅仅是纯粹的数学理论推导,没有考虑到操作可能产生的误差,以及不同红细胞抗体的发生率等因素,其实对操作实践的指导价值有限。

实际操作中,确认抗体特异性时,可能出现误差的来源主要来自以下几个方面:

其一,抗体的发生频率。在检出的所有抗体中,大部分为抗 E、抗 M 等常见抗体,而抗 Fy^a、抗 S 等每一种仅占所有检出抗体不到 1%,而抗 Lu^b、抗 K 之类抗体的检出率低于所有检出抗体的 1/10 000。因此,即使谱细胞反应格局的偶然性概率较低,例如低于 1%,然而一旦显示检出了罕见的抗体,如抗 Lu^b 之类,也应该十分谨慎,防止因为误差而造成错误。

其二,需要考虑谱细胞反应的可靠性。通常越强的反应越可靠。例如将阴性误定为 1+ 的可能性是 X,而将阴性误定为 4+ 的可能性将远远低于 X。所以,当谱细胞的反应格局是强且明确的阴性和阳性分布,且格局符合某特异性抗体应有的格局时,判定抗体特异性的可靠性会比较强。而对于 1+ 甚至 ± 阳性组成的格局,即使完全符合某抗体的格局,也不能轻易下判断。在实际工作中,常常遇到的谱细胞反应格局无法判断或判断错误,均是因为操作失误或细胞质量问题造成的。当同一个抗体和相同的谱细胞反应,在同一个实验室的不同员工的操作下会出现不同的反应格局,甚至在同一个员工的多次操作下也会出现不同的结果,这种情况将大大减弱谱细胞反应格局的可读性,并大大增加抗体误判的可能性。

其三,要考虑到纯合子和杂合子。在 Fisher 和 Harris 的公式中,并未提到纯合子和杂合子的问题。考虑到纯合子反应较杂合子更强,在谱细胞反应格局中,仅观察阳性反应的细胞,根据纯合子和杂合子的反应情况,可进一步减少偶然性得到该格局的可能性。仍然以图 9-11 为例,仅仅按阴性和阴性反应格局判断,偶然性概率约为 0.001。考虑 2 个纯合子细胞的反应比 2 个杂合子细胞强,则有

$$P_{max} = \left(\frac{2}{4}\right)^2 \times \left(\frac{2}{4}\right)^2 = \frac{1}{16} \approx 0.06$$

这样整个谱细胞反应格局的偶然性概率降到了 0.001×0.06=0.000 06,大大增加了判定的可靠性。

其四,患者的相应的血型也会对抗体判定结果起到很大的作用。以图 9-11 为例,根据反应格局,判定该抗体特异性为抗 E,然后检测患者的 Rh 血型,发现该患者为 E 抗原阴性。虽然这一抗原检测结果印证了"检出抗 E"这一结论,但考虑到人群中约有一半的个体为 E 抗原阴性,所以,这一抗原检测的结果并不能使得"检出抗 E"的结论增加多少可靠性。相反,在表 9-28 的例子中,根据反应格局判定的抗体特异性时抗 C 和抗 D。进一步检测患者的 Rh 分型为"ccdee",则将显著提高抗体特异性判断的可靠性。因为在人群中缺乏 CD 抗原的个体比例约 2‰。如果抗 C 和抗 D 特异性的判断完全是由偶然性造成的,那么该患者的 Rh 抗原表型为"ccdee"也完全出于偶然。两个偶然性相乘,即为判定抗 C 和抗 D 的偶然性概率。换句话说,此时抗 C 和抗 D 的可靠性,因患者 Rh 血型的检测,而大大增强了。

其实理论而言抗体特异性鉴定做的是一种抗体的概率,任何完美的鉴定细胞都不能说 100% 的确定其抗体特异性,只能说是这个抗体的可能性大于 95%(不是这个抗体的可行能性 ≤5%)。关于具体数量,基于 Fisher 确切概率法的标准规程中规定每次特异性鉴定需要 3 组抗原阳性细胞反应结果为阳性,3 组抗原阴性细胞反应结果为阴性。其允许的最低要求是 P 值 ≤0.05。用来确定抗体特异性选取鉴定细胞常见阳性和阴性组合数量的 P 值见图 9-16。

表 9-28　一组谱细胞反应格局中检出抗 C 和抗 D

	Rh-Hr						Kell		Duffy		Kidd		Lewis		P	MNS				Luther		Xg	经典抗球蛋白法
	C	D	E	c	e	C^w	K	k	Fy^a	Fy^b	Jk^a	Jk^b	Le^a	Le^b	P1	M	N	S	s	Lu^a	Lu^b	Xg^a	
1	+	+	0	0	+	+	0	+	0	+	+	0	0	+	+	+	0	+	+	0	+	+	3+
2	+	+	0	0	+	0	0	+	+	0	0	+	0	0	+	0	+	0	+	0	+	+	3+
3	0	+	+	+	0	0	0	+	+	0	0	+	0	+	+	0	+	0	+	0	+	0	2+
4	0	+	0	+	+	0	0	+	0	0	0	+	0	w	+	0	0	0	+	0	+	0	1+
5	+	0	0	0	+	0	0	+	0	+	0	+	0	+	+	0	+	0	+	0	+	+	1+
6	0	0	0	+	+	0	+	0	+	+	+	+	0	+	+	0	0	0	+	+	0	0	0
7	0	0	0	+	+	0	0	+	0	+	0	+	+	0	+	+	0	+	+	+	+	+	0
8	0	0	0	+	+	0	0	+	+	0	0	+	0	+	+	0	+	+	0	0	+	0	0
9	+	0	+	+	+	0	0	+	+	0	0	+	0	+	0	+	0	+	0	+	0	0	3+
10	0	+	+	+	0	0	+	+	+	+	+	+	+	+	+	+	0	+	0	0	+	+	2+

特异性抗体鉴定方法的概率（P 值）				
检测数	阳性数	阴性数	Fisher	Harris-Hochman
5	3	2	0.100	0.035
6	4	2	0.067	0.022
6	3	3	0.050√	0.016
7	5	2	0.048√	0.015
7	4	3	0.029√	0.008
8	7	1	0.125	0.049
8	6	2	0.036√	0.011
8	5	3	0.018√	0.005
8	4	4	0.014√	0.004

图 9-16　选取鉴定细胞常见阳性和阴性组合数量的 P 值

知识小结

1. 将已知抗原成分的抗体筛查试剂细胞与待检血清混合孵育，可采用盐水介质法、凝聚胺法、白蛋白介质法、低离子强度介质法、酶技术、抗球蛋白试验等进行检测。

2. 由 10~16 人份 O 型红细胞组成抗体鉴定细胞，该组细胞具有不同血型系统的各种抗原成分，根据反应格局，可以鉴定出常见抗体的特异性。患者抗体筛查阳性，应做抗体鉴定并评估其临床意义，抗体鉴定结果应记录在患者病历中。

3. 用于抗体筛查的试剂红细胞称为筛查细胞。一般由 2~3 组 O 型红细胞组成，应至少包含 D、C、E、c、e、M、N、S、s、P1、Le^a、Le^b、K、k、Fy^a、Fy^b、Jk^a、Jk^b，甚至最好含有中国人常见的抗原 Mur、Di^a 等，抗原互补。筛查细胞一般不能检出低频率抗原抗体。

4. 用于抗体鉴定的试剂红细胞称谱细胞，谱细胞至少应包括以下常用血型系统抗原：Rh 系统 D、C、c、E、e 抗原；MNS 系统 M、N、S、s 抗原；P1 系统 P1 抗原；Kell 系统 K、k 抗原；Kidd 系统 Jk^a、Jk^b 抗原；Duffy 系统 Fy^a、Fy^b 抗原；Lewis 系统 Le^a、Le^b 抗原。Rh、MNS、Duffy 和 Kidd 系统的多数

抗体均表现有剂量效应,如抗 E、抗 C、抗 M、抗 S,故试剂抗体筛查和鉴定细胞上相应的抗原应为纯合子。

5. IgM 类的抗体在 4℃的凝集强度明显大于室温,37℃会有减弱;酶法对 Rh、Kidd 血型系统的检测效果最好,但会破坏 Duffy 及 MNS 等抗原,导致漏检。

6. 抗体筛查与鉴定可以通过 LISS、PEG 进行增强反应;可以通过酶处理谱细胞进行增强/消除反应;可以通过血型物质中和以及抗体效价进行抗体特异性鉴定。

7. 中国人群,自组一套鉴定细胞至少有以下抗原系统通常被认为是合适的:D,C,E,c,e,M,N,Mi^a,S,s,P1,Le^a,Le^b,K,k,Fy^a,Fy^b,Jk^a,Jk^b,Di^a 八系统二十抗原;阳性抗原尽可能为纯合子,随机三组阳性抗原三组阴性抗原符合或随机二组阳性抗原五组阴性抗原符合。

第三节　常用抗体筛查与鉴定方法

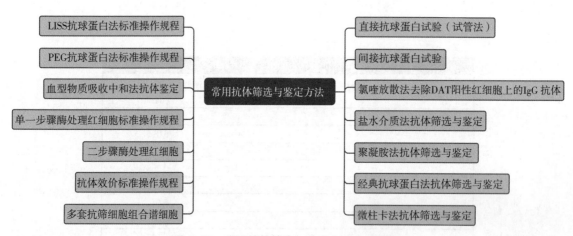

图 9-17　常用抗体筛查与鉴定方法学习导图

学习目标

1. 掌握抗球蛋白试验的原理、操作步骤及注意事项
2. 掌握氯喹放散法的实验室应用及操作步骤
3. 掌握盐水介质法、凝聚胺法、经典抗球蛋白法、微柱凝胶法抗体筛查与鉴定的原理、试验步骤及结果判读
4. 掌握 LISS 抗球蛋白法的原理、应用和操作
5. 掌握 PEG 抗球蛋白法原理、应用和操作
6. 掌握血型物质吸收中和法原理、应用和操作
7. 掌握酶处理红细胞原理、应用和操作
8. 掌握抗体效价的原理、应用和操作
9. 掌握运用多组抗筛细胞组合抗体鉴定细胞

一、直接抗球蛋白试验（试管法）

【原理】

利用抗球蛋白试剂可与体内已被不完全抗体或补体致敏红细胞产生凝集反应。可检查红细胞是否已被不完全抗体所致敏,如新生儿溶血病(胎儿红细胞被母亲血型抗体致敏),溶血性输血反应(输入的不相合红细胞被受血者不完全抗体致敏)、自身免疫性溶血性贫血(患者红细胞被自身抗体致敏)以及药物诱导产生的自身抗体(由甲基多巴类药物、青霉素等所致)。

【试剂】

多特异性抗球蛋白试剂(抗 IgG+ 抗 C3d)、抗 IgG,抗 C3d 试剂、生理盐水、血型血清学专用离心机、一次性硬质试管或玻璃试管、加样枪、吸头、试管架、记号笔。

【标本要求】

EDTA 抗凝静脉血 2~3mL,经离心后无溶血及明显乳糜。标本抽取时间不超过 72 小时。

【操作步骤】

1. 取受检者红细胞,用生理盐水洗涤 3 次,末次洗涤后,将上层盐水倒尽,再以滤纸将管口附着的盐水吸去,配成 2%~5% 红细胞盐水悬液。受检红细胞一定要用盐水洗涤 3 次,除去红细胞悬液中混杂的血清蛋白,以防止假阴性结果。

2. 取上述受检者红细胞盐水悬液 1 滴,移入一小试管内,加抗球蛋白试剂 2 滴,混匀。

3. 阳性对照用 IgG 抗 D 血清致敏的 2%~5%D 阳性红细胞悬液 1 滴,加抗球蛋白试剂 2 滴,混匀。

4. 阴性对照正常人 2%~5%D 阳性红细胞悬液 1 滴加抗球蛋白试剂 2 滴,混匀。

5. 受检管以及阳性、阴性对照管同时以 1 000×g 离心 15 秒,观察试管中的凝集,记录反应结果。

6. 结果判定如阳性对照管凝集,阴性对照管不凝集,则受检红细胞凝集者为直接抗球蛋白试验阳性,不凝集者为阴性。最好对阴性结果进行核实,即在该试管中再加 1 滴 IgG 致敏红细胞,如结果为阳性,则表示试管内的抗球蛋白试剂未被消耗。

【注意事项】

1. 红细胞上吸附抗体太少或 Coombs 阴性自身免疫性溶血性贫血。直接抗球蛋白试验可呈假阴性反应。

2. 全凝集或冷凝集血液标本、脐血标本中含有 Wharton 胶(华顿胶)且洗涤不充分,血液标本中有很多网织红细胞且抗球蛋白试剂中含有抗运铁蛋白时,都可使红细胞产生凝集,出现假阳性。

【记录表单】

试验结果记录表见表 9-29。

表 9-29 直接抗球蛋白试验记录表

直接抗球蛋白试验	结果	质控
多抗		
单抗 IgG		
单抗 C3d		

二、间接抗球蛋白试验

【原理】

本试验是一种检测血清中不完全抗体或补体的方法。即用已知抗原的红细胞测定受检血清中相应的不完全抗体;或用已知抗体的抗血清测定受检红细胞上相应的抗原。常用于血型鉴定、抗体的检出和鉴定、输血前交叉配血试验以及其他特殊研究。

【试剂与耗材】

2%~5% 抗原红细胞悬液、多特异性抗球蛋白试剂、IgG 抗 D 血清、AB 型血清或血浆、生理盐水、血型血清学专用离心机、一次性硬质试管或玻璃试管、加样枪、吸头、试管架、记号笔。

【标本要求】

EDTA 抗凝静脉血 2~3mL,经离心后无溶血及明显乳糜。

【操作步骤】

1. 取试管 3 支,标明受检管、阳性对照及阴性对照。

2. 按表 9-30 将各反应物加入相应试管内。

表 9-30　间接抗球蛋白试验操作步骤

反应物	受检管	阳性对照	阴性对照
血清(已知或受检)	2 滴	0	0
5% 红细胞悬液(受检或已知)	1 滴	0	0
IgG 抗 D 血清	0	2 滴	0
AB 型血清	0	0	2 滴
5%D 阳性红细胞悬液	0	1 滴	1 滴

如果检查的抗体为补体依赖型抗体,则必须加入新鲜 AB 型血清,抗球蛋白试剂中也应含有抗 C3d。

3. 混匀,置 37℃ 水浴 1 小时。血清与相应红细胞在 37℃ 水浴中致敏的时间,如致敏 1 小时,75% 的抗体吸附于红细胞上;如致敏时间延长达 2 小时,则抗体吸附达 95%;如以低离子强度盐溶液(LISS)代替生理盐水配制 5% 红细胞悬液,则致敏时间可缩短。大多数抗体经致敏 15~30 分钟即可,但 Fy 和 Jk 抗体需较长的孵育时间。

4. 用生理盐水洗涤 3 次。末次洗涤后,将上清液除尽,并用滤纸将附着于管口的盐水吸去。每管再各加生理盐水 1 滴,混匀。红细胞洗涤应迅速,一经开始洗涤,就不应中途停止。洗涤用盐水要足量,并用力冲入管底,使压紧于管底的红细胞松解。切勿用手指堵住管口,颠倒混匀,以防来自皮肤的蛋白的污染。据研究,其量即使只有 1:4 000 稀释,即可中和抗球蛋白试剂 1 滴。

5. 每管各加适当浓度抗球蛋白试剂 2 滴,混匀,1 000×g 离心 15 秒,观察结果。离心速度和时间十分重要,应按规定进行。原则上应以最小的离心力和最短的离心时间能使阳性对照管出现阳性反应为宜。

6. 结果判定阳性对照管凝集,阴性对照管不凝集;受检管出现凝集者为阳性,表示受检血清中有不完全抗体,或受检红细胞上有相应抗原。如阳性或阴性对照出现意外结果,应分析原因,重做。

7. 效价滴定如受检血清中检出有不完全抗体,可将受检血清以盐水作倍量稀释后,按上法进行测定。

【记录表单】

试验结果记录表见表 9-31。

表 9-31　间接抗球蛋白试验记录表

试验方法		试管法□　微柱凝集法□　其他	
受检管		阳性对照	阴性对照

三、氯喹放散法去除 DAT 阳性红细胞上的 IgG 抗体

【原理】

如需使用间接抗球蛋白技术进行血型鉴定,直接抗球蛋白试验(DAT)阳性的红细胞则无法准确进行血型鉴定。在特定的条件下,二磷酸氯喹可去除红细胞膜上的 IgG,而对细胞膜完整性无损伤或损伤很小。此法可用于被温反应性自身抗体包被的红细胞的定型,包括仅在间接抗球蛋白技术反应的试剂。

【标本】

被 IgG 抗体包被的直接抗球蛋白试验(DAT)阳性的红细胞。

【试剂】

1. 将 20g 二磷酸氯喹加至 100mL 生理盐水中制备二磷酸氯喹溶液。用 1mol/L 氢氧化钠调节 pH 值至 5.1,储存于 2~8℃。

2. 应选择纯合子表达抗原的红细胞作为对照红细胞。

3. 抗 IgG 抗球蛋白试剂。

【操作步骤】

1. 向 0.2mL 洗涤后的、IgG 包被的红细胞中加入二磷酸氯喹溶液 0.8mL。对照红细胞也作同样处理。二磷酸氯喹不能从细胞膜上解离补体。如果红细胞上同时包被有 IgG 和 C3d,则氯喹处理后的检测中应只使用抗 IgG。

2. 混匀,室温下孵育 30 分钟。二磷酸氯喹孵育不应超过 2 小时。室温下孵育时间过长或在 37℃孵育可能导致溶血和红细胞抗原丢失。有些 Rh 抗原可能会发生变性。

3. 取一小部分(如 1 滴)处理后的红细胞,用生理盐水洗涤 4 次。

4. 用抗人 IgG 试剂检测洗涤后的红细胞。

5. 如果处理后的细胞与抗 IgG 不反应,将所有的红细胞及对照红细胞用生理盐水洗涤 3 次,配成 2%~5% 盐水红细胞悬液,用于后续血型鉴定。

6. 二磷酸氯喹不能完全去除致敏红细胞上的抗体。某些人的红细胞,尤其是 DAT 结果为强阳性的红细胞,此方法可能只减弱抗体强度。如果与二磷酸氯喹孵育 30 分钟后的红细胞仍与抗 IgG 反应,间隔 30 分钟重复 3~4 步骤(最长孵育时间不超过 2 小时),直至处理后的红细胞与抗 IgG 不反应。再进行第 5 步后续操作。

【注意事项】

1. 许多血清学家检测氯喹处理的对照细胞中的不同抗原。选择有抗血清相应抗原的对照细胞,将此抗血清用于后续患者血型鉴定。

2. 除用于去除自身抗体外,该方法也可用于从红细胞上去除 Bg(HLA)相关抗原。同时应使用合适的 Bg 对照细胞。

3. 如使用商品化试剂盒,应遵循生产商的说明进行检测和质量控制。

【记录表单】

试验结果记录表见表 9-32。

表 9-32　二磷酸氯喹放散法直接抗球蛋白试验记录表

直接抗球蛋白试验	二磷酸氯喹处理前结果	二磷酸氯喹处理后结果
多抗		
单抗 IgG		
单抗 C3d		
AB 浆对照		

四、盐水介质法抗体筛查与鉴定

【目的】

当患者血清与谱细胞在盐水条件下发生凝集时,可鉴定相应 IgM 类抗体特异性。对受血者和特殊献血者(有妊娠史、输血史、注射史等)进行意外抗体筛查和鉴定可以有效预防输血反应的发生,确保输血安全。

【原理】

基于 IgM 类意外抗体在盐水介质里能同时与多个红细胞膜上的抗原决定簇结合、交叉连接形成凝集的特性,可出现肉眼可见的红细胞凝集颗粒,通过是否出现凝集可判断血清中是否存在相应的 IgM 类意外抗体。

【适用范围】

适用于检测血清中是否存在特异性 IgM 类抗体。

【标本要求】

1. 推荐使用凝固血或 EDTA 抗凝静脉血。

2. 标本标识清晰、准确。

3. 标本质量符合要求,无血液稀释、细菌污染,离心后无溶血及明显乳糜。

4. 标本原则上在检测前不保存,收到标本后应及时进行相关检测。

【质量控制】

1. 每次质控试验应至少选择一个阳性对照质控品,一个阴性对照质控品。

2. 推荐每批次进行室内质控;至少在每天试验开始前,试验中途更换试剂批号后应重做质控试验。

3. 操作要求:质控品标本与受检标本应采用完全相同试验操作步骤。

4. 推荐使用商品化质控品。

5. 质控结果分析:质控结果与预期靶值相符,结果在控,受检标本检测结果可用;质控结果与预期靶值不相符,结果失控,受检标本检测结果不可用,须查找原因,纠正影响因素后,重复检测。

【试剂与仪器】

2%~5% 抗体鉴定细胞(谱细胞)、生理盐水。台式低速离心机、血型血清学专用离心机、显微镜、玻璃试管、记号笔。

【操作步骤】

1. 依据筛选细胞或谱细胞的数量(n)取相应数目的洁净试管,分别标记序号 1、2、3……n,另取一支洁净试管标记为自身对照。

2. 每管各加入被检血清(或血浆)100μl。

3. 再分别于 1~n 号试管内对应加入 2%~5% 抗体鉴定细胞各 50μl,自身对照管加入 2%~5% 自身红细胞悬液 50μl。

4. 混匀,经 1 000×g 离心 15 秒,观察有无凝集和溶血,必要时显微镜下观察并记录结果。

【结果判读】

1. 判定标准

(1)红细胞形成凝集或发生溶血为阳性结果。

(2)红细胞无溶血,肉眼及镜下均未见凝集为阴性结果。

2. 结果分析

(1)上述任意一管或多管出现凝集,表示有 IgM 意外抗体存在,对照细胞谱反应格局表判断抗体特异性。

(2)当无法确定为单一抗体时,可用排除法限定抗体特异性范围,并通过吸收放散方法分离各种特异性抗体,若还是不能将抗体分离时,应考虑复合抗体的可能性。

(3)与所有谱细胞反应,自身对照阴性。

1)与谱细胞反应强度不一致:可能存在混合抗体、复合抗体。

2)与谱细胞反应强度一致:可能为只与 O 型红细胞反应的抗体,如抗 I、抗 H、抗 HI;也可能是针对谱细胞的药物性抗体,如针对某些保存剂中药物的抗体。

(4)与所有谱细胞反应,自身对照阳性。

1)存在 IgM 自身抗体。

2)IgM 意外抗体和 IgM 自身抗体同时存在:可通过自身吸收放散试验来进一步确定。

3)冷凝集:有些冷凝集素可在室温条件下凝集红细胞。

4)假凝集:某些高分子物质、血清蛋白异常、低离子强度及酸性环境等均可造成红细胞假凝集。

(5)与谱细胞不反应,自身对照阳性。

1)自身抗体:少量 IgM 自身抗体吸附到了自身红细胞上,造成自身对照阳性。而无游离自身抗体存在,与谱细胞无反应发生;

2)不相容红细胞输注:患者的抗体可能完全被吸附到输入的红细胞上,造成血清中没有可检出的抗体,而表现出自身对照阳性的细胞应该为输入的红细胞。

【注意事项】

1. 盐水介质法通常只能检出 IgM 类抗体,所以不能常规单独采用盐水介质法鉴定红细胞意外抗体特异性,需要与能够鉴定出 IgG 类抗体的方法组合使用。

2. 盐水介质法抗体鉴定为阴性,并不意味着受检血清中一定没有 IgM 抗体,一些低频抗体可能会因所选谱细胞不足而漏检,必要时可增加谱细胞数量。

3. 盐水介质法出现弱阳性结果或无相符反应格局时,可以通过室温(或 4℃)孵育一定时间后,离心观察结果,提高有剂量效应的弱抗体的检出效率。

【记录表单】

试验结果记录表见表 9-33、表 9-34。

表 9-33　抗体筛查试验记录表

抗筛试验	IS	4℃	37℃	PEG	IAT	凝聚胺
筛选 I						
筛选 II						
筛选 III						
自身细胞						

表 9-34　抗体鉴定试验记录表

反应条件	抗体鉴定(　　　　　　　　)										
	1	2	3	4	5	6	7	8	9	10	自身对照

五、凝聚胺法抗体筛查与鉴定

【目的】

当患者血清与谱细胞在凝聚胺法条件下发生凝集时,可快速鉴定相应抗体特异性。

【原理】

红细胞表面带有大量的负电荷,使红细胞间相互排斥,不易凝集。当红细胞悬浮在电解质时,阳离子会被红细胞的负电荷所吸引,红细胞被扩散的双层离子云围绕形成 Zeta 电位,Zeta 电位决定红细胞之间的排斥作用。

凝聚胺法:利用低离子溶液降低反应介质的离子强度,减少红细胞周围的阳离子云,促进抗原和抗体结合,再加入凝聚胺溶液,它是一种高价阳离子季铵盐多聚物,液相中产生的正电荷能中和红细胞膜表面唾液酸带有的负电荷,使红细胞 Zeta 电位降低,红细胞间距离缩短,在离心力作用下,红细胞发生可逆性、非特异性聚集。通过加入带有负电荷的柠檬酸盐重悬液,其负电荷具有能中和凝聚胺阳离子的作用,使红细胞非特异性聚集散开,特异性聚集仍存在。

如果需使用加入重悬液后散开的红细胞做进一步的抗球蛋白试验,则散开后的细胞需先进行三次洗涤。

【适用范围】

适用于交叉配血试验、抗体筛查试验、抗体鉴定试验、辅助抗球蛋白试验。同时也可用于新生儿溶血病的诊断和输血反应的检测和研究。

【标本要求】

1. 推荐使用凝固血或 EDTA 抗凝静脉血。

2. 标本标识清晰、准确。

3. 标本质量符合要求,无血液稀释、细菌污染,离心后无溶血及明显乳糜。

4. 标本原则上在检测前不保存,收到标本后应及时进行相关检测。

【试剂与仪器】

2%~5% 抗体鉴定细胞(谱细胞)、低离子介质溶液(LIM)、凝聚胺试剂溶液(polybrene reagent)、重悬液、生理盐水、抗球蛋白试剂、直接抗球蛋白试验阴性的献血者 O 型红细胞、抗筛阴性献血者 AB 型血浆。

台式低速离心机、血型血清学专用离心机、显微镜、玻璃试管。

【操作步骤】

1. 凝聚胺法抗体筛查(鉴定)

(1)依据谱细胞数量(n)的多少取相应数目的洁净试管,分别标记序号 1、2、3……n,另取 2 支洁净试管标记为自身对照和阴性对照。

(2)每管各加入 100μL 被检血清(或血浆),阴性对照管加入抗筛阴性献血者 AB 型血浆 100μL。可以用 EDTA 抗凝血浆代替血清使用,不能使用溶血标本及含有枸橼酸钠、肝素的抗凝血浆标本。

(3)再分别于 1~n 号加入 50μL 2%~5% 抗体鉴定谱细胞,自身对照管加入 50μL 2%~5% 自身红细胞悬液,阴性对照管加入抗阴性的 2%~5% 献血者 O 型红细胞悬液 50μL,再次混匀。红细胞悬液以 3%~5% 为宜,过浓或过淡可使抗原抗体比例不适当,反应不明显而易误判。受血者标本有效期为三天,超过三天必须重新采集标本。2%~5% 红细胞悬液要求准确和一致,必要时用生理盐水洗涤红细胞后重新配制。

严格按操作规程进行,每一步操作,必须核对,防止操作错误,尤其防止主侧和次侧加样加错。应按规定先加血清,再加红细胞悬液,核实是否漏加血清。

(4)混匀,各加 LIM 溶液 1mL,室温静置 1 分钟(或参照试剂说明书操作)。

(5)再各加 2 滴凝聚胺溶液,室温静置 15 秒(或参照试剂说明书操作)。

(6)用血型血清学专用离心机,以 1 000×g 离心 15 秒,弃去上清液,不要沥干,让管底残留约 0.1mL 液体。离心时间不宜过长或过短,速度不宜过快或过慢,以防假阳性或假阴性结果。

(7)轻轻摇动试管,目测红细胞有无凝集,如无凝集,则必须重作试验。加凝聚胺溶液离心去上清液后不凝集,可能是标本中含有肝素或其他干扰因子。需多加 4~6 滴凝聚胺溶液以中和肝素或其他干扰因子。消化道出血患者使用的酚磺乙胺(止血敏):酚磺乙胺在水溶液中带负电荷,能使红细胞 Zeta 电位上升,致可逆凝集反应受到抑制,多加入凝聚胺溶液也无法完全排除干扰,遇到此类患者应在使用酚磺乙胺 4~6 小时后重新抽取血液标本进行检测或更换其他试验方法。

(8)加入 2 滴重悬液,轻轻摇动试管混匀并同时观察结果,待检标本凝集同时或先于阴性消失为阴性,否则为阳性结果;记录观察到的凝集强度。结果阴性须看显微镜。加入重悬液后,应立即观察结果(不可超过 1 分钟,以免反应消失)。

2. 辅助性抗球蛋白试验

(1)接续以上步骤之后,于试管再加 1 滴重悬液溶液。

(2)用生理盐水洗红细胞 1 次,离心之后上清液倒干,再各加 3 滴重悬液溶液,轻轻混匀,用生理盐水洗红细胞 3 次,离心之后上清液倒干。

(3)滴入 2 滴抗 IgG 试剂,并混匀。

(4)用血清学离心 1 000×g 离心 15 秒,观察凝集。阴性再加入 1 滴抗 IgG 致敏质控细胞,1 000×g 离心 15 秒正常应该有 2+ 以上的凝集反应,如果没有凝集反应,则必须重做。

凝聚胺法对 Kell 血型系统的抗体检测效果不理想,对抗 K 敏感性低,容易发生漏检;加做辅助性抗球蛋白试验是为了增加检测抗 K 的敏感度,由于中国人 K 抗原几乎为零,所以一般情况下不需要做此试验。

【结果判读】

1. 同立即离心法,待检标本凝集同时或先于阴性消失为阴性,否则为阳性结果。

2. 注意此方法可检出 IgG 类抗体。

【注意事项】

1. 试管、滴管吸头和玻片必须清洁干燥,防止溶血。

2. 各种原因引起的红细胞溶解,易误判为不凝集。

3. 试剂储存于温度在 2~25℃、相对湿度不大于 80%、无腐蚀性气体的环境中。

4. 试剂用后及时拧紧盖保存,未开封试剂有效期为两年,开封的试剂开封后的 6 个月内使用完。

5. 已开封的试剂应储存于相对湿度不大于 80%,无腐蚀性气体和通风良好的室温环境中。

【记录表单】

试验结果记录表见表 9-35、表 9-36。

表 9-35 抗体筛查试验记录表

抗筛试验	IS	4℃′	37℃′	PEG	IAT	凝聚胺
筛选Ⅰ						
筛选Ⅱ						
筛选Ⅲ						
自身细胞						

表 9-36　抗体鉴定试验记录表

反应条件	抗体鉴定（　　　　　　　　　）										
	1	2	3	4	5	6	7	8	9	10	自身对照

六、经典抗球蛋白法抗体筛查与鉴定

【目的】

当患者血清与谱细胞在经典抗球蛋白法试验中发生凝集，可鉴定存在相应的特异性抗体，也可以用于鉴定红细胞上的血型抗原。对受血者和特殊献血者（有妊娠史、输血史）进行意外抗体筛查和鉴定可以有效预防输血反应的发生，确保输血安全。同时也可用于新生儿溶血病的诊断和输血反应的检测和研究。

【原理】

通过对体内红细胞增敏，检测结合在红细胞上的抗体。在盐水介质中多数 IgG 血型抗体与红细胞膜上相应血型抗原结合后，只能发生致敏反应而不能出现肉眼可见的凝集反应。当加入抗球蛋白试剂后，该抗体（二抗）可与多个包被在红细胞膜上的 IgG 类抗体（一抗）的 Fc 段结合，通过抗球蛋白的桥联作用，使致敏红细胞发生肉眼可见的凝集反应。可以通过抗球试验鉴定血清中 IgG 特异性抗体。

抗球蛋白试验（antiglobulin test）是由 Coombs RRA 于 1945 年发明的经典的血清学试验方法，称为 Coombs 试验。用于检测 IgG 型抗体参与的抗原 - 抗体反应。适用于 Rh、Duffy、Kell、Lutheran、Xg、Domgroch、Colton、Kidd、Diego、Auberger、Scianna 等血型系统的抗原或抗体的检测。抗球蛋白试验分为直接抗球蛋白试验（DAT）和间接抗球蛋白试验（IAT）。

DAT 用于检测红细胞是否已被相应的抗体和 / 或补体致敏，即红细胞上的抗原是否已经与血清中的抗体和 / 或补体发生了反应；IAT 是用来检测血清中是否存在抗体或用抗血清鉴定红细胞上的血型抗原。

补体组分 C3、C4 的片段也属于人球蛋白，也能在盐水介质中与红细胞上相应的受体发生反应但不能出现可见的凝集，加入抗球蛋白试剂后也能发生桥联。这种补体参与的反应也称为抗球蛋白试验。因此，抗球蛋白试剂又分为单特异性（monospecifity）和广谱（multiple，也有译为多特异性）抗球蛋白试剂，前者主要是抗 IgG、抗 C3d，也有抗 IgM、抗 IgA、抗 C4 等，后者应含同时含有抗 IgG 和抗 C3d。一般先用广谱抗球试验，如果出现阳性，再用单特异性抗球蛋白试剂分型。

【适用范围】

适用于鉴定血清中 IgG 类特异性抗体，主要用于抗体检测、抗体鉴定、交叉配血和血型鉴定。

1. DAT　胎儿与新生儿溶血病、自身免疫性溶血性贫血、免疫性溶血性输血不良反应、药物诱导的溶血性贫血。

2. IAT　红细胞血型鉴定、意外抗体筛查、意外抗体的鉴定、抗体效价的检测、红细胞放散试验中对抗体的检测和鉴定、相容性配血试验。

【标本要求】

同立即离心法。

【试剂与仪器】

2%~5% 抗体筛查或鉴定细胞、抗球蛋白试剂、生理盐水、质控细胞。

台式低速离心机、血型血清学专用离心机、水浴箱、显微镜。

【操作步骤】

1. 依据谱细胞的数量（n）取相应数目的洁净试管,分别标记序号,另取一支洁净试管标记为自身对照。

2. 每管各加入被检血清（或血浆）100μl。滴加血清/血浆时将吸管或滴管垂直。应使用弱抗体标本作为质量控制进行输血前意外抗体的检测。质控血清可使用血型鉴定试剂,将其用 6% 牛血清白蛋白稀释至 IAT 反应强度为 2+ 即可。人源 IgG 抗体也可。

3. 再分别加入 1~n 号 2%~5% 谱细胞试剂、2%~5% 自身红细胞盐水悬液各 50μl。

4. 经 1 000×g 离心 15 秒,观察有无凝集和溶血,记录结果。

5. 直接离心结果为阴性,置 37℃水浴箱内孵育 30~60 分钟。

6. 从水浴箱取出试管,经 1 000×g 离心 15 秒,观察有无凝集和溶血,记录结果。

7. 再分别用生理盐水洗涤红细胞 3~4 次,末次弃尽上清液。红细胞的洗涤应充分:洗涤不充分,残留的游离球蛋白能中和抗球蛋白试剂,使试验出现假阴性结果;每次移除上清液后,都要将压积在试管底部的红细胞扣充分摇离管壁后再加入生理盐水,并使其充分混匀,以尽量去除残存血浆蛋白。不能用手指堵住管口,进行颠倒混匀,以避免皮肤表面的蛋白污染。洗涤过程不能中断:否则抗体会从红细胞上逐渐脱离下来成为游离抗体,产生假阴性结果。末次洗涤:将剩余的生理盐水吸尽,否则会稀释抗球蛋白试剂,漏检弱抗体。

8. 向各管内分别加入抗球蛋白试剂(剂量及最适稀释度请参照试剂说明书),经 1 000×g 离心 15 秒。抗球蛋白试剂应按说明书的要求使用最适稀释度,否则会因产生前带或后带效应(钩状效应)而误判试验结果。

9. 观察结果首先以肉眼观察有无溶血现象,如无溶血,将试管拿成锐角,缓慢倾斜,使沉于管底的细胞扣浮起,观察有无凝集,记录结果;阴性再加入 1 滴抗 IgG 致敏质控细胞,1 000×g 离心 15 秒正常应该有 2+ 以上的凝集反应,如果没有凝集反应,则必须重做。

10. 疑为弱凝集反应时,取洁净载玻片 1 张,用一次性塑料滴管从疑似弱凝集反应管内吸取红细胞混悬液 1 滴,置于载玻片上,涂成薄层,在显微镜下观察,记录结果。

【结果判读】

1. 37℃孵育后的凝集/溶血结果为阳性结果。

2. 加入 AHG 后的凝集结果为阳性结果。

3. 初次离心后无凝集,加入 IgG 致敏红细胞并离心后凝集,此抗球蛋白试验结果为阴性。直接抗球蛋白试验阴性,宜室温孵育 5~10 分钟再读结果。红细胞上 IgG 过少难以中和抗球蛋白试剂引起假阴性结果。如果加入 IgG 致敏红细胞不凝集,则阴性结果无效,必须重新检测。

【注意事项】

1. 注意试验过程中温度、离心力与离心时间、红细胞浓度与抗原抗体比例、试管摇动力度等因素都会对试验结果产生影响。

2. 当血液标本中含有冷凝集素、脐血标本含有 Wharton 胶、脐血中有较多网织红细胞、洗涤不充分、抗球蛋白试剂中含有抗转铁蛋白抗体时,都可能使红细胞发生凝集,出现假阳性结果。

3. 发现红细胞凝集或溶血,提示可能有 IgM 类意外抗体的存在。

4. 在新生儿样本中,如果该 DAT 阴性,新生儿黄疸,母亲抗体筛查阴性,新生儿细胞与母体血清/血浆 ABO 血型不合,报告:"DAT 阴性,但不能排除由母亲抗体(抗 A 或抗 B)诱导的 HDFN"。

【记录表单】

试验结果记录表见表9-37、表9-38。

表9-37   抗体筛查试验记录表

抗筛试验	IS	4℃′	37℃′	PEG	IAT	凝聚胺
筛选 I						
筛选 II						
筛选 III						
自身细胞						

表9-38   抗体鉴定试验记录表

反应条件	抗体鉴定( )										
	1	2	3	4	5	6	7	8	9	10	自身对照

七、微柱卡法抗体筛查与鉴定

【目的】

患者血清与谱细胞在微柱凝胶卡上发生凝集,鉴定血清中抗体特异性。

【原理】

交联葡聚糖凝胶是由多孔凝胶组成的与表氯醇交联的碱性葡聚糖,且含有缓冲液如 PBS 或 LISS。使用的凝胶珠能将分子量 4 000~150 000Da 的物质分离,允许单个红细胞自由通过但凝集红细胞不能自由通过。根据试验目的不同,微柱凝胶免疫分析技术分为中性胶(不含抗体,相当于试管的作用)、特异性胶(含特异性抗体,如抗 A、抗 B,可进行 A、B 抗原检测)、抗球蛋白胶(含抗球蛋白,可进行 IgG 类抗体的检测)三类,分别进行不同的血型血清学试验。微柱凝胶分析技术比传统的玻片法和试管法更精确、更敏感,且结果可较长时间保存。

抗球蛋白卡通过将抗 IgG 加入凝胶缓冲液中,可实现不用洗涤的一步间接抗球试验,这时未结合的血浆 IgG 离心后仍留在凝胶上层。

【适用范围】

适用于鉴定血清中 IgG 类特异抗体。对受者和特殊献血者(有妊娠史、输血史)进行意外抗体筛查和鉴定可以有效预防输血反应的发生,确保输血安全。同时也可用于新生儿溶血病的诊断和输血反应的检测和研究。

【标本要求】

EDTA 或 CPA 抗凝血,离心分离出红细胞和血浆。如果用血清检测,则需要 1 000×g 离心 10 分钟,以消除纤维蛋白残余以免干扰试验结果。按要求配制红细胞悬液备用。

【试剂与仪器】

0.8%~1% 抗体或筛选细胞鉴定细胞、抗球蛋白微柱凝胶卡、生理盐水。

台式低速离心机、血型血清学专用离心机、微柱凝胶卡离心机、微柱凝胶卡孵育器、移液器。

【操作步骤】

1. 测试前取出凝胶卡在室温下平衡,检查凝胶柱是否水平。试验前应检查微柱卡封口是否完整、微柱卡液面是否干涸、微柱介质中是否有气泡,有上述情况则不能使用,使用前必须经专用离心机离心。

2. 取微柱凝胶抗球蛋白卡 1 张,撕掉介质卡上相应孔的封口锡纸,分别标记序号和自身对照;撕开微柱凝胶卡上的锡纸时,注意避免孔间特异性抗体试剂的交叉污染。各微柱凝胶孔内加入 0.8%~1% 抗体鉴定细胞或自身细胞 50μl(具体量参照不同厂家说明书)。红细胞悬液的配制应标准化:红细胞悬液浓度过高或过低,会引起结果异常:浓度过高可造成假阴性结果;浓度过低,可发生弱抗原漏检。

3. 各微柱凝胶孔内加入受检血浆(或血清)25μl(具体量参照不同厂家说明书)。加样时不应触碰到凝胶,先加红细胞再加血浆 / 血清,并保留"反应池"与"分离池"之间"气室",加样完成后轻轻震动微柱凝胶卡混匀,以便抗原抗体充分反应。应在将红细胞悬浮液加入凝胶孔的 10~15 分钟内加入血清 / 血浆。否则红细胞可能在未与血清 / 血浆接触前开始迁移,而使结果判读偏弱。

4. 37℃专用孵育器内孵育 15 分钟。

5. 将卡放入微柱凝胶卡离心机中,按试剂卡说明书要求离心。

6. 取出后肉眼观察并记录结果。

【注意事项】

1. 微柱凝胶卡应严格按照制造商的使用说明书要求的贮存条件保存;凝胶制备不均匀或试剂剂量不准可能导致假阳性或假阴性。

2. 不同生产商提供的血清试剂对于加样量、孵育时间要求可能有所不同,应严格按照试剂说明书操作。

【结果判读】

1. 建议离心后立即判读结果,不要将微柱凝胶卡水平放置。

2. 因为红细胞在微柱中的运行轨迹可能不典型,所以判读结果时,需要从卡的正反两面进行判读。

3. 如在微柱孔中出现溶血现象,提示为红细胞抗原抗体阳性反应,也不排除其他原因所致溶血,故对此标本要认真分析,并向上级主管技术人员报告并讨论。

【结果分析】

1. 假阳性反应

(1)未完全去除纤维蛋白原的血清标本,在凝胶中形成的纤维蛋白原,阻碍红细胞沉降而浮于胶中或胶表面。

(2)抗凝剂不足或不含抗凝剂的血清标本,如临床上常用血袋上的连接管中的标本,其中可能无抗凝剂,其离心后取出的血液上清液中含纤维蛋白原,在微柱凝胶反定型中常呈假阳性。

(3)被检标本染菌也使红细胞浮于胶中或胶表面。

(4)被检红细胞破碎常常是因为该红细胞陈旧,此时即使应该是阴性结果,但破碎红细胞膜浮于胶中或胶表面呈弱阳性。

(5)离心后红细胞沉淀在微柱凝胶管底及近底部一侧,而不是在管底尖部,这是因为离心时凝胶管离心力方向和该微管轴向方向不一致,本应为阴性结果的沉淀位置偏离,而疑似弱阳性反应。

(6)实验室温度低时,因凝胶颗粒活动性减少,单个红细胞穿过时困难,易出现假阳性结果。

(7)从已凝集的红细胞标本制备细胞悬液进行直接抗球蛋白试验,在体外人血清中补体能够吸附到已经发生凝集的红细胞上,即使凝块被打散成红细胞悬液,分散红细胞表面仍结合有补体,此时用于多特异性抗球蛋白实验要呈假阳性结果。

(8)液态指示红细胞发生自身凝集,在微柱凝胶间接血凝试验中出现假阳性。

2. 假阴性反应

(1)抗原或抗体过少、过弱。

（2）抗原、抗体比例不适合，如前带或后带的现象。

（3）离心力过大，使弱阳性成为阴性格局。

（4）未加入抗体等人为试验操作错误。

【记录表单】

试验结果记录见表9-39、表9-40。

表9-39 抗体筛查试验记录表

抗筛试验	IS	4℃′	37℃′	PEG	IAT	凝聚胺
筛选Ⅰ						
筛选Ⅱ						
筛选Ⅲ						
自身细胞						

表9-40 抗体鉴定试验记录表

反应条件	抗体鉴定（ ）										
	1	2	3	4	5	6	7	8	9	10	自身对照

八、LISS 抗球蛋白法标准操作规程

【目的】

经典抗球蛋白试验中加入 LISS 液，加强抗原抗体反应强度，加快反应速度，缩短孵育的时间。

【原理】

抗体与红细胞抗原结合可能导致直接凝集、补体介导的红细胞溶解或者 IgG/C3d 致敏红细胞。直接凝集和/或溶血可以在离心后观察到。红细胞与血清/血浆在 LISS 存在的条件下37℃孵育洗去未结合的球蛋白和抗球蛋白试剂后，抗球蛋白试验检测出凝集证明红细胞上包被着抗体。LISS 法可以降低离子强度，加速抗体与红细胞的结合。可以使红细胞抗原抗体反应孵育时间缩短至 10~15 分钟，此方法即为 LISS 抗球蛋白法。

【适用范围】

红细胞抗原抗体反应孵育时间缩短，适用于加快反应速度，加强反应强度。适用于筛检大量血清的意外抗体。

【标本要求】

1. 同本章"盐水介质法抗体筛查与鉴定"相关内容。

2. 根据试剂说明，如用于已输注红细胞或已怀孕3月患者输血前检测，或病史不确定时，必须使用输血前3天内的样本进行检测。

【试剂与仪器】

抗体筛查和鉴定细胞、抗球蛋白试剂、LISS、生理盐水、质控细胞。

台式低速离心机、血型血清学专用离心机、水浴箱、显微镜。

【操作步骤】

1. 依据谱细胞的数量(n)取相应数目的洁净试管,分别标记序号,另取一支洁净试管标记为自身对照。

2. 生理盐水洗涤试剂或供者红细胞三次,弃上清。

3. 标记的试管中加入 2 滴血清。

4. 用 LISS 制备 2%~3% 红细胞悬液。

5. 加入 2 滴 LISS 制备的红细胞悬液,混匀,按试剂商说明书 37℃孵育 10~15min。

6. 离心,轻轻重悬红细胞扣,观察溶血或凝集,分级并记录结果。

7. 生理盐水洗涤 3~4 次,弃上清液。

8. 按试剂商说明书加入 AHG,混匀。

9. 离心观察凝集,分级并记录结果。

10. 使用 IgG 致敏红细胞作为对照,证实阴性结果的有效性。

【结果判读与解释】

1. 37℃孵育后的凝集 / 溶血结果为阳性结果。

2. 加入 AHG 后的凝集结果为阳性结果。

3. 初次离心后无凝集,加入 IgG 致敏红细胞并离心后凝集,此抗球蛋白试验结果为阴性。如果加入 IgG 致敏红细胞不凝集,则阴性结果无效,必须重新检测。

【注意事项】

1. 应使用弱抗体标本作为质量控制进行输血前意外抗体的检测。

2. 质控血清可使用血型鉴定试剂,将其用 6% 牛血清白蛋白稀释至 IAT 反应强度为 2+ 即可,人源 IgG 抗体也可。

3. 滴加血清 / 血浆时将吸管或滴管垂直。

4. 除非试剂制造商规定,一般进行抗体鉴定时顺序为加入血浆(或血清),红细胞,和增强介质(如 PEG 和 LISS)。本试验即为血浆 - 红细胞 -LISS 顺序以便于检查是否加入待检血浆 / 血清。

5. 红细胞的洗涤应充分:洗涤不充分,残留的游离球蛋白能中和抗球蛋白,使试验出现假阴性结果;每次移除上清液后,都要将积压在试管底部的红细胞扣充分摇离管壁后再加入生理盐水,并使其充分混匀,以尽量去除残存血浆蛋白。

6. 洗涤过程不能中断:否则抗体会从红细胞上逐渐脱离下来成为游离抗体,产生假阴性结果。

7. 末次洗涤:将剩余的生理盐水吸尽,否则会稀释抗球蛋白试剂,漏检弱抗体。

8. 不能用手指堵住管口,进行颠倒混匀,以避免皮肤表面的蛋白污染。

9. 看结果:轻摇试管,使红细胞扣脱离管壁,必要时通过显微镜来判读。

10. 直接抗球蛋白试验阴性,宜室温孵育 5~10 分钟再读结果。

11. 红细胞上 IgG 过少难以结合抗球蛋白试剂引起假阴性结果。

12. 注意试验过程中温度、离心力与离心时间、红细胞浓度与抗原抗体比例、试管摇动力度等因素都会对试验结果产生影响。

13. 抗球蛋白试剂应按说明书的要求使用最适稀释度,否则会因产生前带或后带效应(钩状效应)而误判试验结果。

14. 当血液标本中含有冷凝集素、脐血标本含有 Wharton 胶、脐血中有较多网织红细胞、洗涤不充分、抗球蛋白试剂中含有抗转铁蛋白抗体时,都可能使红细胞发生凝集,出现假阳性结果。

15. 操作步骤 6 发现红细胞凝集或溶血,提示可能有 IgM 类意外抗体的存在。

16. 在新生儿样本中,如果该 DAT 阴性,新生儿黄疸,母亲抗体筛查阴性,新生儿细胞与母体血清 / 血浆 ABO 血型不合,报告:"DAT 阴性,但不能排除由母亲抗 A 或抗 B 诱导的 HDFN"。

九、PEG 抗球蛋白法标准操作规程

【目的】

可替代 LISS 用于常规抗体鉴定,可对患者血清中的弱抗体进行特异性鉴定。研究提示,PEG 能够提高临床有意义抗体的检出能力,同时又可以降低临床无意义抗体的检出。

【原理】

聚乙二醇(polyethylene glycol,PEG),是一种水溶性的线性聚合物,它可以降低抗体分子与水分子之间的空间排斥力,使抗原和抗体更紧密接触,增加红细胞与抗体间的分子碰撞机会,从而促进抗原-抗体的结合反应。PEG 可提高温自身抗体的反应性,因此有利于血清中弱的自身抗体的检出。PEG 能够提高有临床意义抗体的检出能力,在盐水抗球蛋白法基础上联合使用 PEG 试剂,即 PEG 抗球蛋白法。

【适用范围】

适用抗体检出灵敏度增加,适用于弱抗体鉴定。

【标本要求】

同第九章第三节盐水凝集法。

【试剂与仪器】

1. 试剂

(1)商品化的 PEG 试剂制作流程如下:加入 20 克的 3 350MW PEG,20% w/v,pH 7.3 的磷酸盐缓冲盐水(PBS),最终体积为 100mL。

(2)抗球蛋白试剂(AHG),使用抗人 IgG 而非多特异性的 IgG。

(3)O 型抗体检测细胞。混合的 O 型抗体检测细胞可用于供者检测,而检测患者样本时必须使用单独的细胞。

(4)2%~5% 的供者红细胞悬液。

(5)IgG 致敏红细胞。

2. 仪器

台式低速离心机、血型血清学专用离心机、水浴箱、显微镜、玻璃试管。

【操作步骤】

1. 依据谱细胞的数量(n)取相应数目的洁净试管,分别标记序号,另取一支洁净试管标记为自身对照。

2. 每一个需检测的红细胞样本,先加 2 滴待检血清,4 滴 20% PEG 于 PBS 中,加入 1 滴 2%~5% 的红细胞悬液,如果是使用商品化的 PEG,则按生产商说明书操作。

3. 37 ℃孵育 15 分钟。

4. 不离心。

5. 生理盐水洗涤红细胞三次,弃上清液。

6. 按生产商的说明加入 2 滴 IgG,混匀。

7. 观察结果:首先以肉眼观察有无溶血现象,如无溶血,将试管拿成锐角,缓慢倾斜,使沉于管底的红细胞扣浮起,观察有无凝集,记录结果。

8. 在所有阴性结果管中滴加 1 滴 IgG 致敏的红细胞,混匀离心,轻摇细胞扣,观察记录结果:(若有凝集为试验有效,否则试验无效,重复以上步骤,考虑细胞未洗涤彻底或抗球蛋白试剂失效)。

【结果判读】

1. 37℃孵育后的凝集/溶血结果为阳性结果。

2. 加入 AHG 后的凝集结果为阳性结果。

3. 初次离心后无凝集,加入 IgG 致敏红细胞并离心后凝集,此抗球蛋白试验结果为阴性。如果

加入 IgG 致敏红细胞不凝集,则阴性结果无效,必须重新检测。

【注意事项】

1. 红细胞的孵育时间、体积和浓度均为文献所示。实验室可以选择标准化技术,它们具有不同的价值。在所有情况下,在修改方法之前,应咨询生产商。

2. 此法 37℃孵育后不需离心,因为红细胞不易重悬。

3. 加入 PEG 会使血清/血浆蛋白质沉淀,造成混浊样外观。

4. 对于 IgG 单克隆丙种球蛋白血症的患者血清,加入 PEG 可能导致 IgG 黏附于红细胞上,从而不能用 IgG 致敏的红细胞证实阴性抗球蛋白试验结果。此时,应增加洗涤次数(6~8 次)以验证阴性结果。若仍不能验证阴性试验结果,应选择其他抗体鉴定方法。

5. 使用抗人 IgG 而不是多特异性的 AHG 以避免补体引起的假阳性反应。添加 PEG 时出现血清蛋白沉淀可能与血清球蛋白水平升高有关。导致 IgG 致敏红细胞无反应或无法解释的弱反应。在 AHG 阶段至少洗涤四次,并搅拌,可充分悬浮红细胞,防止此类问题发生。也可不使用 PEG 法重新进行检测。商品化的 PEG 溶液使用应遵循生产商的说明书。

6. 血清、红细胞和 PEG 在试管中反应完成后,在洗涤前要避免离心,因为由 PEG 引起的红细胞非特异性凝集是不易散开的。因此,孵育完成后,立即用盐水洗涤红细胞,然后进行抗球蛋白试验。

7. 在检测同种抗体时,如果被检测物中存在自身抗体,则会对试验产生不良的影响。此时,可以采用低离子或盐水间接抗球蛋白试验,以消除自身抗体对同种抗体的影响。

十、血型物质吸收中和法抗体鉴定

【目的】

去除不具有临床意义的抗体干扰,以鉴定其他意外抗体;鉴定单一抗体的特异性。

【原理】

当待检标本中含有多重抗体,且为同一特异性的 IgM 或 IgG;或进行单一抗体特异性鉴定时,可用血型物质中和其中一种抗体使其失去原来的血清学性质,不和相应的红细胞发生凝集,去除相应抗体的干扰,对照未中和血清的抗体鉴定结果,便于鉴定其他抗体的特异性。

【适用范围】

利用血型物质可以中和血清中的相应抗体,对照未中和血清的抗体鉴定结果,可以去除相应抗体的干扰,主要适用于去除不具有临床意义的抗体干扰,如抗 P1 抗体和 Lewis 抗体,从而达到检出、鉴别意外抗体的目的。

【标本要求】

血浆或血清至少 3mL。

【试剂与仪器】

血型物质、0.9% 生理盐水、抗体筛查(鉴定细胞)。

台式低速离心机、血型血清学专用离心机、4℃低温冰箱、显微镜等。

【操作步骤】

1. 标示两支试管取适量血清/血浆。标明测试管与质控管。

2. 标明测试管内,加入 1∶9 的血型物质。

3. 标明质控管内,加入与测试试管等比例的生理盐水。

4. 混匀,室温孵育至少 30 分钟以上。

5. 两支样本同时进行适当的抗体鉴定步骤,参考抗体鉴定操作流程。

6. 比较结果并记录。

【结果判读与解释】

1. 比较两组结果,若测试管的反应比较弱或可消去反应结果,则可鉴定为此种血型物质所中和的抗体反应；若质控管与测试管的反应均相同，则表示不含该相对应的抗体。

2. 对应质控组，用血型物质处理的血清组不凝集红细胞，即相对应抗体已被中和。

3. 用血型物质处理的血清组鉴定报告则可检测其他异常的意外抗体，避免血型物质的干扰。

【注意事项】

1. 与所有血型检测一样，不适合的孵育时间、污染、离心力及判读都可能导致错误结果。

2. 中和时间一定至少 30 分钟才能确保中和效果。

3. 采用阴性不加血型物质作为对照。取两支试管标明测试管和质控管，测试管为中和样本；质控管为不加血型物质为对照组。

十一、单一步骤酶处理红细胞标准操作规程

【目的】

利用酶处理细胞进行患者血清抗体筛查和特异性鉴定。

【原理】

红细胞表面有丰富的唾液酸，使之在中性环境中带负电荷，这也是红细胞相互排斥的原因。蛋白水解酶能消化、破坏这种唾液酸，减少红细胞表面的负电荷以及红细胞之间的排斥力，缩短红细胞之间的距离，使之容易产生凝集反应，因此酶处理可以增强一些抗原抗体系统的反应活性（如 Rh 和 Kidd 系统），更好地暴露红细胞抗原，促进红细胞抗原抗体反应，使 IgG 型血型抗体分子的两个抗原结合位点均能分别结合具有相应抗原的红细胞，从而使红细胞发生凝集反应。但是用酶处理也会破坏一些抗原结构（如 MN、Duffy 系统），导致该血型系统抗体漏检，因此选择酶技术，要考虑被检抗原抗体的特性，一般与其他技术联合使用，以发挥不同方法学间的互补性。

抗体与红细胞反应可能产生直接凝集、红细胞溶解或者球蛋白（IgG、C3d）致敏红细胞，这些反应常在红细胞用蛋白酶预处理后增强。此外，一些 IgG 抗体常致敏相应红细胞而不能使红细胞凝集，但却可以与酶预处理的红细胞发生凝集。

蛋白酶（如无花果蛋白酶）从红细胞中水解出包含唾液酸 N- 乙酰神经氨酸（NeuAc）的糖蛋白。这些 NeuAc 残基含有负载红细胞负电荷的羧基。去除糖蛋白（即 NeuAC）使细胞表面电荷减少，从而使得 IgG 分子可以通过缩小的细胞间距引起直接凝集。同时结合在红细胞膜上的水分子也可被去除，减少结合水造成的空间位阻使红细胞凝集增强。

【适用范围】

目前常用的酶有：木瓜蛋白酶、菠萝蛋白酶、胰蛋白酶、胰凝乳蛋白酶、链霉蛋白酶，国内使用木瓜蛋白酶和菠萝蛋白酶的较多。一般与其他技术联合使用，用于特异性抗体鉴定。酶介质意外抗体筛查试验对 Rh、Kidd、P1PK、I、Lewis 等血型系统较敏感，对 Rh 血型系统尤为显著。酶技术不宜作常规方法使用，只是血型鉴定、抗体筛查、抗体鉴定和交叉配血试验的一种补充方法。

对受者和特殊供者（有妊娠史、输血史）进行意外抗体筛查和鉴定可以有效预防输血反应的发生，确保输血安全。同时也可用于新生儿溶血病的诊断和输血反应的检测和研究。

【标本要求】

1. 推荐使用 EDTA 抗凝静脉血，也可以使用不抗凝静脉血，静脉血管条件不好或紧急情况下也可以使用动脉血，标本采集量 ≥ 3mL。

2. 标本标识清晰、准确。

3. 标本质量符合要求，无血液稀释、细菌污染，离心后无溶血及明显乳糜。

4. 标本原则上在检测前不保存，收到标本后应及时进行相关检测。

【试剂及器材】

生理盐水、木瓜蛋白酶粉剂 0.1g、木瓜蛋白酶稀释液 10mL、2%~5% 抗体鉴定细胞（谱细胞）、IgG 致敏的红细胞、不含意外抗体的正常血清。

台式低速离心机、血型血清学离心机、37℃恒温水浴箱。

【操作步骤】

无花果蛋白酶和木瓜蛋白酶常用于复杂抗体的鉴定,下面以木瓜蛋白酶为例,介绍酶法的操作步骤。

1. 将木瓜蛋白酶稀释液转移至粉剂瓶中,充分溶解后,按日常工作量用洁净试管分装成数个小包装,置 -20℃冻存。每次应用 1 个小包装,当天剩余液体应弃去(酶的实际用量和孵育时间遵照试剂说明书)。

2. 依据谱细胞的数量(n)取相应数目的洁净试管,分别标记序号,另取一支洁净试管标记为自身对照。

3. 每支试管中加入 100μl 被检血清(或血浆)。

4. 分别于对应试管加入 50μl 2%~5% 的意外抗体鉴定谱细胞和自身红细胞悬液。

5. 每支试管分别加入 100μl 木瓜蛋白酶溶液,充分混匀。

6. 经 37℃孵育 15 分钟。

7. 经 1 000×g 离心 15 秒,观察有无凝集和溶血,记录结果。如有凝集反应则为阳性结果,不必进行以下程序;如未观察到凝集反应,应继续以下程序。

8. 用生理盐水洗涤 4 遍,最后一遍彻底弃净上清液。

9. 加入抗球蛋白试剂(剂量及最适稀释度请参照试剂说明书),混匀。

10. 经 1 000×g 离心 15 秒,观察反应结果,如为阴性反应加 IgG 致敏的红细胞进行验证。

【结果判断与解释】

1. 结果判定标准同本节“经典抗球蛋白法抗体筛查与鉴定”内容。

2. 结果分析与解释

(1)红细胞经酶处理后可以增强某些抗原抗体反应活性,如 Rh、Kidd、P1PK、I、Lewis 等血型系统,因此用酶处理后的红细胞与上述抗体反应会出现反应强度增强;同时酶也会破坏红细胞的一些抗原结构,如 M、N、Fy^a、Fy^b、Xg^a、JMH、Ch、Rg 等抗原,导致抗原抗体反应性减弱或消失。

(2)酶法可用来分离和鉴别复杂的抗体,例如若血清中存在抗 Fy^a 和抗 Jk^a,这些抗体与未经酶处理的谱细胞均会发生反应,当用其与酶处理过的谱细胞反应时,会出现抗 Jk^a 的反应格局强度增强,抗 Fy^a 的反应格局减弱或消失。

【注意事项】

1. 酶介质意外抗体筛查试验对 Rh、Kidd、P1PK、I、Lewis 等血型系统较敏感,对 Rh 血型系统尤为显著。

2. 红细胞经酶处理后可以增强某些抗原抗体反应活性,但也会破坏红细胞的一些抗原结构,导致抗原抗体反应性减弱或消失,如 M、N、Fy^a、Fy^b、Xg^a、JMH、Ch 等抗原,故酶法现已不推荐常规用于输血前抗体筛查。

3. 红细胞经酶处理后可以改变红细胞悬液的物理性质,在抗体筛查中可能出现非特异性自身凝集,因此必须进行对照试验。

4. 酶活性易受温度、保存时间等影响,试验中酶试剂的量应严格按照试剂说明书加入,量过少可致假阴性,量过多可致红细胞自身凝集而产生假阳性。

5. 本法试验结果受温度、离心力、离心时间、红细胞浓度、抗原抗体比例、试管摇动力度、介质、pH 等多种因素的影响,易出现假阴性和假阳性。

6. 一步酶法虽操作简单,但其敏感性不如二步酶法。

7. 酶法增强试验不推荐常规应用显微镜镜检,易导致假阳性的检出。

8. 当进行抗体鉴定时,不必常规地使用酶自身对照,只当所有结果均为阳性并且与未处理的红细胞直接抗球蛋白试验结果为阴性时使用自身对照。

9. 用滴管在载玻片上涂抹红细胞时必须水平涂抹避免破坏凝集。

10. 在悬浮液中,酶处理的红细胞可表现为颗粒样外观,勿将其与弱凝集混淆。

11. 用于酶处理红细胞反应的抗球蛋白试剂必须预先评估是否适用于此项技术。

12. 酶处理红细胞不建议在室温或4℃下进行常规试验,因为存在酶依赖的凝集素或酶强化的冷凝集素(如:抗 I 或抗 IH),几乎所有血清都会发生凝集。

13. 观察到的反应与抗体鉴定的特性相符(如:IgG Rh 抗体与酶处理红细胞表现为反应增强而抗 Fyª 抗体与酶处理红细胞表现为不反应)。

14. 如果酶活性存在问题,应将已知的可与酶处理红细胞反应增强的弱反应抗体(如:Rh)和酶处理破坏相应抗原的抗体(如:抗 Fyª)同时用酶处理红细胞和未处理红细胞进行检测。

15. 所有阴性反应结果使用 IgG 致敏红细胞进行确认。

十二、二步骤酶处理红细胞

【目的】

利用酶处理细胞进行患者血清抗体筛查和特异性鉴定。

【原理】

同一步酶法。

【适用范围】

同单一步骤酶处理红细胞标准操作规程。

【标本要求】

同单一步骤酶处理红细胞标准操作规程。

【试剂与仪器】

1. 试剂生理盐水、木瓜蛋白酶粉剂 0.1g、木瓜蛋白酶稀释液 10mL、2%~5% 意外抗体筛查试剂红细胞(2 或 3 组)、IgG 致敏的红细胞。

2. 仪器台式低速离心机、血型血清学离心机、37℃恒温水浴箱等。

【操作步骤】

1. 将木瓜蛋白酶稀释液转移至粉剂瓶中,充分溶解后,按日常工作量用洁净试管分装成数个小包装,置 -20℃冻存。每次应用 1 个小包装,当天剩余液体应弃去(酶的实际用量和孵育时间遵照试剂说明书)。

2. 取 1 体积意外抗体筛查试剂红细胞,用大量生理盐水洗涤 3 遍,最后 1 遍弃去上清,留红细胞沉淀;轻轻摇散红细胞沉淀,加入 1 体积步骤 1 配置的酶液。

3. 37℃孵育 15 分钟。

4. 用大量生理盐水洗涤酶处理过的红细胞 3 次,然后制成 2%~5% 的红细胞生理盐水悬液。

5. 取 4 支洁净试管,分别做好 Ⅰ、Ⅱ、Ⅲ 和自身对照标记。

6. 每支试管中加入 2 滴患者血清(或血浆)。

7. 分别于对应试管加入 1 滴对应的酶处理过的 2%~5% 的意外抗体筛查试剂红细胞和自身红细胞,混匀。

8. 37℃,孵育 15 分钟。

9. 经 1 000×g 离心 15 秒,观察有无凝集和溶血,记录结果。如有凝集反应则为阳性结果,不必进行以下程序。如未观察到凝集反应,应继续以下程序。

10. 用生理盐水洗涤 4 遍,最后一遍彻底弃净上清液。

11. 加入抗球蛋白试剂,混匀。

12. 经 1 000×g 离心 15 秒,观察反应结果,如为阴性反应加 IgG 致敏的红细胞进行验证。

【结果判读与解释】

1. 判读标准同第七章第二节 ABO 血型鉴定试验试管法。

(1)阳性结果:红细胞形成凝集或发生溶血。

(2)阴性结果:红细胞无溶血,肉眼及镜下均未见凝集。

2. 结果解释

(1)自身对照及 Ⅰ、Ⅱ、Ⅲ 管均无凝集或溶血,表明未检出 IgG 意外抗体。

(2)自身对照管无凝集或溶血,Ⅰ、Ⅱ、Ⅲ 管中至少有 1 管出现凝集或溶血,表明受检者血清／血浆含有 IgG 意外抗体。

(3)自身对照管及 Ⅰ、Ⅱ、Ⅲ 管均凝集,表明受检者血清／血浆含有自身抗体或同时伴有 IgG 意外抗体。

【注意事项】

1. 红细胞经酶处理后可以增强某些抗原抗体反应活性,但也会破坏红细胞的一些抗原结构,导致抗原抗体反应性减弱或消失,如 M、N、Fy^a、Fy^b、Xg^a、JMH、Ch 等抗原,故酶法现已不推荐常规用于输血前抗体筛查。

2. 红细胞经酶处理后可以改变红细胞悬液的物理性质,在抗体筛查中可能出现非特异性自身凝集,因此必须进行对照试验。

3. 酶活性易受温度、保存时间等影响,试验中酶试剂的量应严格按照试剂说明书加入,量过少可致假阴性,量过多可致红细胞自身凝集而产生假阳性。

4. 本法试验结果受温度、离心力、离心时间、红细胞浓度、抗原抗体比例、试管摇动力度、介质、pH 等多种因素的影响,易出现假阴性和假阳性。

5. 酶法增强试验不推荐常规应用显微镜镜检,易导致假阳性的检出。

6. 当进行抗体鉴定时,不必常规地使用酶自身对照,只当所有结果均为阳性并且与未处理的红细胞直接抗球蛋白试验结果为阴性时使用自身对照。

7. 用滴管在载玻片上涂抹红细胞时必须水平涂抹避免破坏凝集。

8. 在悬浮液中,酶处理的红细胞可表现为颗粒样外观,勿将其与弱凝集混淆。

9. 用于酶处理红细胞反应的抗球蛋白试剂必须预先评估是否适用于此项技术。

10. 酶处理红细胞不建议在室温或 4℃ 下进行常规试验,因为存在酶依赖的凝集素或酶强化的冷凝集素(如抗 I 或抗 IH),几乎所有血清都会发生凝集。

十三、抗体效价标准操作规程

【目的】

抗体效价是体现抗体反应能力的指标之一,通常利用倍比稀释技术测定抗体效价,以效价评分来表示不同抗体的反应能力,评分越高,抗体的反应能力越强。由于不同标本在血型抗体反应活性均较高的情况下会使相应红细胞出现强凝集,无法真正区分不同标本间血型抗体结合抗原的能力差异。因此,通过将血清／血浆连续倍比稀释,观察稀释后血清与相应抗原红细胞凝集的反应强度,能够发现不同标本之间血型抗体反应活性的差异或同一受检者不同时期血型抗体反应活性的变化情况。

【原理】

血型抗体在一定介质条件下与相应红细胞抗原结合后会出现红细胞凝集,不同的凝集强度能够间接反映出血型抗体结合抗原的能力(效价):

1. IgM 类 ABO 血型抗体可以在盐水介质中与携带对应血型抗原的红细胞发生凝集反应,通过对 IgM 类 ABO 血型抗体连续倍比稀释,可以测定其抗体效价,以评定其抗体反应活性。

2. 用巯基试剂处理待检血清／血浆中的 IgM 抗 A、抗 B,消除其干扰后可以用 A_1、B 型试剂红细胞,采用盐水抗球蛋白法或微柱凝胶抗球蛋白卡,检测其中含有的 IgG 类抗 A 或 / 和抗 B 抗体效价。

3. 对于非 ABO 系统抗体,如 Rh 系统的抗 D、抗 E 抗体等,如果需要测定其抗体效价,应根据所采用方法学选择合适浓度、表达目标抗体对应抗原(纯合子双剂量抗原为宜)的红细胞生理盐水悬液,IgM 类抗体效价测定参照 IgM 抗 A、抗 B 效价测定方法学,IgG 类抗体效价测定可参照 IgG 类抗 A、抗 B 效价测定方法学。

【适用范围】

滴定法是一种半定量的方法,用于测定血清样品中的抗体浓度,或比较不同红细胞样本上抗原表达的强度。滴定法通常应用如下:

1. 对于怀孕妇女,估计同种免疫的抗体活性,以便决定是否以及何时执行更复杂的侵入胎儿情况检测;对胎儿状况进行更复杂的有创性检查,只需要检测 IgG 抗体的效价。

2. 阐明自身抗体特异性。

3. 表明在 Knops、Chido/Rodgers 血型系统,Cs^a 和 JMH 的高频抗原抗体共同特征具有高滴度和低亲和力。

4. 观察巯基试剂对抗体的影响,确定免疫球蛋白的类型(IgG 或 IgM)。

5. 商品化标准抗体血清的性能验证;

6. 辅助评价异体 ABO 不同型造血干细胞移植后植入情况;

【标本要求】

1. 需要抗体滴度鉴定的血清或者血浆。

2. 标本量至少 1mL。

3. 须加塞子在 4℃下保存一周备查。

【试剂与器材】

微柱凝胶抗球蛋白卡、0.8%~1% 的 A$_1$、B 型试剂红细胞或其他抗体相应抗原红细胞生理盐水悬液、0.01mol/L 二硫苏糖醇(DTT)或 0.1mol/L 2- 巯基乙醇(2-ME)、稀释液(自动化检测时)。

秒表、台式低速离心机、血型血清学专用离心机、普通显微镜、微柱凝胶卡专用离心机、微柱凝胶卡专用孵育器、全自动血型检测设备(条件具备时)。

【操作步骤】

IgM 类 ABO 血型抗体效价测定(试管法)

(1)根据血清(或血浆)稀释度标记 10 支试管(比如 1∶1,1∶2 等)。1∶1 代表 1 份未稀释血清,1∶2 代表 1 份血清被等量稀(50% 体积比)。

(2)除第 1 管(未稀释,1∶1)外,其余每支试管中加 1 体积生理盐水。

(3)前两管(1∶1 和 1∶2)中,各加 1 体积待检血清(或血浆)。

(4)用移液枪头吹吸、混匀 1∶2 中的液体数次,转移 1 体积至下一支试管(1∶4)。

(5)重复相同的步骤,直至完成所有倍比稀释。从最后一管中吸去 1 体积稀释过的血清(或血浆),可留存,以备后续稀释使用。

(6)按稀释度标记另外 10 支试管。

(7)从每个稀释过的血清中转移 2 滴至对应标记的试管。每管加 1 滴 2%~5% 红细胞悬液(A$_1$ 或 B 型)。

(8)充分混匀,室温孵育 15 分钟,以 1 000×g 离心 15 秒。

(9)肉眼观察各试管结果,记录评分和凝集强度。

【结果判读】

1. 判读要求

在确定统一凝集强度的情况下(最后一个 1+),产生凝集的最高稀释度的倒数即为该标本的抗体效价。

2. 判读标准

(1)凝集强度判定标准：参考 ABO 血型鉴定试验试管法。

(2)评分标准：凝集强度 4+ 对应评分为 12；凝集强度 3+ 对应评分为 10；凝集强度 2+ 对应评分为 8；凝集强度 1+ 对应评分为 5；凝集强度 ± 对应评分为 3；凝集强度 0 对应评分为 0。

(3)结果解释：

1)观察产生肉眼可见的 1+ 凝集的最高稀释度。效价被报告为稀释水平的倒数。(例如，32 而不是 1∶32)，如果最高稀释度的试管仍有凝集，说明还未能达到效价终点，应制备额外的稀释液并进行检测。

2)在比较研究中，效价相差 ≥ 3 个稀释度时，为显著性差异。重复测试时因为操作者手法可能导致稀释倍数的差异。一个抗体真实效价为 32，在重复试验中，效价结果可能出现在稀释 1∶32 管、1∶64 管或 1∶16 管中。

3)如果不评估凝集强度，单独的效价值也可能会引起误解。所观察到的凝集强度可以被定义为一个数值。在滴定研究中，所有试管的这些数字之和代表得分。另一个半定量测定抗体反应性。在不同测试样本之间，阈值之间相差 10 或更多有显著性差异(见表 9-41)。

4)效价高、低亲和力的抗体效价一般都大于 64，与大多数稀释管呈弱反应性。

5)表 9-41 显示了三份血清结果，在 1∶256 管中，稀释度没有显示出更多的凝集，但在分数上存在差异，这表明反应强度的变化相当大。

6)表 9-41 是三个标本的抗体效价、终点反应效价和评分，可以看出这三个标本的终点反应效价都是 256，但它们的抗体效价和评分却不同，说明抗体的反应能力不同。

表 9-41　标本的抗体效价，终点反应效价和评分个例

		血清效价										效价	终点反应效价	评分
		1	2	4	8	16	32	64	128	256	512			
标本 1	凝集强度	3+	3+	3+	2+	2+	2+	1+	±	±	0	64	256	
	分数	10	10	10	8	8	8	5	3	2	0			64
标本 2	凝集强度	4+	4+	4+	3+	3+	2+	2+	1+	±	0	128	256	
	分数	12	12	12	10	10	8	8	5	3	0			80
标本 3	凝集强度	1+	1+	1+	1+	±	±	±	±	±	0	8	256	
	分数	5	5	5	5	3	3	3	2	2	0			33

7)抗体效价的高低是衡量血清中抗体水平的一项检测指标，用于判定溶血病发生的可能性。正常人血清中抗体效价也存在一定水平，但一般都小于 64，如果孕妇血清中抗体效价高于或等于 64，则需要进行随访或干预。

8)ABO 胎儿与新生儿溶血病：美国血液与生物治疗促进协会(AABB)认为 128 滴度有临床意义；而 P.L.Mollison 所著教材《临床医学中的输血》(*Blood Transfusion in Clinical Medicine*)，则将 512 或更高滴度作为有临床意义抗体。

9)Rh 胎儿与新生儿溶血病：根据《现代血库和输血实践》第 20 章 427 页，各实验室应建立自己的效价决定水平。18—20 周检测抗 D 效价，如抗 D 效价为 32 或更高，应重复检测，在 20—24 周行羊膜穿刺或抽脐带血进行检测。抗 D 效价为 16 或更低，应在妊娠第 4—6 个月，每月检测一次，第 7 个月至预产期前，每 2 周检测一次。

【注意事项】

稀释滴定是半定量技术。技术操作多变性对结果有很大影响，应注意试验的同质化。

1. 体积大的比小的测量更准确；主稀释技术（倍比稀释）比单个稀释组试验提供了更可靠的结果。应计算所有计划试验所需的容积，并准备每次适当的稀释量。

2. 需要小心地移液。建议每次移液器稀释时换用一次性枪头。

3. 红细胞试剂的有效期、表型和浓度会影响结果。最佳的孵育时间和温度、离心时间和离心力应保持一致。

4. 当比较几种含有抗体的血清效价时，所有的抗体都应该针对同一供体的红细胞（最好是新采集的）进行检测。如果条件达不到，测试应该使用相同表型的供体红细胞试剂。只有当标本同时检验时，两者之间比对才有效。

5. 当对不同的红细胞样本进行单一血清检测时，所有红细胞样本应以相同的方式收集和保存，并在使用前都稀释到相同浓度。所有试验应使用相同稀释液。只有当标本同时检验时，两者之间比对才有效。

6. 如果要避免结果误读，最好先观察稀释度最高的试管，依次判读，直至未稀释标本管。

7. IgG 抗 A、抗 B 抗体效价测定时，第一管的血清（或血浆）已使用等体积的巯基试剂破坏，稀释了一倍，所以起始稀释度为 1∶2。

8. 由于微柱凝胶抗球蛋白法与盐水抗球蛋白法灵敏度存在差异，相同标本可能出现不同结果。如果需要对效价结果进行比较，应选择相同的方法学、相同的操作步骤以及操作人员。对 1 份血清重复测定，结果可能不一样，如果只有一个稀释度的差别，是正常误差范围。

9. 离心后试管内上清出现溶血外观表明不仅有抗原抗体反应，而且有补体激活，有重要临床意义。稀释液的容量越小，可能产生的误差越大。如果可能，可以增大稀释容量，若出现低稀释凝集强度比高稀释凝集强度要强，说明有前带现象发生，冷凝集素效价要置 4℃ 冰箱 1 小时观察结果。

十四、多套抗筛细胞组合谱细胞

1. 通常认为，针对中国人群，一套筛选细胞至少应有以下抗原系统：D,C,E,c,e,M,N,Mi^a,S,s,P1,Le^a,Le^b,K,k,Fy^a,Fy^b,Jk^a,Jk^b,Di^a 八个血型系统二十抗原。

2. 阳性抗原尽可能为纯合子，随机三组阳性抗原三组阴性抗原符合或随机二组阳性抗原五组阴性抗原符合。

知识小结

1. 直接抗球蛋白试验用于检测红细胞是否已被相应的抗体和 / 或补体致敏，即红细胞上的抗原是否已经与血清中的抗体和 / 或补体发生了反应；间接抗球蛋白试验是用来检测血清中是否存在抗体或用抗血清鉴定红细胞上的血型抗原。

2. 直接抗球蛋白试验中受检红细胞一定要用生理盐水洗涤 3 次，除去红细胞悬液中混杂的血清蛋白，以防止假阴性结果。

3. 盐水介质法抗体筛查通常只能检出 IgM 类抗体，需要与能够鉴定出 IgG 类抗体的方法组合使用，如凝聚胺法、抗球蛋白法和微柱法。

4. LISS 法可以降低离子强度，加速抗体与红细胞的结合。可以使红细胞抗原抗体反应孵育时间缩短至 10~15min。

5. PEG 是一种水溶性的线性聚合物，它可以降低抗体分子与水分子之间的空间排斥力，使抗原和抗体更紧密接触，增加红细胞与抗体间的分子碰撞机会，从而促进抗原 - 抗体的结合反应。PEG 可提高温自身抗体的反应性，因此有利于血清中弱的自身抗体的检出。

6. 待检标本中含有多重抗体，且为同一特异性的 IgM 或 IgG；进行单一抗体特异性鉴定时，可用血型物质中和其中一种抗体使其失去原来的血清学性质,去除相应抗体的干扰,对照未中和血清的抗体鉴定结果,便于鉴定其他抗体的特异性。

7. 蛋白酶从红细胞中水解出包含 NeuAc 的糖蛋白。这些 NeuAc 残基含有负载红细胞负电荷的羧基。去除 NeuAC 使细胞表面电荷减少,从而使得 IgG 分子可以通过缩小的细胞间距引起直接凝集。同时结合在红细胞膜上的水分子也可被去除,减少结合水造成的空间位阻,使红细胞凝集增强。

8. 通常认为,针对中国人群,一套筛选细胞至少应有以下抗原系统:D,C,E,c,e,M,N,Mi^a,S,s,P1,Le^a,Le^b,K,k,Fy^a,Fy^b,Jk^a,Jk^b,Di^a 八系统二十抗原。阳性抗原尽可能为纯合子,随机三组阳性抗原、三组阴性抗原符合或随机二组阳性抗原、五组阴性抗原符合。

--- 参 考 文 献 ---

1. 桂嵘, 张志昇, 王勇军. 输血相容性检测及疑难病例分析. 北京: 人民卫生出版社, 2018.

2. 李勇, 马学严. 实用血液免疫学: 血型理论和实验技术. 2 版. 北京: 科学出版社, 2006.

3. Klein H G, Anstee D J. Mollison's Blood Transfusion in Clinical Medicine. 12th ed. Hoboken: John Wiley & SonsLtd, 2014.

4. Harmening D. Modern Blood Banking & Transfusion Practices. 6th ed. Philadelphia: F. A. Davis Company, 2012.

5. Daniels G. Human blood groups. 3rd ed. Oxford: Wiley-Blackwell, 2013.

6. Cohn CS, Delaney M, Johnson ST, et al. Technical Manual (AABB). 21st ed. Bethesda: Association for the Advancement of Blood & Biotherapies, 2023.

7. Oostendorp M, Lammerts van Bueren JJ, Doshi P, et al. When blood transfusion medicine becomes complicated due to interference by monoclonal antibody therapy. Transfusion, 2015, 55: 1555-1562.

8. Chapuy CL, Nicholson RT, Aguad MD, et al. Resolving the daratumumab interference with blood compatibility testing. Transfusion, 2015, 55: 1545-1554.

9. Anani WQ, Duffer K, Kaufman RM, et al. How do I work up pretransfusion samples containing anti-CD38？. Transfusion, 2017, 57: 1337-1342.

10. Nedelcu E, Hall C, Stoner A, et al. Interference of anti-CD47 therapy with blood bank testing (abstract). Transfusion, 2017, 57 (S3): 148A.

11. Velliquette RW, Degtyaryova D, Hong H, et al. Serologi-cal observations in patients receiving Hu5F9-G4 mono-clonal anti-CD47 therapy (abstract). Transfusion 2017; 57 (S3): 159A.

12. Howard-Menk C, Crane J, Doshi L, et al. HU5F9-G4 monoclonal anti-CD47 therapy: A first experience with interference in antibody identification (abstract). Transfusion 2018; 58 (S2): 177A.

13. Carreno-Tarrogona G, Cedena T, Montejano L, et al. Papain-treated panels are a simple method for the identifi-cation of alloantibodies in multiple myeloma patients trea-ted with anti-CD38 based therapies. Transfus Med, 2019, 29 (3): 193-196.

14. Velliquette RW, Shakarian G, Lomas-Francis C, et al. Testing samples from patients receiving anti-CD38 therapy with commercial papain treated reagent red cells (abstract). Transfusion, 2018, 58 (S2): 196A.

15. Velliquette RW, Kirkegaard J, Jones D, et al. Mono-clonal anti-CD38 and anti-CD47 therapy interference with platelet antibody screen test methods (abstract). Transfusion, 2018, 58 (S2): 51A.

第十章 交叉配血

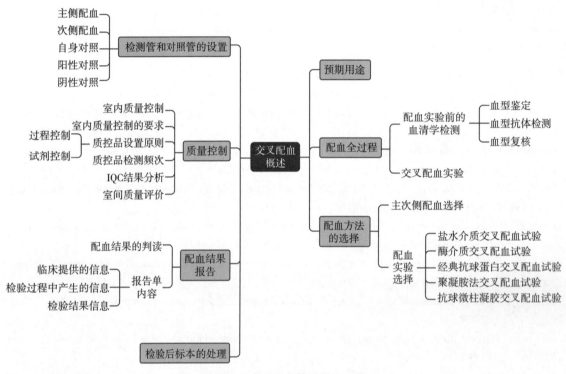

图 10-1　交叉配血概述学习导图

学习目标

1. 掌握配血的全过程
2. 掌握根据预期用途选择合适的配血方法
3. 掌握检测管和对照管在不同配血方法中的设置
4. 掌握室内质量控制的设置和实施
5. 掌握配血结果的判读原则
6. 掌握配血报告单的要素和报告的发布
7. 掌握检验后标本的处理原则

一、预期用途

通过体外实验检测供、受者血液的相容性,即检查受血者与献血者血液之间是否存在对应的抗原与抗体,是否会发生抗原抗体反应或溶血反应。交叉配血是输血相容三大常规试验(血型鉴定、血型抗体检测和交叉配血)之一,是实验室保障输血安全的最后一道"关卡"。

二、配血全过程

(一) 配血实验前的血清学检测

进行交叉配血实验前应完成以下血清学检测项目,再选择合适的血液配血:

1. 血型鉴定 ABO 和 RhD 血型鉴定,必要时进行 Rh 血型系统中其他抗原(C、c、E、e)鉴定和其他血型系统抗原鉴定。

2. 血型抗体检测 血型抗体筛查检测,并对阳性结果进行抗体特异性鉴定。

3. 血型复核 供者、受者 ABO 和 RhD 血型复核。

(二) 交叉配血实验

选择合适的献血者血液,使用适宜的交叉配血方法进行配血实验。例如:鉴定出患者血清中存在某种意外抗体时,需要用抗血清试剂对献血者进行筛选,尽量选择对应抗原阴性的献血者血液进行交叉配血。以往筛查出的有临床意义的抗体,即使本次未检出,也应照此操作以避开相应抗原。

三、配血方法的选择

(一) 主次侧配血选择

交叉配血试验也称血液相容性试验,包括两侧配血试验,一是"主侧配血",即受血者血清与献血者红细胞反应,检测受血者血液中是否存在针对献血者红细胞的抗体。二是"次侧配血",即受血者红细胞与献血者血清反应,检测献血者血液中是否存在针对受血者红细胞的抗体。

交叉配血除可验证血型鉴定的准确性,还可发现受血者和献血者之间有无血型不合的抗原抗体反应,原则上应选择与受血者 ABO 和 RhD 同型、与意外抗体对应抗原阴性的献血者血液作交叉配血试验。特殊情况下(如使用稀有血型的抢救患者、异基因干细胞移植患者等)也会选择不同型血液进行交叉配血。

根据输注的血液成分选择主/次侧或主、次侧同时配血,应同时满足法规的要求。

(二) 配血试验选择

常用的配血方法主要有盐水介质法、凝聚胺法、经典抗球蛋白法、抗球微柱凝胶卡法和酶介质法等。抗体包括盐水反应性抗体及非盐水反应性抗体,且交叉配血试验要求采用能同时检测出这两类抗体的方法,因此在交叉配血过程中盐水介质法和酶介质法不能单独使用。

1. 盐水介质交叉配血试验只能检测出完全抗体,如 IgM 型抗体、ABO 血型抗体,需注意此方法需与其他配血方法联合使用。

2. 酶介质交叉配血试验可以检出完全和不完全抗体,能促进血型抗原抗体反应,提高弱抗原抗体的检出率,以 Rh 和 Kidd 血型系统最为显著。但酶会破坏某些红细胞抗原结构,或使抗原变性失活,常见被破坏的抗原有 M、N、S、Fy^a、Fy^b(此处提及的酶为木瓜蛋白酶和菠萝蛋白酶)。酶可破坏红细胞表面唾液酸,降低 Zeta 电位,减弱红细胞间排斥力,使红细胞凝集,非特异性凝集也随之出现,产生假阳性结果。因此,该方法有一定局限性,需与其他配血方法联合使用。

3. 经典抗球蛋白交叉配血试验可同时检出完全和不完全抗体,是检测不完全抗体的经典方法,可以检出具有临床意义的抗体,排除非特异性凝集干扰。主要用于检测血清中的不完全抗体和/或补体,避免 ABO 以外的血型抗体漏检。此法为检测 IgG 型抗体最为可靠的方法,灵敏度高,特异性好,抗体的检出率高,但反应时间长,不适用紧急情况下的交叉配血。

4. 凝聚胺交叉配血试验可以检出完全和不完全抗体,多数 IgG 类抗体能够被检出,对 Rh 血型系统抗体检测率高,但对 Kell 血型系统抗体的检测不敏感。此法耗时少,适合急诊抢救患者的配血。

5. 抗球微柱凝胶交叉配血试验在"抗球蛋白法"基础上增加微柱凝胶介质,除提高反应敏感度外,还可实现自动化操作及图像记录长久保存。将红细胞洗涤后配成悬液再进行检测,可降低假阳性的发生率。

四、检测管和对照管的设置

设置内容包括:主侧、次侧、自身对照、阳性对照和阴性对照。

1. 主侧配血 受血者血清 + 供者红细胞悬液,检测受血者血液中是否存在针对供者红细胞的抗体。

2. 次侧配血 供者血清 + 受血者红细胞悬液,检测供者血液中是否存在针对受血者红细胞的抗体或 ABO 不相容抗体。

3. 自身对照 受血者红细胞悬液 + 自身血清,以排除自身抗体、直接抗球蛋白试验阳性及红细胞缗钱状假凝集等因素干扰实验结果判读。

4. 阳性对照 将"IgG/IgM 抗 D 试剂"用"O 型 RhD 阳性试剂红细胞"标化至"1+"。配血过程中,用标化后的 IgG/IgM 抗 D 试剂 +O 型 RhD 阳性红细胞悬液同步实验,以验证试剂的有效性。

5. 阴性对照 抗筛阴性 AB 型血浆 +O 型 RhD 阳性红细胞悬液,作为结果判读时的比对,也可以验证试剂的有效性。

五、质量控制

1. 室内质量控制

质量控制(quality control,QC)是用来监测检测方法的分析性能、根据质控品检测结果来判断整个检测结果的质量、提示或警告操作人员检测试剂或检测体系可能存在的问题。

室内质量控制(internal quality control,IQC)作为医学实验室全面质量控制的一个重要组成部分,是由实验室工作人员遵照实验室制定的 IQC 管理制度和相关标准及操作规程,选择适当的实验方法和步骤,每日评价本实验室检测工作的可靠性程度,旨在监测和控制本实验室检测工作的精密度,确保实验室常规工作中批内、批间样本检测的一致性,以保证测定结果及发出报告可靠性的一项工作,即实验室检测的即时性评价。

2. 室内质量控制的要求

(1)有完善的 IQC 管理体系文件和标准操作流程,并按此要求实施;

(2)覆盖所有常规输血相容性检测项目;

(3)选用适宜的质控品;

(4)由常规工作人员操作,在常规条件下与患者样本一同检测,不应区别对待。

3. 质控品设置原则

(1)过程控制:

1)IgG 型抗体组:选择 1 个含有意外抗体的质控标本(血清)作为受者,选择两个与受者 ABO 同型的质控标本(红细胞)作为供者,其中一个含有可与受者意外抗体反应的抗原,另一个不含有可与受者意外抗体反应的抗原,两个供者标本意外抗体筛查试验结果均为阴性,3 个质控标本直接抗球蛋白试验结果均为阴性。

2)IgM 型抗体组:选择 1 个抗筛阴性的 A 型 /B 型 /O 型质控标本(血清)作为受者,选择一个与受者 ABO 同型的质控标本(红细胞)和一个与受者 ABO 不同型的质控标本(红细胞)作为供者,两个供者标本意外抗体筛查试验结果均为阴性,3 个质控标本直接抗球蛋白试验结果均为阴性。

(2)试剂控制:

凝聚胺试剂:一般进行阴、阳性质控,阳性质控采用 O 型 RhD 阳性红细胞与标化后的 IgG 抗 D 反应,阴性质控采用 O 型 RhD 阳性红细胞与抗筛阴性 AB 型血清反应,也可以使用过程控制中的全血质控品,但阳性抗体应该使用凝聚胺试剂确定相应靶值。

抗球蛋白试剂(含抗球蛋白微柱凝胶卡)质控方法,同凝聚胺试剂质控。

试剂质控相关登记表格可参照本教程"附录 2 输血相容性检测室内质控记录表"

4. 质控品检测频次　每更换一个批次使用质控品检测一次,根据实验室的检测工作量定义本实验室的检测批次时长,一般 12~24 小时使用质控品检测一次。

非常规实验和特殊实验应在每次试验前进行质控品的检测或试剂验证。

5. IQC 结果分析　质控结果与质控品定标时的反应强度进行比对以判断是否在控,若阴性质控出现阳性结果或阳性质控结果与定标结果比较出现超过 1+ 凝集强度的差异时,均视为失控。

对失控结果应进行原因分析,纠正错误和拟定改进措施。

最好每月定期召开质量控制会议,对质控工作进行总结分析,形成书面形式报告。

6. 室间质量评价　通过参加室间质评和能力验证活动,可以发现实验室存在的问题,监控实验室的运行状态,提高实验室的检测能力和水平,确保检测质量。对于尚未开展 EQA 的临床检验项目可以与其他临床实验室的同类项目进行比对,或采用其他方法验证其结果的可靠性。

六、配血结果报告

(一) 配血结果的判读

在交叉配血的任何步骤中均不产生溶血或凝集的结果为配血结果阴性。

(二) 报告单内容

1. 临床提供的信息主要通过送检单(纸质和电子版)提供给检测人员。

1)标题,如:**** 医院输血科检验报告单;

2)患者资料:姓名、性别、年龄、科别、病床号和病案号(住院号 / 门诊号 /ID);

3)样本信息:标本种类、样本编号;

4)检验项目(序号、中英文名称);

5)送检医师和临床诊断;

6)申请时间、采样时间。

2. 检验过程中产生的信息

1)提示或解释性注释,如"建议输注 RhD 阴性红细胞"等,一般在备注中注明;

2)在"妥协检验"中,可能对结果有影响的样品质量缺陷,如"严重溶血"等,一般在备注中注明;

3)样本核收时间、结果报告 / 打印时间、检验者(检测操作者)和核对者(报告审核者、受权发布报告者)等;

4)必要时,标注检验方法;

5)页数和总页数(例如:第 1 页,共 5 页)。

3. 检验结果信息:

1)献血者信息:条码号、血型、品种、规格、有效期等。

2)配血者和审核者、主次侧配血结果,一般用"供者红细胞 + 受血者血清 / 血浆无凝集无溶血,受血者红细胞 + 供者血清 / 血浆无凝集无溶血"来描述和报告检测结果;血浆类血液成分只报告次侧结果,即"受血者红细胞＋供者血清／血浆无凝集无溶血";洗涤红细胞,只报告主侧结果,即"供者红细胞＋受血者血清／血浆无凝集无溶血"。

(三) 报告单发布

检测者和审核者双人核对后发布报告单,各实验室对检测和审核人员的资质应作出相应规定,并定期进行培训与操作考核。

七、检验后标本的处理

受血者和献血者血标本应在 2~6℃条件下保存 7 天,以便追查输血不良反应原因。7 天后,对血标本进行高压灭菌,按医疗废物处理。

练习题一

1. ABO 和 RhD 同型输血时,为什么要进行交叉配血试验?
2. 在配血试验中设置自身对照的意义?

知识小结

1. 配血试验是通过体外试验检测供、受者血液之间的抗原抗体反应。
2. 配血的全过程应包含配血试验前的血清学检测(血型鉴定、血型抗体检测和配血标本血型复核)和交叉配血试验。
3. 根据输注血液成分选择主、次侧配血和配血试验的类型。
4. 设置阳性对照管时,应根据反应介质的不同选择性地将 O 型 RhD 阳性试剂红细胞与标化后的 IgG 或 IgM 抗 D 试剂反应。
5. 室内质控方案应有完善的 IQC 管理体系文件和标准操作流程,应覆盖所有常规输血相容性检测项目,选用适宜的质控品,由常规工作人员操作,在常规条件下与患者样本一同检测,不应区别对待。
6. 报告单的内容应包括临床提供的患者相关信息、检测过程中产生的信息和检验结果。
7. 检验的标本在保存期满后,应进行无害化处理。

自我测试

设计一个室内质控品检测方案。

第二节 交叉配血试验方法

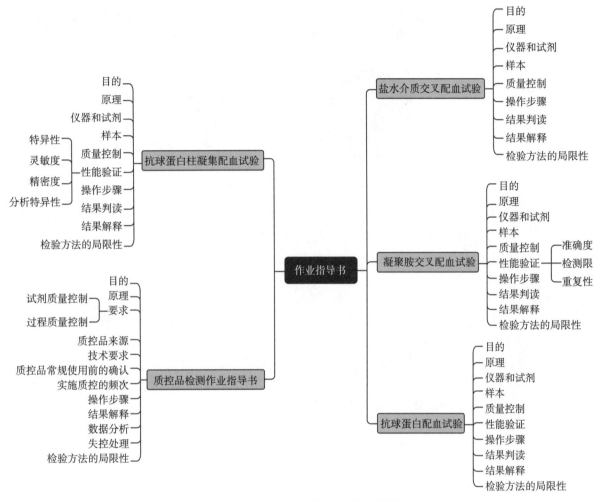

图 10-2 交叉配血试验方法学习导图

学习目标

1. 掌握盐水介质、凝聚胺及抗球蛋白（柱凝集）等配血方法
2. 掌握上述配血方法的局限性和适用范围
3. 掌握上述配血方法的结果判读和结果解释
4. 掌握室内质控的方法和质控品的检测设置

一、盐水介质交叉配血试验

【目的】

检测交叉配血实验中不相合的完全抗体,即检测能在盐水介质中反应的抗体,主要用来检测供者红细胞与受血者血清之间的 ABO 相容性。因此,本配血方法通常与其他配血方法共同使用。

【原理】

用生理盐水作为红细胞抗原和血清抗体之间的反应介质,通过离心来观察抗原抗体反应情况,所以盐水介质配血法也被称为"立即离心"配血试验(图 10-3)。

图 10-3　红细胞抗原与血清抗体

【仪器和试剂】

1. 仪器台式低速离心机、血型血清学专用离心机、阅片灯箱和显微镜等。

2. 试剂标化的 IgM 抗 D 抗体、抗筛阴性的 AB 型血浆、2%~5%O 型 RhD 阳性标准红细胞悬液(试剂)和生理盐水等。

【样本】

1. 采集/准备受血者和献血者的抗凝全血样本(首选 EDTA 抗凝),无污染、严重溶血、明显乳糜和液体稀释等影响检测的样本质量问题,另外血清样本用来配血更佳。

2. 离心标本,分离红细胞层和血浆/血清层,血浆/血清标本应充分去除纤维蛋白。应使用受血者输血前 3 天以内的样本,4℃冷藏保存,采集量在 2mL 以上;反复输血的患者应抽取新鲜血液标本进行配血试验,应采集和使用能代表患者当下免疫状态的血液标本。

【质量控制】

参见本节"质控品检测作业指导书"部分。

【操作步骤】

1. 取 5 支小试管分别标记主侧、次侧、自身对照、阳性对照和阴性对照。

2. 取 2 支小试管分别配制 2%~5% 献血者红细胞生理盐水悬液、2%~5% 受血者红细胞生理盐水悬液。应确保细胞悬液浓度在正确的范围内,以免造成假阴性或假阳性结果。

3. 主侧检测管加入受血者血清 100μl 和献血者红细胞生理盐水悬液 50μl;次侧检测管加入献血者血清 100μl 和受血者红细胞生理盐水悬液 50μl;自身对照管加入受血者血清 100μl 和受血者红细胞生理盐水悬液 50μl;阳性对照管加入标化后的 IgM 抗 D 抗体 100μl 和 O 型 RhD 阳性红细胞生理盐水悬液 50μl;阴性对照管加入抗筛阴性的 AB 型血浆 100μl 和 O 型 RhD 阳性红细胞悬液 50μl。

4. 混匀,室温放置 1 分钟,1 000×g 离心 15 秒。应确保离心力、离心时间在合适的范围,以防造成假阴性或假阳性结果。

5. 取出检测管和对照管,观察判读结果。

【结果判读】

1. 肉眼观察有无溶血的情况,完全溶血或部分溶血均应判为阳性结果(标本本身溶血除外)。

2. 高频低振幅摇动检测管和对照管,细胞扣从试管壁完全脱落下来后应立即停止振摇,判读凝集强度。无凝集无溶血,试验结果为阴性,配血结果相合;有凝集或溶血,试验结果为阳性,配血结果不相合。

3. 自身对照管的检测可在需要时设置,如存在自身抗体的患者、直接抗球蛋白试验阳性患者、非特异性反应的患者等。

4. 凝集强度的判读方法同试管法的血型鉴定,不确定的凝集,可通过显微镜来判定。凝集强度的判读需标准化,防止漏检弱凝集。

5. 在冬天室温低的情况下,某些患者血清中由于含有冷凝集素等原因,可能会导致假阳性结果出现。若有此怀疑,将试管置入 37℃水浴中,轻轻摇动试管混合,并在 60 秒内观察结果。

6. 冷凝集素效价较高的患者,抽血后可将标本用 37℃保温送检至实验室,交叉配血时可采用 37℃生理盐水洗涤红细胞 3 次,如果仍出现弱凝集,再用 45℃生理盐水洗涤后进行配血。此类患者应对其冷抗体的特异性和效价进行鉴定(见第十一章),以确定其"有害"程度。

【结果解释】

1. 主侧、次侧、阴性对照管和自身对照管检测结果均为阴性,阳性对照管检测结果为阳性,试验在控,配血结果相合。

2. 本法主要用来检测 IgM 型抗体,需与其他配血方法一起使用方可不漏检其他不完全抗体(如免疫性 IgG 型抗体)。

3. 自身对照管检测结果为阳性,表示存在自身抗体、冷抗体等。

4. 溶血:试验结果为阳性,与血液凝集具有同样重要的临床意义。有些血型抗体与红细胞表面相应抗原反应后,能够激活补体,引起红细胞溶解,具有这种性质的抗体为溶血素。当补体不存在时,这些抗体往往凝集或致敏具有特异性抗原的红细胞。血型抗体中具有溶血作用的抗体有抗 A、抗 B、抗 A,B、抗 I、抗 i 等。

【检验方法的局限性】

本法主要检测 IgM 型抗体,有临床意义的 IgG 型抗体存在漏检,在配血过程中不能单独使用。

二、凝聚胺交叉配血试验

【目的】

快速检测交叉配血试验中不相合的完全抗体及不完全抗体。

【原理】

红细胞表面带有大量的负电荷,以避免其产生自发性聚集,当红细胞悬浮在电解质中时,阳离子会被红细胞的负电荷所吸引,此时红细胞则被扩散的双层离子云所围绕,而形成 Zeta 电位,Zeta 电位决定红细胞之间的排斥作用。

凝聚胺技术首先利用低离子溶液(LIM)降低介质的离子强度,减少红细胞周围的阳离子云,以促进红细胞和血清/血浆中的抗体结合。随后加入凝聚胺溶液,凝聚胺是一种高价阳离子多聚物、肝素中和剂,溶解后能产生很多正电荷,中和红细胞表面带有的负电荷,使红细胞 Zeta 电位降低,缩短红细胞之间的距离,使红细胞产生非特异性的凝聚。最后,加入悬浮液,悬浮液具有中和凝聚胺阳离子的作用,使正常的红细胞非特异性凝集散开,试验结果为阴性;但如果红细胞被相应的抗体致敏,则会被凝聚胺凝集,肉眼可见的凝集就不会散开,试验结果为阳性。

【仪器和试剂】

1. 仪器 台式低速离心机、血型血清学专用离心机、阅片灯箱和显微镜等。

2. 试剂 标化的 IgG 抗 D 抗体、抗筛阴性的 AB 型血浆、2%~5%O 型 RhD 阳性标准红细胞悬液(试剂)和生理盐水等。

凝聚胺试剂盒(含低离子溶液、凝聚胺溶液和悬浮液组分),在 2℃~25℃下保存,未开封试剂有效期为两年,开封后有效期缩短为 6 个月。试剂在有效期内使用,一般情况下,不同批号试剂盒中的各组分不建议互换使用。若试剂使用前为低温贮存,请室温平衡后再行操作。

【样本】

样本的采集要求、质量要求和离心处理方法与"盐水介质交叉配血试验"中的要求相同,但枸橼酸钠或肝素抗凝的标本不能用此法来配血。

【质量控制】

见本节"质控品检测作业指导书"部分。

【性能验证】

1. 准确度

(1)IgM 抗 A 或抗 B 与 A 型或 B 型红细胞反应,重复 3 次,结果均为阳性且凝集强度一致;与 B 型或 A 型红细胞反应,重复 3 次,结果均为阴性。

(2)IgG 抗 D 抗体与 RhD 阳性红细胞反应,重复 3 次,结果均为阳性且凝集强度一致;与 RhD 阴性红细胞反应,重复 3 次,结果均为阴性。

2. 检测限

(1)IgM 抗 A 或抗 B 抗体(效价 ≥ 128)等比稀释至 9 支管,分别与 A 型或 B 型红细胞反应,结果呈阳性(包括弱阳性 ±)的试管不少于 7 支。

(2)IgG 抗 D 抗体(效价 ≥ 128)等比稀释至 9 支管,分别与 RhD 阳性红细胞反应,结果呈阳性(包括弱阳性 ±)的试管不少于 7 支。

3. 重复性

(1)按检测限,同一批试剂等比稀释梯度两组间的阳性管数差值不应大于 2 支。

(2)按检测限,三批试剂间的等比稀释梯度之间的阳性管数差值不应大于 2 支。

【操作步骤】

以某品牌的凝聚胺介质配血法为例,不同厂商试剂盒的操作步骤可能有差异,操作时请参见相应产品说明书作出相应调整。

1. 按盐水介质配血法步骤"1~5"操作,如没有凝集和 / 或溶血,继续以下试验。阳性对照管可加入标化后的 IgG 抗 D 试剂与 O 型 RhD 阳性红细胞反应。

2. 主侧、次侧和对照管中各加低离子介质(LIM)1mL,混匀,室温放置 1 分钟。

3. 每管分别加入凝聚胺溶液 2 滴,混匀,1 000×g 离心 10 秒,倒掉上清液,残留约 0.1mL 液体于管底。若患者血清 / 血浆含肝素,如洗肾患者,须多加 4~6 滴凝聚胺溶液以中和肝素。

4. 轻轻摇动试管,肉眼可见明显凝集,如无凝集须重做。

5. 每管分别加入悬浮液 2 滴于管底,同时轻轻摇动检测管和对照管观察结果,必要时镜检。

【结果判读】

1. 记录观察到的凝集或 / 和溶血程度,完全溶血或部分溶血均应判为阳性结果(标本本身溶血例外)。凝集的观察一般以 60 秒为限,60 秒内凝集散开,代表是由凝聚胺引起的非特异性聚集,配血结果相合;如凝集不散开,则为红细胞抗原抗体结合的特异性反应,配血结果不相合。

2. 为增强凝集判读的准确性,应与阴性对照管平行测试,判读结果时进行比对,如果观察到测试管比阴性对照管凝集散开时间更短或相同,试验结果判为阴性,否则暂判为阳性,重复试验进一步确认结果。

3. 自身对照管的检测可在必要时操作,如存在自身抗体的患者、直接抗球蛋白试验阳性患者、非特异性反应的患者等。

【结果解释】

1. 主侧、次侧、阴性对照管和自身对照管检测结果均为阴性,阳性对照管检测结果为阳性,试验在控,配血结果相合。

2. 本法能同时检测 IgG 和 IgM 型抗体。凝聚胺法试验中出现阳性结果时,需要加做盐水介质试验,以确定是否含有 IgM 型抗体;同时,可使用巯基类试剂去除 IgM 型抗体,再检测是否含有 IgG 型抗体。

3. 自身对照管检测结果为阳性,表示可能存在自身抗体、冷抗体等。

4. 如果进行了不相容/配合性红细胞输注,患者的抗体可能完全被吸附到了输入的红细胞上,造成血清中没有可检出的抗体,再次配血输血时,表现出自身对照阳性和次侧阳性。

5. 在冬天室温低的情况下,某些患者血清中由于含有冷凝集素等原因,而会导致假阳性的结果出现。若有此怀疑,将试管置入37℃水浴中,轻轻摇动试管混合,并在60秒内观察结果。

6. 冷凝集素效价较高的患者,抽血后可将标本用37℃保温送检至实验室,采用预温法将标本、试剂和反应容器加温至37℃后再行配血。此类患者应对其冷抗体的特异性和效价进行鉴定(见第十一章),以确定其"有害"程度。

7. 本方法存在的非特异性因素

(1)试验过程中加样不准、反应时间不够、离心力不够及观察结果时振摇过重或观察时间超过1分钟都可能会造成假阴性结果。

(2)部分试验结果需在显微镜下观察,增加了结果判断的不确定性。

(3)对弱反应容易漏检,但假阳性相对较少。

8. 某些治疗过程、药物可影响试验结果

(1)透析、介入和体外循环等治疗后患者血清(浆)中含大量肝素;

(2)消化道出血患者使用的酚磺乙胺(止血敏),酚磺乙胺在水溶液中带负电荷,能使红细胞Zeta电位上升,致可逆凝集反应受到抑制,多加入凝聚胺溶液也无法完全排除干扰,遇到此类患者应在使用酚磺乙胺4~6小时后重新抽取血液标本进行检测或更换其他试验方法;

(3)患者输入大量低分子右旋糖酐时出现缗钱状凝集,采用等量生理盐水置换法,此种凝集即会消失。

【检验方法的局限性】

对罕见同种抗体抗K敏感性低,中国人K抗原阳性率几乎为零,至今尚无Kell血型系统抗体检出的报道。因此,国内临床输血时,使用凝聚胺介质交叉配血是相对比较安全的。但是对于中国人群中产生抗K略高的维吾尔族等少数民族,如需检测抗K可采用抗球蛋白的方法进行配血,或做凝聚胺辅助性抗球蛋白试验。如需检测抗K可采用抗球蛋白的方法进行配血,或做辅助性抗球蛋白试验。

敏感度高,易筛检出不具临床意义的冷反应抗体。

三、抗球蛋白配血试验

【目的】

检测交叉配血试验中不相合的完全抗体及不完全抗体。

【原理】

本配血方法应用抗球蛋白试验来检测血清中是否存在不完全抗体,同时完全抗体在本试验中也会与对应抗原反应,红细胞被抗体致敏后也能被检出。被检红细胞和血清在37℃孵育,若被检血清含有相应的抗体则会被吸附到红细胞上,IgG型抗体使红细胞致敏或IgM型抗体使红细胞凝集,再加入抗球蛋白试剂,通过抗球蛋白的"搭桥"作用,出现肉眼可见凝集而被检出(图10-4)。

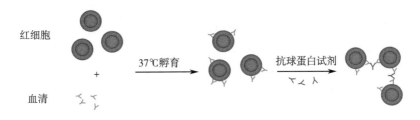

图10-4 抗球蛋白试验

在间接抗球蛋白试验中,可以使用酶法、低离子介质法、牛白蛋白法、聚乙二醇(PEG)法来增强敏感性和缩短致敏时间,孵育时间可以由 30 分钟缩短为 15 分钟。

【仪器和试剂】

1. 仪器　台式低速离心机、血型血清学专用离心机、阅片灯箱和显微镜等。

2. 试剂　标化的 IgG 抗 D 抗体、抗筛阴性的 AB 型血浆、2%~5%O 型 RhD 阳性标准红细胞悬液(试剂)和生理盐水等;2%~5%IgG 抗 D 致敏的 O 型 RhD 阳性红细胞悬液、抗球蛋白试剂;

以上低温贮存的试剂需室温平衡 30 分钟后再使用。

【样本】

样本的采集要求、质量要求和离心处理方法与"盐水介质交叉配血试验"中的要求相同。

【质量控制】

见本节"质控品检测作业指导书"部分。

【性能验证】

阴性确证试验:50μl 已经致敏的红细胞加 50μl 抗球蛋白试剂,离心判定结果。反应结果为阳性,则说明抗球蛋白试剂有效。

每批新试剂,或 4℃保存时间过长,需做"阴性确证",至少每月一次,以检测试剂的有效性。

【操作步骤】

1. 按盐水介质配血法步骤"1~5"操作,如没有凝集和/或溶血,继续以下试验。阳性对照管可加入标化后的 IgG 抗 D 试剂与 O 型 RhD 阳性红细胞反应。

2. 混匀,置 37℃孵育 30~60 分钟,取出后,1 000×g 离心 15 秒,判读记录结果。如果水浴箱或其他孵育器温度不正确,可造成错误结果。

3. 用盐水洗涤红细胞 3 次,在吸水纸上扣干残余液体。洗涤充分,否则存在于血清中的球蛋白极易中和抗球蛋白试剂,使试验结果出现假阴性。洗涤过程不可中断,应连续操作,以防结合到细胞的抗体脱落。

4. 洗涤后应立即加入抗球蛋白血清 100μl,混匀,1 000×g 离心 15 秒。抗球试剂的使用方法请参照说明书,必要时,作出相应调整。

5. 取出试管,持一定角度轻摇试管直到松动所有的细胞,然后反复倾斜试管,直到出现均匀的红细胞悬液的阴性结果或者凝集物的阳性结果为止。

6. 如果为阴性结果,室温中放置 5~10 分钟,再离心一次,重读结果,对于 C3d 和 IgA 致敏红细胞有增强作用,而对于 IgG 致敏细胞反而会变弱。

7. 阴性确证:向阴性结果的试管内分别加入 50μl 致敏的 O 型 RhD 阳性红细胞悬液,混匀,1 000×g 离心 15 秒后观察结果。反应结果为阳性则说明细胞洗涤是充分的,证明试验有效,阴性试验结果可以被确认。

【结果判读】

1. 自身对照管的检测可在需要时操作,如存在自身抗体的患者、直接抗球蛋白试验阳性患者等。

2. 如果阴、阳性结果出现非预期结果,则实验结果不可靠,须查找原因,采取纠正措施后,重做实验。

3. 记录观察到的凝集强度或/和溶血程度,完全溶血或部分溶血均应判为阳性结果(标本本身溶血例外)。凝集散开且无溶血,"阴性确证"试验通过,试验结果判为阴性,配血结果相合;凝集不散开或有溶血,试验结果为阳性,配血结果不相合。

【结果解释】

1. 主侧、次侧和自身对照管检测结果均为阴性,阴、阳性结果未出现非预期结果,配血结果相合。

2. IgM 型和 IgG 型抗体均可以在本试验中出现阳性结果,需要加做盐水介质试验,以确定是否含有 IgM 型抗体;同时,可使用巯基类试剂去除 IgM 型抗体,再检测是否含有 IgG 型抗体。

3. 自身对照管检测结果为阳性,表示存在自身抗体——自身抗体吸附到了自身红细胞上,造成自身对照阳性。

4. 如果进行了不相容/配合性红细胞输注,患者的抗体可能完全被吸附到了输入的红细胞上,造成血清中没有可检出的抗体,再次配血输血时,表现出自身对照阳性和次侧阳性。

【检验方法的局限性】

耗时长,对手工操作技术要求高,不利于急诊、手术配血。本检测方法灵敏度高,可能会发生假阳性反应,若献血者 DAT 阳性或者患者本身 DAT 阳性都可能会造成配血的假阳性。

四、抗球蛋白柱凝集配血试验

【目的】

检测交叉配血试验中不相合的完全抗体及不完全抗体。

【原理】

将抗球蛋白试剂和柱凝集技术结合起来,制成抗球蛋白微柱卡,即在塑料卡片上的微柱管中填充葡聚糖凝胶和抗球蛋白,制成抗球蛋白检测卡,凝胶微柱管分为反应腔和分离柱两部分。

本检测方法将排阻层析和抗球蛋白试验相结合,即在微柱凝胶介质中,红细胞抗原与相应的抗体结合,在抗球蛋白的作用下发生凝集反应,形成红细胞免疫复合物,在一定离心力下,该复合物不能通过凝胶间隙而浮于胶表面或胶中;而无相应的抗体结合的红细胞则沉于凝胶底部。由于有抗球蛋白的"搭桥",此方法除能检测完全抗体外,也能检测不完全抗体和补体。

【仪器和试剂】

1. 仪器　台式低速离心机、卡片式血型血清学专用离心机和孵育器、全自动血型分析仪、阅片灯箱和显微镜等。

2. 试剂　生理盐水、低离子强度盐溶液(LISS)、抗球蛋白凝胶检测卡、标化的 IgG 抗 D 抗体、抗筛阴性的 AB 型血浆和 0.8%O 型 RhD 阳性标准红细胞悬液(试剂)等。

【样本】

样本的采集要求、质量要求和离心处理方法与"盐水介质交叉配血试验"中的要求相同。

防止标本被细菌污染,尽可能使用当日采集的新鲜血。使用陈旧血标本配血时,观察自身对照的结果,以确定是否是由于标本质量原因引起的假阳性。

【质量控制】

见本节"质控品检测作业指导书"部分。

【性能验证】

1. 特异性　特异性反应无非特异性凝集反应;直接抗球蛋白试验和间接抗球蛋白试验成立。

2. 灵敏度　抗球蛋白检测卡检测的 IgG 性质抗 D 抗体效价不低于同步检测的试管抗球蛋白法的检测结果;抗球蛋白检测卡(抗 IgG+C3d)与 C3d 致敏的红细胞反应强度 ≥ 2+。

3. 精密度　用凝集强度 2+ 的抗体检测,阳性结果差异不超过 1+;阴性结果均应出现阴性反应。

4. 分析特异性　干扰物质为血清或血浆中甘油三酯浓度 ≤ 5mg/mL,胆红素 ≤ 1.5mg/mL,血红蛋白 ≤ 50mg/mL,不会对结果产生影响。

【操作步骤】

1. 分别将受血者与献血者红细胞配成 0.8% 低离子红细胞悬液,将 O 型 RhD 阳性标准红细胞悬液配成 0.8% 低离子红细胞悬液。红细胞悬液浓度范围在 0.5%~1%,浓度过高或过低的红细胞悬液会引起异常结果。

2. 在检测卡上做好标记(主侧、次侧和对照,患者姓名、献血者编号等)。使用前应确认检测卡的有效期限,过期检测卡不得使用。检查检测卡上腔部分或封口处是否有气泡或液滴,可离心后再使用。

3. 主侧检测柱加入受血者血清 50μl 和献血者红细胞低离子悬液 50μl；次侧检测柱加入献血者血清 50μl 和受血者红细胞低离子悬液 50μl；自身对照柱加入受血者血清 50μl 和受血者红细胞低离子悬液 50μl；阳性对照柱加入标化后的 IgG 抗 D 抗体试剂 50μl 和 O 型 RhD 阳性红细胞低离子悬液 50μl；阴性对照柱加入抗筛阴性的 AB 型血浆 50μl 和 O 型 RhD 阳性红细胞低离子悬液 50μl。

4. 不同厂家的检测卡对红细胞悬液浓度、加样量、离心速度和离心时间等的要求可能不一致，请参见相应产品说明书做出相应调整，检测系统的试剂（卡）、离心机应配套使用。

5. 置 37℃中孵育 15 分钟。如使用生理盐水配制受血者与献血者红细胞悬液，则孵育时间延长至 30 分钟。

6. 使用配套卡式专用离心机离心，取出肉眼判定结果。

【结果判读】

取出卡片肉眼观察结果，若主次侧细胞沉淀均在管底判读为阴性，若红细胞在凝胶顶部或中部判读为阳性（图 10-5）。

记录观察到的凝集强度或 / 和溶血程度，完全溶血或部分溶血均应判为阳性结果（标本本身溶血例外）。无凝集无溶血，试验结果为阴性，配血结果相合；有凝集或溶血，试验结果为阳性，配血结果不相合。

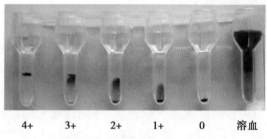

图 10-5　微柱凝胶法结果判读

【结果解释】

1. 自身对照管的检测可在需要时平行检测，如存在自身抗体的患者、直接抗球蛋白试验阳性患者等。

2. 如果阴性、阳性结果出现非预期结果，则试验结果不可靠，需查找原因，采取纠正措施后，重做试验。

3. 记录观察到的凝集强度或 / 和溶血程度，完全溶血或部分溶血均应判为阳性结果（标本本身溶血例外）。

4. IgM 型抗体可以在此配血方法中出现阳性结果，需要加做盐水介质试验，以确定是否含有 IgM 型抗体；同时，可使用巯基试剂去除 IgM 型抗体，再检测是否含有 IgG 型抗体。

5. 如果进行了不相容 / 配合性红细胞输注，患者的抗体可能完全被吸附到了输入的红细胞上，造成血清中没有可检出的抗体，再次配血输血时，表现出自身对照阳性和次侧阳性。

【检验方法的局限性】

1. 陈旧红细胞不能使用。

2. 本方法敏感性高，能检出红细胞是否被 IgG 抗体和 / 或 C3d 补体致敏，如需确定抗体特异性应做进一步检测。

五、质控品检测作业指导书

【目的】

监控输血相容性检测体系的稳定性，提供检测结果准确性的证据，确保检测结果达到预期的质量标准。质控品的检测仅供实验室进行质量控制，不用于临床检测结果的判断。

【原理】

选择已知的血清和相应的细胞，标定其在检测体系（抗球蛋白检测卡）中的阳性及阴性结果，通过每天或每批应用与检测临床标本相同的试剂和方法进行检测，以监控临床实验室进行交叉配血过程中使用的试剂、设备及试验流程，并评估试验结果的有效性。

【要求】

1. 试剂质量控制

(1)阳性质控：O 型 RhD 阳性红细胞与含有意外抗体的血清或血浆（通常使用 IgG 抗 D 抗体）反应。

(2)阴性质控：O 型 RhD 阳性红细胞与不含意外抗体的血清或血浆反应。

2. 过程质量控制

(1)IgG 抗体组：意外抗体（通常为 IgG 抗 D 抗体）与对应抗原反应，同时设置阴性对照，并避开 ABO 抗原等 IgM 型抗原抗体的反应。

(2)IgM 抗体组：包含 ABO 抗原与对应抗体的反应，同时设置阴性对照，血清中不含意外抗体。

【质控品来源】

实验室可以使用商品化的质控品或自制质控品等。本指导书以长春博迅生物技术有限责任公司的质控品产品为例来编写。

本品共 5 瓶，分别为 AB 型 RhD(+)红细胞（样本 1）、O 型 RhD(+)红细胞（样本 2）、RhD(−)红细胞（样本 3）、O 血清（样本 4）、含 IgG 型抗 D 抗体的 AB 型血清（样本 5）各 1 瓶。

【技术要求】

1. 质控品试剂盒应包括抗原阴性、抗原阳性对照品和抗体阴性、抗体阳性对照品，试验应按照试剂盒说明书的质控技术要求进行操作，常规使用前应进行确认。

2. 质控品，必须经本实验室确认，获得明确的抗原或抗体特异性表达结果。排除冷凝集、自身抗体、异常蛋白干扰等情况。

3. 使用质控品时应轻拿轻放，避免剧烈振荡，严禁在室温长期存放，试验完毕后立即将剩余试剂按要求存放。

4. 红细胞质控品如发生凝集，出现菌落或严重溶血，请不要使用；若红细胞质控品出现轻微溶血，可使用生理盐水对其进行洗涤，重新悬浮后使用。

5. 质控血清如出现沉淀物时，应进行适当离心，去除杂质后将上清液移至洁净容器中使用。

6. 质控品来源于人血液，其所接触的试剂及容器具应按医疗垃圾进行处理。

7. 剩余质控品不宜与新质控品混合，以防污染；不同批号质控品不得混用。

【质控品常规使用前的确认】

1. 实验室对每个批号的产品自行建立相应的参考值（凝集强度）。验证的参考值应符合厂家说明书上宣称的产品性能指标。

2. 每次试验操作前对质控品进行外观检查，排除溶血、细菌污染等情况后方可使用。

3. 填写《试剂质控品参数和质控品性能评价表》，表格可以参考本教程"附录 1"。

【实施质控的频次】

质控品的检测在每天试验开始前进行，检测过程中更换凝胶卡批号或检测仪器设备后应重新检测质控品。

【操作步骤】

1. 将质控品从冰箱取出后平衡至室温。检查检测卡外观，如有干胶、杂质、气泡不可使用。

2. 将质控品红细胞按凝胶卡使用说明配制成检测浓度。

3. 按照组合 1（样本 4+ 样本 1）、组合 2（样本 4+ 样本 2）、组合 3（样本 5+ 样本 1）、组合 4（样本 5+ 样本 3）手工或仪器加样，具体操作步骤参照微柱凝胶交叉配血法及说明书。

4. 判读和记录结果。

【结果解释】

1. 为特定抗体检测的有效性测定，交叉配血的室内质控可分为 IgG 组和 IgM 组，交叉配血组合说明（表 10-1）。

表 10-1　交叉配血组合

样本组合	检测结果	检测作用
组合 1　样本 4+样本 1	+	检测 IgM 型抗原抗体反应
组合 2　样本 4+样本 2	0	检测 IgM 型抗原抗体反应
组合 3　样本 5+样本 1	+	检测 IgG 型抗原抗体反应
组合 4　样本 5+样本 3	0	检测 IgG 型抗原抗体反应

2. 质控品检测结束后,将检测结果与参考值进行比较,阳性质控结果与预期结果比较出现超过 1+ 凝集强度的差异,或阴性质控出现阳性结果时,均视为失控。

【数据分析】

1. 将质控品检测结果与参考值比较,凝集强度相差不超过 1+ 为在控,超过 1+ 为失控。

2. IgM 组 Ac 与抗 A、Bc 与抗 B 能够出现凝集反应,Oc 与抗 A、抗 B 不发生凝集反应,即在控,否则失控。

3. IgG 组 RhD 阳性红细胞与抗 D 血清出现凝集反应,RhD 阴性红细胞与抗 D 血清不发生凝集反应,即在控,否则失控。

【失控处理】

1. 出现失控后,填写处理报告单,上报实验室负责人,由负责人与操作人员一同对失控原因进行分析,采取纠正措施消除失控原因后,重新检测质控品,质控结果通过后,方可开展常规检测。必要时,对失控前至上次在控之间的样本进行评估,如果影响到了检测结果应采取相应措施,如重新检测等。

2. 对室内质控进行月度分析,监控趋势变化及检测系统的适宜性。

【检验方法的局限性】

1. 因各种原因造成的微柱凝胶卡的变化(过有效期、污染等),本质控品无法对相关检测进行客观评价。

2. 仪器设备或操作技术出现缺陷或使用不标准的检测方法,本质控品无法对相关检测进行客观评价。

练习题二

1. 在盐水介质交叉配血试验中设置阴性对照的意义?
2. 盐水介质交叉配血试验为什么不能单独用来配血?
3. 凝聚胺介质配血试验中,加入凝聚胺,离心后未发生凝集,可能的原因是什么? 如何处理?
4. 欧美白人采用凝聚胺配血时需注意什么? 需加做什么试验?
5. 抗球蛋白(含抗球柱凝集)配血试验中,检测结果为阳性,如何区分抗体的类型(IgM/IgG)?

知识小结

1. 盐水介质交叉配血试验只能检测出完全抗体,如 IgM 型抗体,不能单独用于交叉配血,需与其他配血方法联合使用。

2. 酶法交叉配血试验可以检出完全和不完全抗体,能促进血型抗原与抗体的反应,增强某些弱抗原抗体的检出,但同时也会使某些红细胞抗原的结构受到破坏或变性失活。

3. 抗球蛋白交叉配血试验可以检出完全和不完全抗体,是检测不完全抗体的经典方法。

4. 凝聚胺法交叉配血试验可以检出完全和不完全抗体,多数 IgG 型抗体能够被检出,但抗 K 抗体检不出。

5. 抗球柱凝胶交叉配血试验在"抗球蛋白交叉配血试验"基础上增加柱凝胶介质,有利用自动化和图像记录保存。

6. 质控品检测方案应能检测 IgG 和 IgM 型抗原抗体,标准化至弱阳性,如"2+",并同时设置阳性对照质控品和阴性对照质控品。

自我测试

1. 将 IgM 型抗 A 抗体等比稀释多管与 A 型红细胞在盐水介质中反应,训练凝集强度的判读。

2. 将 IgG 型抗 D 抗体等比稀释多管与 O 型 RhD 阳性红细胞进行抗球蛋白配血试验,训练凝集强度的判读。

3. 将 IgG 型抗 D 抗体等比稀释多管与 O 型 RhD 阳性红细胞反应,加入至抗球微柱凝胶卡 37℃孵育后离心判读,训练凝集强度的判读。

第三节　交叉配血不合的处理

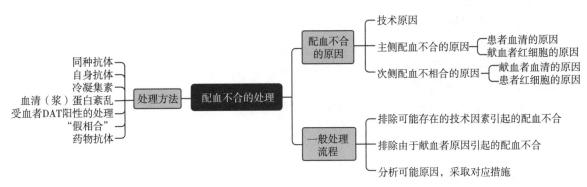

图 10-6　交叉配血不合的处理学习导图

学习目标

1. 掌握引起配血不合的常见原因
2. 掌握配血不合的一般处理流程
3. 掌握常见原因引起的配血不合的处理方法

一、配血不合的原因

(一) 技术原因

1. 标本混淆,如患者身份识别错误,标本"张冠李戴",或实验室使用不正确的样本进行配血等。

2. 标本质量问题,如抗凝不充分,有微小凝块未被发现,有纤维蛋白析出,被细菌污染等。

3. 试剂质量问题,如试剂过期失效,未达标准,被污染。

4. 操作不规范,或未严格按照试剂说明书操作,如加错试剂,离心力和离心时间未达标准。

5. 其他原因。

(二) 主侧配血不合的原因

1. 患者血清的原因

(1)存在针对供者红细胞同种抗体。

(2)自身抗体。

(3)冷凝集,存在高效价冷凝集素,能在室温及以上温度条件下反应。

(4)血浆蛋白紊乱(A/G 倒置、M 蛋白等)。

(5)药物抗体。

2. 献血者红细胞的原因

(1)全凝集或多凝集。

(2)黏附免疫球蛋白或抗体。

(3)标本污染。

(4)红细胞被致敏,直接抗球蛋白试验阳性。

(三) 次侧配血不相合的原因

1. 献血者血清的原因

(1)存在针对患者红细胞的同种抗体。

(2)自身抗体。

(3)冷凝集,红细胞致敏,冷凝集素效价较高,在室温及以上温度条件下仍有反应。

(4)血清(浆)蛋白紊乱。

2. 患者红细胞的原因

(1)全凝集或多凝集。

(2)黏附免疫球蛋白或抗体。

(3)缗钱状凝集,如静脉输入高分子药物可导致红细胞成钱串状。

(4)近期输注过异型血液成分。

(5)患者红细胞致敏,DAT 阳性。

二、一般处理流程

第一步,排除可能存在的技术因素引起的配血不合:

重新抽取患者标本,标准操作,重复配血试验。复核供者、受者血型,防止血型结果鉴定错误或供受者血型匹配错误。

第二步,排除由于献血者原因引起的配血不合:

行献血者直接抗球蛋白试验和 / 或抗体筛查试验,更换合格的献血者血液。

第三步,分析可能原因,采取对应措施:

参考直接抗球蛋白试验(DAT)、自身对照和抗体筛查的结果,如表 10-2 所示:

表 10-2　主侧配血不相合的原因和对策

抗体筛查	DAT	自身对照	原因	对策
+	0	0	同种抗体	抗体鉴定
+	+	+	自身抗体(同种抗体?)	AIHA 配血法

续表

抗体筛查	DAT	自身对照	原因	对策
0	+	+	1. 自身抗体 2. HDN（IgG 抗 A/ 抗 B 抗体） 3. 过客淋巴综合征（IgG 抗 A/ 抗 B 抗体） 4. 抗筛漏检	1. 不干扰 IAT 配血 2. 新生儿溶血全套 3. DAT、游离抗体试验、放散试验 4. 更换抗筛细胞或增强反应
0	0	0	1. 低频抗体，剂量效应抗体 2. ABO 亚型抗体 3. ABO 非同型输血 4. ABO 非同型干细胞移植患者	1. 另选供者 2. ABO 亚型鉴定 3. 主侧相容 4. 主侧相容
+	0	+	1. 血浆 / 清蛋白紊乱 2. 冷凝集素 3. 对试剂介质的抗体	1. 盐水替换 / 稀释 2. 预温法配血 3. 换介质
+	+	0	怀疑结果错误	重做试验
0	+	0	怀疑结果错误	重做试验
0	0	+	1. 怀疑结果错误 2. HDN（IgG 抗 A/ 抗 B） 3. 过客淋巴综合征	1. 重做试验 2. 新生儿溶血全套 3. DAT、游离抗体试验、放散试验

三、处理方法

（一）同种抗体

1. 抗体筛查，抗体特异性鉴定。

2. 选择不含与抗体特异性对应的抗原的供者红细胞配血。

（二）自身抗体

AIHA 患者，如果 DAT（1+）、IAT（1+），一般不干扰主侧配血；如果 DAT（2+）、IAT（1+），血清中存在游离的自身抗体，则主侧配血不合。其处理方法如下：

1. 自身红细胞吸收去除血清中自身抗体后，做抗体筛查及配血。

2. 同种红细胞吸收（红细胞经酶处理后可增强吸收效果）除去血清中自身抗体后，作抗体筛查及配血。为了避免自身抗体掩盖的同种抗体被吸收，须选用 D、C、c、E、e、Fy、Jk、MN、P 等抗原与患者相同，或比患者抗原少的供者红细胞吸收。如果个别抗原患者为阴性而供者为阳性，抗原采用化学方法（如 ZZAP、2-ME、甘氨酸 -HCl/EDTA、二磷酸氯喹）灭活某些抗原再做吸收。

3. 被检血清倍比稀释至自身抗体消失后，作抗体筛查及配血。但此法只适用于同种抗体效价比自身抗体高的样本。

自身抗体存在，配血总是不相容，单纯自身抗体导致配血不相容不是输血禁忌。但是如果被自身抗体掩盖的同种抗体漏检，则可能发生严重的溶血性输血反应。必须指出，采用上述三种方法处理样本后，抗体筛查的结果可信，但做配血的意义则值得探讨。因为上述方法都是在试管内（体外）除去自身抗体，即便配血"相容"，供者红细胞输入患者体内仍然是不相容的（因为患者体内自身抗体并没有除去）。因此，有专家认为，IAT 阳性的 AIHA 患者如果抗体筛查阴性，选择 ABO、RhD 同型血输注；如果含同种抗体，则选择 ABO、RhD 同型，同种抗体对应抗原阴性的红细胞输注，配血并无临床意义。

（三）冷凝集素

预温法，将所用试剂、器材和样本等预先加温至 37℃，并在 37℃条件下进行试验操作。必要时，标本采集后,立即置于37℃条件下送检和保存,尽快检测。

（四）血清（浆）蛋白紊乱

缗钱状凝集,假凝集,红细胞膜完整,盐水置换法或盐水稀释法可鉴别。

（五）受血者 DAT 阳性的处理

1. DAT 阳性试验结果凝集强度高于次侧凝集强度,显示患者红细胞和献血者血浆反应后,红细胞凝集并未加强,提示次侧凝集系患者 DAT 阳性所致,非抗原抗体反应所致。

2. DAT 试验凝集强度低于次侧凝集强度,选择其他献血者重配;若次侧凝集强度低于受血者 DAT 凝集强度,提示首次配血次侧凝集系供者存在意外抗体（包括低频抗体）所致。

（六）"假相合"

1. 老年人（ABO 抗原或 ABO 抗体减弱）,6 个月前的婴儿（ABO 抗原或 ABO 抗体不成熟）。

2. ABO 亚型,如 A_{el}、B_x 等,ABO 抗原减弱。

3. 大量输液,患者 ABO 抗体被稀释,或被检红细胞悬液过浓或过稀。

以上三种情况下,ABO 不相容配血可能配血结果为阴性,应选用 ABO 相同或相容的血液来配血。

结果观察不仔细或误判,将溶血误判为阴性,尤其是弱凝集被忽略,也可能造成漏检。

（七）药物抗体

抗体筛查阴性,交叉配血阴性。但输血后评估血红蛋白不升或者下降,无出血及潜血反应。输血后新抽的标本也是抗体筛查阴性,交叉配血仍相合,但可发现 DAT 转阳。通常将输血后 DAT 阳性的标本进行放散试验,再进行放散液抗体筛查,若放散液抗体筛查结果全阴,则可能是药物诱导抗体的问题;若放散液抗体筛查结果阳性,则可能是同种抗体。

练习题三

1. 交叉配血试验阴性是否说明患者与献血者之间不存在相对的抗原和抗体？为什么？凝聚胺介质配血中,加入凝聚胺,离心后未发生凝集,可能的原因是什么？如何处理？

2. 欧美白人采用凝聚胺配血时需注意什么？需加做什么试验？

3. 操作练习:将 IgG 抗 D 抗体等比稀释多管与 O 型 RhD 阳性红细胞进行抗球蛋白配血试验,训练试管法凝集强度的判读。

4. 操作练习:将 IgG 抗 D 抗体等比稀释多管与 O 型 RhD 阳性红细胞反应,加入至抗球微柱凝胶卡 37℃孵育后离心判读,训练卡式法凝集强度的判读。

知识小结

1. 发现配血不合首先应排除技术性因素（试剂、标本和操作）,然后重做试验,再参考患者的疾病、治疗措施和用药来寻找原因。

2. 主侧配血不合通常是由于患者血清中存在意外抗体或血浆蛋白紊乱。

3. 次侧配血不合通常以患者红细胞被致敏,直接抗球蛋白试验阳性最为常见。

4. 由于献血者原因引起的配血不合虽然少见,但也纳入考虑范围之内。

5. 按照处理配血不合的一般流程来处理,根据可能的原因采取应对措施。

6. 对于"假相合"一定要引起足够的重视,特别是标本的质量、细胞悬液浓度、试验操作和结果的判读一定要标准化。

自我测试

交叉配血试验阴性是否说明患者与献血者之间不存在相对的抗原和抗体反应？为什么？

参 考 文 献

---

1. 桂嵘, 张志昇, 王勇军. 输血相容性检测及疑难病例分析. 北京: 人民卫生出版社, 2018.
2. 汪德清, 于洋. 输血相容性检测实验室质量控制与管理. 北京: 人民军医出版社, 2011.
3. 尚红, 王毓三, 申子瑜. 全国临床检验操作规程. 4 版. 北京: 人民卫生出版社, 2015.

第十一章 常见输血相容性疑难检测的处理

第一节 冷凝集素病患者的输血相容检测与输血

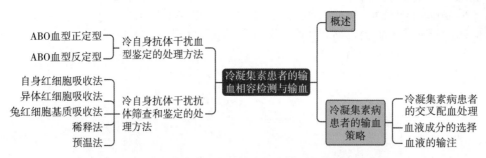

图 11-1　冷凝集素病患者的输血相容检测与输血学习导图

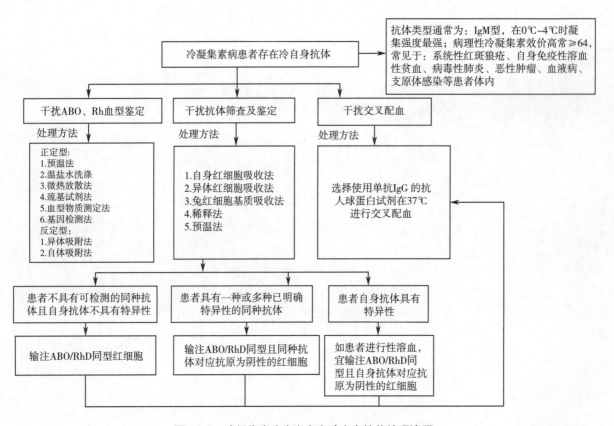

图 11-2　冷凝集素病患者存在冷自身抗体处理流程

学习目标

1. 掌握冷凝集素常见于哪些疾病
2. 掌握冷凝集素的血清学特性
3. 掌握冷凝集素的抗体类型
4. 掌握冷凝集素病患者血型鉴定的方法
5. 掌握冷凝集素病患者的抗体筛查
6. 掌握冷凝集素病患者的交叉配血
7. 掌握冷凝集素病患者的输血

一、概述

冷凝集素病(coldagglutinin disease,CAD)不如温抗体型自身免疫性溶血性贫血(warm active antibody autoimmune hemolytic anemia,WAIHA)常见,常见于寒冷的环境,是与自身抗体相关的溶血性贫血。CAD可以是急性或慢性的,急性CAD通常继发于肺炎支原体感染;慢性CAD常见于老年患者,并且有时与淋巴瘤、慢性淋巴细胞白血病或原发性巨球蛋白血症等相关。在寒冷的环境中可能出现手足发绀和血红蛋白尿。CAD的特点是EDTA抗凝标本中的红细胞可在室温下聚集,甚至出现肉眼可见凝集。

冷凝集素大多是IgM型完全抗体,其活性随着温度的降低而增高,在0~4℃时凝集强度最强,它直接针对红细胞I/i、Pr1-3、Gd或Sa抗原,最常见的是抗I。其在血液循环中可与患者自身红细胞发生凝集,在体外也能与ABO系统各种血型的红细胞发生凝集。健康人群的血清中常含有少量的冷凝集素,但效价较低(<16),属于生理性冷凝集素,<4℃的环境下才具有活性或出现凝集现象,当温度≥20℃时不出现凝集现象,室温或37℃不会对血清学试验产生影响。但在某些病理情况下,如系统性红斑狼疮、病毒性肺炎、恶性肿瘤、血液病、支原体感染等患者体内的冷凝集效价往往会≥64。这种高效价的冷凝集素可引起血型定型及交叉配血困难。

几乎所有的CAD患者的红细胞上仅能检测到补体,因为自身反应的冷凝集素通常是IgM型抗体,其在较低温度下与外周血循环中的红细胞结合并导致补体成分附着于红细胞上。当红细胞循环到体温较高的部位时,IgM型抗体就会解离下来,但补体仍附着在红细胞上。与免疫性溶血相关的冷凝集素通常在30℃有反应,60%的患者在4℃效价可达到1 000,如果在检测系统中加入22%~30%的牛白蛋白,则病理性冷凝集素将在30℃或37℃反应。有时,病理性冷凝集素效价较低(即<1 000),但它们具有更大范围的反应温度(即:无论是否加入白蛋白,冷凝集素在30℃都会反应)。抗体的反应温度范围比效价的意义更大。有时可以在20~25℃出现未处理的红细胞有溶血,但在有罕见Pr抗体特异性时,酶处理红细胞在足够的补体存在下也会发生溶血。

为了检测冷凝集素真实的反应温度或效价,收集的标本应严格控制在37℃,血清和红细胞分离过程也保持37℃,以避免在体外发生自体吸附。也可以在37℃下孵育10~15分钟(反复混匀EDTA-抗凝血,然后分离红细胞和血浆),该过程会将红细胞上已吸附的抗体释放入血浆。

在慢性CAD中,自身凝集素通常是κ型轻链的单克隆蛋白。在支原体或病毒感染诱导的急性CAD中,多数有正常的κ型轻链和λ型轻链多克隆抗体IgM型抗体。也有报道罕见的自身冷凝集素IgA和IgG型抗体。

练习题一

1. 冷凝集素是一种具有反应性的自身抗体,且在冷环境下(）℃和红细胞呈最佳反应状态。

2. 一般正常人血清中含有少量冷凝集素,一般效价在(）以下;但是 60% 的 CAD 患者在 4℃效价可达到(）。

3. 典型的冷凝集素病患者 DAT 的检测结果:抗 IgG+C3d( ),抗 IgG( ),抗 C3d( )。

二、冷凝集素病患者的相容性检测

CAD 患者血浆 / 血清中可含有高效价的病理性冷凝集素,患者红细胞上致敏的自身抗体若为 IgM 型,则患者红细胞可出现自凝而导致血型鉴定结果的假阳性,患者血浆 / 血清里的冷凝集素可以在室温或者温度更低的情况下与绝大多数红细胞发生凝集。因此在室温下进行输血相容性检测时,可以引起血型鉴定、抗体筛查及交叉配血困难。

(一)冷自身抗体干扰血型鉴定的处理方法

1. ABO 血型正定型 冷自身抗体会干扰 ABO 正定型导致正定型全部凝集,通过预温、温盐水洗涤、微热放散、巯基试剂处理等方法能排除自身抗体对正定型鉴定的干扰,也可通过血型物质测定法和基因检测法鉴定血型。

(1)预温法:将患者 EDTA 抗凝血在 37℃水浴箱孵育 ≥ 15min,能消除冷自身抗体导致较弱的红细胞自凝现象。

(2)温盐水洗涤红细胞:在 37℃孵育 15min~1h,可采用温(37~45℃)盐水反复洗涤,至患者红细胞凝集消失后再做正定型。用温盐水洗涤红细胞可去除大量的冷自身抗体,如无法使患者红细胞凝集消失则需要用其他方法处理。

(3)微热放散法:用于消除 IgM 型自身抗体导致的红细胞自凝,可保留红细胞的膜抗原结构,只去除红细胞上致敏的 IgM 型冷自身抗体。在 1 根试管中加入 1 体积经洗涤后的冷自身抗体致敏的红细胞与 3 体积生理盐水,另 1 支试管加入等体积经洗涤后的冷自身抗体致敏的红细胞和生理盐水,以确定放散是否会破坏抗原反应性;2 支试管在 45℃孵育 10~15min,并不时摇晃,孵育时间应与自凝强度成正比,离心并去除上清液后,比较处理后和未经处理的红细胞自凝的结果,检测红细胞上的抗体去除程度,如果致敏的抗体减少但仍存在,可重复处理。

(4)巯基试剂法:致敏有冷自身抗体的红细胞在离心时发生凝集,导致血型和 DAT 假阳性。0.01mol/L 二硫苏糖醇(dithiothreitol,DTT)或 0.1mol/L2- 巯基乙醇(2-mercapto-ethanol,2-ME)可破坏 IgM 型抗体的二硫键,降低其直接凝集红细胞的能力。此法通常只用于 ABO 血型正定型、Rh 血型定型和 DAT。Kell 血型系统抗原经 0.2mol/LDTT 处理后可被减弱或破坏;Js^a 和 Js^b 在此浓度的 DTT 作用下比其他 Kell 系统抗原更敏感。

(5)血型物质测定法:若检测到分泌型患者唾液中 A、H 或 B、H 或 A、B、H 或 H 血型物质,可作为辅助判定 A、B、AB 或 O 型的重要依据,但患者为非分泌型未测到血型物质则无意义。

(6)基因检测法:通过 ABO 血型基因分型检测确定患者 ABO 血型。

2. ABO 血型反定型 CAD 患者血浆 / 血清中存在的游离的冷自身抗体,可在盐水介质中非特异性凝集反定型红细胞,干扰反定型;目前临床上已有多种排除冷自身抗体干扰反定型鉴定的方法。

(1)异体吸收法:患者血清中自身抗体经随机 O 型洗涤后的浓缩红细胞行吸收试验,直至冷自身抗体吸收干净,再做反定型,在 4℃与室温下交替行吸收试验效果更佳。其局限性是应用随机 O 型红细胞吸收自体抗体时,同种抗体也有可能被吸收。因此,吸收后的患者血清不能做抗体筛查、抗体鉴定和交叉配血试验。

(2) 自体吸收法：虽然大多数冷自身抗体在血清学检测中不会引起问题，但是一些高效价的冷自身抗体可能会影响 ABO 血型反定型。在这种情况下，用自体红细胞做冷吸收可以去除血浆/血清中的冷自身抗体。大多数非病理性冷自身抗体用酶处理的自身红细胞对患者血浆/血清做简单快速吸附可去除大部分冷自身抗体。如果第 1 次自身吸收不能完全除去自身抗体，则可重复吸附步骤；吸附后，用反定红细胞试剂测试血清的反定型。使用 ZZAP 处理后的红细胞的自身吸收效率更高，如果没有 ZZAP 试剂，用温盐水洗涤、微热放散法、巯基试剂法处理自身红细胞也可以用来做自体吸附。在自身抗体干扰血型鉴定的案例中，在患者红细胞和血浆/血清处理前血型受到不同程度的影响，表现为正反定型不符。患者红细胞经洗涤，放散或巯基试剂处理，血浆/血清经异体或自体吸收后，均可正确鉴定出患者血型。

（二）冷自身抗体干扰抗体筛查的处理方法

患者存在冷自身抗体本身并非输血的禁忌证，冷自身抗体的检测重点是检测自身抗体中是否含有同种抗体。当 CAD 患者自身抗体导致抗体筛查和抗体鉴定全部凝集时，须先去除游离的自身抗体后再鉴定有无同种抗体和鉴定其特异性，能去除游离的冷自身抗体的方法包括：

1. 自身红细胞吸收法　经 ZZAP 处理的红细胞做自身吸收效率更高。如此反复行患者红细胞放散 - 吸收，直至吸收后的红细胞自身对照（自凝处理后的患者红细胞 + 吸收后的血浆/血清）阴性，判定血浆/血清中的游离的冷自身抗体已被去除时，再做体筛查。倘若抗体筛查结果为阴性，可判定为患者血浆/血清只有自身抗体而无同种抗体；若抗体筛查结果为阳性，则可判定为患者血浆/血清中自身抗体掩盖同种抗体，应做同种抗体特异性鉴定。分析结果时，应注意自身抗体有无血型特异性。但此法存在一定的局限性：①只适用于 3 个月内无输血史的患者；②可能漏检类同种特异性自身抗体；③各种放散技术都会导致红细胞不同程度的溶血和丢失；④由于反复吸收使患者血浆/血清不同程度稀释可导致低效价的同种抗体漏检；⑤对于此类患者一般都有贫血症状，自身红细胞较少，可能难以将自身抗体吸附干净或提供足够血浆/血清用来做抗体筛查和鉴定。

2. 异体红细胞吸收法　如果患者最近已经输血，或者自体红细胞不足，可以使用该法来检测潜在的同种抗体。用已知表型的选定红细胞吸收血浆/血清，将去除自身抗体并留下针对最常见的血型抗原的同种抗体；吸收后保留的抗体特异性可以通过针对 1 组试剂红细胞的测试来确认。当患者的表型不明时，3 组吸附红细胞表型分别为 R1R1、R2R2 和 rr（改良 Wiener 命名法）的 O 型红细胞，其中 1 个应为 Jk(a–)，1 个应为 Jk(b–)；当患者的表型已知时，选择与患者 Rh、Kidd（Jk^a 和 Jk^b）表型一致的 O 型红细胞，用 ZZAP 处理细胞以使其他抗原变性。为了确定吸收是否完全，将吸收后的血浆/血清用吸收前的细胞检测，如果仍为反应性，重复吸附，直到没有反应性；如果自身抗体很强，应制备 ≥3 个等份的异体吸收细胞；吸附次数>4 次会增加稀释同种抗体的稀释漏检的风险。

3. 兔红细胞基质吸收法　兔红细胞有类似于人抗原 I、H、IH 的结构；用甲醛固定的兔红细胞基质来吸附人血浆/血清中的抗 I、抗 H、抗 IH 抗体是有效的，且不会降低血浆/血清中具有临床意义的血型抗体的强度。通过检测兔红细胞基质吸附后的血浆/血清，可以检测待测标本中的其他有临床意义的同种抗体。然而兔红细胞基质也具有与 P1 和 B 抗原的相似结构，因此兔红细胞基质可以吸收抗 B，不推荐将吸收后的血浆/血清做反定型和交叉配血。应当谨慎使用可以去除自身抗 I 及抗 IH 的兔血基质红细胞，因为无论血型特异性如何，该法都可以除去具有临床意义的同种抗体，如 IgM 型抗 D、抗 E、抗 Vel 抗体。

4. 稀释法　CAD 患者做输血前检测时，必须确定其体内是否同时存在 IgM 型同种抗体。该法的目的是将患者的血浆/血清做倍比稀释至自身抗体消失（效价为 0），即不与抗体筛查和鉴定谱细胞全部起反应。为了使稀释血浆/血清与自身抗体在体外不反应，可以选择血浆/血清与献血者细胞反应强度 1+ 的稀释度，再将此稀释度血浆/血清进行抗体鉴定。然而该法只适用于患者同种抗体效价高出自身抗体时使用，此法虽简单快捷但不可靠，除非遇见非常紧急的情况，还是宜选用更有效的方法操作。

5. 预温法　将患者血浆 / 血清在 37℃温浴后再做抗体筛查和抗体鉴定,仅对部分较弱的冷抗体型病例有一定效果。对于强冷自身抗体使用该法难免漏检部分 IgM 型冷反应性同种抗体。

练习题二

1. 冷凝集素病患者的抗体类型通常为(　　　)
A. IgG　　　　　　B. IgM　　　　　　C. IgA　　　　　　D. IgE

2. 请简述为什么不能用兔红细胞基质吸收法吸收后的血清(浆)用于反定型和交叉配血?

3. 请简述稀释法用于同种抗体筛查与鉴定的局限性。

三、冷凝集素病患者的输血策略

(一) CAD 患者的交叉配血处理

1. 患者的红细胞上致敏自身抗体,DAT 多抗(IgG+C3d)阳性,使用微柱凝胶法与献血者进行交叉配血时,如果使用的是含有多抗的抗球蛋白卡,则次侧配血不合,因为经过 37℃温浴后致敏在患者红细胞上的冷自身抗体脱落下来,但补体 C3d 还是附着在红细胞上,被 C3d 致敏的红细胞与凝胶卡中的抗 C3d 反应,即次侧出现凝集反应。

2. 如果患者血浆 / 血清中有游离的冷自身抗体,用凝聚胺法与献血者进行交叉配血,则主侧配血不合。

综合上述两点,此类患者的交叉配血应选择使用抗球蛋白法在 37℃进行交叉配血。由于自身抗体的存在,输入的成分血在体内均不相合,因此也有一些实验室不使用吸收的血浆 / 血清来做交叉配血;然而,如果发出的成分血与吸收后血浆 / 血清相合,可以在一定程度上保证选择了正确的成分血,并且避免了其他抗体(如抗 Wr^a)导致的不相合。

(二) 血液成分的选择

在选择 CAD 患者输注的红细胞之前,最重要的是排除是否存在有临床意义的同种抗体,如果在吸收后的血浆 / 血清中没有检测到同种抗体,则可以随机选择 ABO 和 RhD 同型红细胞输注;如果存在有临床意义的同种抗体,输注的红细胞则应不含对应的抗原;如果自身抗体对单一抗原(如 e 抗原)有特异性,并且患者有进行性溶血,则应选择该抗原阴性的红细胞输注。有证据显示,这种缺乏特异性抗原的红细胞比患者自身红细胞存活时间更长;如果自身抗体既表现为更广泛的反应性(对所有细胞反应),又具有相对的特异性(如优先与具有 e 抗原的红细胞反应),那么是否输注缺乏相应抗原的红细胞尚有争议。患者没有进行性溶血或不存在输入的红细胞寿命缩短的证据时,患者自身抗体的特异性并不重要。

(三) 血液的输注

在对 CAD 患者进行输血治疗时,可将红细胞放置室温平衡或使用血液加温器对血液进行加温后再输注,输注时速度缓慢并密切观察患者生命体征,同时给患者保暖,以防输入的血液过冷导致患者红细胞凝集,引起溶血性输血反应。

练习题三

1. 冷凝集素病患者的交叉配血应在(　　)温度条件下进行？
A. 0℃　　　　　B. 4℃　　　　　C. 室温　　　　　D. 37℃
2. 请简述冷凝集素病患者输血时应注意什么？

知识小结

1. 冷凝集素病常见于系统性红斑狼疮、自身免疫性溶血性贫血、病毒性肺炎、恶性肿瘤、血液病、支原体感染等患者。

2. 冷凝集素通常是 IgM 型完全抗体，在 0~4℃时凝集强度最强，可直接与红细胞发生凝集，干扰血型鉴定、抗体筛查及交叉配血。

3. 冷凝集素可存在于正常人体内，一般效价＜16，属于生理性冷凝集素，而病理性冷凝集素效价≥64，与免疫性溶血相关的冷凝集素通常在 30℃有反应，60% 的患者在 4℃效价可达到 1 000。

4. 冷自身抗体干扰 ABO 正定型导致正定型全凝集时，可通过预温、温盐水洗涤、微热放散、巯基试剂处理等方法进行排除，(注意每一种方法处理红细胞后都要验证患者红细胞无自凝后方可进行血型鉴定)；也可通过血型物质测定法和基因检测法鉴定血型。

5. 兔红细胞基质吸收法可以吸收掉抗 B、抗 P1、抗 D、抗 E、抗 Vel 等 IgM 抗体，因此该法吸收后的血浆 / 血清，不可用于反定型及交叉配血试验。

6. 异体吸收法吸收后的血浆 / 血清同种抗体也有可能被吸收。因此吸收后的患者血浆 / 血清不能做抗体筛查、鉴定和交叉配血试验。

7. 自身红细胞吸收法去除冷自身抗体效果佳，但存在一定的局限性：①只适用于近 3 个月无输血史的患者；②可能漏检类同种特异性自身抗体；③各种放散技术都会导致红细胞不同程度的溶血和丢失；④由于反复吸收使患者血浆 / 血清不同程度稀释可导致低效价的同种抗体漏检；⑤对于 AIHA 患者一般都有贫血症状，自身红细胞较少，可能难以将自身抗体吸附干净或提供足够血浆 / 血清用来做抗体筛查和鉴定。

8. 异体红细胞吸收法：如果患者最近已经输血，或者如果自体红细胞不足，可以使用该法来检测潜在的同种抗体。

9. 稀释法用于抗体筛查与鉴定只局限于患者同种抗体效价高出自身抗体时。

10. 预温法可能漏检部分冷反应性 IgM 型同种抗体。

11. 冷凝集素病患者的直接抗球蛋白试验多抗阳性，单抗 IgG 阴性，C3d 阳性。在做交叉配血时应避免使用多抗试剂进行抗球蛋白介质试验。

12. 冷凝集素病患者输血时可选择血液加温器对血液加温后输注，输血速度要缓慢，注意给患者保温并密切观察患者有无病情变化。

自我测试

在阅读完本章之后，花几分钟思考串联一下学习的知识，您是否已经达到了本章的学习要求，它们是：
根据冷凝集素的血清学特点，测试其效价分别在多少范围内可干扰 ABO 血型正定型鉴定、反定型鉴定、抗体筛查与鉴定、交叉配血。

第二节　IgM 意外抗体导致正反定型不符的血型鉴定

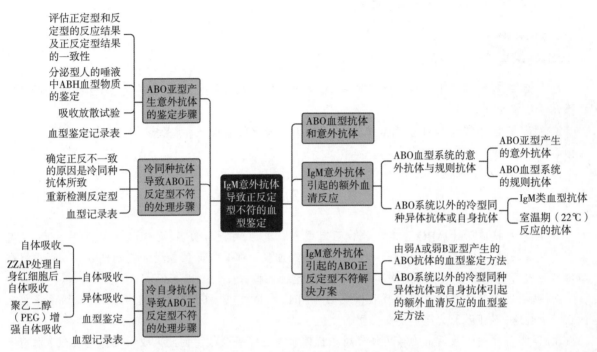

图 11-3　IgM 意外抗体导致正反定型不符的血型鉴定学习导图

学习目标

1. 掌握意外抗体包括 ABO 亚型抗体和非 ABO 血型系统的抗体
2. 掌握意外抗体反应导致的 ABO 不相符常见原因
3. 掌握 ABO 血型系统的意外抗体与规则抗体的特点
4. 掌握冷反应性同种抗体或冷反应自身抗体常见有哪些抗体
5. 掌握产生意外 ABO 血型抗体的血型亚型鉴定方法
6. 掌握冷反应性同种抗体导致 ABO 正反定型不符的处理方法
7. 掌握冷反应自身抗体导致 ABO 正反定型不符的处理方法

一、ABO 血型抗体和意外抗体

　　ABO 系统的抗 A、抗 B 抗体,一般称为天然抗体(也称规则抗体),多数为 IgM 型,在 2~24℃范围内有较高的活性,在盐水介质中能凝集相应红细胞;意外抗体是指不符合 ABO 血型系统 Landsteiner 法则的血型抗体,包括 ABO 亚型和非 ABO 血型系统的抗体,多数为免疫性抗体(IgG 性质),在 37℃具有较高的活性,在盐水中不能凝集红细胞,必须通过其他介质,如酶、低离子强度溶液、抗球蛋白、凝聚胺等才能使致敏的红细胞出现凝集;IgM 型意外抗体在盐水介质中出现凝集,会干扰 ABO 血型反定型,导致 ABO 正反定型不符,使 ABO 血型鉴定困难。

　　由意外的血清反应导致的 ABO 不相符并不少见。常见原因包括冷自身抗体、缗钱状凝集、冷反应性同种抗体(如抗 M、抗 P1、抗 Mur 抗体等)、含抗 A1 的 A 亚型。在 A_2 和 A_2B 表型中,血清中可能存在抗 A1 抗体,这明显与常规的规则抗体的定律不一致,即:红细胞上缺乏抗原,血清中即存在相应抗体,红细胞存在抗原,血清中即不存在相应抗体。A_2 和 A_2B 表现型是由 ABO 位点基因变异或由于 B 基因抑制 A 基因表达的基因交互作用。A_2 和 A_2B 表型中的 A 抗原在数量和质量上都与 A_1 表型中的 A 抗原表达不同,原因是 A_1 的糖基转移酶活性是 A_2 的 5~10 倍。此外,如上所述,某些非缺失 O 等位基因($ABO*O.02$)的存在是 O 型个体抗 A 滴度较低的常见原因。上述原因所致 ABO 正反定型不符的反应格局如表 11-1。

表 11-1　ABO 正反定型不符的原因

抗 A	抗 B	A_1c	Bc	Oc	结论
+	+	+	+	+	红细胞自凝、冷反应性的非 ABO 血型抗体
+	0	+	+	0	抗 A1
+	+	+	0	0	
+	0	+	+	+	冷反应性的非 ABO 血型抗体
0	+	+	+	+	
+	+	+	+	+	

注:+ 凝集;0 不凝集。

二、IgM 意外抗体引起的额外血清反应

(一) ABO 血型系统的意外抗体与规则抗体

　　1. ABO 亚型产生的意外抗体　ABO 亚型产生的意外抗体,如 A_2、A_x、A_{el} 产生的抗 A1 和 B_x 产生的抗 B 抗体一般是不具有临床意义的 IgM 抗体,但可干扰血型鉴定,如果抗 A1 在 37℃有反应性则认为具有临床意义。意外抗体抗 A1/ 抗 B 其效价低时,在检测过程中常常需要加大血清量并放置 4℃增强反应,凡是增加血清量或置 4℃增强的血清学反应,都必须设置对照,用理论上反应阴性的细胞,如 O 型细胞来平行操作。在血清量足够时,尽量使用多个单人份的 A、B、O 型红细胞试剂同时做反定型,以增加试验的可靠性。意外抗体抗 A,B、抗 A、抗 B 放 37℃温育后,用 37℃生理盐水洗涤三次再做抗球试验,结果是阴性;其效价高时,在盐水相肉眼可见明显的凝集,但凝集强度<2+。但规则抗 A,B(IgG 型)在抗球介质中反应更强。

　　双花扁豆凝集素与 A_1 型红细胞发生凝集而不能与 A_2 或其他弱 A 亚型发生凝集,抗 A1 的存在需用 A_1、A_2、O 型红细胞试剂进行检测。

　　2. ABO 血型系统的规则抗体　规则的抗 A,B(IgG)抗体在盐水相常常可以被检测到,如新生儿的反定型抗体均来自母体的 IgG 抗 A、抗 B 和抗 A,B 抗体,但盐水相凝集,其原因是 ABO 血型系统抗原的糖基抗原,可伸出细胞膜外 5nm,左右两边各伸 5nm 后红细胞间的距离就由原来的 25nm 变成了 15nm,IgG 抗体伸展开来就有可能与 A 抗原、B 抗原结合,ABO 血型系统的 IgG 抗 A、抗 B,抗 A,B 抗体在盐水介质就可以凝集红细胞,所以 ABO 血型系统存在的 IgG 抗 A、抗 B、抗 A,B 抗体属于完全抗体。

（二）ABO 系统以外的冷反应性同种抗体或冷自身抗体

1. 盐水介质结果阳性,通常为 IgM 型血型抗体造成的。常见抗体包括抗 M、抗 I 或抗 IH、抗 Le^a、抗 P1、抗 Mur 抗体等。抗 I 抗体是最为常见的冷自身抗体,几乎存在于所有成人血液中。

2. 在室温期(22℃)反应的抗体有抗 M、抗 N、抗 P1、抗 Le^a、抗 Le^b、抗 H、抗 I、抗 IH、抗 P、抗 PP1Pk(-Tj^a)、抗 En^a、抗 LW(部分)、抗 Ge(部分)、抗 Sd^a 或抗 Vel 抗体等。

三、IgM 意外抗体引起的 ABO 正反定型不符解决方案

（一）由弱 A 或弱 B 亚型产生的 ABO 血型抗体的血型鉴定方法

当血型正反定型不相符时,应考虑亚型的可能性,用试管法复查正反定型,进行吸收放散试验和唾液血型物质试验以确定红细胞上的弱抗原。在常规 ABO 鉴定的基础上增加抗 A1、抗 H、抗 A,B 试剂以及 A$_1$、A$_2$ 红细胞。可根据以下原则区分 ABO 亚型:

1. 红细胞与抗 A、抗 A1、抗 B、抗 A,B 及抗 H 的凝集程度。

2. 红细胞上 H 物质活性的强弱。

3. 血清中是否存在抗 A1 抗体。

4. 分泌型人的唾液中 A、B 和 H 物质。

5. 吸收放散试验。

ABO 亚型的鉴定:基因血型分型鉴定是目前最有效的鉴定亚型的方法,但成本较高,操作要求高,目前唾液血型物质检测对亚型也有一定的意义,成本低。吸收放散试验也是鉴定亚型的常用方法。但 ABO 基因血型分型并不是万能的,有时血清型是某类别的分型,但基因型却不同,输血以血清型为主,不以基因分型决定输血血型选择。

（二）ABO 系统以外的冷反应性同种抗体或冷自身抗体引起的额外血清反应的血型鉴定方法

1. 冷反应性同种抗体导致 ABO 正反定型不符的处理方法

提示:一般有输血史或妊娠史。也可见于疫苗注射或输注静脉免疫球蛋白者。也可能是天然的冷反应性同种抗体,包括抗 E、抗 D、抗 Mur、抗 M、抗 P1、抗 Le^a、抗 Le^b 等。

有一些同种抗体(例如抗 P1 和抗 M)在室温下即可发生反应,可能导致 ABO 正反定型不符,表现患者血浆/血清与 A 或 B 型红细胞试剂或两者都发生阳性反应。

(1)单独进行 ABO 血型鉴定,如果出现正反定型不一致,应该考虑可能存在 IgM 型意外抗体干扰反定型的可能性,必要时增加抗体筛查及抗体鉴定试验;

(2)如果怀疑反定型受到 IgM 型意外抗体干扰,在条件允许的情况下,应该对反定细胞进行相应抗原鉴定,可制备相应抗原缺乏的反定红细胞重新进行反定型试验,以获得可靠的结果;

(3)多供者的交叉配血试验结果也可以为意外抗体鉴定结果提供进一步的证据支持;

(4)单独抗球蛋白法配血可能会造成低反应活性 IgM 抗体漏检,应该增加盐水法配血,特别是在怀疑存在 IgM 型抗体时;

(5)一些抗原与其对应抗体反应时存在剂量效应,可能会出现杂合子抗原与对应抗体无反应,条件允许的情况下应该尽量寻找该抗体对应抗原阴性的供者,以提高输血安全性或输注疗效。

2. 冷自身抗体导致 ABO 正反定型不符的处理方法

冷自身抗体可分为有临床意义的冷自身抗体和无临床意义的冷自身抗体。

(1)无临床意义的冷自身抗体:特性是低温(0~20℃)能与红细胞发生凝集反应,绝大多数属于 IgM 型,大部分能固定补体于红细胞上,导致直接抗球蛋白试验(多抗)结果阳性。其与无花果蛋白酶处理的红细胞作用,反应会增强。

典型冷自身抗体的血清学反应格局(表 11-2)。

表 11-2 冷自身抗体的血清学反应格局

反应条件	抗筛结果			自身对照
	I	II	III	
4℃	4+	4+	4+	4+
室温	+	+	+	+
37℃	0	0	0	0

冷自身抗体有抗 I、抗 i、抗 H 和抗 IH 等,大部分冷自身抗体为抗 I。正常人的血清可见抗 I,4℃反应时效价低于 64,抗 i 较罕见;脐血红细胞有 i 抗原,少有 I 抗原;几乎所有的成人红细胞都具有 I 抗原,少数缺乏 I 抗原的称为 i 型成人。利用成人红细胞和脐血红细胞可区分抗 I 和抗 i(表 11-3)。

表 11-3 冷自身抗体与不同红细胞的血清学反应格局

红细胞表型	抗 I	抗 i	抗 H	抗 IH*
OI	↑	0/↓	↑	↑
A₁I	↑	0/↓	0/↓	0/↓
A₂I	↑	0/↓	2+	2+
脐血 Oi	0/↓	↑	↑	0/↓
成人 Oi	0/↓	↑	↑	0/↓
成人 A₁i	0/↓	↑	0/↓	0
成人 A₂i	0/↓	↑	2+	0
OhI	↑	0/↓	0	0/↓
自身	↑	0/↓	0	0/↓

注:* 指 AB 型或 A 型的患者出现冷自身抗体;↑表示强反应,↓表示弱反应,0 表示无反应。

(2)有临床意义的冷自身抗体:少数冷自身抗体会造成溶血性贫血,四肢温度下降时,引发红细胞凝集,导致微小血管阻塞以致红细胞受到破坏。主要疾病有冷凝集素病和阵发性冷性血红蛋白尿症。

冷凝集素病:原发性冷凝集素病好发于 50 岁以上,主要症状为手足发绀,抗体以抗 I 为主,抗 i 较少见,室温时抗凝标本有时可见红细胞自凝现象。继发性冷凝集素病继发于支原体肺炎,其抗体以自身抗 I 为主。传染性单核细胞增多症多见抗 i,但只有极少数溶血,大部分属无害型。

阵发性冷性血红蛋白尿症:常继发于病毒或梅毒感染,主要抗体为抗 P,属 IgG 型,具溶血性。

(3)处理方法:待检血浆 / 血清采用异体吸收或自体吸收去除其中的自身抗体后再做反定型。方法如下:

1)自体吸收

2)ZZAP 处理自身红细胞后自体吸收

3)聚乙二醇(PEG)增强自体吸收

4)异体吸收

练习题四

1. 请列出 ABO 亚型中可产生意外抗 A/ 抗 B 的有哪些血型?

2. 请简述新生儿血浆/血清常在盐水介质中检测出抗A/抗B/抗A,B抗体的原因及其抗体类型。

3. 常见的冷反应性同种抗体有哪些? 哪些可引起溶血性输血反应?

4. 请简述常见的冷自身抗体有哪些? 如何进行鉴别?

四、ABO 亚型产生意外抗体的鉴定步骤

(一) 评估正定型和反定型的反应结果及正反定型结果的一致性

【原理与目的】

ABO 定型的基本规则是正定型与反定型结果应该一致。当红细胞缺乏抗原时,血浆/血清中一定存在这个抗体。下面的程序可以确定 ABO 正反定型不一致产生的原因,通过其他实验判断鉴定 ABO 定型。

1. 红细胞与抗 A、抗 A1、抗 B、抗 A,B 及抗 H 的凝集程度。

2. 红细胞上 H 物质活性的强弱。

3. 血清中是否存在抗 A1。

【注意事项】

正定型的结果必须 ≥3+,反定型结果必须 ≥2+,小于这个凝集强度都必须进行进一步试验,才能得到准确的结论。

【检验标本】

1. 推荐使用 EDTA 抗凝静脉血,也可使用不抗凝静脉血,静脉血管条件不好或紧急情况下可使用动脉血,标本采集量 ≥2mL;

2. 标本标识清晰、准确;

3. 标本质量符合要求,无血液稀释、细菌污染,离心后无溶血及明显乳糜。

【试剂及器材】

1. 仪器:台式低速离心机、血型血清学专用离心机、显微镜、试管架。

2. 试剂:抗 A1、抗 H、抗 A、抗 B 和抗 A,B 定型试剂、生理盐水、2%~5% A_1 型、A_2 型、B 型、O 型红细胞试剂。

【操作步骤及内容】

1. 血清定型分别在 5 支试管中各加入 2~3 滴患者血浆/血清,然后在 5 支试管中加入 1 滴红细胞,分别是 A_1、A_2、B、O 型红细胞试剂和自身红细胞,混匀。

2. 细胞定型准备 5 支试管,加入 1 滴抗血清,分别是抗 A、抗 B、抗 A1、抗 A,B 和抗 H,再加入患者红细胞,混匀。

试管不洁净可能产生假阳性结果;先加抗血清是防止漏加抗血清;漏加试剂、标本或试剂错误加样等,均可造成假阴性或假阳性结果。

3. 放置 5 分钟。

4. 离心 1 000×g 15 秒。离心过度容易造成假阳性,离心不足容易造成假阴性。

5. 肉眼判读结果并记录。

6. 阴性结果室温放置 15 分钟后再次离心 1 000×g 15 秒。

7. 肉眼判读结果并记录。当有溶血时,和原试管上层血浆层比较溶血状况,若相同溶血状况,则不需报告溶血,若溶血加重则需报告溶血状况。

【结果判读与解释】

1. 细胞定型

(1)与抗 A 或抗 B 发生凝集,说明细胞上表达 A 抗原或 / 和 B 抗原。

(2)与抗 A,B 发生凝集,且凝集强度比抗 A 或抗 B 反应增强,说明红细胞上有弱抗原表达,例如亚型。

(3)与抗 A、抗 B 和抗 A,B 不发生凝集,说明被检细胞上不表达 A 抗原和 B 抗原或者存在常规方法无法检出的极弱 A/B 抗原。

2. 血清定型

(1)与 A1 和 A2 红细胞试剂凝集(或溶血),与 B 或 O 型红细胞试剂不发生凝集,说血浆 / 血清里有抗 A。

(2)与 B 型红细胞试剂凝集(或溶血),与 A1、A2 或 O 型红细胞试剂不发生凝集,说明血浆 / 血清里有抗 B。

(3)与 A1 型红细胞试剂凝集(或溶血),与 A2、B 或 O 型红细胞试剂不发生凝集,说明血浆 / 血清里有抗 A1,被检者含有 A 亚型抗原。

(4)与 A1、A2、B 和 O 型红细胞试剂均不发生凝集(或溶血),说明血清里没有抗 A 和抗 B 或抗 A 抗 B 非常弱。

(二)分泌型人的唾液中 ABH 血型物质的鉴定(操作步骤详见第七章第二节 ABO 血型鉴定方法 - 唾液试验)。

(三)吸收放散试验(操作步骤详见第七章第二节 ABO 血型鉴定方法 - 弱抗原吸收放散试验)

(四)血型鉴定记录表(表 11-4~ 表 11-6)

表 11-4　血型鉴定记录表

| 反应条件 | ABO 正定型 | | | | 反应条件 | ABO 反定型 | | | | | 反应条件 | 抗 H | | | |
	抗 A	抗 B	抗A1	抗 A,B		A1c	A2c	Bc	Oc	自身 c		患者	Oc 对照	Ac 对照	Bc 对照

表 11-5　唾液中 ABH 血型物质的鉴定

| 反应条件 | 人源抗血清 | | | 唾液中 ABH 血型物质测定 | | | | | | |
	抗 A	抗 B			患者	阳性对照	阴性对照	盐水对照	标化效价	
			单克隆试剂	抗 A						
				抗 B						
				抗 H						

表 11-6 吸收放散试验

吸收试验		吸收前	吸收后	放散试验		待检红细胞	Ac 对照	Bc 对照	Oc 对照
单克隆试剂	抗 A 血清效价			单克隆试剂	抗 A 血清放散液				
	抗 B 血清效价				抗 B 血清放散液				
人源试剂	抗 A 血清效价			人源试剂	抗 A 血清放散液				
	抗 B 血清效价				抗 B 血清放散液				
结论									

五、冷反应性同种抗体导致 ABO 正反定型不符的处理步骤

(一) 当患者 ABO 血型鉴定正反定型不一致时,可以通过以下实验确定正反不一致的原因是冷反应性同种抗体所致:

1. 患者直接抗球蛋白试验阴性,排除了自身抗体。

2. 反定型中出现额外反应,与 A 型、B 型和 O 型红细胞试剂均出现额外反应,排除了患者 ABO 亚型产生抗 A1/ 抗 B(反定型结果往往出现混合凝集,因为反定型红细胞试剂均是多人份混合而成,单人份红细胞上对应冷反应性同种抗体的抗原可阴可阳,因此在血型鉴定过程中当反定型出现混合凝集时要特别留意可能存在冷反应性同种抗体)。

3. 不能排除血清中存在 IgM 抗体干扰反定型,需进行抗体筛查确定有无同种抗体。在室温条件下对患者的血浆 / 血清进行红细胞意外抗体筛查试验。当鉴定出冷反应性同种抗体时,如果生产商没有提供红细胞试剂的表型信息,应对 A_1 和 B 型红细胞试剂进行表型鉴定,确认是否存在相应抗原。

(二) 确定为冷反应性同种抗体干扰反定型,可通过以下实验重新检测反定型

1. 利用缺乏特定抗原的 A_1 型、B 型和 O 型红细胞试剂重新检测受检血浆 / 血清。

2. 如果室温条件下抗体检测结果阴性,患者体内可能存在 1 种针对 A_1 或 B 型红细胞试剂上低频抗原的同种抗体。使用其他随机选择的 A_1 或 B 型红细胞重新检测血浆 / 血清。

(三) 血型记录表(表 11-7)

表 11-7 血型记录表

反应条件	ABO 正定型		反应条件	ABO 反定型				其他血型系统定型						
	抗 A	抗 B		A_1c	Bc	Oc	自身 c	抗 M	抗 N					
室温			立即离心											
			室温 5 分钟											
			4℃											
直接抗球蛋白试验		质控	使用缺乏特定抗原的反定型红细胞重做反定型					抗筛试验	IS	4℃	37℃	IAT	凝聚胺	
多抗			立即离心					筛选 I						
单抗 IgG			室温 5 分钟					筛选 II						
单抗 C3d			4℃					筛选 III						

续表

反应条件	ABO 正定型		反应条件	ABO 反定型				其他血型系统定型					
	抗A	抗B		A₁c	Bc	Oc	自身c	抗M	抗N				
AB 型血浆对照								自身细胞					

结果	正定型	反定型	报告为
ABO			

六、冷自身抗体导致 ABO 正反定型不符的处理步骤

（一）自体吸收

1. 自体吸收

（1）将处理后（洗涤 / 微热放散 /2-ME 或 DTT 处理）的自身红细胞与血浆 / 血清 1:1 混合。

（2）在 4℃混合并孵育 30 分钟。

（3）1 000×g 离心 4~5 分钟,将血清转移至干净的试管中。

如果第一次自身吸收不能令人满意地除去自身抗体活性,则可重复进行自身抗体吸收。

2. ZZAP 处理自身红细胞后自体吸收

（1）将 0.5mL 1% 半胱氨酸活化的木瓜蛋白酶与 2.5mL 0.2mol/L DTT 和 2mL pH7.3 的 PBS 混合制备 ZZAP 试剂。

（2）将 2mL ZZAP 试剂加到 1mL 自身红细胞中。在 37℃混匀并温育 30 分钟,定时混匀。

（3）用盐水洗 3 次红细胞。最后 1 次洗涤后 1 000×g 离心至少 5 分钟,并尽可能多地去除上清液。

（4）向 ZZAP 处理的红细胞管中加入 1mL 自体血浆 / 血清,在 4℃混合并孵育 30 分钟。

（5）1 000×g 离心 4~5 分钟,将血浆 / 血清转移至干净的试管中。

如果第 1 次自身吸收不能令人满意地除去自身抗体活性,则可重复用处理后的红细胞做自身抗体吸收。

3. 聚乙二醇（PEG）增强自体吸收

（1）用大量生理盐水将患者红细胞洗涤 3 次,并以 1 000×g 离心 5~10 分钟。清除所有残留的盐水。

（2）向 1 体积（例如 1mL）的患者红细胞中加入 1 体积的血浆 / 血清和 1 体积的 PEG。充分混匀,37℃孵育 15 分钟。

（3）离心 5 分钟,收集上清。

（4）为了检查吸收效果,用被吸收的血浆 / 血清与用于吸收的红细胞反应。如果是阳性,则重新吸附,将吸收的血浆 / 血清加入新鲜的红细胞标本中,但不加入额外的 PEG。如果检测结果为阴性,可以检测血清的血型反定型或同种抗体活性。

（二）异体吸收

1. 3~5 人份正常人混合 O 型红细胞用生理盐水洗涤 3 次后备用。

2. 取患者血浆 / 血清与洗涤后混合 O 型红细胞 1:1 混匀。

3. 在 4℃混合并孵育 30 分钟。

4. 1 000×g 离心 5 分钟后分离血 / 血清。

5. 可以根据血浆 / 血清吸收效果多次重复做异体吸收,直到无自身抗体干扰血型结果。

（三）血型鉴定

将上述处理吸收后的血浆 / 血清做反定型。

（四）血型记录表（表 11-8）

表 11-8　血型记录表

ABO 血型	反应条件	实验方法 正定型	试管法□ 微柱凝集法□ 其他						自身对照
			反定型						自身对照
		抗 A	抗 B	抗 D	A_1c	Bc	Oc		
吸收前	立即离心								
吸收后	立即离心								
结果	正定型	反定型	报告为						
ABO									

知识小结

1. IgM 意外抗体包括 ABO 亚型和非 ABO 血型系统的意外抗体。

2. IgM 型意外抗体在盐水介质中出现凝集，会干扰 ABO 血型反定型，导致 ABO 正反定型不符，使 ABO 血型鉴定困难。

3. 意外血清反应导致的 ABO 不相符常见原因包括冷自身抗体、缗钱状凝集、冷反应性同种抗体（如抗 M、抗 P1、抗 Mur 等）、含抗 A1 的弱 A 亚型。

4. ABO 亚型产生的意外抗体，如 A_2、A_x、A_{el} 产生的抗 A1 和 B_x 产生的抗 B 一般属于不具有临床意义的 IgM 抗体，但干扰血型鉴定。

5. ABO 血型系统的 IgG 抗 A、抗 B，抗 A,B 抗体具有完全抗体特性，在盐水介质就可以凝集红细胞。

6. ABO 系统外的冷反应性同种抗体常见于抗 M、抗 I 或抗 IH、抗 Le^a、抗 P1、抗 Mur 等。抗 I 是最为常见的冷自身抗体，几乎存在于所有成人血液中。

7. 当血型正反定型不相符时，应考虑亚型的可能性，用试管法复查正反定型，进行吸收放散试验和唾液血型物质试验以确定红细胞上的弱抗原。

8. 冷反应性同种抗体干扰 ABO 血型反定型，可利用缺乏特定抗原的 A_1 型红细胞、B 型红细胞和 O 型红细胞重新检测受检血浆/血清。

9. 冷自身抗体干扰反定型可将待检血浆/血清采用异体吸收或自体吸收去除冷自身抗体对反定型的影响后再做反定型。

自我测试

1. 充分掌握 IgM 型意外抗体常见于哪些抗体，并学会区分，能使用适当的方法排除其对血型定型的干扰。

2. 冷反应性同种抗体与冷自身抗体的反应格局有何不同？

第三节　蛋白凝集标本的血型鉴定与交叉配血

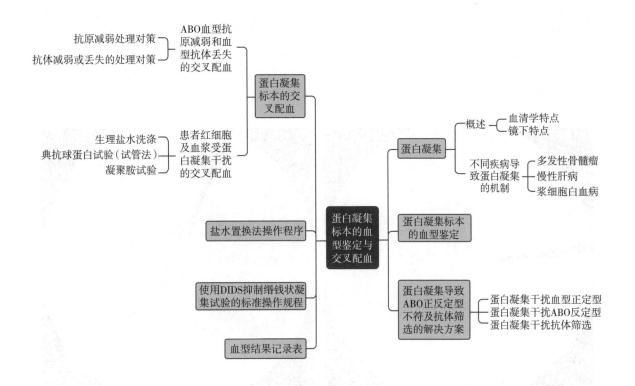

图 11-4　蛋白凝集标本的血型鉴定与交叉配血学习导图

学习目标

1. 掌握临床上最常导致蛋白凝集的疾病有哪些
2. 掌握蛋白凝集的血清学特点
3. 掌握蛋白凝集的镜下凝集特点
4. 掌握不同疾病所致蛋白凝集的机制
5. 掌握蛋白凝集影响血型正定型的处理方法
6. 掌握蛋白凝集影响血型反定型的处理方法
7. 掌握蛋白凝集标本交叉配血的处理方法

一、蛋白凝集

（一）蛋白凝集的概述

由于某些疾病的原因,在患者血浆/血清中含有过量的球蛋白或纤维蛋白,使红细胞出现缗钱状改变,与抗原抗体引起的凝集反应相似,称为假凝集。血浆蛋白凝集干扰 ABO 血型反定型的主要疾病是多发性骨髓瘤,此类患者血浆/血清中球蛋白增高,往往引起患者自身红细胞或反定型红细胞相互叠连和粘连、呈缗钱状排列,这种缗钱现象造成假凝集。蛋白凝集还可见于巨球蛋白血症、霍奇金淋巴瘤、严重的肝病患者,由于患者纤维蛋白原升高或异常蛋白血症等疾病,清蛋白与球蛋白比例不正常导致假凝集的体外现象。

1. 蛋白凝集的血清学特点凝集强度一般不会很强,在盐水中往往不会超过2+,温度变化后凝集强度不变,运用盐水替代法和多加适量盐水稀释可以消除凝集。值得注意的蛋白凝集包括缗钱状凝集,但是缗钱状凝集不等于蛋白凝集。缗钱状凝集除可见于上述原因外,还可见于实验室温度过高、作用时间过长致水分蒸发及血清浓缩。

2. 蛋白凝集在镜下可见红细胞呈缗钱状凝集,呈串钱样(图11-5a),或者不是成串钱凝集而是成团块凝集,但凝集的边缘规则且呈圆滑的折射光(图11-5b)。

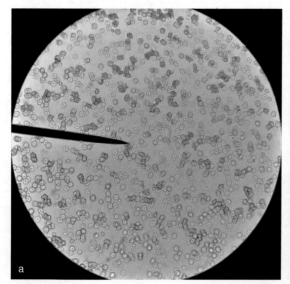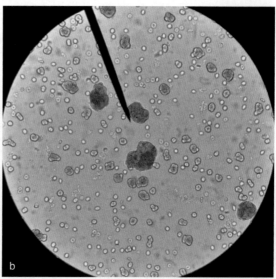

图 11-5　镜下蛋白凝集

(二) 不同疾病导致蛋白凝集的机制

1. 多发性骨髓瘤是以克隆恶性浆细胞在骨髓中无节制地增生伴有单克隆免疫球蛋白为特征的恶性疾病,由于骨髓瘤细胞可以分泌异常结构单一的免疫球蛋白和/或其多肽亚单位,使患者血浆/血清内出现异常的免疫球蛋白(M蛋白),影响红细胞表面负电荷状态,使红细胞呈缗钱状凝集。

2. 慢性肝病患者,包括慢性病毒性肝炎、酒精性肝炎、肝硬化及肝癌患者,常存在低蛋白血症及A/G比例倒置,使红细胞呈缗钱状凝集。

3. 浆细胞白血病,总蛋白增多,异常球蛋白增多,而白蛋白减少,血浆蛋白出现紊乱。正常情况下,红细胞表面的唾液酸带有负电荷形成Zeta电位,使RBC互相排斥而保持悬浮稳定性。而在病理情况下,异常球蛋白增多,就会使Zeta电位降低,使红细胞易于粘连成缗线状。

4. 高分子聚合物如血浆扩容剂(葡聚糖、PVP等)也会引起缗钱状凝集,导致假阳性结果。

缗钱状凝集是继血型抗原抗体减弱、冷凝集以外,在盐水中出现凝集反应,导致血型正反定型不一致的又一因素。

二、蛋白凝集标本的血型鉴定

缗钱状凝集与疾病有密切的关联性,观察其凝集程度,在盐水中往往不会超过2+,不如真正的凝集强,所以容易在做血型检测时忽略。而在血型正反定型时,通过镜下看结果,能发现缗钱状凝集的典型特征。正定型患者红细胞经洗涤后,假凝集易散开,主要影响反定型,患者血清(浆)与反定型 A 型、B 型、O 型红细胞试剂反应均出现凝集。

病例:患者,女,55 岁,诊断:多发性骨髓瘤、口腔鼻腔出血,输血前常规进行血型检测,无输血史和既往血型史。

(一)全自动微柱凝胶卡血型检测结果(表 11-9)

表 11-9　全自动微柱凝胶卡血型检测结果

试剂	抗 A	抗 B	抗 D	ctl	A$_1$c	Bc
凝集强度	4+	2+	4+	2+	2+	2+^{s}

从上表检测结果可以看出,ABO 血型结果正反不符,可能的原因如下。

1. ABO 定型出现意外结果,原因可能有:

(1)自身冷凝集素大量致敏红细胞导致的血浆 / 血清悬浮红细胞自凝。

(2)异常血清蛋白浓度或输注高分子药物导致的血浆 / 血清悬浮红细胞非特异性凝集。

(3)由获得性类 B、B(A)、cisAB 或 A(B)表型导致的异常红细胞定型结果。

(4)由 pH 依赖性自身抗体、试剂依赖性抗体(如:EDTA 或对羟基苯甲酸酯)或缗钱状凝集导致的假阳性反应。

(5)遗传性或获得性红细胞膜异常伴随"隐蔽抗原"暴露导致的多凝集(如:T 多凝集)。由于人类血清中含抗"隐蔽抗原"的天然抗体,这些异常红细胞可与 ABO 相容的人类血浆 / 血清发生凝集。单克隆抗 A 和抗 B 不能检测多凝集反应。

2. 血浆 / 血清定型(反定型)异常,原因可能有:

(1)血浆或不完全凝固的血清中的小纤维凝块误判为红细胞凝集。

(2)冷反应性同种抗体(如抗 M)或自身抗体(如抗 I),与相应的抗原阳性反定型细胞发生反应。

(3)针对 A$_1$ 和 B 红细胞保存液试剂成分的抗体。

(4)非特异性凝集,高分子量血浆扩容剂、缗钱状、高浓度血清蛋白或血清蛋白比例改变导致的凝集。

(5)近期输注非同型血浆成分(如 A 型患者输注 O 型血小板,导致患者被动获得抗 A)。

(6)近期静脉注射免疫球蛋白,免疫球蛋白中可能含有 ABO 同种凝集素。

(二)用手工试管法复查结果红细胞用生理盐水洗涤 3 次后 ABO 血型鉴定结果(表 11-10)

表 11-10　红细胞洗涤 3 次后 ABO 血型鉴定结果

条件	抗 A	抗 B	抗 D	A$_1$c	Bc	Oc
室温	4+	0	4+	2+	2+^{s}	2+
4℃ 5 分钟	4+	0	4+	2+	3+	2+
37℃ 5 分钟	4+	0	4+	2+	2+	2+

红细胞用生理盐水洗涤 3 次之后 ABO 血型正定型抗 B 无凝集。反定型 A$_1$ 型红细胞试剂、B 型红细胞试剂、O 型红细胞试剂均有凝集,但可看出该凝集对温度不敏感,O 型红细胞试剂有凝集,初步排除以下几种可能:意外抗 A1、意外抗体、冷自身抗体。可以用不同方法进行鉴别。

(三)其他检测验证结果

1. 试管法抗体筛查结果(表 11-11)。

表 11-11   试管法抗体筛查结果

条件	I	II	III	自身对照
立即离心	±	±	±	1+
室温 5 分钟	2+	2+	2+	2+
4℃ 5 分钟	2+	2+	2+	2+
37℃ 5 分钟	2+	2+	2+	2+
抗球蛋白	0	0	0	0
凝聚胺	0	0	0	0

2. 试管法直接抗球蛋白试验结果（表 11-12）。

表 11-12   试管法直接抗球蛋白试验结果

试剂	抗(IgG+C3d)	抗 IgG	抗 C3d	AB 浆对照
凝集强度	0	0	0	0

从试管法抗体筛查和直接抗球蛋白试验结果可看出该凝集在抗球蛋白和凝聚胺介质中无反应，只在盐水中有凝集，高度怀疑缗钱凝集。

（四）盐水置换前后 ABO 血型鉴定结果（表 11-13）

表 11-13   盐水置换前后 ABO 血型鉴定结果

条件	抗 A	抗 B	抗 D	A_1c	Bc	Oc	自身对照
室温	4+	0	4+	2+	2+^{s}	2+	2+
盐水置换法	4+	0	4+	0	2+^{s}	0	0

（五）ABO 血型反定型蛋白凝集镜检结果（图 11-6）

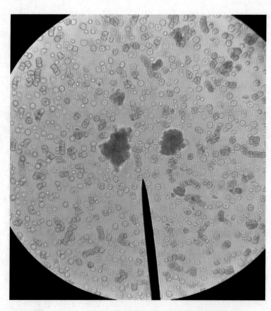

图 11-6   ABO 血型反定型蛋白凝集结果

（六）血清学结论：A 型 RhD 阳性，蛋白凝集干扰反定型

三、蛋白凝集导致 ABO 正反定型不符及抗体筛查的解决方案

（一）蛋白凝集干扰血型正定型

如上述案例，血型初检时用了全自动微柱凝胶卡，血型正定型和质控孔都出现了凝集。这是因为该患者为多发性骨髓瘤，其血浆内出现异常的免疫球蛋白（M 蛋白），影响红细胞表面负电荷状态，血浆蛋白浓度异常，使红细胞呈缗钱状，而仪器加样时，未对患者红细胞进行洗涤，是直接稀释后加样到相应的检测孔，而导致的假凝集。

为排除蛋白凝集对血型正定型的干扰，可通过以下方法进行处理：

用手工试管法复查血型将患者红细胞用生理盐水洗涤至少 3 次之后再重新检测血型正定型。通过洗涤可将红细胞表面黏附的异常球蛋白清除干净，恢复表面的电荷，在溶液中保持悬浮状态。

（二）蛋白凝集干扰 ABO 反定型

缗钱状凝集伴随抗体减弱 ABO 血型正反定型不符的标本中，最常见的原因是抗 A 和抗 B 减弱，主要见于老年人血型抗体减弱和多发性骨髓瘤患者。由于多发性骨髓瘤患者骨髓内大量的异常浆细胞增生，导致分泌大量结构均一的单克隆免疫球蛋白，这些增加的异常免疫球蛋白造成正常免疫球蛋白合成不足，从而导致 ABO 血型抗体合成减少甚至缺失。

上述案例中反定型 A_1 型、B 型、O 型红细胞试剂的凝集强度差不多，B 型红细胞试剂稍强，但未达到 3+~4+，就是典型的缗钱状凝集伴随抗体减弱。

为排除蛋白凝集对血型反定型的干扰，可通过以下方法进行处理：

1. 红细胞互相叠加黏附形成的缗钱状凝集，通过镜检可观察到；

2. 用盐水稀释或盐水置换法做反定型；

3. 看结果前加 1 滴生理盐水，混匀，使凝集散开，再观察看结果；

4. 获取新标本；

5. 应用无羊脂酸盐的试剂；

6. 应用新盐水，新试剂瓶，干净试管重做试验。

（三）蛋白凝集干扰抗体筛查

上述案例中患者血浆/血清与筛选细胞反应，在盐水立即离心时 Ⅰ、Ⅱ、Ⅲ 筛选细胞凝集强度（±），弱于自身对照（1+）；室温 5 分钟孵育后，Ⅰ、Ⅱ、Ⅲ 筛选细胞的凝集强度有所增强与自身对照相当，均为 2+；而在 4℃放置 5 分钟及 37℃温育 5 分钟条件下，Ⅰ、Ⅱ、Ⅲ 筛选细胞和自身对照的凝集强度未改变，均为 2+。

这种血清学反应格局产生的原因是：缗钱状凝集的形成需要一定的时间孵育，因此在患者血浆/血清中加入筛选细胞后立即离心出来的凝集强度并没有那么强；而自身对照较强的原因是患者的红细胞在体内与异常球蛋白一直在一起，会形成非特异性的凝集，随着孵育时间的增加缗钱状凝集会增强，改变实验温度不会对凝集强度造成影响。

通过上述案例可见蛋白凝集不会干扰经典抗球蛋白试验（试管法），因为在加入抗球蛋白试剂前，由于经过洗涤，血清中能引起这种现象的蛋白质已被去除。如果使用的是微柱凝胶抗球蛋白卡做抗体筛查，蛋白凝集较强时会造成假阳性，这种蛋白凝集导致的假阳性在微柱凝胶中的凝集强度一般不超过 2+，且 Ⅰ、Ⅱ、Ⅲ 筛选细胞的凝集强度相当，此时建议改用试管法复查抗体筛查。

缗钱状凝集的形成一般只在盐水介质中存在，不影响凝聚胺试验，因为在加入凝聚胺试剂前，会有 lim 的稀释作用以及血浆的倾去步骤，血浆/血清中能引起这种现象的蛋白质已被去除和稀释。

为排除蛋白凝集对抗体筛查的干扰，可通过以下方法进行处理：

1. 盐水介质的抗体筛查可用盐水稀释或盐水替换法做；

2. 经典抗球蛋白试验（试管法）；

3. 凝聚胺试验。

四、蛋白凝集标本的交叉配血

（一）ABO 血型抗原减弱和血型抗体丢失的交叉配血

有报道显示多发性骨髓瘤可以引起 ABO 血型抗原减弱和血型抗体丢失，导致交叉配血实验困难，可能是大量异常免疫球蛋白的存在，导致正常免疫球蛋白合成不足。因此可能导致 ABO 血型抗体合成减少，不能凝集试剂红细胞，出现 ABO 血型正反定型不一致，给 ABO 血型鉴定及交叉配血带来一定的困难。而红细胞血型抗原为何会减弱，目前机制不详。

1. 抗原减弱处理对策

（1）延长孵育时间，抗原抗体室温孵育 30 分钟以后再离心，如仍无反应，可 4℃孵育，注意做对照；

（2）吸收放散试验可检测弱抗原或亚型；

（3）血浆/血清中可溶性血型物质过多时，可中和抗体，导致正定型凝集减弱或不出现凝集，可洗涤患者红细胞后重复试验；

（4）用酶处理红细胞；

（5）了解患者既往血型；

2. 抗体减弱或丢失的处理对策

（1）了解患者病史；

（2）增强反定型反应，延长孵育时间，将患者血清与 A 或 B 型细胞试剂在室温下孵育 15~30 分钟，如仍无反应，将混合物质 4℃下孵育，注意做自身及 O 型红细胞对照；

（3）加大血浆/血清用量；

（4）了解患者既往血型；

（5）酶处理试剂红细胞。

若多发性骨髓瘤患者紧急用血，可临时输入洗涤的 O 型红细胞；同型输血一定是在患者血型结果正确的情况下进行。

（二）患者红细胞及血浆受蛋白凝集干扰的交叉配血

1. 患者红细胞用生理盐水洗涤后再用来做交叉试验；

2. 使用经典抗球蛋白试验（试管法）做交叉配血，可以有效消除缗钱状凝集的影响；

3. 使用凝聚胺试验做交叉配血。

练习题五

1. 请简述如何区分缗钱凝集与强冷凝集？
2. 请简述真凝集与蛋白凝集的镜下特点。
3. 下列给出全自动微柱凝胶卡血型检测结果，请说明产生此格局的原因有哪些？

	抗A	抗B	抗D	ctl	A₁c	Bc
凝集强度	4+	Dcp	4+	4+	4+	Dcp

五、盐水置换法操作程序

【原理】

血清蛋白浓度异常、血清白蛋白与球蛋白比例倒置以及高分子扩容剂能够导致红细胞假凝集（试管法），红细胞成钱串样凝集，也称缗钱样凝集，可以干扰输血相容性检测（血型鉴定反定型、意外抗体筛查、交叉配血实验等）结果。使用生理盐水置换反应体系中的血浆/血清，能够去除异常蛋白或大分子扩容剂导致的红细胞假凝集。

【检验标本】

1. 推荐使用 EDTA 抗凝静脉血,可以使用不抗凝静脉血,静脉血管条件不好或紧急情况下也可以使用动脉血,标本采集量 ≥2mL;

2. 标本标识清晰、准确;

3. 标本质量符合要求,无血液稀释、细菌污染,离心后无溶血及明显乳糜。

【试剂及器材】

1. 仪器　台式低速离心机、血型血清学专用离心机、显微镜、试管架。

2. 试剂　2%~5%A₁ 型、B 型、O 型红细胞试剂。

【操作步骤及内容】

取 2%~5%A₁ 型、B 型、O 型红细胞试剂各 1 滴分别与患者血浆血清 2 滴反应,试管法检测发现红细胞弱凝集,经显微镜观察怀疑缗钱样凝集,可以进行以下操作:

1. 重新离心红细胞与血浆 / 血清混合物。

2. 移除血浆 / 血清,留下红细胞扣。

3. 重新加入与血浆 / 血清等量的生理盐水(2 滴)。

在一些检测 ABO 血型的个例中,将血浆 / 血清用生理盐水以 1:3 比例进行稀释,即可消除缗钱样凝集的干扰。

4. 将试管拿成锐角,缓慢倾斜,使沉于试管底的红细胞扣悬起,观察有无凝集。缗钱样凝集会在生理盐水介质中消失,如为真凝集,生理盐水置换后,凝集仍然存在。

调查患者近期病史(例如多发性骨髓瘤)、用药史,以及其他实验室指标,有助于本试验结果的正确判断。

【结果判断与解释】

1. 结果判定标准　同 ABO 血型鉴定试验试管法。

2. 结果解释

(1)试验步骤 4 红细胞凝集完全消失,说明为缗钱样凝集(假凝集);

(2)试验步骤 4 红细胞凝集仍然存在,可以排除缗钱样凝集,考虑为红细胞抗原抗体反应所致。

六、使用 DIDS 抑制缗钱状凝集试验的标准操作规程

【目的】

对于 A/G 比例倒置的样本可以使用 4,4′- 二异硫氰酸基 -2,2′- 二苯乙烯磺酸二钠(4,4′-diisothio-cy-anatostilbene-2,2′-disulfoniecacid,DIDS)抑制其缗钱凝集。排除干扰,得出正确的血型。

【原理】

缗钱状凝集是一种假凝集现象。主要见于血清中存在蛋白异常,尤其是白 / 球比倒置时。在显微镜下可见红细胞呈现串钱样的缗钱状凝集。当存在缗钱状凝集时,很难将其与抗体介导的凝集区分。DIDS 通过与红细胞膜上的不可逆结合来抑制缗钱状凝集。DIDS 也能阻止形成缗钱状凝集的血浆 / 血清中的大分子物质与第 3 表位的相同位点结合。

红细胞表达以下抗原不受 DIDS 处理的影响: A、B、c、Ch、D、E、Fyᵃ、Fyᵇ、Jkᵃ、JMH、K、k、Leᵃ、Luᵇ、LWᵃ、M、S、Wrᵇ 和 Ytᵃ。

【适用范围】

试验适用于受异常蛋白影响出现缗钱凝集的患者的处理。

【检验标本】

1. 血浆 / 血清至少 1mL。

2. DIDS,其对潮湿和光敏感,必须干燥、避光、4℃保存。

【试剂及器材】

1. 试剂　DIDS: C₁₆H₈N₂O₆S₄Na₂、2%~5% 的红细胞试剂悬液、抗体检测阴性的含 4% 葡聚糖的正

常血浆。

2. 仪器 普通离心机、血型血清学专用离心机、普通显微镜、150μL 的一次性移液器。

【操作步骤及内容】

1. 准备 3 支玻璃试管,分别加红细胞试剂悬液 1 滴,标明第 1 管是 DIDS 处理红细胞,第 2 管是生理盐水对照,第 3 管是 4% 的葡聚糖。

2. 添加 150μL DIDS(约 5~6 滴)于 DIDS 处理红细胞试管中。

3. 添加等体积盐水于第 2 管中。

4. 添加等体积 4% 的葡聚糖于第 3 管中。

5. 混合,37℃孵育 10 分钟。

6. 用生理盐水洗涤红细胞,弃去上清液。

7. 在第 1 管 DIDS 处理组中滴血浆 / 血清,使其在室温下反应。

8. 第 2 管未处理组和第 3 管葡聚糖处理组同时与血浆 / 血清反应。

9. 显微镜下观察缗钱状凝集是否存在。

【结果判读与解释】

未能取得正确的结果可能是由于不适当的试剂储存、使用不正确的技术、使用错误试剂。

用抗球蛋白检测时不能观察到缗钱状凝集。使用 DIDS 抑制缗钱状凝集实验结果判读见表 11-14。

表 11-14 使用 DIDS 抑制缗钱状凝集实验结果判读

红细胞 +DIDS+ 检测血浆 / 血清	红细胞 + 盐水 + 检测血浆 / 血清	红细胞 + 检测血浆 / 血清 +4% 的葡聚糖	解释
0	+	0	缗钱状凝集
+/0	+/0	+	无效试验
+	+	0	无缗钱状凝集

七、血型结果记录表(表 11-15)

表 11-15 血型结果记录表

试验 方法	条件	ABO、RhD 正定型			ABO 反定型			
		抗 A	抗 B	抗 D	A_1c	Bc	Oc	自身对照
微柱凝胶法	立即离心						/	/
试管法	3 洗患者红细胞后							
	立即离心							
	室温 5 分钟							
	4℃ 5 分钟							
	37℃ 5 分钟							
	盐水置换后							
结果	正定型	反定型		报告为				
ABO 血型								

知识小结

1. 蛋白凝集常见于多发性骨髓瘤、巨球蛋白血症、霍奇金淋巴瘤、严重的肝病患者等。

2. 蛋白凝集可以干扰输血相容性检测（血型鉴定反定型、意外抗体筛查、交叉配血实验等）。

3. 蛋白凝集包括缗钱状凝集，但是缗钱状凝集不等于蛋白凝集，缗钱状凝集除可见于上述原因外还可见于实验室温度过高，作用时间过长致水分蒸发及血清浓缩。

4. 蛋白凝集的凝集强度不随温度的变化而变化，但可以随孵育时间的增加而增强。

5. 蛋白凝集采用盐水置换法和多加适量盐水稀释可以消除。

6. 蛋白凝集多与疾病相关，临床诊断可以有提示作用。

7. 镜检可以确定缗钱状凝集。镜下可见红细胞呈缗钱状凝集，或者不是成钱串凝集，但凝集的边缘规则且呈圆滑的折射光，高倍镜下可见红细胞形态完整未被破坏。

8. 蛋白凝集患者并无配血禁忌，可以输血，用洗涤后的红细胞配血，交叉配血方法可选用凝聚胺试验或抗球蛋白试验（试管法）。

自我测试

1. 充分理解蛋白凝集干扰正反定型的原因，并掌握相应的处理方法。
2. 实际操作蛋白凝集标本的血型鉴定及交叉配血试验。

第四节   新生儿血型鉴定与输血

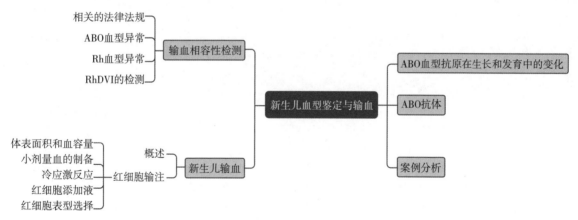

图 11-7   新生儿血型鉴定与输血学习导图

学习目标

1. 掌握 ABO 血型抗原在生长和发育中的变化
2. 掌握新生儿 ABO 抗体产生的特点
3. 掌握新生儿输血相容性检测要点
4. 掌握新生儿输血的要点

一、ABO 血型抗原在生长和发育中的变化

妊娠 5~6 周即可在胚胎红细胞表面检测出 ABO 抗原。红细胞上 ABH 抗原由 Ⅱ 型前体物质的寡糖链构成,由于胎儿期间 Ⅱ 型前体物质不成熟,脐带血红细胞 ABO 抗原数量比成人低。随着年龄增长,前体链分支增多,更多的 A 抗原或 B 抗原得以表达,2~4 岁时表达水平与成人相同。新生儿红细胞上的抗原位点大约是成人的 25%~50%,对成人和新生儿不同表型红细胞上 A、B 和 H 位点数量的估计见表 11-16。因此,新生儿红细胞与 ABO 抗血清试剂反应强度比成人要弱。

迄今为止,学界提出了两个主要的 ABO 亚型 A_1 和 A_2,以及关于 A_1 和 A_2 的更为可信和详细的理论——4 种不同形式 H 抗原的鉴定,两种是无支链的直链(H1,H2),两种是复杂的支链(H3,H4)。A 酶作用于 H1~H4 前体结构,将 H 抗原转化为有活性的 A 型糖脂。虽然链的长度和分支的复杂性不同,终端糖所致的抗原性特异性仍相同。化学与物理研究显示,A_1 和 A_2 转移酶的性质不一样。直链 H1 和 H2 糖脂可通过 A_1 和 A_2 酶转换成 A^a 和 A^b 抗原,A_2 酶效率稍低。有复杂分支结构的 H3 和 H4 可通过 A_1 和极少的 A_2 酶转换成 A^c 和 A^d 抗原。未被转换的 H 抗原(特别是 H3 和 H4)可存在于 A_2 红细胞上,只有 A^a 和 A^b 的形成取决于 H1 和 H2 结构。大多数 A 型的婴儿出生时类似 A_2,几个月后发展成 A_1。新生儿缺乏 H3 和 H4 抗原,也缺乏 A^c 和 A^d 抗原,可能为 A_2 型。所以新生儿无输血史出现 ABO 血型抗原减弱时不建议发亚型。

表 11-16　成人和新生儿不同表型红细胞上 A、B 和 H 位点数量的估计

	位点 $\times 10^6$/ 红细胞	文献来源
A 位点		
A_1 成人	0.83	[1]
A_1 成人	0.81~1.17	[2]
A_1 成人	0.85	[3]
新生儿	0.25~0.37	[2]
A_2 成人	0.24~0.29	[2]
A_2 成人	0.24	[3]
新生儿	0.14	[2]
A_1B 成人	0.46~0.85	[2]
新生儿	0.22	[2]
A_2B 成人	0.14	[2]
B 位点		
B 成人	0.75	[2]
新生儿	0.2~0.32	[4]
A_1B 成人	0.43	[2]
H 位点		
O 成人	1.7	[5]
新生儿	0.325	[5]
A,B,AB 新生儿	0.07	[5]

[1].Greenburyetal.(1963);[2]Economidouetal.(1967a);[3]Cartronetal.(1974);[4]EL Romano(personalcommunication);[5]Schenkel-Brunner(1980a,b).

二、ABO 抗体

A 型和 B 型个体的主要同种抗体是 IgM 型,也可以检测到少量 IgG 型抗体。O 型血清的抗 A、抗 B、抗 A,B 主要为可以通过胎盘的 IgG 型抗体,因此相比其他血型,ABO 相关胎儿与新生儿溶血病(HDFN)常见于 O 型母亲的后代。但是,ABO 相关 HDFN 的临床症状没有 RhD 相关的 HDFN 严重。

出生时血清中无抗 A 和抗 B,如果存在,则来自母亲。3~6 月婴儿可以自己产生抗 A、抗 B,但绝大多数在 1 周岁时出现相应抗体。新生儿血浆 / 血清中检测到的 ABO 抗体通常为 IgG 型母体来源的抗体,很少是由胎儿产生的 IgM 型抗体。因此,新生儿的血型只需检测正定型。随后年龄不断增长抗体逐渐增强,约 5~10 年间达到成人水平。

三、输血相容性检测

1. 相关的法律法规　血液与生物治疗促进协会制定的血库和输血服务机构相关标准允许对 4 个月以下的婴幼儿进行有限的输血前血清学检测。首次检测必须包括对患儿红细胞进行 ABO 血型和 RhD 血型测定,以及筛查患儿或母亲血浆 / 血清中的红细胞意外抗体。在住院期间,只要满足以下所有标准,就不需要再进行交叉配血试验以及 ABO 血型、RhD 血型的重复测定:①抗体筛查结果阴性时;②输注 O 型悬浮红细胞、ABO 同型悬浮红细胞或 ABO 血型相容的悬浮红细胞时;③所输红细胞为 RhD 抗原阴性或与患者 RhD 血型一致时。4 个月以下的婴幼儿不必要检测抗 A 和抗 B 的反定型试验,但是,在发出非 O 型悬浮红细胞之前,检测患儿血浆 / 血清中被动获得的母源抗 A 或抗 B 是必要的,并宜做抗球蛋白试验。如果存在抗体,必须输注与母亲 ABO 血型相容的红细胞,直到检测不到该获得性抗体为止。

特别是对于新生儿来说,他们在出生时主要的血型抗原都还未发育完全,某些情况下采用灵敏性相对较低的方法可能导致血型误判。新生儿正定型可增加抗 A,B 检测防止弱抗原的漏检,在新生儿血型卡中增加直接抗球蛋白试验(抗 IgG)进行 HDN 的初筛(见图 11-8)。

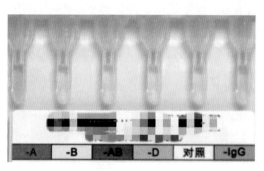

图 11-8　新生儿 ABO、RhD 血型检测卡(微柱凝胶)

2. ABO 血型异常见表 11-17。

表 11-17　新生儿 ABO 血型异常分类、原因及处理对策

分类	原因	处理对策
额外的红细胞反应	脐带血里的华通氏胶	洗涤红细胞
弱 / 无红细胞反应	宫内胎儿输血、新生儿 ABO 抗原发育不全	①调查临床资料(输血史和年龄等) ②使用新生儿卡检测血型

分类	原因	处理对策
混合红细胞反应	胎母出血	①调查临床资料(输血史和年龄等) ②K-B 试验进行确定
弱/无血清反应	年龄相关(<4~6 月龄)	调查临床资料(年龄)

3. Rh 血型异常 孕妇高效价抗 D 进入胎儿血液循环,胎儿/新生儿红细胞上的 D 抗原完全被母亲的抗 D 封闭,此时患儿红细胞直接抗球蛋白试验呈阳性,红细胞被抗 D 致敏,以致红细胞上没有 D 位点与完全抗体试剂结合,如用盐水法 IgM 抗 D 试剂检查新生儿的 Rh 血型可出现假阴性结果,称为遮断现象。发生 HDFN 新生儿的红细胞上致敏了 IgG 型抗 D,通常需要用低蛋白试剂来检测这些细胞。有时,DAT 强阳性红细胞由于致敏的 IgG 型抗 D 过多,以至于红细胞不与具有良好特异性的检测试剂发生凝集反应。这种"遮断"现象很可能是由"空间位阻"或单克隆抗血清靶向的抗原表位被母亲的抗 D 抗体占据所引起,导致假阴性结果。对患儿红细胞 45℃微热放散后可进行红细胞分型,但放散时必须有适当的质控对照以确定是否有抗原变性。检测放散液中的抗体可证实红细胞上存在抗原,且 RHD 基因分型可以用于确认 D 的类型。

4. RhD VI 的检测 当患者的 D 分型已经确定时,没有必要检测弱 D,除非是评估新生儿红细胞以确定母亲的 D 免疫风险。因此对女童及育龄期女性的红细胞只进行直接检测,在输血或使用 Rh 免疫球蛋白(RhIG)预防性治疗时将 D VI 定为 D 阴性,从而降低致敏风险,用于患者的 IgM 单克隆抗体不应检测出 D VI。但用于新生儿 D 抗原检测的应使用可检出 D VI 的试剂,进行非常规检测试剂和技术,为母亲是否需要于 72 小时内预防性注射 RhIG 提供参考。

四、新生儿输血

(一) 概述

4 个月以下的患儿,血容量或血浆容量少且器官系统功能不成熟,需要特殊的方法进行输血。这一点对于极低体重出生儿(<1 500g)和超低体重出生儿(<1 000g)来说尤其重要。健康新生儿脐带血平均血红蛋白(hemoglobin,Hb)水平为(169±16)g/L,而早产儿为(159±24)g/L。Hb 浓度通常在出生后的最初几周下降,导致婴儿期生理性贫血。这类贫血对于足月婴儿来说是自限性的,通常不具有危害性,但对于早产儿来说则令人担忧。

早产儿和新生儿的细胞免疫应答也未完全成熟,使其易患输血相关性移植物抗宿主病(transfusion-associatedgraft-vs-hostdisease,TA-GVHD)。4 个月以下的婴幼儿,因其肝脏功能尚未健全,不能有效地代谢枸橼酸盐,使得他们易发生枸橼酸中毒和/或低血钙。与大龄幼儿和儿童相比,婴幼儿肾小球滤过率低,浓缩能力差,难以排泄过量的钾离子、钙离子和酸性代谢产物。此外,出生后 3 天内的婴儿与 3 天以上的婴儿相比,甲状旁腺激素分泌对低钙的刺激不敏感,在全血置换过程中枸橼酸盐可导致钙离子降低,需要注意。

(二) 红细胞输注

1. 体表面积和血容量 一个足月新生儿的血容量约为 85mL/kg,而早产儿则为 100mL/kg。血库应当能够提供适宜容量的血液成分以避免血液浪费。大部分需要多次输血的早产儿体重往往低于 1.0kg(28 周龄)。

2. 小剂量血的制备 给儿童输注的红细胞都用 CPDA-1 作为抗凝保护剂。然而,随着腺嘌呤和甘露醇的添加,红细胞保存液(AS)有了改进,延长了红细胞的保质期。很多专家开始考虑它的安全性。其中,值得注意的是 AS 中腺嘌呤的剂量及其与肾脏毒性的关系。甘露醇是一种强有力的利尿药,对血流动力学有影响,可导致早产儿脑血流不稳定。由于使用 AS 延长了保质期,1 单位红细胞可制成的小剂量血数量增加,可能会进一步减少献血者与受血者间的接触频次。

制备小剂量血的目的是限制献血者暴露的频次,防止循环超负荷,减少异体输血相关风险,并最大限度地减少血液成分的浪费。给早产儿提供单一献血者的小剂量分袋血以满足多次输注需求,通常能取得与 EPO 治疗相同的疗效,即减少输血次数和献血者暴露。

3. 冷应激反应低温　可激发新生儿一系列反应,包括:①代谢率升高;②低血糖;③代谢性酸中毒;④可能会导致缺氧、低血压和心搏骤停的窒息事件。所有大容量输血包括新生儿换血治疗都需要用输液管路加热的方式进行血液加温,以预防低体温的危害。不宜使用辐射加热器给血液加温,以避免溶血风险。此外,如新生儿在接受光疗,输血管路宜尽量避免暴露在光疗灯下,以预防溶血发生。

4. 红细胞添加液　Luban 及其同事针对各种临床情况进行计算分析,小剂量输入含有红细胞保存液的红细胞不存在重大风险。一项评价短期与长期保存红细胞输注效果的前瞻性随机对照研究发现,对于婴幼儿群体,使用 AS-1 或 AS-3 保存的长期保存红细胞和使用 CPDA 保存的新鲜红细胞,其输注的效果和安全性相当。由于尚不清楚 AS 是否对肾功能不全或肝功能不全的患者有不利影响,部分输血科会将 AS 从红细胞中清除,特别是多次输注来源于同一单位血液成分的小剂量血时,然而这对多数医疗机构而言技术上难以实现。当创伤后大量输血、体外膜肺氧合疗法和心脏手术或换血治疗时,输注添加 AS 的红细胞的安全性尚未可知。美国最近一项关于新生儿大量输血的医院调查显示,有 43% 的医院使用的是 AS-3 保存的红细胞,有 29% 的医院使用的是 AS-1 保存的红细胞,以及有 28% 的医院使用的是 CPD 或 CPDA 保存的红细胞。在进行大量输血时,使用添加 AS 的红细胞宜谨慎。在进行大量输血时,宜随时监测血液中钙离子和钾离子的浓度。同时,宜备有血液加温器用以预防低体温反应。当然,这些注意事项也同样适用于新生儿和幼儿。

血液采集保存时采用的红细胞抗凝保存液类型决定了钾渗漏量。此外,血液成分的特殊处理,如辐照可以增加钾渗漏。如果辐照或其他处理后,血液成分保存时间超过 24 小时可能需要在输注前洗涤,以去除多余的钾离子。经中心静脉或心内直接输注陈旧红细胞或辐照红细胞(辐照后保存时间>1 天后输注)的婴幼儿,有发生严重不良反应的报道,包括心搏骤停和死亡。一种更为实用的方法是使用未洗涤的、小剂量的 AS 保存的血液成分给新生儿输血,但要求这些血液不能超过一定的保存期限,包括血液辐照后的保存时间。红细胞在保存 1~2 周后,其 2,3-DPG 的含量会迅速下降。2,3-DPG 降低不会影响大龄儿童和成年患者,因为他们有能力补充缺失的 2,3-DPG,并能通过增加心率来代偿缺氧。而小于 4 个月的婴幼儿因其细胞内 2,3-DPG 含量低,所以无法有效地做到这一点,尤其当发生呼吸窘迫综合征或脓毒症休克时,其细胞内 2,3-DPG 的水平甚至更低。因此,如果新生儿输注了大量 2,3-DPG 缺乏的血液,会导致 Hb 氧离解曲线左移,Hb 的氧亲和力升高,氧释放困难,最终使组织氧供减少。而这种血红蛋白氧解离曲线的改变可以通过缺氧后 pH 降低和 PCO_2 升高来反向调节。因此,建议新生儿换血和大量输血时使用保存<14 天的红细胞,但可能因不同医院的规定不同而有所变化。

5. 红细胞表型选择　如果在患儿或母亲的血液标本中检测到意外的非 ABO 血型同种抗体,患儿只能输注缺乏相应抗原或交叉配血相合的红细胞。这种输血原则宜持续到在患儿的血浆/血清中检测不到母源性抗体为止。复查患儿抗体的频率依据医院输血科的操作流程。4 个月以下的婴幼儿由于免疫功能不成熟,因此一旦获得抗体阴性的筛查结果,就不再需要交叉配血和使用抗原阴性的血液。多项观察性研究表明,在新生儿期对红细胞抗原产生同种异体免疫是罕见的。这种红细胞意外抗体(无论是 IgG 型还是 IgM 型抗体)缺乏的原因目前尚不明确,已有假说认为是由于辅助 T 细胞功能缺陷,抑制 T 细胞活性增强,或抗原提呈细胞功能低下造成的。虽然成人和超过 4 个月大的儿童需要反复的配型和筛查,但 4 个月以下的婴儿是不必要的,并且这有可能导致严重的医源性失血。此外,宜避免给受血者输注任何可能带有高效价意外抗体的血液成分。

6. 输注速度 不论是新生儿还是儿童,输注速度取决于患儿的病情需要。因此,非紧急情况下,单纯输血在 2~4 小时内完成。但存在休克或严重出血时,通常需要快速输血。

【案例分析一】

1. 血型正反定型结果(见表 11-18)

表 11-18 抗体减弱或缺失导致的 ABO 正反定不符举例

	患者红细胞正定型			患者血清反定型			
	抗 A	抗 B	抗 D	A_1c	Bc	Oc	自身对照
患者	0	0	4+	0	0	0	0
	患者可能的血型:O 型(老年人或新生儿)						

注:反定型中患者血清与红细胞试剂不凝集是由于老年人 ABO 抗体的产生减弱或不存在

2. 实验设计思路 ①核对患者年龄。②增加孵育时间至 30 分钟(不适用于新生儿标本);③降低反应温度至 4℃,孵育 15 分钟(包括 O 型红细胞和自身对照)。

3. 相关知识链接 出生时新生儿血浆 / 血清中一般无抗 A 和抗 B,如果存在,则源于母亲。3~6 月婴儿可以自己产生抗 A、抗 B,但绝大多数在 1 周岁左右血浆 / 血清中出现相应抗体。健康成人的 ABO 抗体效价可以是 4~2048,甚至更高。高效价的 ABO 抗体可以见于 O 型多产妇和服用益生菌类营养补充剂的患者。在儿童早期,抗 A 和抗 B 抗体效价继续升高,5~10 年内达到成人水平。此后慢慢下降。老年人的抗 A 和抗 B 抗体效价通常较低;因此,反定型有可能检测不到。

4. 回顾性点评 试管法在疑难血型鉴定方面仍然是最为经典的方法,具有相对稳定凝集强度判读标准,可以使用增强剂,可以延长孵育时间,可以改变温度条件等优点。但是此案例中的实验设计思路中第 3 条——降低反应温度至 4℃,孵育 15 分钟,一般主张尊重第一次离心结果,不建议通过此类方法进行增强反应凝集强度,避免把异常的血型当作正常血型报告发出,但是当检测者确定增强反应结果不会影响报告的发出或者确定只是单纯的抗体减弱所导致的血型异常时,可以通过某些方法进行凝集的增强。

【案例分析二】

1. 简要病史 患儿,女,0 月,新生儿黄疸查因,换血前准备,进行常规血型鉴定,母亲血型 B 型 RhD 阴性,孕三产一。

2. 输血相容性检测

1)微柱凝胶卡血型初检(表 11-19)

表 11-19 微柱凝胶卡血型初检结果

试剂	抗 A	抗 B	抗 D	抗 A,B	对照	IgG
凝集强度	0	4+	0	4+	0	4+

2)微柱凝胶卡血型复检(患儿红细胞 45℃热放散后)(表 11-20)

表 11-20 微柱凝胶卡血型复检结果

试剂	抗 A	抗 B	抗 D	抗 A,B	对照	IgG
凝集强度	0	4+	4+	4+	0	2+

3）血清游离试验和放散试验（表 11-21）

表 11-21　血清游离试验和放散试验结果

IAT	1	2	3	4	5	6	7	8	9	10
血清	2+	2+	2+	2+	2+	2+	0	2+	0	2+
放散液	4+	4+	4+	4+	4+	4+	0	4+	0	4+

4）新生儿 IgG 抗 D 效价（表 11-22）

表 11-22　新生儿 IgG 抗 D 效价结果

IAT	2	4	8	16	32	64	128	256	512	1024	效价
血清	3+	2+	1+	+	0	0	0	0	0	0	16
放散液	4+	3+	3+	2+	2+	1+	+	0	0	0	128

2. 实验设计思路

1）从微柱凝胶卡血型初检反应模式可以看出：血型正定型 A 型，RhD 初步检测为阴性，直抗强阳 4+，怀疑遮断现象导致的 RhD 假阴性，则需要对红细胞进行放散，对放散液进行抗体鉴定，对红细胞进行重新检测血型。

2）从微柱凝胶卡血型复检结果看出该患儿 D 抗原阳性，直抗减弱，说明抗 D 被部分放散下来，红细胞膜上 D 抗原位点暴露了部分，从而说明微柱凝胶卡血型初检中 RhD 检测的为假阴性。

3）从游离试验和放散实验反应格局可以说明患者血清中含有抗 D，以及红细胞放散液也鉴定出抗 D 格局。

4）从新生儿 IgG 抗 D 效价结果得出该患者血清与 O 型 RhD 型红细胞在微柱凝胶卡中反应，检测游离血清和放散液 IgG 抗 D 效价分别为 16 和 128。

3. 相关知识链接　IgG 型抗体可以通过胎盘引起新生儿溶血病，而同种意外抗体引起的新生儿溶血病中，以抗 D 较常见且较严重。高效价 IgG 型抗 D 进入胎儿血液循环可以引起严重的胎儿和新生儿溶血病，同时可以将胎儿红细胞上的 D 抗原位点全部或部分封闭，出现遮蔽现象，患儿红细胞直接抗球蛋白试验呈强阳性，将 D 抗原位点遮蔽，导致任何性质的抗 D 无法与 D 抗原结合，引起 D 抗原检测假阴性，或者与血清学不相符，此时应及时进行抗体筛查及鉴定试验，以检测出抗 D 的存在。这种情况下可采用 45℃条件下微热放散或其他不损伤红细胞膜的抗体放散法，将致敏在红细胞膜上的 IgG 抗 D 放散后进行定型试验或过 2~3 天后，再次抽患儿血液标本鉴定 RhD 血型。遇到母亲 RhD 抗原阴性，婴儿直接抗球蛋白试验结果强阳性而且与 RhD 抗原反应为阴性或模棱两可的结果，应考虑到以上这种情况。

4. 回顾性点评　通过本案例提示在临床上对有输血史、妊娠史的 RhD 阴性妇女，如再次生育的患儿出现高黄疸，虽然我们检测 RhD 为"阴性"，但患儿直接抗球蛋白试验强阳性，同时又检测出 ABO 以外的抗体时，需考虑是否为 Rh 系统的溶血。

如患儿 RhD 盐水法检测为阴性或弱阳性时，或者与血清学不相符，必须结合病史病情确定实验方案，应将患儿红细胞进行 45℃微热放散试验，不必放散到直接抗球蛋白试验完全阴性。

也可以用其他不损伤红细胞膜的方法将致敏在红细胞膜上的 IgG 抗 D 放散后再做定型试验，比如二磷酸氯喹。此时红细胞上的 D 抗原会暴露出来，这时用抗 D 试剂就能检测出来，对 D 抗原做出正确的定型。

ABO HDFN 的直接抗球蛋白试验均较弱，一般不会超过"2+"；其他血型系统的 HDFN 尤其是 Rh 系统，其强度一般 ≥2+。可凭直接抗球蛋白试验结果初步预判新生儿溶血病的类型。另外，直接抗球蛋白试验阳性越强,通常意味着 HDFN 的病情越重,放散试验的优势是敏感度高,是诊断胎儿和新生儿溶血病的金指标。

第五节　混合凝集现象的血型鉴定与输血

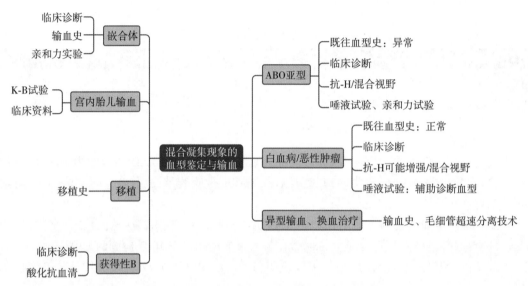

图 11-9　混合凝集现象的血型鉴定与输血学习导图

学习目标

1. 掌握混合凝集产生的原因
2. 混合凝集现象的血型鉴定
3. 混合凝集现象患者的输血治疗

一、混合凝集产生的原因

混合凝集是指凝集和未凝集的红细胞共存,需要在显微镜下进行确认。混合凝集常见于近期输异型血、外周血造血干细胞移植或不同 ABO 血型骨髓移植、换血治疗、亚型(常见 A_3 和 B_3)、胎儿-母体出血、疾病所致(白血病等)、嵌合体、获得性 B。本节主要探讨混合凝集产生的原因及其血型鉴定和输血治疗。

混合凝集产生的原因主要有:

1. 近期输异型血　非同型红细胞输注,使患者血液标本成为不同型别的红细胞混合物,从而导致混合视野凝集,如 O 型血输给 A 型血。

2. 外周血造血干细胞移植或不同 ABO 血型骨髓移植　ABO 主侧血型不合异基因造血干细胞移植(allo-HSCT),常见 A(B)供 O,受体对供体血型具有同种凝集素,可能会发生纯红细胞再生障碍性贫血,在移植条件下存活的患者浆细胞会产生针对骨髓中供体红细胞前体的抗 ABO 同种抗体,使原有的红细胞逐渐消失,造血干细胞归巢3天后植活,10天后红细胞开始新生,至1个月时有部分红细胞已趋成熟,并释放到外周血液循环中与受者残留红细胞嵌合造成两种或两种以上ABO血型的红细胞共存导致的混合凝集视野。

3. 亚型(常见A_3和B_3) A_3亚型在抗A和抗A,B抗体同时孵育后,在显微镜下出现混合凝集视野;B_3亚型与抗B抗体约有1+~2+混合视野凝集,与抗A,B抗体呈现2+~3+混合视野凝集。

4. 疾病所致混合凝集 人红细胞膜ABO血型抗原减弱的情况见于临床的很多疾病中,白血病(9号染色体易位)及诱导应激造血的溶血性疾病可使抗原减弱如地中海贫血。霍奇金病患者红细胞ABH抗原也减弱,正定型结果与白血病类似。通常细胞会显示混合视野凝集。抗原减弱的程度与病程相关,如果病情缓解,抗原强度又会恢复正常。

5. 嵌合体 是指一个个体中存在两种细胞。嵌合体最早是在一对双胞胎中发现的(母亲是O型,父亲是B型),其体内不是B或O型红细胞,而是B和O型红细胞的混合。检测分离细胞群的难易取决于细胞所占的百分比,嵌合体的反应是典型的混合视野。真正发生在双胞胎中的嵌合体是极少的,两个细胞群将在体内维持终生。双胞胎血管吻合时在子宫内发生血液交换,出现两个细胞群,这两个细胞群均被视为是自身的,且不会产生抗A或抗B抗体。因此,反定型不出现凝集。如果非孪生,则嵌合体可能是由于双精受精(两个精子与一个卵子受精)从而出现嵌合现象。

6. 获得性B 化学上,许多肠道菌群含有能将A抗原转化为B样物质的脱乙酰酶。获得性B是由A抗原的N-乙酰半乳糖胺脱乙酰化,产生B样半乳糖胺的结果。细菌酶改变免疫血型A糖,使N-乙酰-D-半乳糖胺转化为D-半乳糖胺,此物质与血型B糖(D-半乳糖)非常相似,从而产生获得性B抗原,与抗B血清发生交叉反应。在患者样本中,获得性B常存在于胃肠道细菌感染的环境中,疾病恢复时可消失。获得性抗原与适当的抗血清作用呈弱反应,结果往往呈混合视野。混合视野的产生与脱乙酰化的不完全有关。

7. 胎母出血 胎母出血是指胎儿血液进入到母体血液循环系统的一种生理现象,发生在50%~70%的妊娠中,在妊娠期或分娩时都有可能发生,通常母体血液循环中可见少量的胎儿血红细胞,而并没有产生明显的胎儿和母体不良影响。但是当胎儿失血量超过一定阈值时,胎儿的大量血液进入母体内就会引起严重的临床综合征即为胎母输血综合征(fetomaternal hemorrhagesyndrome,FMH)。妊娠妇女血内混有胎儿血,从而导致混合视野凝集的情况。

二、混合凝集现象的血型鉴定(试管法)

【目的】

利用商品化IgM抗A、抗B血型定型试剂鉴定红细胞表面ABO抗原即正定型。利用已知ABO血型的红细胞试剂鉴定同一标本血浆/血清中的抗A和/或抗B抗体即反定型。

【原理及适用范围】

1. 原理 商品化IgM抗A、抗B血型定型试剂可与红细胞表面相应的ABO抗原发生凝集反应。已知ABO血型的红细胞试剂与同一标本血浆/血清中的相应的抗A和/或抗B发生凝集反应。

2. 适用范围 该试验适用于体检、输血前及新生儿溶血病等ABO血型鉴定。正、反定型结果一致方可确定受检标本ABO血型,若正、反定型结果不一致,需增加辅助试验以确定ABO血型。

【检验标本】

1. 推荐使用EDTA抗凝静脉血,可以使用不抗凝静脉血,静脉血管条件不好或紧急情况下也可以使用动脉血,标本采集量≥2mL;

2. 标本标识清晰、准确;

3. 标本质量符合要求,无血液稀释、细菌污染,离心后无溶血及明显乳糜。

【试剂及器材】

1. 仪器　台式低速离心机、血型血清学专用离心机、显微镜、试管架。

2. 试剂　抗 A、抗 B 血型定型试剂、生理盐水、2%~5%A$_1$ 型、B 型、O 型红细胞试剂。

【操作步骤及内容】

1. ABO 血型正定型试验

(1)取 3 支洁净试管,做好标记,按照标记分别向试管中加入 1 滴抗 A、抗 B、抗 D 血型定型试剂。

(2)向标记试管中各加入 1 滴(50μl)2%~5% 被检红细胞悬液,红细胞悬液可以由自身血浆、自身血清或生理盐水配制而成,推荐使用生理盐水,必要时用生理盐水洗涤红细胞至少 1 次,去除可溶性血型物质、异常蛋白或药物等。

(3)轻轻混合试管内容物,1 000×g 离心 15 秒,或按离心机说明书要求离心。

(4)将试管从离心机中小心取出,先观察是否有溶血,拿成锐角,将血细胞凝集处朝向自己,以高频率低振幅方式摇荡,直到细胞扣脱离管壁即不再摇荡试管。倾斜试管,将内容物带到三分之一处回流,观察试管内三分之一处是否形成均匀的红细胞悬液或凝集块。

(5)怀疑为弱凝集或混合凝集的应转移至显微镜下观察结果,记录观察到的凝集强度或溶血程度。通过 ABO 反定型试验进一步验证正定型结果。

2. ABO 血型反定型试验

(1)取两支洁净试管,做好标记,向每支试管中各加 2 滴被检血浆 / 血清。

(2)向标记试管中分别加入 1 滴 2%~5%A$_1$、B、O 红细胞试剂。

(3)轻轻混合试管内容物,经血型血清学专用离心机以 1 000×g 离心 15 秒,或遵照离心机说明书要求离心。

(4)将试管从离心机中小心取出,先观察是否有溶血,拿成锐角,将血细胞凝集处朝向自己,以高频率低振幅方式摇荡,直到细胞扣脱离管壁即不再摇荡试管。倾斜试管,将内容物带到三分之一处回流,观察试管内三分之一处是否形成均匀的红细胞悬液或凝集块;各种原因引起的红细胞溶血,容易误判为不凝集。

(5)怀疑为弱凝集的应转移至显微镜下观察结果,记录观察到的凝集强度或溶血程度,与正定型结果进行相互验证。反复输血的受血者应抽取新的标本,出现混合外观情况时一般要核对标本,必要时可重新抽取血液标本。

【结果判读与解释】

1. 结果判定正定型红细胞出现混合凝集视野。

2. 试管法混合视野(如图 11-10)

3. 结果解释

(1)排除了人为因素或操作失误,先了解患者的病史、用药史、输血史、移植史。

(2)输异型血或换血治疗

1)鉴定患者的直接抗球蛋白试验(DAT)阳性为有力佐证,DAT 阴性不能排除;

2)毛细管分离后血型鉴定由于新鲜和陈旧红细胞的核质比有一定的差异,最终导致红细胞的密度有所不同,通过超速离心使不同密度的红细胞进行层次分离,从而达到分离新、旧红细胞的目的,然后再分别取远、近心端细胞进行血型定型,较陈旧的红细胞将分布于远心端,代表发病之前的红细胞群,从而推测出患者患病前的准确血型。

(3)外周血造血干细胞移植或不同 ABO 血型骨髓移植进行 DNA 鉴定,这也是移植成功的指标之一。

(4)亚型

1)试管法检测抗 H:大部分 A$_3$ 和 B$_3$ 亚型人群血液中含有较强的 H 物质。

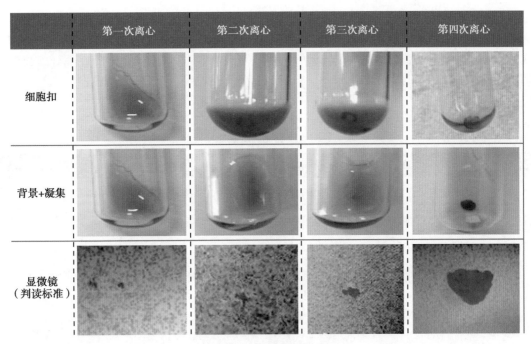

	第一次离心	第二次离心	第三次离心	第四次离心
细胞扣				
背景+凝集				
显微镜（判读标准）				

图 11-10　试管法混合视野

2）亲和力试验：当血型测试结果为混合视野时，测试亲和力以区分 A_3/B_3 等亚型和其他原因导致的混合凝集视野，如骨髓移植、疾病所致抗原减弱、输入异型血等，利用和抗血清亲和力的不同来鉴别亚型抗原及正常血型抗原结合的混合视野结果。

3）唾液试验：检测分泌型人唾液中的 ABH 物质可以辅助鉴定 ABO 血型。

（5）疾病所致的抗原减弱

1）选用吸收 / 放散试验、抗原 - 抗体增强技术（4℃孵育 1 小时、酶处理红细胞技术、PEG 增强剂等）；

2）抗 H 试验可能会增强。

3）唾液试验辅助诊断血型。

（6）嵌合体亲和力试验

（7）获得性 B 酸化抗 B 处理红细胞试验：在正常 pH 介质中，获得性 B 红细胞与人抗 B 血清发生凝集，而在 pH 低于或等于 6.0 的酸性条件下，半乳糖胺 NH_2 变为 NH_3 基，失去反应性而不发生凝集。所以，可通过调整人血清抗 B 试剂 pH 至 6.0 不发生凝集而证实获得性 B 抗原的存在。

（8）胎 - 母出血

1）玫瑰花环试验：

【原理】该试验是检测孕育 RhD 阳性胎儿或最近分娩 RhD 阳性婴儿的 RhD 阴性妇女血液中的 RhD 阳性红细胞。当向含有 RhD 阳性胎儿细胞的母体血液中加入抗 D 试剂时，胎儿红细胞被抗 D 致敏。随后加入 D 阳性试剂细胞，每个被抗 D 致敏的 D 阳性红细胞周围聚集有数个红细胞，形成明显的玫瑰花环。

【标本】从母体取得血液标本，洗涤红细胞，生理盐水配制 2%~5% 的红细胞悬液。

【试剂】可选用自配试剂或商品化试剂。以下为自配试剂步骤。

阴性对照：RhD 阴性的洗涤红细胞，用生理盐水稀释成 2%~5% 红细胞悬液。

阳性对照：由约 0.6%RhD 阳性红细胞和 99.4%RhD 阴性红细胞混合而成的 2%~5% 红细胞悬液。

【制备步骤】①将 1 滴 2%~5%RhD 阳性红细胞悬液加到 15 滴经洗涤的 2%~5%RhD 阴性红细

胞悬液中,充分混匀。然后将 1 滴该细胞悬液加到 9 滴 2%~5% 的 RhD 阴性红细胞悬液中,再次混匀。②指示红细胞:2%~5%O 型 R_2R_2 的红细胞悬液。使用酶处理的细胞或含增强介质未处理的细胞。③高蛋白抗 D 血清试剂。一些单克隆 / 多克隆混合试剂不适用于此方法。在进行试验前,应对使用的抗血清进行适应性评估。

操作程序见表 11-23。

表 11-23　玫瑰花环试验操作程序

步骤	操作
1	向 3 支试管中各加 1 滴(或按生产商说明书中指定的体积)抗 D 试剂
2	向上述试管中各加入 1 滴母亲的细胞悬液,阴性对照细胞和阳性对照细胞,并做好标记
3	37℃孵育 15~30 分钟,或按生产商说明操作
4	用大量生理盐水洗涤红细胞至少 4 次,以去除所有未结合的抗 D 试剂。末次洗涤完成后应完全扣干生理盐水
5	加入 1 滴指示细胞至步骤 4 留有干红细胞扣的试管中,充分混匀使之重悬
6	$1\,000 \times g$ 离心 15 秒
7	重悬细胞扣,在 $100 \times$ 至 $150 \times$ 放大倍数范围内,用显微镜观察红细胞悬液
8	至少观察 10 个视野,并计数每个视野红细胞玫瑰花环的数量

【解释】无玫瑰花环形成为阴性结果。对于用酶处理过的指示细胞,在阴性结果的标本中每 3 个视野最多出现 1 个玫瑰花环。对于含增强介质未经处理的指示细胞,在阴性结果的标本中每 5 个视野最多出现 6 个玫瑰花环。如果玫瑰花环数量大于上述允许的最大值则为阳性结果,并对该标本行胎儿红细胞的定量试验。

阴性对照管中存在玫瑰花环或凝集表明孵育后洗涤不充分,使得残留的抗 D 凝集 RhD 阳性指示细胞。Rh 表型是弱 D 而非 RhD 阴性的女性红细胞可见强阳性结果;严重的胎母出血产生的凝集结果可能与弱 D 表型引起的现象难以区分,应进行胎儿红细胞的定量试验。如果婴儿细胞的表型为弱 D 则应谨慎解读母亲标本的阴性结果。在这种情况下,应进行不依赖 RhD 抗原表达的定量检测。

【注释】尽管玫瑰花环数量与原始混合物中存在的 RhD 阳性红细胞的数量大致成比例,但该试验仅为证明胎母出血是否存在的定性试验,结果为阳性的标本应进行进一步的检测以量化胎儿细胞。可选择酸放散试验和流式细胞术检测。如果使用商业化试剂,应遵循试剂包装说明。

2)改良 Kleihauer-Betke 试验

【原理】在酸性条件下,胎儿血红蛋白能抵抗红细胞的洗脱,而成人血红蛋白可以被洗脱。当血涂片暴露于酸性缓冲液时,成年红细胞中的血红蛋白渗出到缓冲液中,只剩下基质;胎儿红细胞中的血红蛋白则被保留,并可通过阳性染色反应来鉴定。胎 - 母出血量的大致体积可以通过母体血涂片中胎儿红细胞的百分比来计算。

【标本】母体抗凝全血标本。

【试剂】制备的试剂可有商品化试剂盒。以下步骤用于实验室内部制备。

①储存液 A(0.1mol/L 柠檬酸):$C_6H_8O_7 \cdot H_2O$,,21.0g,用蒸馏水稀释至 1L 冷藏保存。

②储存液 B(0.2mol/L 磷酸钠):$Na_2HPO_4 \cdot 7H_2O$,53.6g,用蒸馏水稀释至 1L 冷藏保存。

③ McIvaine 缓冲液,pH3.2:75mL 储存液 A 与 21mL 储存液 B 混合而成,注意每次试验均需新鲜配制。室温或 37℃使用。

④赤藓红 B,0.5% 水溶液。

⑤哈里斯苏木素(使用前过滤)。

⑥ 80% 乙醇。

⑦阳性对照标本:10 份抗凝成人血液标本与 1 份 ABO 相容的抗凝脐血的混合物。

⑧阴性对照标本:抗凝成人血液标本。

操作程序见表 11-24。

表 11-24　试验步骤

步骤	操作
1	制备单层细胞的血涂片,并用等体积的生理盐水稀释血液,风干
2	80% 乙醇固定血涂片 5 分钟
3	蒸馏水清洗涂片
4	将涂片浸入 pH3.2 的 McIlvaine 缓冲液中,室温放置 11 分钟,或 37℃放置 5 分钟,注意该反应步骤对温度敏感
5	用蒸馏水清洗涂片
6	将涂片浸入赤藓红 B 中 5 分钟
7	用蒸馏水彻底清洗涂片
8	将涂片浸入哈里斯苏木素 5 分钟
9	用自来水冲洗涂片 1 分钟
10	使用显微镜高倍镜观察涂片,计数 2 000 个红细胞,记录观察到的胎儿细胞数
11	计算总数中胎儿红细胞的百分比

【解释】

①胎儿细胞呈亮粉色,有折光性。而正常成年人的红细胞看似非常苍白的"影细胞"。

②胎母出血的体积(mL)为胎儿红细胞数的百分比乘以 50。

【注释】此方法的准确度和精确度较差,因此在严重的胎母输血综合征中,RhIG 的剂量应进行适当调整。如对是否需要额外注射 RhIG 存在疑问,则最好再增加剂量以预防治疗不足的风险(请参阅下表中的剂量)。

胎母出血的 RhIG 用量见表 11-25。

表 11-25　胎母出血的 RhIG 用量

胎儿细胞百分比 /%	注射数量 / 瓶	剂量	
		μg	IU
0.3~0.8	2	600	3 000
0.9~1.4	3	900	4 500
1.5~2.0	4	1 200	6 000
2.1~2.6	5	1 500	7 500

注:1.①基于母亲血量 5 000mL;② 1 瓶 300μg(1 500IU)用于 15mL 胎儿细胞或 30mL 胎儿全血。

三、输血治疗

1. 近期输注异型血的输血治疗　输注 ABO/Rh 同型的红细胞还是 O 型洗涤红细胞主要取决于血液中异型血液的含量和交叉配血的主侧结果。

2. 疾病所致（白血病等）和亚型的输血治疗　疾病所致选择患者 ABO/Rh 同型的红细胞输注，亚型则按亚型输血原则进行红细胞输注。

3. "类 B" 的输血治疗　输注 A 或 O 型 Rh 同型红细胞。

4. 胎母出血　输注 O 型 Rh 同型洗涤红细胞。

5. 不同 ABO 血型骨髓移植或外周血造血干细胞移植输血治疗（见表 11-26）

表 11-26　非同型骨髓移植血液成分选择原则

不相容的类型	移植阶段	ABO 血型的选择		
		红细胞	血小板	血浆
主侧不相容	准备阶段	受者	供者	供者
	移植阶段	受者	供者	供者
	检测到受者抗体阶段	受者	供者	供者
	不再检测到受者抗体阶段	供者	供者	供者
次侧不相容	准备阶段	供者	受者	受者
	移植阶段	供者	受者	受者
	检测到受者血型阶段	供者	受者	受者
	不再检测到受者血型阶段	供者	供者	供者
主次侧不相容	准备阶段	O 型	AB 型	AB 型
	移植阶段	O 型	AB 型	AB 型
	检测到受者抗体 / 受者血型阶段	O 型	AB 型	AB 型
	不再检测到受者抗体 / 不再检测受者血型	供者	供者	供者

知识小结

1. 引起混合凝集现象的疾病有近期输异型血、外周血造血干细胞移植或不同 ABO 血型骨髓移植、换血治疗、亚型（常见 A_3 和 B_3）、胎母出血综合征、疾病所致（白血病等）、嵌合体、"类 B" 现象。

2. 亲和力试验结果超过正常对照 3 倍，则为 A_3 或 B_3 等亚型的可能性比较大。

3. 离心技术是根据细胞的密度差和沉降速度差进行分离，细胞在液体介质中的沉降速度取决于细胞的大小和密度，也受悬浮介质的密度、黏度、渗透压和力场大小所影响。由于新鲜和陈旧红细胞的核质比有一定的差异，最终导致红细胞的密度有所不同，通过超速离心使不同密度的红细胞进行层次分离，从而达到分离新、旧红细胞的目的。

4. 除试管法可以检测出混合视野之外，微柱凝胶卡也可以明确指示混合视野外观，某些研究结果表明凝胶卡仅能检测 5% 左右的混合比例的视野，而试管法对 1% 的混合比例的视野也能够明确检出，可见该方法在检测混合视野的敏感度上要优于微柱凝胶法。

自我测试

1. 充分理解混合凝集现象产生的原因以及相应的解决方案。
2. 实际操作 ABO 血型鉴定试管法及亲和力试验并记录其结果。

第六节　自身免疫性溶血性贫血患者的血型鉴定与输血

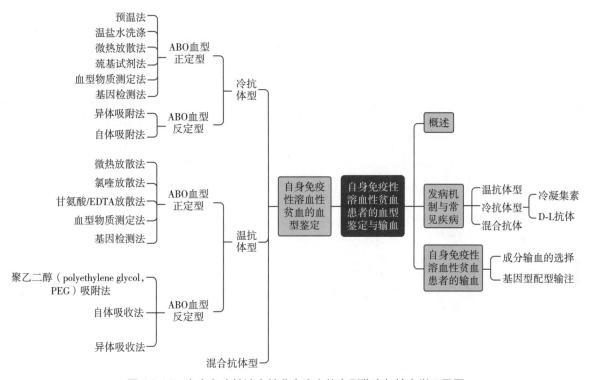

图 11-11　自身免疫性溶血性贫血患者的血型鉴定与输血学习导图

学习目标

1. 掌握自身免疫性溶血性贫血的定义
2. 掌握自身免疫性溶血性贫血产生的机制与常见疾病
3. 掌握自身免疫性溶血性贫血的血型鉴定
4. 掌握自身免疫性溶血性贫血的输血

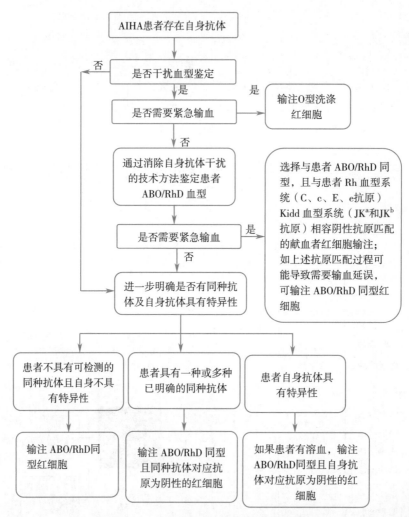

图 11-12　自身免疫性溶血性贫血处理流程

一、概述

自身免疫性溶血性贫血（autoimmunehemolyticanemia，AIHA）是患者免疫调节功能障碍，产生了针对自体红细胞抗原的抗体和／或补体，从而引起红细胞破坏加速（即溶血）的一种疾病，AIHA 分为温抗体型、冷抗体型和混合抗体型。

二、发病机制与常见疾病

（一）温抗体型

温抗体型 AIHA 的自身抗体多为不完全抗体（IgG 型抗体），在 37℃时最活跃，与红细胞（也可累及白细胞和血小板）结合，使抗体的 Fc 结构发生变化，并同时激活少量补体使红细胞膜上黏附一定的 C3b/C4b，通过单核 - 巨噬细胞系统器官（主要是肝和脾）时被巨噬细胞识别，分别与单核 - 巨噬细胞上的 Fc 受体、C3b/C4b 受体结合并被吞噬破坏，从而发生血管外溶血。可分为特发性（原因不明性）及继发性两种。继发性病因常见于：血液或淋巴系统肿瘤、结缔组织免疫性疾病、感染性疾病、胃肠系统疾病、良恶性实体肿瘤等。

（二）冷抗体型

1. 冷凝集素　绝大多数是 IgM 抗体，主要为抗 I。在 0~5℃的低温条件下可直接引起红细胞的凝集；在 20~25℃时与补体结合最为活跃，并能通过经典补体激活途径形成 C5~C9 膜攻击复合物，造成红细胞的直接破坏,导致血管内溶血。

2. D-L 抗体　主要是一种 IgG 型双相溶血素,常见为抗 P。在<20℃时抗体与红细胞结合,再次复温后通过补体激活途径造成血管内溶血,这也是 D-L 抗体介导的溶血表现为暴露于寒冷后发作的原因。

冷抗体型在 4℃左右最易与红细胞膜抗原结合,主要为 IgM,偶见 IgG 抗体,它们有较强的补体结合能力,可引起阵发性冷性血红蛋白尿症。罕见 IgA 抗体。病因常见于:感染性疾病、淋巴增生性疾病、良恶性实体肿瘤等。

（三）混合抗体

如果某患者体内的抗体同时具有温反应性和冷反应性,则为混合型 AIHA。血清学检测会显示典型的温抗体型 AIHA 和冷抗体型 AIHA 的自身抗体。混合型 AIHA 个体中的冷自身抗体在 4℃下反应最强,但其通常在 30℃或以上时也能够反应。冷自身抗体的热敏性是其致病性的关键。冷自身抗体是一种能够结合补体的 IgM 型抗体,温抗体为 IgG 抗体。因此,患者红细胞上同时含有 IgG 和补体,表现为 DAT 试验阳性。

三、自身免疫性溶血性贫血的血型鉴定

自身免疫性溶血性贫血患者由于其红细胞致敏了自身抗体,表现出直接抗球蛋白试验(directantiglobulintest,DAT)阳性,当抗体数量达到一定数量后,患者血清中也会存在游离自身抗体,从而引起 ABO 血型正反不符、意外抗体筛查阳性和交叉配血不合的现象。

（一）冷抗体型

详见本章第一节中冷自身抗体干扰血型鉴定的处理方法。

（二）温抗体型

由于温抗体型 AIHA 患者红细胞上致敏 IgG 自身抗体,导致直接抗球蛋白试验阳性,可影响 ABO 血型正定型结果。为了保证 ABO 血型正定检测的正确性,可使用微热放散法、氯喹放散法、甘氨酸/EDTA 放散法和 ABO 血型基因检测法。

1. ABO 血型正定型

（1）微热放散:被大量 IgG 致敏的红细胞可在高蛋白试剂中发生自凝,造成抗球蛋白试验检测结果为假阳性。在做红细胞抗原鉴定时,需要将红细胞膜上致敏的抗体去除,而不破坏膜的完整性或改变抗原表达。该法可以消除 IgG 自身抗体导致的自凝,保留红细胞及膜抗原结构,去除红细胞上包被的 IgG 自身抗体。通过比较处理后和未经处理的红细胞或自凝的结果,检测红细胞上的抗体去除程度;如果致敏的抗体减少但仍存在,可重复处理步骤。处理后的红细胞可做正定型鉴定。

（2）氯喹放散法:磷酸氯喹可去除红细胞膜上致敏的 IgG 抗体,而不损伤红细胞膜或损伤很小,因此可用于被温反应性自身抗体包被的红细胞的定型。但磷酸氯喹不能从细胞膜中分离补体蛋白,如果红细胞上同时包被有 IgG 和 C3,则氯喹处理后的检测中宜使用单抗 IgG 抗体试剂。磷酸氯喹须为孵育时间≤2h。室温或在 37℃长时间孵育可能导致溶血和红细胞抗原丢失,如 Rh 抗原可能发生变性。磷酸氯喹不能完全去除致敏红细胞的抗体,某些红细胞,尤其是初测结果为强阳性的红细胞,其结果可能只会减弱。

（3）甘氨酸/EDTA 放散法:用于从红细胞膜上分离抗体,适用于血型鉴定、吸收及交叉配血试验。几乎所有红细胞抗原都可以在甘氨酸/EDTA 处理后检测,只有 Kell 血型系统抗原、Bg 抗原和 Er 抗原除外,亦即该法处理的红细胞不能用于鉴定这几种红细胞抗原表型。用单抗 IgG 抗体试剂检测洗涤后的红细胞,如果不反应,可用于血型鉴定或吸收试验、交叉配血;如果 DAT 仍为阳性,继续处理 1 次后的红细胞做血型鉴定时,可用 6% 牛白蛋白或惰性血浆做质控。

（4）血型物质测定法:若检测到患者唾液中 A、H 或 B、H 或 A、B、H 或 H 血型物质,可作为辅助判

定 A、B、AB 或 O 型的重要依据,但患者为非分泌型则无意义。

(5)基因检测法:通过 ABO 血型基因分型检测确定患者 ABO 血型。

2. ABO 血型反定型　倘若患者血浆 / 血清中存在游离自身抗体,可导致间接抗球蛋白试验阳性,影响反定型结果。目前临床上已有多种排除温自身抗体干扰反定型鉴定的方法。

(1)聚乙二醇(polyethyleneglycol,PEG)吸附法:可增强未处理的红细胞对抗体的吸附,针对 1 组红细胞测试吸附的等分试样便可鉴定吸附后保留的抗体特异性。该法可用于自体和异体吸附自体吸附后测试的血浆 / 血清体积较大(4 滴),需要考虑 PEG 稀释血浆 / 血清。

(2)自体吸收法:如果患者<3 个月没有输血史,在温反应型自身抗体存在的情况下,自体红细胞的吸收是检测同种抗体的最佳方法。血清中的温反应性自身抗体可以掩盖临床上重要同种抗体;只有将自身抗体去除,血清中的同种抗体才会被检出。该法首先需要准备患者的红细胞,体温 37℃时体内吸附已经发生,红细胞表面所有抗原表位都可能被封闭;56℃热放散 3~5 分钟,或者二磷酸氯喹 / 甘氨酸 /EDTA,可以破坏已经结合在红细胞表面的部分 IgG。用蛋白水解酶处理红细胞可以增加自身抗体的吸收能力(单独使用蛋白水解酶处理无法去除结合于红细胞上的 IgG);通过从红细胞膜上解离自身抗体使红细胞膜可结合血清中中自身抗体的抗原位点暴露,从而能结合血清中更多的自身抗体,使其从血清中除去。

(3)异体吸收法:用献血者红细胞吸附血清将去除自身抗体并将留下针对最常见血型抗原的同种抗体。吸附后保留的抗体特异性可以通过针对 1 组试剂红细胞的测试来确认,如果患者最近曾经输血,或者如果自体红细胞不足,可以使用该步骤来检测潜在的同种抗体。IgG 自身抗体的吸收温度37℃。采用献血者红细胞对患者血浆 / 血清反复吸收 - 放散,直至吸收后的献血者红细胞 DAT 阴性,再应用吸收后的患者血浆 / 血清做抗体筛查;倘若结果为阴性,可判定为患者血浆 / 血清中只有自身抗体而无同种抗体;而若结果为阳性,可判定为患者血浆 / 血清中有自身抗体和同种抗体,应做同种抗体特异性鉴定。

(三) 混合抗体型

方法同冷抗体型和温抗体型。

四、自身免疫性溶血性贫血患者的输血

AIHA 的特征是患者体内存在针对自身红细胞的抗体,致使红细胞破坏加速,Hb 进行性降低直至威胁生命,不得不接受输血治疗。AIHA 患者的红细胞上致敏自身抗体,DAT 阳性,与献血次侧配血不合;如果患者血浆中有游离的自身抗体,IAT 阳性,与献血者主侧配血也不合。由于交叉配血找到完全相容的成分血几乎不可能,而且部分患者输同型血可能加重溶血,故可依据患者输血的急迫性和输血相容性检测情况,严格控制输血指征,选择合适的输血策略。

温抗体型 AIHA 在 37℃环境下反应活性最强,冷抗体型 AIHA 反应温度多在 20℃以下,而混合抗体型 AIHA 在 4℃、室温及 37℃均有反应性;故该类型的 AIHA 该如何避开自身抗体的干扰进行血型和抗体鉴定以及交叉配血,选择合适的血液进行输注更具挑战性。AIHA 的处理流程见图 11-12。

(一) 成分输血的选择

目前对于 AIHA 患者输血时红细胞的选择仍存在一定的困难,在选择 AIHA 患者输注的红细胞之前,最重要的是排除是否存在有临床意义的同种抗体,如果在吸收后的血清中没有检测到同种抗体,则可以随机选择 ABO 和 RhD 同型红细胞输注;如果存在有临床意义的同种抗体输注的红细胞则应不含对应的抗原;如果自身抗体对单一抗原(如 e 抗原)有特异性,并且患者存在进行性溶血,则应选择缺乏该抗原的红细胞输注。

对温抗体患者输血时,当已知其红细胞表型时,选择与患者表型匹配的红细胞输注,可确保所输血液的 ABO、Rh 和 Kidd 表型相同且抗原特异性较少;患者表型未知时,选择表型为 CCDee、CCDee、ccDEE 和 ccee 的 O 型红细胞[其中需要有 1 个 Jk(a-)和 1 个 Jk(b-)]。

（二）基因型配型输注

由于自身抗体的存在，基于常规输血前血清学检测对于 AIHA 患者极具挑战性。WAIHA 患者发生同种免疫的概率明显高于其他类型的溶血患者，有研究指出 12%~40% 温抗体型 AIHA 患者带同种抗体。目前最有效和能够依赖的方法还是自体或异体吸收技术，但是吸收技术操作耗时、昂贵且具有挑战性，有时无法及时为患者提供安全有效的成分血。对于需长期输血的患者，基因型配合输注成为 1 种可选的替代方法。这一以 DNA 为基础的方法能确定患者完整的血型系统（Rh、Duffy、Kidd、MNS），进一步预测患者的表型，然后选择与有临床意义的血型相匹配的献血者血液输注，从而避免产生同种异体免疫反应，减少吸附试验的次数和输血前反复的检查。

知识小结

1. AIHA 是患者免疫调节功能障碍，产生了针对自体红细胞抗原的抗体和 / 或补体，从而引起红细胞破坏加速（即溶血）的一种疾病，AIHA 分为温抗体型、冷抗体型和混合抗体型。

2. AIHA 患者的红细胞膜上会致敏附 IgM 或 IgG 抗体，会导致患者 ABO 血型正反不符和交叉配血不合的现象，通过预温、温盐水洗涤、微热放、巯基试剂、自体吸收、异体吸收等方法能排除自身抗体对正反定型鉴定的干扰，也可通过血型物质测定法和基因检测法鉴定血型和交叉配血。

3. AIHA 患者当检测到同种抗体或特异性自身抗体时，应选择与患者 ABO/RhD 同型，且与患者 Rh 血型系统（C、c、E、e 抗原）、Kidd 血型系统（JK^a 和 JK^b 抗原）相容阴性抗原匹配的献血者红细胞输注；如上述抗原匹配过程可能导致输血延误，可输注 ABO/RhD 同型红细胞。

4. 巯基试剂去除自身凝集：大量 IgM 自身抗体致敏红细胞后，在离心时红细胞可发生自发凝集，导致红细胞定型和直接抗球蛋白试验（DAT）出现假阳性反应。二硫苏糖醇（DTT）或 2- 巯基乙醇（2-ME）可破坏 IgM 分子的二硫键，从而降低其效价和直接凝集红细胞的能力。

5. 氯喹放散法去除 DAT 阳性红细胞上的 IgG 抗体：在特定条件下，二磷酸氯喹可去除红细胞膜上的 IgG 抗体，而对细胞膜完整性无损伤或损伤很小，此法可用于被温反应性自身抗体致敏的红细胞的定型。

6. 微热放散法可用于处理 AIHA 患者红细胞上的 IgM 和 IgG 自身抗体，通过此方法可将红细胞上的抗体分离，但不能破坏膜的完整性或改变抗原表达，从而将处理好的红细胞进行血型鉴定。

自我测试

在阅读完本章之后，花几分钟思考串联一下学习的知识，您是否已经达到了本章的学习要求，它们是：

1. 解释 AIHA 发病的机制。

2. 实际操作微热放散、氯喹放散、巯基试剂处理红细胞、自体吸收异体吸收，并应用于平时的工作。

3. 讲述 AIHA 患者的输血策略。

第七节　多凝集的血型鉴定、交叉配血与输血治疗

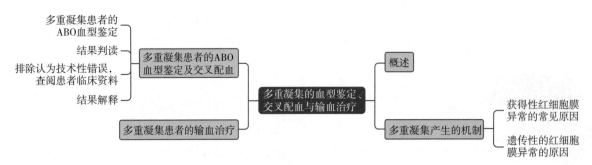

图 11-13　多凝集的血型鉴定、交叉配血与输血治疗学习导图

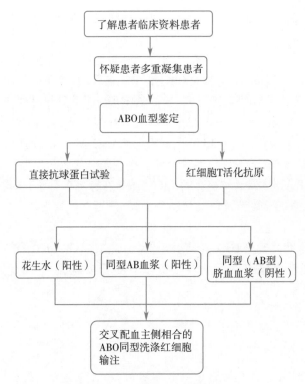

图 11-14　多凝集患者处理流程

学习目标

1. 掌握多凝集的概述
2. 掌握多凝集的发病机制及临床意义
3. 掌握多凝集患者的 ABO 血型鉴定及交叉配血
4. 掌握多凝集患者的输血治疗

一、概述

多凝集红细胞是指红细胞膜由于遗传、细菌或病毒感染等原因发生异常后,除自身血清、同类型多凝集患者的血清、脐带血血清外,几乎与所有成人的血清都发生凝集。多凝集红细胞抗原有两种类型:获得性抗原(T,Tk,Th,TX,获得性 B 细胞)和遗传性抗原(Tr,HEMPAS,Cad,Tn)(见表 11-27)。微生物引起的多凝集与很多疾病有关,如败血症、肠道或呼吸道感染及肿瘤或梗阻等,大多数凝集作用通过微生物酶活性改变红细胞表面抗原,使红细胞表面隐藏的 T 抗原暴露,随后这些新暴露的隐蔽抗原与大多数成人血清中存在的针对隐蔽抗原的天然 IgM 抗体发生相互作用,从而引起了凝集反应。

表 11-27　多凝集红细胞的分类

分类	多凝集抗原	说明
获得性		
微生物酶所致	T、Tk、Th、获得性 B、VA	微生物酶作用暴露了隐蔽抗原,以及细菌和细菌产物附着细胞表面
非微生物酶所致	Tn、Th	肿瘤细胞、体细胞突变、细胞膜分子糖基化受阻
遗传性	Sd(a++)(Cad)、HEMPAS、NOR、Hydepark	

二、多凝集产生的机制

多凝集红细胞抗原是一组不符合免疫学规律,没有特定的抗体反应,呈多凝集现象的一组红细胞。多凝集红细胞是因为各种原因而产生的膜抗原暴露,从而产生的"多凝集"现象,这与临床疾病、免疫机制和红细胞免疫相关,以下是多种凝集产生的常见原因:

1. 获得性红细胞膜异常的常见原因

(1)主要是细菌的酶作用使红细胞隐蔽的抗原暴露,如 T、Th、Tk、Tx 抗原,VA 抗原也可能是此原因;细菌的酶作用于红细胞,也可以使之获得新的抗原性,如获得性 B 红细胞。

(2)是由非微生物酶的原因使体细胞突变,红细胞膜糖基化过程阻断而致红细胞膜异常,常可见于一些肿瘤细胞膜表面。

2. 遗传性的红细胞膜异常的原因　遗传性红细胞膜异常包括红细胞膜上出现抗原 Sd(a++)(Cad)、HEMPAS、NOR、HydePark 等。几乎所有人血清中都存在上述抗原自然发生的抗体,多是 IgM 型抗体。这些自然发生的抗体并没有受到明显的免疫刺激(如妊娠、输血等)。现在认为这些抗体的产生是人体免疫系统接触了自然界存在的某些抗原模拟分子(mimicmolecular),如在人肠道中的植物类食物及细菌等,刺激并维持这些多凝集抗体的存在。这些多凝集红细胞与相应抗体形成的多凝集现象分别称之 T 多凝集、Tn 多凝集等。应用一些植物血凝素可以检测这些多凝集红细胞如花生凝集素等。

三、多凝集患者的 ABO 血型鉴定及交叉配血

在人类血清中含有抗"隐蔽抗原"的天然抗体,而多凝集患者是由于遗传性或获得性红细胞膜异常伴随"隐蔽抗原"暴露导致(如 T 抗原激活),这些异常红细胞可与 ABO 相容的人类血清发生凝集,从而会干扰 ABO 血型鉴定及交叉配血。多凝集患者处理流程见图 11-14。

1. 多凝集患者的 ABO 血型鉴定

(1)ABO 血型正定型:

1)取 3 支洁净试管,做好标记,按照标记分别向试管中加入 1 滴抗 A、抗 B、抗 D 血型定型试剂。

2)向标记试管中各加入 1 滴(50μl)2%~5% 被检红细胞悬液,红细胞悬液可以由自身血浆／血清

或生理盐水配制而成,推荐使用生理盐水,必要时用生理盐水洗涤红细胞至少 1 次,去除可溶性血型物质、异常蛋白或药物等。

3)轻轻混合试管内容物,以 1 000×g,离心 15 秒,或按离心机说明书要求离心。

4)将试管从离心机中小心取出,先观察是否有溶血,拿成锐角,将血细胞凝集处朝向自己,以高频率低振幅方式摇荡,直到细胞扣脱离管壁即不再摇荡试管。倾斜试管,将内容物带到三分之一处回流,观察试管内三分之一处是否形成均匀的红细胞悬液或凝集块。

5)怀疑为多凝集的显微镜下观察结果,记录观察到的凝集强度或溶血程度。通过 ABO 反定型试验进一步验证正定型结果。

(2)ABO 血型反定型试验:

1)取两支洁净试管,做好标记,向每支试管中各加 2 滴被检血浆 / 血清。

2)向标记试管中分别加入 1 滴 2%~5% A$_1$、B、O 型红细胞试剂。

3)轻轻混合试管内容物,经血型血清学专用离心机以 1 000×g,离心 15 秒,或遵照离心机说明书要求离心。

4)将试管从离心机中小心取出,先观察是否有溶血,拿成锐角,将血细胞凝集处朝向自己,以高频率低振幅方式摇荡,直到细胞扣脱离管壁即不再摇荡试管。倾斜试管,将内容物带到三分之一处回流,观察试管内三分之一处是否形成均匀的红细胞悬液或凝集块;各种原因引起的红细胞溶血,容易误判为不凝集。

5)记录观察到的凝集强度或溶血程度,与正定型结果进行相互验证,反复输血的受血者应抽取新的标本。

(3)交叉配血:取两支洁净试管,做好标记,主侧加患者血浆 / 血清 2 滴和 2%~5% 献血者红细胞 1 滴,次侧加献血者血浆 2 滴和 2%~5% 患者红细胞 1 滴,用离心机以 1 000×g,离心 15 秒,判读结果。

2. 结果判读

(1)ABO 血型正反定型结果(见表 11-28)。

表 11-28　ABO 血型正反定型结果

正定型 (血型定型试剂 + 受检红细胞)			反定型 (受检者血浆 / 血清 + 试剂红细胞)		
抗 A	抗 B	抗 D	A$_1$c	Bc	Oc
4+	0	4+	0	4+	0

(2)交叉配血结果主侧不凝集,次侧凝集。

3. 排除人为技术性错误,查阅患者临床资料,怀疑是多凝集患者。

(1)直接抗球蛋白试验　采用微柱凝胶法,取适量患者和献血者红细胞用生理盐水洗涤 3 次,配制 0.8% 红细胞悬液,在标记好的反应孔中加入 50μl 红细胞悬液,放入专用卡式离心机,1 300r/min 离心 10min,判读结果,患者和献血者 DAT 均为阴性。

(2)花生凝集素的制备:取市场上出售的生花生,去壳,用研钵充分研碎磨细,加等量生理盐水;充分混合,放置 4℃过夜;3 000r/min 离心 10 min;吸取、丢弃上面油层,取上清液用滤纸过滤(大约需要耗时 6~8 小时);3 000r/min 离心 10 分钟;将上清液测完效价后,以每支 0.3mL 冻存管分装,储于 −18℃冷冻保存。

(3)活化红细胞的制备:神经氨酸酶可使人红细胞 T 抗原暴露,神经氨酸酶处理后的红细胞可用于验证花生凝集素的效力。取 0.1mL 神经氨酸酶加 0.9mL pH7.3 的磷酸盐缓冲溶液(PBS)进行稀释;取 0.1mL O 型献血者压积红细胞与等量的稀释后神经氨酸酶混合,37℃孵育 15min,生理盐水洗涤 3 次,然后用生理盐水配制成 2%~5% 的红细胞悬液。

（4）花生凝集素验证：取 1 滴 3%T 活化红细胞悬液，加 1 滴 1∶256 稀释度的花生凝集素；取 1 滴 3%~5% 的未经神经氨酸酶处理的 O 型献血者红细胞作为阴性对照细胞，同步试验，花生凝集素与 T 激活红细胞凝集强度 ≥3+，与阴性对照细胞不凝集，说明花生凝集素有效。

（5）红细胞 T 活化抗原检测和多凝集红细胞确认：患者红细胞用生理盐水洗涤 3 次，配成 2%~5% 的红细胞悬液，取 3 支洁净试管做好标记，花生水、AB 型血浆 / 血清和脐带血浆 / 血清，往每支试管各加入 2 滴花生水、AB 型血浆 / 血清、脐带血浆 / 血清和 1 滴患者红细胞，混合置室温 15 秒，1 000×g 离心 15 秒，观察结果，见表 11-29。

表 11-29　患者多凝集检测结果

	花生水	AB 型血浆 / 血清	脐带血浆 / 血清	阳性对照	阴性对照
患者	3+	2+	0	4+	0

4. 结果解释　从表 11-19 可以判断出患者是多凝集引起的交叉配血不符。因为花生凝集素是一种对 T 活化红细胞有效的凝集素，可用于鉴别此类细菌酶作用引起的多凝集，反应结果成强阳性；正常成人红细胞上有 1 种无活性的 T 隐性受体，而血浆 / 血清中含有天然发生的抗 T，当多凝集患者红细胞上暴露的隐蔽 T 抗原与正常成人的血浆反应时，会出现不同程度的凝集；多凝集患者的红细胞不与脐带血浆 / 血清或 6 个月以内婴儿血浆 / 血清发生凝集反应。

四、多凝集患者的输血治疗

对于产生多凝集红细胞的患者，其红细胞上暴露的隐蔽抗原会与正常人的血清发生凝集反应，会影响次侧交叉配血试验，在临床输血中若输入含相应抗体的血制品时，可能会发生溶血性输血反应，因此在输血前交叉配血时一定要高度重视次侧交叉配血，避免漏检多凝集红细胞。在输血治疗时应选择交叉配血主侧相合的 ABO 同型洗涤红细胞输注，从而避免溶血性输血反应的发生。

知识小结

1. 多凝集红细胞是指红细胞膜由于遗传、细菌或病毒感染等原因发生异常后，除自身血清、同类型多凝集患者的血清、脐带血血清外，几乎与所有成人的血清都发生凝集。

2. 多凝集红细胞抗原可分为获得性红细胞膜异常（如 T、Th、Tk、Tx、VA 抗原）和遗传性红细胞膜异常［如 Sd(a++)(Cad)、HEMPAS、NOR、HydePark 抗原］。

3. T 抗原血清学具有以下特点：能被人及许多家兔的血清凝集；能与大多数成年人的血清凝集，不管有无相应的同种抗体；不与自身的血清凝集；不被脐带血浆 / 血清凝集；患者有感染史。

4. 花生凝集素是一种对 T 活化红细胞有效的凝集素，可用于鉴别此类由细菌酶作用引起的多凝集，反应结果出现(3+~4+)的凝集强度。

自我测试

在阅读完本章之后，花几分钟思考串联一下学习的知识，您是否已经达到了本章的学习要求，它们是：

1. 解释引起多凝集患者发生的原因。
2. 学会花生凝集素和活化红细胞的制备。
3. 实际操作红细胞 T 活化抗原检测的步骤。

参 考 文 献

1. Petz LD, Garratty G. Immune hemolytic anemias. 2nd ed. Philadelphia: Churchill-Livingstone, 2004.

2. Juda WJ. Johnson S, Storry JR. Judd's methods in immunohematolngy. 3rd ed. Bethesda: AABB Press, 2008.

3. 曹丽妍, 董晓天, 杨世明, 等. 自身免疫性溶血性贫血抗人球蛋白试验阳性对 ABO 和 Rh 血型鉴定的干扰及其处理方法. 细胞与分子免疫学杂志, 2018, 34 (3): 260-263.

4. 黄小娟, 全非, 杨卫华. 86 例患者 ABO 血型正反定型不符的原因分析及鉴定. 临床血液学杂志 (输血与检验), 2020, 33 (12) 869-871.

5. Cohn CS, Delaney M, Johnson ST, et al. Technical Manual (AABB), 21st ed. Bethesda: Association for the Advancement of Blood & Biotherapies, 2023.

6. 邓俊, 黄蓉, 刘凤霞, 等. 自身抗体影响血型鉴定的处理方法及效果. 中国输血杂志, 2021, 34 (8): 818-820.

7. 夏张琦, 陈勤奋. 自身免疫性溶血性贫加患者输血前试验及临床输血专家共识. 中国输血杂志, 2017, 30 (7): 663-665.

8. Storry JR, Olsson ML, Moulds JJ. Rabbit red blood cell stroma bind immunoglobulin M antibodies regardless of blood group specificity. Transfusion, 2006, 46 (7): 1260-1261.

9. Mechanic SA, Maurer JL, Igoe MJ, et al. Anti-Velre activity diminished by adsorption with rabbit RBCs troma. Transfusion, 2002, 42 (9): 1180-1183.

10. Storry JR, Olsson ML. The ABO blood group system revisited: Are view and update. Immunohematology, 2009, 25: 48-59.

11. Daniels G. Human blood groups. 3rd ed. Oxford: Wiley-Blackwell, 2013.

12. Wagner FF, Blasczyk R, Seltsam A. Nondeletional ABO*Oalleles frequently causeblood donor typing problems. Transfusion, 2005, 45: 1331-4.

13. Yazer MH, Hosseini-Maaf B, Olsson ML. Blood grouping discrepancies between ABO genotype and phenotype caused by Oalleles. CurrOpinHematol, 2008, 15: 618-24.

14. Issitt PD, Anstee DJ. Applied blood group serology. 3rd ed. Miami, FL: Montgomery Scientific Publications, 1998.

15. 桂嵘, 张志昇, 王勇军. 输血相容性检测及疑难病例分析. 北京: 人民卫生出版社, 2018.

16. Roback JD. AABB Technical Manual 16th ed. Identification of Antibodies to Red Cell Antigens, 2010: 490-491.

17. 郑皆炜, 刘曦, 沈伟, 等. 血清学检测中蛋白凝集现象的鉴定及特征分析. 中国输血杂志, 2017; 30 (12): 1385-1386.

18. 杨志钊, 陈信, 蒋旭, 等. 多发性骨髓瘤引起的输血前试验干扰两例. 中国输血杂志, 2015; 28 (5): 583-584.

19. D Harmening D. Modern Blood Banking & Transfusion Practices. 7th ed. Philadelphia: F. A. Davis Company, 2019.

20. Klein HG, Anstee DI. Mollison's Blood Transfusion In Clinical Medicine. 12th ed. Chichester: John wiley & Sons, 2014.

21. Pyles R, Lowery J, Delaney M. The use of red cell units containing additives in large volume neonatal transfusion inneonatology units in the USA (letter). ISBT Science Series, 2017; 12: 322-323.

22. New HV, Berryman J, Bolton-Maggs PHB, et al. Guidelines on transfusion for fetuses, neonates and older children. Br J Haematol, 2016, 175: 784-828.

23. Turkmen T, Qiu D, Cooper N, et al. Red blood cell allo-immunization inneonates and children up to 3 years of age. Transfusion, 2017, 57: 2720-2726.

24. Olsson ML, Irshaid NM, Hosseini-Maaf B, et al. Genomicanalysis of clinical samples with serologic ABO blood grouping discrepancies: Identification of 15 novel A and Bsubgroupalleles. Blood, 2001, 98: 1585-93.

25. Henig I, Yehudai-Ofir D, Zohar Y, et al. Pure Red Cell Aplasia following ABO-Mismatched Allogeneic Hematopoietic Stem Cell Transplantation: Resolution with Daratumumab Treatment. ActaHaematol, 2021, 144 (6): 683-687.

26. 赵桐茂. 基因分型预测 ABO 亚型的局限性. 临床输血与检验, 2018, 20 (2): 113-6.

27. 兰炯采, 陈静娴, 马红丽, 等. 推荐 ABO 疑难血型三步分析法. 中国输血杂志, 2010, 23 (3): 165-167.

28. 中华医学会血液学分会红细胞疾病 (贫血) 学组. 自身免疫性溶血性贫血诊断与治疗中国专家共识 (2017 年版). 中华血液学杂志, 2017, 38 (4): 265-267.

29. 胡丽华, 王学锋, 闫石, 等. 临床输血学检验技术. 北京: 人民卫生出版社, 2015.

30. 刘凤霞, 黄蓉, 王勇军, 等. 自身抗体干扰输血相容性检测处理对策. 中国输血杂志, 2021, 34 (8): 803-808.

31. 黄小娟, 全非, 杨卫华. 86 例患者 ABO 血型正反定型不符的原因分析及鉴定. 临床血液学杂志 (输血与检验), 2020, 33 (12) 869-871.

32. 邓俊, 许忆新, 柳柳, 等. 自身抗体影响血型鉴定的处理方法及效果. 中国输血杂志, 2021. 34 (8): 818-820.

33. Young PP, Uzieblo A, Trulock E, Lublin DM, Goodnough LT. Autoantibody formation after alloimmunization: are blood transfusions a risk factor for autoimmune hemolytic anemia？ Transfusion, 2004, 44 (1): 67-72.

34. MaleyM, BruceDG, BabbRG, et al. The incidence of red cell alloantibodies underlying pan reactive warm autoantibodies. Immuno-hematology, 2005, 21 (1): 122-125.

35. AhrensN, PrussA, KähneA, et al. Coexistence of autoantibodies and alloantibo diestored blood cells due to blood transfusion. Transfusion, 2007, 47 (5): 813-816.

36. El-KenzH, EfiraA, LePQ, et al. Transfusion support of autoimmune hemolytic anemia: how could the blood group genotyping help？. TranslRes, 2014, 163 (1): 36-42.

37. 包雪伟, 柯浩珍, 史丽莉. Tn 多凝集红细胞合并抗 cE 联合抗体致疑难鉴定 1 例. 中国输血杂志, 2021, 34 (3): 305-308.

38. 李勇, 马学严. 实用血液免疫学: 血型理论和实验技术. 北京: 科学出版社, 2006.

39. Rinaudo-GaujousM, TalagrandE, VerhoevenPO, et al. Acasereport of Streptococcus pneumoniae-induced hemolyticuremicsyn drome: appropriate transfusional management by T-antigen determination. Ann Biol Clin (Paris), 2013, 71 (2): 215-218.

40. Burindes R oziers N, Chadebech P, Bodivit G, et al. Red blood cell Thomsen-Friedenreichantigen expression and galectin-3plasma concentrations in Streptococcus p neumoniae-associated hemol yticuremicsyn drome and hemolytic anemia. Transfusion, 2015, 55 (6): 1563-1571.

41. ChangCJ, ChiuNC, HuangFY, et al. Predictive value of Thomsen Friedenreich antigen activation for Streptococcus pneumoniae infection and severity in pedia triclobarpneumonia. JMicrobiol Immunol Infect, 2019, 52 (4): 571-577.

42. MellandC, HintzC. Detecting polyagglutinable red blood cells. Immunohematology, 2018, 34 (3): 113-117.

43. BeckML. Red blood cell polyagglutination: clinicalaspects. Semin Hematol, 2000, 37 (2): 186.

第三篇

临床输血治疗技术篇

第十二章　血液的制备、储存与运输

血液是人体重要的组成部分,由血细胞和血浆组成。其中血细胞包括红细胞、白细胞、血小板等有形成分,占血液总容量的 40%~50%,血浆主要由水、各种血浆蛋白、免疫球蛋白、凝血因子、酶、无机盐等各种化学物质组成,占血液总容量的 55%~60%。血液具有运输各种物质、维持渗透压、调节酸碱平衡、参与凝血与止血、参与免疫防疫功能、参与新陈代谢等重要的生理作用。正常人体的血液约占体重的 7%~8%,绝大部分参与血液循环,少部分储存在肝脏、脾脏及毛细血管中,在人失血或从事剧烈运动时,可快速释放到循环池中,维持人体正常的生理功能。输血是一种重要的临床治疗手段,经历了全血输血、成分输血等阶段,献血也分为全血捐献和成分血捐献。献血者的招募与保留、献血服务、血液的采集、血液成分的制备、血液的检测、血液的隔离与放行、血液的储存与发放、血液的运输、血液的质量控制等是采供血业务工作中的重要环节,为临床输血治疗提供了安全充足的血液保障。

第一节　血液的品种及质量要求

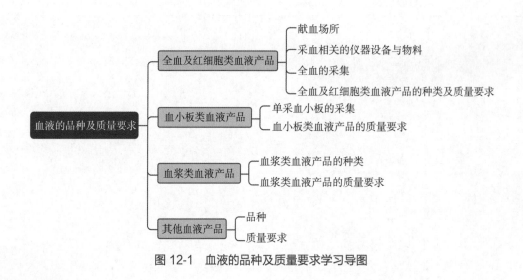

图 12-1　血液的品种及质量要求学习导图

学习目标

1. 掌握红细胞类血液产品种类
2. 了解全血的采集及红细胞类血液产品的质量要求
3. 掌握血小板类血液产品种类
4. 了解单采血小板的采集及血小板类血液产品的质量要求
5. 掌握血浆类血液产品种类

6. 了解血浆类血液产品的质量要求。

7. 了解冷沉淀凝血因子、单采粒细胞等血液产品的质量要求。

一、全血及红细胞类血液产品

全血(whole blood)是指采用特定的方法,将符合要求的献血者体内一定量的外周静脉血采集至塑料血袋内,与一定量的保养液混合而成的血液制剂。使用白细胞滤器可以清除全血中几乎所有的白细胞,这种血液产品称为去白细胞全血(whole blood leukocytes reduced)。根据我国标准,每 200mL 全血及其制备的血液产品为 1 单位(unit,U)。全血产品可以直接输注,也可作为其他成分血产品制备的起始血液,其质量直接影响了成分血产品的质量。因此,应充分做好采集前、采集中、采集后的环节质控和相关服务,保证血液的顺利采集,保证血液产品的质量。

(一) 献血场所(blood donation session)

献血场所指的是为献血者提供献血前健康征询、健康检查和血液采集的场所,一般分为固定献血场所(fixed blood donation session)、临时献血场所(temporary blood donation session)和献血车(blood donation mobile)三种类型。固定献血场所是指设置于血站内的血液采集科室和血站外的固定献血屋,临时献血场所是指前往机关、企事业单位等团体单位时临时设立的场所,献血车是指血站所属的提供献血服务的专业车辆。献血屋的设置一般会选择附近没有污染源、交通便利、人流量大、方便献血者前往的地点。三种献血场所的布局均应满足业务需求,流程合理有序,防止人员和血液受到污染。献血场所的数量设置见表 12-1。献血场所至少应设置献血者征询区、体检区、采血区和献血后休息区等相对独立的区域,能对献血者进行保密性征询和健康体检,保证血液采集的顺利进行,献血者得到适当休息。为保障血液采集的顺利进行,应根据日平均全血采集人数的多少配备固定献血场所的采血位、场所面积及工作人员(表 12-2),如:日采集 20 人以下者,应至少设立 1~2 个采血位,建筑面积不低于 $40m^2$,配备不少于 2 名医务人员。此外,献血场所还应配备相应的保障设施,实现供电、环境温湿度调节、空气消毒、消防、洗手、排水、急救应急、信息网络、宣传用多媒体等运转需求。

表 12-1　献血场所的数量设置

年献血人数(人次)	献血场所(个)	含献血屋(个)
≤1万	2~3	1
1万~4万	4~5	1~2
4万~8万	6~7	3~5
8万~12万	8~12	6~10

注:年献血人数≥12万的,每增加1万~2万人次,增加献血场所1~2个,其中至少含1个献血屋。血站内部至少设置1个献血室。

表 12-2　固定献血场所的配备

日献血人数(人次)	采血位(个)	医务人员(名)	面积(m^2)
≥60	≥4	≥6	≥90
20~60	3~4	3~6	≥60
≤20	1~2	2	≥40

注:开展单采的献血场所,每增加1台血液成分单采机,相应增加 $5m^2$ 及 1 名医务人员。

（二）采血相关的仪器设备与物料

1. 采血相关仪器设备 采血椅、采血秤、掌上电脑、高频热合机、储血冰箱、运输箱、全自动血液分离机、无菌接驳机、血小板保存箱、水平离心机等。

2. 检查相关仪器设备 电脑、打印机、身份证识别仪、体重秤、血压计、听诊器、温度计、丙氨酸氨基转移酶（ALT）干化学分析仪、血红蛋白分析仪、血细胞分析仪等。

3. 征询与筛查相关物料 无偿献血宣传资料、无偿献血征询表、抗 A 单克隆试剂、抗 B 单克隆试剂、血型初筛反应纸板、ALT 干化学试纸条、血红蛋白试纸条、硫酸铜试剂、乙型肝炎表面抗原快速筛查试纸条、扎指针等。

4. 采血相关物料 献血标签、皮肤消毒剂、棉签、压脉带、计时器、采血联袋、敷料、绷带、生理盐水、葡萄糖酸钙、EDTA 抗凝试管、惰性分离胶试管等。

5. 其他物料 无偿献血证、纪念品、饮料点心、抢救器材和急救药品等。

（三）全血的采集

我国《中华人民共和国献血法》规定，鼓励 18~55 周岁的公民参加无偿献血，每次献血量为 200~400mL，两次全血采集的间隔不少于 6 个月。既往无献血反应的多次献血者主动要求再次献血的，年龄可延长至 60 周岁。在美国和欧洲，常规的献血量为 450mL 和 500mL。为保障血液安全，WHO 推荐从低危人群中招募献血者，一般认为固定无偿献血者（regular non-remunerated voluntary blood donor）是低危人群，是最安全的献血者。固定无偿献血者是指献血 3 次以上，并且近 12 个月内至少献血 1 次的献血者。为保证献血者的健康和所采集血液的安全，所有献血者应符合 GB18467—2011《献血者健康检查要求》中规定的健康检查标准。

血液采集（blood collection）前，血站工作人员应首先核查献血者的真实身份，征得献血者的知情同意，并对献血者履行书面告知义务，告知内容包括利他主义的献血动机、血液安全的重要性、不宜献血的高危行为，具有高危行为献血的责任，实名制献血的意义，有血液安全隐患的献血者如何做献血后回告，可能存在的献血反应、健康征询的意义、血液检测结果的意义以及 HIV 检测阳性结果的疫情报告等内容。整个献血过程应注意献血者的隐私保护。健康征询内容包括疾病史、暂时不能献血的情况、旅行史、疫苗接种史、接受生物治疗史以及是否有高危行为等。除进行必要的健康征询外，还应对献血者进行体重、血压、脉搏、体温等一般检查，检查皮肤、四肢、静脉等，了解献血者一般健康状况。采血前应对献血者进行 ABO 血型、血红蛋白、HBsAg（HBV 表面抗原）、ALT 等项目的血液初筛检测。血红蛋白检测可采用硫酸铜目测法或试纸条比色法，如采用硫酸铜法，男性献血者 ≥1.052，Hb 值 ≥120g/L；女性献血者 ≥1.050，Hb 值 ≥115g/L。血站工作人员根据献血者健康征询、一般检查以及献血前血液初筛检测的结果进行评估，做出献血者是否符合献血条件的判断。对于需要永久屏蔽献血和暂时不适宜献血的情况，应做好解释和告知工作，经健康检查合格的献血者可以进入采血环节。

血液采集过程中应全程做好采血护理工作，特别是要加强与献血者的沟通，询问献血者的既往献血经历、近日休息情况等，观察献血者面部表情和肢体语言，是否处于紧张、害怕甚至恐惧状态，评估出现献血不良反应的可能性和不适合献血的情况。如发现不利因素，应耐心细致地做好说明和解释工作，及时安抚献血者情绪，待献血者充分放松后方可准备采血，整个过程应使献血者感到轻松愉快。静脉穿刺前应再次核对献血者的身份，避免出现采血差错。采血时应选择上肢肘部清晰可见、粗大、充盈饱满、弹性好的静脉，如肘正中静脉、前臂正中静脉或贵要静脉等，且穿刺部位的皮肤无损伤、炎症、皮疹、皮癣、瘢痕等，采血过程应注意无菌操作。一般采用含碘消毒剂进行穿刺部位的消毒，以穿刺点为中心，自内向外螺旋式旋转涂拭消毒不少于 2 遍，消毒面积不小于 6cm×8cm，作用不少于 1 分钟。消毒剂干后应尽快穿刺，不要在空气中暴露过久，不要触摸已消毒的皮肤或靠近已消毒的皮肤讲话，避免污染。穿刺路径为自皮肤穿刺点进入，皮下组织前行约 0.5~1.0cm，进入静脉腔后前行约 0.5~1.0cm，待血液流出，穿刺成功后应固定针头位置，可采用输液贴等敷料保护穿刺点。注意维持静脉穿刺点与血袋的落差,一般使用摇摆式电子采血秤,使采集的血液与血袋中的保养液充分混匀。如果采用手工混合,至少每 90 秒混合 1 次。叮嘱献血者做握拳和松手动作,以促进静脉回流。采血过程中应保持与献血者的沟通交流,密切观察献血者的情况和反应,穿刺部位有无异常,血袋重量是否递增,血流不畅时需及时调整针头位置,发现献血不良反应时应及时处置。同时,注意对采血时间进行控制。200mL 全血采集时间>5 分钟,或 400mL 全血采集时间>10 分钟,应给予特殊标识,所采集的全血不可用于制备血小板。200mL 全血采集时间>7 分钟,或 400mL 全血采集时间>13 分钟,所采集的全血不可用于制备新鲜冰冻血浆(fresh frozen plasma)。在对血袋和标本管贴签之前,必须再次核对献血者身份和血型等信息。

血液采集完成后,应先留取酶联免疫检测标本管,再留取核酸检测标本管。分段热合血袋导管,以供交叉配血、血型复查和血液标本保存使用。全血采集后应放置 2~6℃暂存,如需制备浓缩血小板(platelet)等血液产品,则应放置 20~24℃进行储存,切忌放在 2~6℃保存。采血结束后,应引导献血者休息 10~15 分钟,发放无偿献血证和纪念品表示感谢,鼓励其成为固定献血者。此外,还应以书面或口头方式告知献血者献血后注意事项,如:①穿刺点正确的按压方式及时长,避免按压不当导致的手臂出现青紫等情况,穿刺点上的敷料应保留至少 4 小时;②多补充水分,食用易消化的食物和水果,避免饮酒,保证充足的睡眠;③献血后 24 小时内不剧烈运动、高空作业和过度疲劳;④告知血站的联系方式。观察到献血者穿刺部位已止血、无献血不良反应,确认献血者状态良好,方可允许其离开。

(四) 全血及红细胞类血液产品的种类及质量要求

血液产品的质量要求包括血液安全性检测要求和血液质量控制要求。血液安全性检测要求包括:

血型: ABO 血型正反定型,RhD 血型定型。

输血相关传染病标志物:

人类免疫缺陷病毒(HIV)感染标志物,包括: 人类免疫缺陷病毒核酸(HIV RNA);人类免疫缺陷病毒 1 型抗体和人类免疫缺陷病毒 2 型抗体(抗 HIV-1+2),或者抗 HIV-1、抗 HIV-2 和 p24 抗原(HIVAg/Ab1+2)。

乙型肝炎病毒(HBV)感染标志物,包括: 乙型肝炎病毒核酸(HBV DNA);乙型肝炎病毒表面抗原(HBsAg)。

丙型肝炎病毒(HCV)感染标志物,包括: 丙型肝炎病毒核酸(HCV RNA);丙型肝炎病毒抗体(抗 HCV)或者 HCV 抗原和抗体(HCV Ag/Ab)。

梅毒螺旋体感染标志物: 梅毒螺旋体特异性抗体(抗 TP)。

丙氨酸氨基转移酶(ALT)。HIV、HBV、HCV 感染标志物应至少采用核酸和血清学试剂各进行 1 次检测。梅毒螺旋体感染标志物检测采用 2 种不同生产厂家的血清学检测试剂进行检测。ALT 采用速率法(湿化学法)进行 1 次检测。

根据《血站管理办法》、GB18469—2012《全血及成分血质量要求》等相关规定,除全血、去白细胞全血外,红细胞类血液产品包括: 浓缩红细胞(red blood cells)、去白细胞浓缩红细胞(red blood cells leukocytes reduced)、悬浮红细胞(red blood cells in additive solution)、去白细胞悬浮红细胞(red blood cells in additive solution leukocytes reduced)、洗涤红细胞(washed red blood cells)、冰冻红细胞(frozen red blood cells)、冰冻解冻去甘油红细胞(deglycerolized red blood cells)等。全血及红细胞类血液产品应符合如下质量要求(表 12-3):

1. 外观　肉眼观察应无色泽异常、溶血、凝块、气泡及重度乳糜等情况;血袋完好,全血、去白全血、浓缩红细胞、去白浓缩红细胞、悬浮红细胞、去白悬浮红细胞等血液产品应保留注满全血的导管至少 35cm,冰冻红细胞、冰冻解冻去甘油红细胞保留注满洗涤红细胞或全血、冰冻解冻去甘油红细胞的导管至少 20cm(图 12-2)。

2. 标签 完好无损,底色为白色,字体为实体黑色,与血袋牢固粘贴,能防水、耐磨损。标签上应印刷或打印有如下内容:①血站的名称及其许可证号;②献血编号或者条形码;③血型;④血液品种;⑤采血日期及时间或者制备日期及时间;⑥有效日期及时间;⑦储存条件。

3. 容量(不含保养液) 血液容量为标示量 ±10%,如标示量为 200mL 的全血,容量为 200mL ± 20mL;来源于 200mL 全血的浓缩红细胞,容量为 120mL ± 12mL。

4. 血红蛋白含量 200mL 全血或来源于 200mL 的红细胞类产品,Hb ≥ 20g;200mL 去白细胞全血或来源于 200mL 的去白细胞的红细胞类产品,Hb ≥ 18g。具体见表 12-3。

5. 储存期末溶血率<红细胞总量的 0.8%。

6. 白细胞残存量 200mL、300mL、400mL 去白细胞血液产品的白细胞残存量分别为 ≤ 2.5 × 10^6 个、≤ 3.8 × 10^6 个、≤ 5.0 × 10^6 个。200mL、300mL、400mL 冰冻解冻去甘油红细胞的白细胞残存量分别为 ≤ 2 × 10^7 个、≤ 3 × 10^7 个、≤ 4 × 10^7 个。

7. 无菌试验 无菌生长。

8. 其他 200mL、300mL、400mL 洗涤红细胞上清蛋白质含量分别为<0.5g/L、<0.75g/L、<1.0g/L。冰冻解冻去甘油红细胞游离 Hb ≤ 1g/L,甘油残存量 ≤ 10g/L。

表 12-3 红细胞类血液产品质量控制标准

项目	全血	去白细胞全血	浓缩红细胞	去白细胞浓缩红细胞	悬浮红细胞	去白细胞悬浮红细胞	冰冻红细胞	冰冻解冻去甘油红细胞
外观	肉眼观察应无色泽异常、溶血、凝块、气泡等情况,血袋完好							
导管长度(cm)	35	35	35	35	35	35	20	20
容量(mL)	200 ± 20 300 ± 30 400 ± 40	标示量 ±10%	120 ± 12 180 ± 18 240 ± 24	100 ± 10 150 ± 15 200 ± 20	标示量 ± 10%	标示量 ±10%	125 ± 12.5 188 ± 18.8 250 ± 25	200 ± 20 300 ± 30 400 ± 40
红细胞比容			0.65~0.80	0.60~0.75	0.50~0.65	0.45~0.60		
Hb(g)	≥ 20 ≥ 30 ≥ 40	≥ 18 ≥ 27 ≥ 36	≥ 20 ≥ 30 ≥ 40	≥ 18 ≥ 27 ≥ 36	≥ 20 ≥ 30 ≥ 40	≥ 18 ≥ 27 ≥ 36	≥ 18 ≥ 27 ≥ 36	≥ 16 ≥ 24 ≥ 32
白细胞残存量		≤ 2.5 × 10^6 个 ≤ 3.8 × 10^6 个 ≤ 5.0 × 10^6 个		≤ 2.5 × 10^6 个 ≤ 3.8 × 10^6 个 ≤ 5.0 × 10^6 个		≤ 2.5 × 10^6 个 ≤ 3.8 × 10^6 个 ≤ 5.0 × 10^6 个		≤ 2 × 10^7 个 ≤ 3 × 10^7 个 ≤ 4 × 10^7 个
其他	储存期末溶血率:<红细胞总量的 0.8%;无菌生长							

二、血小板类血液产品

血小板参与生理性止血、凝血等过程,在临床救治中发挥了重要的作用。可以通过离心法从全血中获得手工制备的浓缩血小板,也可以使用全自动血液成分分离机采集单采血小板(apheresis platelets)。将 2 袋或 2 袋以上的浓缩血小板汇集在同一个血袋中,可以制备成混合浓缩血小板(pooled platelets)。将单采血小板去除白细胞后可制备成去白细胞单采血小板(apheresis platelets leukocytes reduced)。由 200mL 全血分离得来的浓缩血小板为 1 单位,从单一献血者获得的单采血小板通常为1~2个治疗单位。1个治疗单位的单采血小板中血小板的含量一般为手工制备的浓缩血小板的10倍,由于纯度高,疗效好,在临床日益得到广泛使用。

（一）单采血小板的采集

单采血小板是指使用血细胞分离机在全封闭的条件下自动将符合要求的献血者血液中的血小板分离并悬浮在一定量血浆内的单采成分血。全自动血细胞分离机采集的原理是根据血细胞中各种成分的密度不同,在不同的离心力作用后,将血细胞成分中的血小板、白细胞、红细胞、血浆进行分层、分离,收集目的成分,同时将其他成分回输给献血者。由于单采血小板的采集需要使用全自动血细胞分离机,采集过程耗时较长,且保存效期较短,不宜库存过多,因此血站一般会根据临床计划,采用提前预约的方式进行献血者的招募,献血者需要到血站或有条件的固定献血屋进行捐献。

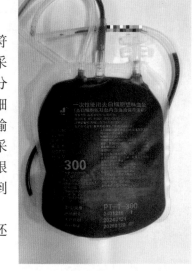

图12-2 红细胞类血液成分外观

除了符合全血捐献的全部健康检查标准外,单采血小板捐献者还需符合以下条件:

①红细胞比容:HCT值≥ 0.36;

②采集前血小板计数:$150 \times 10^9/L \leq$血小板计数值$< 450 \times 10^9/L$;

③预测采后血小板数(predicted post-donation platelet count):单采血小板采集结束后,血小板计数值$\geq 100 \times 10^9/L$。每次采集1~2个治疗单位单采血小板,或者采集1个治疗单位单采血小板及不超过200mL血浆,全年血小板和血浆采集总量不超过10L。单采血小板采集间隔不少于2周,并且一年不大于24次。即使由于特殊配型的需要,经过医生批准,最短采集间隔期也不能少于1周。单采血小板后4周以上方可采集全血,全血采集后3个月以上方可采集单采血小板。

（二）血小板类血液产品的质量要求(表12-4)

1. 外观 肉眼观察应呈黄色云雾状液体,无色泽异常、蛋白析出、气泡及重度乳糜等情况;血袋完好,并保留注满血小板经热合的导管至少15cm(图12-3)。

2. 标签 要求同红细胞类血液产品。

3. 容量 来源于200mL、300mL、400mL全血的浓缩血小板的容量分别为25~38mL、38~57mL、50~76mL;混合浓缩血小板的容量为标示量$\pm 10\%$;单采血小板和去白细胞单采血小板容量与保存期相关,储存期为24小时的容量为125~200mL,储存期为5天的容量为250~300mL。

4. 血小板含量 来源于200mL、300mL、400mL全血的浓缩血小板的血小板含量分别$\geq 2.0 \times 10^{10}$个、$\geq 3.0 \times 10^{10}$个、$\geq 4.0 \times 10^{10}$个;混合浓缩血小板的血小板含量为$\geq 2.0 \times 10^{10}$个$\times$混合单位数;单采血小板和去白细胞单采血小板的血小板含量为$\geq 2.0 \times 10^{11}$个。

5. 储存期末pH值 6.4~7.4。

6. 红细胞混入量 来源于200mL、300mL、400mL全血的浓缩血小板的红细胞混入量分别$\leq 1.0 \times 10^9$个、$\leq 1.5 \times 10^9$个、$\leq 2.0 \times 10^9$个;混合浓缩血小板的红细胞混入量为$\leq 1.0 \times 10^9$个$\times$混合单位数;单采血小板和去白细胞单采血小板的红细胞混入量为$\leq 8.0 \times 10^9$个。

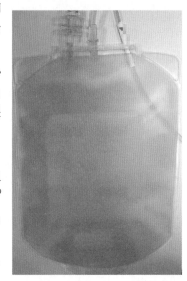

图12-3 血小板类血液成分外观

7. 白细胞残存量 单采血小板白细胞残存量为$\leq 5.0 \times 10^8$个,去白细胞单采血小板白细胞残存量为$\leq 5.0 \times 10^6$个。

8. 无菌试验 无菌生长。

表 12-4　血小板类血液产品部分质量控制标准

项目	浓缩血小板	混合浓缩血小板	单采血小板	去白细胞单采血小板
外观	肉眼观察应呈黄色云雾状液体,无色泽异常、蛋白析出、气泡及重度乳糜等情况;血袋完好,并保留注满血小板经热合的导管至少 15cm			
容量（mL）	来源于 200mL 全血,容量 25~38mL 来源于 300mL 全血,容量 38~57mL 来源于 400mL 全血,容量 50~76mL	标示量 ±10%	储存期 24h: 125~200mL 储存期 5d: 250~300mL	储存期 24h: 125~200mL 储存期 5d: 250~300mL
血小板含量	来源于 200mL 全血: ≥ 2.0×10^{10} 个 来源于 300mL 全血: ≥ 3.0×10^{10} 个 来源于 400mL 全血: ≥ 4.0×10^{10} 个	≥ 2.0×10^{10} 个 × 混合单位数	≥ 2.5×10^{11} 个 / 袋	≥ 2.5×10^{11} 个 / 袋
白细胞残存量			≤ 5.0×10^{8} 个 / 袋	≤ 5.0×10^{6} 个 / 袋
其他	储存期末 pH6.4~7.4;无菌生长			

三、血浆类血液产品

血浆是血液中除细胞等有形成分之外的重要组成部分,是呈淡黄色的液体。血浆的化学成分中,水分约占 90%,其他 10% 主要是血浆蛋白、电解质、酶类、激素、凝血因子等其他重要组分。血浆可由全自动血细胞分离机单采或由全血分离制备而来,但是目前我国血站主要是采取后者,单采血浆主要由单采血浆站采集,为生物制品公司制备白蛋白等血浆制剂提供原料血浆。

（一）血浆类血液产品的种类

根据制备条件和处置方式等的不同,我国绝大多数血站为临床提供以下血浆类血液产品:冰冻血浆（frozen plasma）、新鲜冰冻血浆（fresh frozen plasma）、单采新鲜冰冻血浆（apheresis fresh frozen plasma）、病毒灭活冰冻血浆（frozen plasma methylene blue treated and removed）及病毒灭活新鲜冰冻血浆（fresh frozen plasma methylene blue treated and removed）等。新鲜冰冻血浆是指采集后储存于冷藏环境的全血,在 6 小时（保养液为 ACD）或者 8 小时（保养液为 CPD 或 CPDA-1）内,但不超过 18 小时将血浆分离出并速冻呈固态的成分血。单采新鲜冰冻血浆要求在采集后 6 小时内完成速冻。在我国,超过 18 小时制备的冰冻成固态的血浆,新鲜冰冻血浆保存已超过 1 年,或者新鲜冰冻血浆已经制备分离冷沉淀凝血因子（cryoprecipiated antihemophilic factor）,而后将剩余部分冰冻的血浆产品,都称为冰冻血浆。新鲜冰冻血浆和冰冻血浆最大的区别是新鲜冰冻血浆中富含不稳定的凝血因子Ⅷ因子。目前,我国血浆病毒灭活主要采用亚甲蓝光化学法等病毒灭活技术,病毒灭活应在终产品冰冻前进行。

（二）血浆类血液产品的质量要求（表 12-5）

1. 外观　肉眼观察应呈黄色澄清液体,无色泽异常、蛋白析出、气泡及重度乳糜等情况;血袋完好,并保留注满血浆经热合的导管至少 10cm（图 12-4）。

2. 标签　要求同红细胞产品。

3. 容量　标示量 ±10%。

4. 血浆蛋白含量 ≥50g/L。

5. Ⅷ因子含量　新鲜冰冻血浆 ≥0.7IU/mL,病毒灭活新鲜冰冻血浆 ≥0.5IU/mL。

6. 亚甲蓝残存量　≤0.30μmol/L。

7. 无菌试验　无菌生长。

表 12-5　血浆类血液产品的质量控制标准

项目	冰冻血浆	新鲜冰冻血浆	单采新鲜冰冻血浆	病毒灭活冰冻血浆	病毒灭活新鲜冰冻血浆
外观	肉眼观察应呈黄色澄清液体,无色泽异常、蛋白析出、气泡及重度乳糜等情况;血袋完好,并保留注满血浆经热合的导管至少 10cm				
容量(mL)	标示量 ±10%				
血浆蛋白含量	≥50g/L				
Ⅷ因子含量	≥0.7IU/mL	≥0.7IU/mL			≥0.5IU/mL
其他	亚甲蓝残存量≤0.30μmol/L;无菌生长				

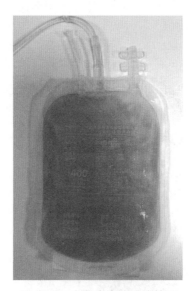

图 12-4　血浆类血液成分外观

四、其他血液产品

除红细胞、血小板、血浆等产品外,血站还向临床提供冷沉淀凝血因子、单采粒细胞(apheresis granulocytes)、辐照血液(irradiated blood components)等血液产品。

（一）品种

冷沉淀凝血因子是指采用离心法或虹吸法等特定的方法将保存期内的新鲜冰冻血浆在 1~6℃融化后,分离出大部分的血浆,并将剩余的白色的冷不溶解物质在 1 小时内速冻呈固态的成分血。单采粒细胞是指使用全自动血细胞分离机采集,在全封闭的条件下自动将符合要求的献血者血液中的粒细胞分离出并悬浮于一定量的血浆内的单采成分血。临床必须从严掌握适应证,一般来说只有中性粒细胞计数低于 $0.5 \times 10^9/L$,并发细菌感染,且抗生素治疗 48 小时无效,机体抗感染能力极其低下的患者方可酌情使用。辐照血液是指使用照射强度为 25~30Gy 的 γ 射线对血液制剂进行照射,使血液中的 T 淋巴细胞失去活性所制成的成分血。冰冻解冻去甘油红细胞和血浆成分不需辐照处理,红细胞成分应在全血采集后 14 天内完成辐照。

（二）质量要求

冷沉淀凝血因子和单采粒细胞的质量控制标准见表 12-6。经辐照后的血液制剂,其质量控制要求与原血液制剂的要求相同。

表 12-6　其他血液产品的质量控制标准

质控项目	冷沉淀凝血因子	质控项目	单采粒细胞
外观	肉眼观察融化后的冷沉淀凝血因子,应呈黄色澄清液体,无色泽异常、蛋白析出、气泡及重度乳糜等情况;血袋完好,并保留注满血浆经热合的导管至少 10cm(图 12-5)	外观	肉眼观察应无色泽异常、无凝块、溶血、气泡及重度乳糜出现等情况;血袋完好,并保留注满单采粒细胞经热合的导管至少 20cm
容量(mL)	标示量 ±10%	容量(mL)	150~500
纤维蛋白含量	来源 200 全血:≥75mg 来源 300 全血:≥113mg 来源 400 全血:≥150mg	中性粒细胞含量	$\geq 1.0 \times 10^{10}$ 个 / 袋
Ⅷ因子含量	来源 200 全血:≥40IU 来源 300 全血:≥60IU 来源 400 全血:≥80IU	红细胞混入量	红细胞比容 ≤ 0.15
其他	无菌生长		无菌生长

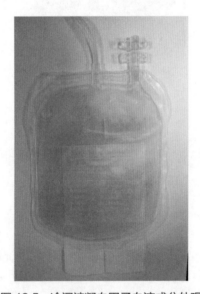

图 12-5　冷沉淀凝血因子血液成分外观

练习题一

1. 血袋效期是否等同于血液效期,两者有何区别?
2. 请填写如下表格,完善常用血液产品质量要求。

血液产品类别	容量	有效成分	其他要求
去白细胞悬浮红细胞			
单采血小板			
新鲜冰冻血浆			
冷沉淀凝血因子			

知识小结

1. 根据我国标准,每 200mL 全血及其制备的血液产品为 1 单位。

2. 血液采集除健康征询外,还应对献血者进行体重、血压、脉搏、体温等一般检查,检查皮肤、四肢、静脉等,了解献血者一般健康状况。

3. 采血前应对献血者进行 ABO 血型、血红蛋白、HBsAg、ALT 等项目的血液初筛检测。

4. 硫酸铜法进行血红蛋白检测,男性献血者 ≥1.052,Hb 值 ≥120g/L,女性献血者 ≥1.050,Hb 值 ≥115g/L。

5. 采血过程应注意无菌操作,含碘消毒剂进行穿刺部位的消毒,以穿刺点为中心,自内向外螺旋式旋转涂拭消毒 2~3 遍,消毒面积不小于 6cm×8cm,作用不少于 1 分钟,消毒不少于 2 遍(或按照消毒剂使用说明)。

6. 献血后注意事项:①穿刺点采用正确的按压方式,其敷料应保留至少 4 小时;②多补充水分,避免饮酒,保证充足的睡眠;③献血后 24 小时内不剧烈运动、高空作业和过度疲劳;④告知血站联系方式。观察到献血者穿刺部位已止血、无献血不良反应,确认献血者状态良好,方可允许其离开。

7. 血液安全性检测项目:ABO 血型正反定型,RhD 血型定型;输血相关传染病标志物:人类免疫缺陷病毒(HIV)感染标志物,包括:人类免疫缺陷病毒核酸(HIV RNA);人类免疫缺陷病毒 1 型抗体和人类免疫缺陷病毒 2 型抗体(抗 HIV-1+2),或者抗 HIV-1、抗 HIV-2 和 p24 抗原(HIVAg/Ab1+2)。乙型肝炎病毒(HBV)感染标志物,包括:乙型肝炎病毒核酸(HBV DNA);乙型肝炎病毒表面抗原(HBsAg)。丙型肝炎病毒(HCV)感染标志物,包括:丙型肝炎病毒核酸(HCV RNA);丙型肝炎病毒抗体(抗 HCV)或者 HCV 抗原和抗体(HCV Ag/Ab)。梅毒螺旋体感染标志物:梅毒螺旋体特异性抗体(抗 TP)。丙氨酸氨基转移酶(ALT)。

8. 红细胞类血液产品包括浓缩红细胞、去白细胞浓缩红细胞、悬浮红细胞、去白细胞悬浮红细胞、洗涤红细胞、冰冻红细胞、冰冻解冻去甘油红细胞。

9. 全血及红细胞类血液产品质量控制应关注外观、标签、容量、血红蛋白含量、储存期末溶血率、白细胞残存量、无菌试验等。

10. 由 200mL 全血分离得来的浓缩血小板为 1 单位,从单一献血者获得的单采血小板通常为 1~2 个治疗量。

11. 血小板的质量控制应关注:外观、标签、容量、血小板含量、储存期末 pH、红细胞混入量、白细胞残存量、无菌试验等。

12. 血浆类血液产品包括冰冻血浆、新鲜冰冻血浆、单采新鲜冰冻血浆、病毒灭活冰冻血浆及病毒灭活新鲜冰冻血浆等。

13. 新鲜冰冻血浆是指采集后储存于冷藏环境的全血,在 6 小时(保养液为 ACD)或者 8 小时(保养液为 CPD 或 CPDA-1)内,但不超过 18 小时将血浆分离出并速冻呈固态的成分血。

14. 血浆类血液产品的质量要求应关注外观、标签、容量、血浆蛋白含量、Ⅷ因子含量、亚甲蓝残存量、无菌试验等。

15. 冷沉淀凝血因子的质量要求应关注外观、容量、纤维蛋白含量、Ⅷ因子含量、无菌试验等。

自我测试

在阅读完本章节之后,花几分钟思考串联一下学习的知识,您是否已经达到了本节的学习要求?

1. 列举血液产品的品种。

2. 回答各类血液产品的质量要求及控制标准。

第二节   血液成分的制备

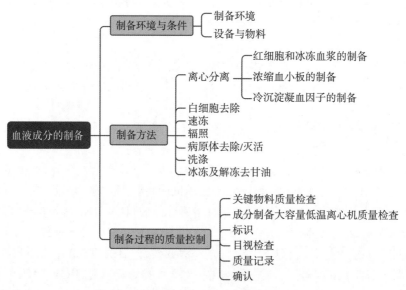

图 12-6   血液成分的制备学习导图

学习目标

1. 掌握血液成分制备的方法
2. 掌握冷沉淀凝血因子的制备方法
3. 掌握辐照血液采用的射线,强度及保存期限
4. 掌握目前国内主要进行血浆病毒灭活的方法
5. 掌握血液成分制备过程的质量控制

一、制备环境与条件

成分血(blood components)是指在一定的条件下,采用特定的方法将全血中一种或多种血液成分分离出而制成的血液产品及单采成分血的通称。由于成分血具有纯度高、疗效好、副反应少等优点,被广泛运用于临床,现代血站成分血制备率一般都达到了 99% 以上。为了使血液产品达到规定的质量标准,满足临床治疗的需要,成分血的制备需要满足一定的条件和要求。

(一) 制备环境

制备环境应当卫生整洁,定期消毒,保证环境达到相关的标准。为了避免细菌污染,血液成分制备应尽可能在密闭系统中进行。如果使用开放的系统进行血液成分制备,制备室环境应达到 10 000 级、操作台局部应达到 100 级(或在超净台中进行)。血站制备成分血产品普遍采用多联塑料采血袋及无菌接管机,相当于一个密闭无菌系统,极少有血站采用开放的系统。由于目前尚无专门针对血站的环境卫生标准,血站一般比照《医院消毒卫生标准》(GB 15982—2012)中Ⅲ类区域的要求进行成分制备环境中空气菌落数、物体表面菌落数以及工作人员手卫生的要求。此外,血液从接收、制备、入库的全过程中,需要冷藏的血液成分,应采用低温操作台、低温滤白柜等设备进行操作,制备过程不脱离冷链,尽可能缩短室温下的制备时间,以保证血液产品的质量。

（二）设备与物料

现代血站血液成分制备自动化、智能化程度越来越高,越来越离不开大量的仪器设备,设备的数量及功能应能满足制备工作的要求。因此,必须建立和实施设备的管理制度,明确设备确认、维护、校准和持续监控的方法,实施唯一性标识及使用状态标识,以确保设备符合预期的使用要求。血液成分制备所需的主要设备有无菌接管机、大容量低温离心机、全自动成分分离机、全自动红细胞处理仪、速冻仪、辐照仪、低温操作台、低温滤白柜、低温水浴箱、白细胞滤除监测仪、冷沉淀凝血因子制备仪、自动平衡仪、热合机等。

此外,还要保证有充足的合格物料可供使用,如生理盐水、浓盐水、复方甘油、空血袋、无菌接管机刀片等。物料的质量及其生产和供应方的资质应符合相关法规的要求,通常一年进行一次供应商资质的评定或审核。物料的使用遵循"先进先出"的原则,物料在使用前,应检查产品有效期、外观质量等,确认符合质量要求后方可使用。对不合格物料应该进行标识和隔离,及时清理出工作现场,防止误用。

除相应的设备和物料外,还要做好相应的起始血液的准备,所有的起始血液的质量标准、保存和运输应当符合国家有关规定的要求。血液的制备过程中,全血和成分血均可以作为起始血液进行制备。比如,全血作为起始血液,可制备为悬浮红细胞、血浆、浓缩血小板等成分;新鲜冰冻血浆作为起始血液,可制备为冷沉淀凝血因子、冰冻血浆等成分;悬浮红细胞作为起始血液,可分别制备为洗涤红细胞、冰冻红细胞、去白细胞悬浮红细胞、辐照悬浮红细胞等。成分制备部门在接收起始血液时,应仔细核对品种和数量,并检查血液外观、血袋标签、血袋是否有渗漏等内容,确认符合质量要求后方可用于血液成分制备。

二、制备方法

血液成分制备可以采用手工及全自动成分分离机进行分离,或者采用全自动血细胞分离机将血液中的目的成分进行收集。手工分离或单采一般均采用离心法,其基本原理是,由于各种血液成分的相对密度存在差异,通过梯度密度离心的方法,将相对密度不同的血液成分进行分离或收集,从而获得高纯度的单一成分血液产品。全血比重约为1.050,血浆比重约为1.027,浓缩血小板和单采血小板比重约为1.030。根据血液成分制备目的的不同,除离心分离外,制备的方法还包括白细胞去除、速冻、浓缩、汇集、冰冻、洗涤、合成、病原体去除/灭活、辐照等。

（一）离心分离

99%以上的血液产品是采用全血离心分离制备而来。血站目前主要采用多联塑料采血袋进行全血采集,根据分离目的成分的不同,一般使用三联袋或四联袋。多联袋一般由装有保养液(preservative solution)的母袋、装有红细胞添加液(additive solution)的子袋,以及1~2个空的转移袋组成。装有全血的血袋进行离心后,自上而下可分为三层:血浆、白膜层(含白细胞和血小板)、红细胞层,离心后可采用虹吸法、分浆夹板挤压或者全自动成分分离机依次将血浆、血小板和红细胞进行分离,进而制备为单一的成分血。根据离心力的不同,离心可分为轻离心和重离心两种模式。

全血作为起始血液一般有两种制备模式,一种是制备成悬浮红细胞(去白细胞悬浮红细胞、浓缩红细胞)和新鲜冰冻血浆(冰冻血浆)两种成分血,另一种是制备成悬浮红细胞(去白细胞悬浮红细胞、浓缩红细胞)、浓缩血小板和冰冻血浆三种成分。由于低温保存会加剧血小板的黏附聚集功能,用于制备浓缩血小板的全血在成分制备前一般于(22±2)℃室温暂存,因此制备浓缩血小板的全血分离出的血浆一般不用于制备新鲜冰冻血浆,也不能进一步制备冷沉淀凝血因子。

1. **红细胞和冰冻血浆的制备** ①将全血三联袋进行重离心后,将血浆尽可能转移至空的转移袋中;②然后将红细胞保存液袋内的红细胞添加液(如MAP)转移至装有红细胞的母袋中,充分混合后热合为悬浮红细胞;③核对母袋与转移袋上的献血者条形码的一致性后热合导管断离,即可生成1袋悬浮红细胞和1袋血浆。如在规定的时间和条件内分离,血浆可速冻为新鲜冰冻血浆,可进一步制备为冷沉淀凝血因子。如果血浆中红细胞混入量较多,应当把装有血浆的转移袋和空的红细胞保存液袋一起进行二次离心,重新把血浆转移至空的红细胞保存袋中。由于联袋个数的限制,二次离心的血浆,一般不用于冷沉淀凝血因子的制备。

2. **浓缩血小板的制备** 手工制备浓缩血小板分为富血小板血浆法和白膜法两种。富血小板血浆法:①将全血三联袋进行轻离心后,将富含血小板的血浆转移至空的转移袋中;②然后添加MAP添加液,生成1袋悬浮红细胞和1袋富血小板血浆。③将富含血小板血浆袋重离心,上清为血浆,沉淀物为血小板;④留取适量血浆和沉淀在血袋底部的血小板,将其余的上清血浆转移至移空的红细胞添加剂袋,生成1袋浓缩血小板和1袋血浆;⑤将浓缩血小板袋在室温静置1~2小时,待自然解聚后,轻轻摇匀血袋,制成浓缩血小板混悬液,在(22±2)℃的环境下振荡保存。白膜法:①第1次重离心后,将血浆转移至第1个转移袋,将适量血浆及白膜层转移至第2个转移袋;②将红细胞添加剂袋内的红细胞添加剂转移至红细胞袋,充分混合即为悬浮红细胞;③核对血袋上的献血条形码,如一致则热合断离悬浮红细胞袋和血浆袋;④将白膜成分袋和1个空袋一起进行轻离心,将富含血小板血浆(上层)转移至空袋,制成浓缩血小板,热合断离,弃去底部含白细胞层的转移袋。

混合浓缩血小板的制备可采用白膜混合制备或将制备好的单袋浓缩血小板进行汇集而成,制备过程中应采用无菌接驳的方法进行连接和汇集,确保汇集后血液产品血袋标识的唯一性和可追溯性。密闭系统汇集后,储存于血小板专用袋时保存期为自采集之日起5天,或按照血小板专用袋说明书执行;若采用开放系统汇集,保存期为6小时。汇集后的混合浓缩血小板的保存期不得超过原最短保存期。

3. **冷沉淀凝血因子的制备** 用于制备冷沉淀凝血因子的起始血液为新鲜冰冻血浆,可采用离心法或虹吸法进行制备。①离心法:将待制备冷沉淀的新鲜冰冻血浆置于2~6℃冰箱中过夜融化或在2~6℃水浴装置中融化。当血浆基本融化时,取出血浆在2~6℃的环境下重离心。然后将大部分上层血浆移至空袋,制成冰冻血浆。将留下的40~50mL血浆与沉淀物混合,制成冷沉淀凝血因子。②虹吸法:将新鲜冰冻血浆袋置于2~6℃水浴装置中,另一空袋悬于水浴箱外,位置低于冰冻血浆,两袋之间形成一定的高度落差。融化后的血浆可随时被虹吸至空袋中,当融化至剩下40~50mL血浆与沉淀物时,闭合导管,阻断虹吸,并将两个血袋热合断离。将剩余的血浆与沉淀物混合,制成冷沉淀凝血因子,并且最好在制备后1个小时内完成速冻。

(二) 白细胞去除

由于白细胞是引起发热性非溶血性输血反应(febrile non-hemolytic transfusion reactions, FNHTR)、输血相关移植物抗宿主病(transfusionassociated graft versus host disease, TA-GVHD)等输血不良反应的主要成分,进行白细胞去除是减少输血不良反应的有效方法。白细胞去除要求采血后2天内完成,一般使用白细胞过滤技术去除全血、红细胞悬液或血小板中的白细胞。白细胞过滤可采用白细胞滤器或使用带有白细胞滤盘的多联塑料采血袋,目前绝大多数血站采用四联袋进行白细胞滤除,直接提供去白细胞血液产品。白细胞过滤前需检查待滤过血液的外观是否合格,过滤前需进行充分混匀。全血或红细胞血液产品的白细胞滤除过程应尽量不脱离冷链,确保血液始终处于4±2℃环境,如在室温进行过滤,室温应控制在18~25℃,而且应当尽快放回至规定的保存温度中,血液从取出到放回全程应小于3小时。根据《一次性使用去白细胞滤器》(YY0329—2009)滤器过滤性能的标准,过滤后血液成分中的剩余白细胞数不大于$2.5×10^6$/单位,每单位红细胞血液产品游离血红蛋白不大于300mg/L,红细胞回收率不小于85%,血小板回收率不小于80%。其中1U全血是指200mL全血,10U混合血小板是指10U全血分离制备的血小板。

（三）速冻

速冻是制备新鲜冰冻血浆和保存凝血因子Ⅷ的关键加工步骤,其中冷冻速率和血浆中心温度这两个参数最为关键。将需要速冻的新鲜冰冻血浆或冷沉淀凝血因子平放在专用的速冻仪中,注意不要重叠堆放,一般要求在60分钟内将血袋中心温度降至-30℃以下,使产品快速冻结,以保持血液成分的活性。

（四）辐照

辐照血液(irradiatedblood components)是指使用照射强度为25~30Gy(戈瑞)的γ射线对血液制剂进行照射,使血液制剂中的T淋巴细胞失去活性所制成的成分血,主要用于预防输血相关移植物抗宿主病(TA-GVHD)的发生。TA-GVHD是指血液产品中含有免疫能力的异体淋巴细胞(主要是T淋巴细胞),将其输入有严重免疫缺陷的受血者体内以后,在受血者体内迁移、增殖,进而引起严重攻击和破坏宿主体内细胞和组织的免疫反应,是一种罕见的严重的输血不良反应,据报道该病的发病率仅为0.01%~0.1%,但是病情严重且死亡率高达90%以上。

辐照仪应置于符合国家有关电离辐射防护相关要求的辐照室,辐射源应符合相关安全标准,工作人员需注意相应的职业防护,按照辐照仪使用说明书设置辐照参数。我国规定,血液辐照最低剂量为25Gy,血液任何位点的辐照剂量不宜超过50Gy。红细胞产品应在全血采集后14天内完成辐照,辐照后可再储存14天,且不超过原保存期。血小板产品在保存期内均可辐照,辐照后的保存期与辐照前相同。粒细胞宜在采集后尽快辐照,辐照后宜尽快输注。冰冻解冻去甘油红细胞和血浆不需要辐照处理,辐照后血液产品的质量控制要求与原血液产品的要求相同。辐照后的血液应进行"已辐照"的标识,与未辐照的血液分开存放。

（五）病原体去除/灭活

利用物理或化学方法,使血液成分中可能存在的病毒或其他感染性病原体的蛋白结构受到破坏,让血浆中可能存在的病原体失去感染、致病和繁殖能力,称为病原体去除/灭活。由于病毒等病原体主要存在于血浆中,目前国内主要使用亚甲蓝光化学法、核黄素光化学法、补骨脂素(S-59)光化学法等进行血浆病毒灭活,为临床提供的产品有病毒灭活新鲜冰冻血浆(fresh frozen plasma methylene blue treated and removed)和病毒灭活冰冻血浆(frozen plasma methylene blue treated and removed)。

亚甲蓝(methylene blue,MB)是一种光敏剂,可以与病毒的核酸以及脂质包膜相结合,在高强度可见光照射下使病毒核酸断裂,包膜破坏,从而达到病毒灭活的效果。在进行病毒灭活前,应注意根据所选用的耗材和设备生产商提供的使用说明书进行操作,制备过程中应对设备运行参数进行监控。亚甲蓝光化学法病毒灭活步骤:①用无菌导管连接设备或在百级净化台内进行无菌操作将血浆袋与病毒灭活血袋连接;②将血袋悬挂于支架上,打开导管夹,使血浆经"亚甲蓝添加元件",流入光照袋。③在医用血浆病毒灭活光照柜中进行光照。④光照处理后的血浆经病毒灭活装置配套用输血过滤器过滤,滤除亚甲蓝和绝大部分白细胞后,热合离断导管,得到病毒灭活血浆。⑤将经病毒灭活处理的血浆速冻后置于-18℃以下保存。

（六）洗涤

洗涤红细胞(washed red blood cell)是指采用特定的方法将保存期内的全血、悬浮红细胞等用大量等渗溶液洗涤,去除几乎所有血浆成分和部分非红细胞成分,并将红细胞悬浮在生理盐水或红细胞添加液(如MAP)中所制成的红细胞成分血。洗涤过程可采用手工离心或全自动红细胞处理仪完成,如果是在开放环境制备,应严格遵从无菌操作,目前绝大多数的血站采用无菌接驳机进行洗涤红细胞制备。

将待洗涤的红细胞袋导管和洗涤溶液联袋进行无菌接驳连通后,将洗涤溶液移至红细胞袋内,每单位红细胞中加入的液体量约为100~150mL,夹紧导管,混匀后离心。将上清液和白膜层转移至空袋内,重复洗涤3次。每单位红细胞中加入约50mL红细胞添加剂或生理盐水,混匀后保存在4℃。在开放环境下制备或以生理盐水混悬的洗涤红细胞保存期为24小时;在密闭无菌环境中制备且以红细胞添加液悬浮的洗涤红细胞保存期与洗涤前的红细胞产品相同。

(七) 冰冻及解冻去甘油

冰冻是指加入冰冻保护剂,将血细胞进行深低温保存的制备方法。由于是采用甘油作为冰冻保护剂进行红细胞深低温保存,因此冰冻红细胞的过程也叫作甘油化。虽有采用二甲基亚砜(dimethylsulfoxide,DMSO)作为冷冻保护剂进行冰冻血小板的制备方法,但由于对人体具有一定的毒性作用,因此其使用有一定的争议,我国目前尚无冰冻血小板的质量标准,冰冻血小板在临床尚未广泛使用。

冰冻红细胞(frozen red blood cells)是指将自采集之日起 6 天内的全血或悬浮红细胞中的红细胞分离出,并将其与一定浓度和容量的甘油充分混合后,使用速冻设备进行速冻或直接置于 –65℃以下的条件下保存的红细胞成分血。红细胞甘油化步骤:①取拟冰冻保存的全血或悬浮红细胞,离心去除上清液,用无菌接驳技术将红细胞转移至容量适当且适宜于冰冻保存的空转移袋内。②在无菌条件下,缓慢滴加复方甘油溶液至红细胞袋内,边加边振荡,使其充分混匀。通常 100mL 红细胞制备的压积红细胞加复方甘油 80mL,每加入 80mL,平衡静置 5 分钟。③甘油全部加入后在室温中静置平衡30 分钟,放入速冻机速冻。含 20% 甘油的冰冻红细胞在 –120℃以下保存,含 40% 甘油的冰冻红细胞在 –65℃以下保存,保存期 10 年。深低温冰冻保存是保存稀有血型或自体红细胞等特殊用途红细胞产品的理想方式。

冰冻解冻去甘油红细胞(deglycerolized red blood cells)是指将冰冻红细胞融化后,清除其中几乎所有的甘油,并将红细胞悬浮于一定量的生理盐水中的红细胞成分血。目前血站主要采取渗透压梯度递减方法洗涤冰冻红细胞,可以采用手工洗涤或全自动红细胞处理仪两种方式去除红细胞中的甘油。

手工制备方法:①从低温冷冻保存箱中取出冰冻红细胞,置 37~40℃恒温水浴中解冻,边解冻边摇匀,使其快速融化,直至冰冻红细胞完全解冻,一般要求 5 分钟内完成。②将专用洗涤盐液袋与解冻红细胞袋无菌接驳,缓慢加入 80mL9% NaCl 溶液(1~1.5U 红细胞),边加边振荡,使其充分混匀,平衡 5 分钟。③加入羟乙基淀粉氯化钠注射液(或 0.9% NaCl 注射液)250mL,$1328 \times g$,4℃离心 5 分钟,去上清液。④加入 250mL 羟乙基淀粉氯化钠注射液(或 0.9% NaCl 注射液),$2988 \times g$,4℃离心6 分钟,去上清液。⑤加入 250mL 0.9% NaCl 注射液,$2988 \times g$,4℃离心 6 分钟,去上清液。⑥加入140~200mL 0.9% NaCl 注射液悬浮红细胞,使终体积为标示量的 ±10% 以内。

使用全自动红细胞处理仪制备时应注意按照设备使用说明书进行操作,如血液容量超过 1U,应将解冻后的血液转移至较大容量的转移袋内,最后 1 次的洗涤上清液应无明显溶血迹象。解冻去甘油后使用 0.9% 氯化钠溶液悬浮的冰冻解冻去甘油红细胞,4℃ ±2℃可保存 24 小时,宜尽快输注。

三、制备过程的质量控制

血液成分的制备过程需符合《血站质量管理规范》《血站技术操作规程》等相关规范,对该过程所涉及的人员、物料、环境、设备、操作过程等进行全面质量控制,实行全程质量管理,确保血液产品的质量符合《全血及成分血质量要求》中规定的标准,达到临床救治的目的。

(一) 关键物料质量检查

成分制备所涉及的关键物料主要包括采血袋、转移袋、白细胞滤器、病毒灭活器材、血液标签等。所有的物料外观必须包装完整、标识清晰,每个单包装上应有产品名称及规格、标明无菌无热原、产品批号及失效日期、适用范围、制造商和 / 或经销商的名称及地址等内容,必须符合国家相关标准,每一批物料必须有出厂检验报告。使用前应进行目视检查,确保物料符合使用需求,并在有效期内使用。在进行物料的质量检查时,每种关键物料进行随机抽检,每批不少于 5 套。

(二) 成分制备大容量低温离心机质量检查

对于成分制备,离心机是最基本的关键设备,每年需监测 1~2 次,可由血站自行监测或委托离心机厂商进行,检查的主要参数为离心温度、离心时间、离心转速等,质量检查所使用的监测设备应经过计量部门检定合格。①离心温度:在离心机工作的间隙进行,将温差电偶温度计的探头放入离心腔内,盖好离心机盖,10分钟后观察离心机温度表显示的温度与温差电偶温度计显示温度的差值,不超过规定温度 ±1℃为合格。②离心时间:把离心机时间控制表调至规定时间,同时启动秒表,观察离心机时间控制表从开始计时到停止计时该过程中秒表所用的时间,即为时间控制表按规定时间计时所用的实际时间,实际时间不应超过规定时间 ±20秒。③离心转速:打开离心机前面板,在连接离心转头轴上贴一张反光标签。把转速控制调到规定转速值,然后启动离心机,待转速稳定后,用转速仪的光束照明反光标签,观察转速仪显示屏上的转速值,测定值应不超过规定转速 ±50转/分钟。为保证检查人员的安全,检测时距转速仪的测量距离不小于20cm。

(三) 标识

使用多联袋进行血液成分制备时,在原袋和转移袋分离之前需要连接新的血袋(过滤、分装等)时,打印产生新标签时,都应当检查每个血袋上献血条码的一致性。通常采用扫描枪或 PDA 等手持终端扫描献血编码,采用计算机信息系统进行核对,确认无误后,才予以热合断离,避免可能的人为差错。制备过程中如果发现疑似不合格品,须进行标识和隔离,以进一步调查和判断。

(四) 目视检查

在血液成分的制备过程中,接收、离心、分离、热合及交付的各个环节均应对每袋血液进行目视检查。目视检查内容主要有:是否有渗漏、标签是否完整、血液外观是否正常。目视检查发现异常的,如发生血袋破损、标签缺失或破损、溶血、凝块、细菌污染变色、血浆内有气泡等情况,此类有质量问题的血液应予以标识、隔离及进一步处理。

(五) 质量记录

血液成分的制备记录主要包括血液交接、血液制备,设备使用与维护,制备环境控制,医疗废物处理等。制备记录应可追溯到起始血液、制备人员、制备方法、制备环境、使用设备和物料。制备记录宜以计算机信息系统电子记录为主,以手工纸质版记录为补充,记录应真实、完整、准确、有效。

(六) 确认

当使用新购置设备或维修后的设备、制备新的血液成分、采用新的制备条件、改变制备流程等发生可能影响血液产品质量的改变时,应对血液制备相关设备、流程或方法等进行确认,确保制备过程及血液产品符合预期的质量标准。

知识小结

1. 成分血是指在一定的条件下,采用特定的方法将全血中一种或多种血液成分分离出而制成的血液产品及单采成分血的统称。成分血具有纯度高、疗效好、副反应少等优点。

2. 制备室环境应达到 10 000 级、操作台局部应达到 100 级(或在超净台中进行)。

3. 血液成分制备可以采用手工及全自动成分分离机进行分离,或者采用全自动血细胞分离机将血液中的目的成分进行收集。

4. 根据血液成分制备目的的不同,除离心分离外,制备的方法还包括白细胞去除、速冻、浓缩、汇集、冰冻、洗涤、合成、病原体去除/灭活、辐照等。

5. 用于制备冷沉淀凝血因子的起始血液为新鲜冰冻血浆,可采用离心法或虹吸法进行制备。

6. 白细胞去除要求采血后 2 天内完成,一般使用白细胞过滤技术去除全血、红细胞悬液或血小板中的白细胞。

7. 白细胞过滤可采用白细胞滤器或使用带有白细胞滤盘的多联塑料采血袋。过滤后血液成分中的剩余白细胞数不大于 2.5×10^6/单位,每单位红细胞血液产品游离血红蛋白不大于 300mg/L,红细胞回收率不小于 85%,血小板回收率不小于 80%。

8. 速冻是制备新鲜冰冻血浆和保存凝血因子Ⅷ的关键加工步骤,其中冷冻速率和血浆中心温度这两个参数最为关键。

9. 辐照血液是指使用照射强度为 25~30Gy 的 γ 射线对血液制剂进行照射,使血液制剂中的 T 淋巴细胞失去活性所制成的成分血。

10. 国内主要使用亚甲蓝光化学法、核黄素光化学法、补骨脂素(S-59)光化学法等进行血浆病毒灭活。

11. 洗涤后的每单位红细胞中加入约 50mL 红细胞保存液或生理盐水,混匀后保存在 4℃,在开放环境下制备或以生理盐水混悬的洗涤红细胞保存期为 24 小时。

12. 冰冻红细胞制备的过程也叫作甘油化。

13. 血站主要采取渗透压梯度递减方法洗涤冰冻红细胞,可以采用手工洗涤或全自动红细胞处理仪两种方式去除红细胞中的甘油。

14. 血液成分制备过程所涉及的人员、物料、环境、设备、操作过程等进行全面质量控制,实行全程质量管理。

自我测试

在阅读完本章节之后,花几分钟思考串联一下学习的知识,您是否已经达到了本节的学习要求?

1. 列举各类血液成分制备的方法。
2. 血液成分制备过程从哪几个方面去进行质量控制?
3. 常用的洗涤红细胞保存液有哪些? 保存期有什么区别?

第三节　血液的储存

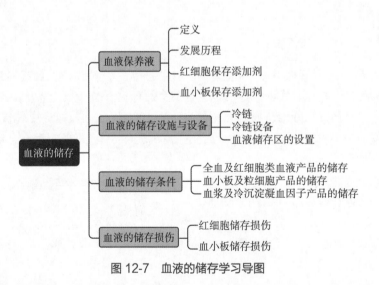

图 12-7　血液的储存学习导图

1. 掌握常用红细胞保养液种类及其成分
2. 掌握国内公认的血小板保存方法
3. 掌握全血及红细胞类血液产品储存条件
4. 掌握洗涤红细胞制备后储存条件及输注注意事项
5. 掌握稀有血型、自体血等特殊用途的红细胞保存方法及储存条件
6. 掌握血小板、粒细胞的储存条件
7. 掌握血浆及冷沉淀凝血因子的储存条件

一、血液保养液

保养液（preservative solution）是指以抗凝剂、葡萄糖等为主要成分的用于防止血液凝固、维持血液内各种组分活性和生理功能的一类药剂。将一定量符合要求的献血者的血液或血液成分与一定量的保养液混合在一起形成的均一产品被称为血液产品（blood product）。合适的保养液对改善血细胞保存质量，延长血液保存时间有着重要的意义。保养液是血细胞保存的外部环境，保养液的组成成分、理化性质如电导率、渗透压、pH 值等，对于细胞的代谢和氧化作用影响很大，优化保养液性能是改善血液保存环境的主要途径之一。血液产品保存时间的长短，主要取决于保养液的类别及保存的温度。血液保养液的发展，一般认为经历了三个阶段。1914 年，Hustin 发现枸橼酸钠可与血液中的钙离子螯合，从而阻止血液发生凝固；1915 年，Ross 和 Turner 采用枸橼酸钠和葡萄糖作为保养液，葡萄糖可以为红细胞的生存提供能量，从而提高了红细胞的生存率；1943 年，Loutin 和 Mollison 在前人研究的基础上，研制了由枸橼酸 - 枸橼酸钠 - 葡萄糖组成的保养液（acid-citrate-dextrose，ACD），ACD 保养液可以将全血的保存期延长至自采集之日起 21 天。ACD 保养液在第二次世界大战中就被使用，保养液的发明和冷链的运用为全血的储存提供了可能，继而血库也应运而生，大大促进了输血医学的发展。直到现在，ACD 保养液仍被认为是一种较好的血液保存液，但是由于 ACD 保养液的 pH 值较低（pH 值 5.0），且缓冲能力较弱，血液中三磷酸腺苷（ATP）、2,3- 二磷酸甘油酸（2,3-DPG）下降速度较快，红细胞的代谢产物乳酸等导致 pH 值进一步降低，不利于红细胞的生存。有学者在 ACD 保养液中加入磷酸盐，研制出枸橼酸 - 枸橼酸钠 - 磷酸二氢钠 - 葡萄糖保养液（citrate-phosphate-dextrose，CPD），CPD 保养液 pH 值为 5.6，保养液中的磷酸盐可参与红细胞能量代谢，减缓 ATP、2,3-DPG 的下降速度，提高红细胞的生存率，但保存期仍为自采集之日起 21 天。1979 年，一种新的配方 CPDA 保养液（枸橼酸盐 - 磷酸盐 - 葡萄糖 - 腺嘌呤，citrate-phosphate-dextrose-adenine，CPDA）被采用，CPDA 保养液是在 CPD 保养液中加入腺嘌呤，可以进一步提高红细胞的生存率和维持细胞内的 ATP 水平，该保养液可以延长血液保存期至自采集之日起 35 天，红细胞在体内的存活率可达 80% 以上，目前 CDPA 保养液是全世界应用最为广泛的保养液。

塑料血袋的发明大大促进了成分输血的发展，与全血输注相比，成分输血具有明显的优点：①血液成分纯度高、质量好，输注效果明显；②血液成分可以采用不同的条件保存，大大延长了血液成分的保存期，提高血液成分的生物活性，保证输血的安全性和有效性；③最大限度降低输血不良反应的发生；④节约血源，实现一血多用。然而在进行血液成分制备时，全血离心后绝大部分血液保养液留在了血浆之中，分离出的红细胞和浓缩血小板需要再次添加抗凝剂及营养剂，以保证血液成分的活性。添加剂（additive solution，AS）是指对某一种血液制剂进行再加工时，针对某一种血液成分而添加的能

保持和/或营养该血液成分生物活性，维持其生理功能的一类制剂。

红细胞添加剂有 SAGM（生理盐水 - 腺嘌呤 - 葡萄糖 - 甘露醇）、MAP（甘露醇 - 腺嘌呤 - 磷酸盐）、AS 1-7、PAGGSM（磷酸盐 - 腺嘌呤 - 葡萄糖 - 鸟嘌呤 - 生理盐水 - 甘露醇）、DMSO（二甲基亚砜）、甘油、生理盐水等。目前我国悬浮红细胞最常用的添加剂为 MAP 液，MAP 液是日本学者对 SAGM 配方的改进，其中不仅添加了磷酸盐，枸橼酸及枸橼酸盐，还加大了甘露醇的量，甘露醇可对抗溶血，因此 MAP 液保存红细胞所导致的溶血程度是最低的。生理盐水是制备洗涤红细胞、冰冻解冻去甘油红细胞最常用的红细胞添加剂，不含其他细胞营养成分，红细胞容易被破坏，因此保存期短。常用的红细胞保养液和添加剂配方见表 12-7 和表 12-8。

表 12-7　常用的红细胞保养液配方

保养液	配方成分（g/L）					pH
	枸橼酸	枸橼酸钠	葡萄糖	磷酸二氢钠	腺嘌呤	
ACD	8.0	22.0	24.5			5.0
CPD	3.27	26.3	25.5	2.22		6.0
CPDA	3.27	26.3	31.8	2.22	0.275	6.0

表 12-8　常用红细胞添加剂配方（mmol/L）

	SAGM	MAP	AS-1	AS-3	AS-5	AS-7	PAGGSM
氯化钠	150	85	154	70	150		72
碳酸氢钠						26	
磷酸氢二钠						12	16
磷酸二氢钠		6		23			8
枸橼酸		1		2			
枸橼酸钠		5		23			
腺嘌呤	1.25	1.5	2	2	2.2	2	1.4
鸟嘌呤							1.4
葡萄糖	45	40	111	55	45	80	47
甘露醇	30	80	41		45.5	55	55
pH	5.7	5.7	4.6~7.2	5.8	5.5	8.5	5.7

目前国内公认的血小板保存方法是常温连续振荡液态保存于含 ACD 保养液的血浆中，国外有采用血小板添加剂（platelet additive solutions，PAS）作为血小板的保存介质，一般可使剩余血浆含量降至 20%~40%，有的 PAS 甚至可以使血浆含量降到 10% 以下，PAS 的应用可以减少患者可能因血浆蛋白过敏发生的输血不良反应，减少血小板储存损伤（platelet storage lesion），甚至延长血小板的保存时间。常用的 PAS 主要由葡萄糖、Ca^{2+}、碳酸氢盐等组成，此外，GMA（葡萄糖、甘露醇、腺嘌呤）、M-sol（醋酸盐林格溶液、ACD-A、碳酸氢钠溶液和硫酸镁溶液）等血小板添加剂也有应用。Gulliksson 等指出，葡萄糖对血小板新陈代谢的影响尤为突出，葡萄糖浓度的下降或者缺失，会引起新陈代谢的速率加快，ATP 水平的下降，乳酸的产生以及 pH 值的下降，最终导致血小板的破坏。Wagner 等发现悬浮在含有钙离子的 M-sol 添加剂的血小板与悬浮在 100% 血浆中的血小板有相近的 pH 值、形态改变度（ESC），以及更高的低渗性休克反应水平。Radwanski 等人发现，含碳酸氢盐的 PAS 对血小板的 pH 值、碳酸氢盐水平有一定的影响，但对血小板的功能和代谢的影响很小，含碳酸氢盐的 M-sol 具有更好的血小

板保存效果。日本学者 Oikawa 在 2013 年研制出一种新型的血小板添加剂 BRS-A,由临床上常用的碳酸氢盐林格溶液 BRS 和枸橼酸盐抗凝剂 ACD-A 混合而成,含有 $CaCl_2$、$NaHCO_3$、葡萄糖和枸橼酸等成分。在 BRS-A 中的血小板体外性能和血浆中血小板相似,能够有效预防循环超负荷和减少过敏反应,可用于儿科和有循环超负荷风险的患者。而对于新型添加物如高密度脂蛋白 3(HDL3)、载脂蛋白 A-I(apoA-I)、p38 MAPK(p38 mitogen-activated protein kinase,p38 丝裂原激活的蛋白激酶)抑制物、左旋肉碱(L-carnitine)的研究,主要是通过减少血小板储存损伤等来改善血小板的体外保存。

二、血液的储存设施与设备

冷链(cold chain)是指采用尽可能安全的方法,使血液及血液产品在采集、制备、储存和运输等各个环节中,始终处于血液所必需的特定温度环境下,以维持血液成分各项功能的血液储存和运输的低温系统。冷链的两个要素是:①负责组织和管理血液及血液产品储存和运输的人员;②安全储存和运输血液及血液产品的设备。常用的血液冷链设备有:低温冷冻库、冷藏冷库、深低温冰箱、普通低温冰箱、冷藏箱、冰柜、速冻仪、血液冷藏运输车等。血液采集及制备后应按要求在适当的环境及温度下保存。

血液储存区应设置在整洁、卫生、阴凉、通风、照明及隔离条件好的区域,并具有防火、防盗、防虫和防鼠等措施,禁止非授权人员进入。所有的设施设备应卫生、整洁,并定期清洁。为保证血液及血液产品的质量,血站应有双路供电及应急发电设施,应制定好电力供应不足、冷链设备故障等突发事件的应急处理预案。

血液进入血站后,由于加工制备、检测完成情况、结果合格情况,以及保存所要求的条件等状态不同,必须进行严格分区,并进行明显标识。根据血液的检测情况,血液状态可分为合格、待检测及不合格,相应地应设立物理隔离的合格血液存放区、待检测血液隔离存放区和报废血液隔离存放区。待检测、待制备等尚未被判定合格的血液应存放在待检库,当血液被允许放行后,应根据血液检测及制备的情况,打印合格或不合格的血液产品标签并进行正确标识。一般情况下,在血液批放行的过程中,应优先标识不合格血液并及时转入不合格品库,防止不合格血液的误发放。进出血液隔离区域的待报废血液必须要做好交接和记录,记录至少包括血型、品名、数量、时间、交接人及签名等内容。合格的血液进行标识后,必须按照血液的品种、相应的储存条件、血型等进行分类,存放于合格品库相应的储存区域。

所有的储血冷链设备均应定期对温度、温度失控报警系统、电源故障报警系统等进行质量检查,保证设备的正常运转。现代血站一般使用自动温度监控系统,且供血部门 24 小时有专人监控,因此可以采用每月检查一次温度、每季检查一次温度失控报警系统、每年检查一次电源故障报警系统的频率进行常规设备检查。特别是温度检查,储血设备不仅要求有可视的温度显示,还必须使用经计量部门校验合格的温度计(精确度为 0.1℃)测定冷链储存设备内部的温度,对电子温控系统也应进行定期校准。每日至少记录 2 次温度,2 次记录间隔至少 8 小时,一般在早上开始工作及下午工作结束时进行记录。如果没有自动温度监控系统,全部采用人工方式监控,必须每 4 小时监控一次温度,在温度超出预设范围或者停电等故障时,储血设备可以采用声音、发光等方式自动报警。在对血液储存设备进行持续监控的过程中,如果出现非预期情况,工作人员必须及时采取措施加以控制和干预。

练习题二

1. 如何正确使用储存血液冰箱,操作过程中应该注意哪些要点?
2. 血液储存区应如何设置?

三、血液的储存条件

血液成分分离技术为血液的分类储存提供了可能，不同的血液成分需要在不同的温度下储存，尽可能地保证血液成分离体后保持一定的活性，满足临床输注的有效。

（一）全血及红细胞类血液产品的储存

全血及红细胞类血液产品的储存温度为 2~6℃，但由于保养液或添加剂成分的不同，保存期也有所不同。含 ACD 或 CPD 保养液的全血及红细胞产品保存期为自采集之日起 21 天，含 CPDA 保养液的全血或 MAP 添加剂的红细胞产品保存期为自采集之日起 35 天，含 AS 添加剂的红细胞产品保存期为自采集之日起 42 天。

洗涤红细胞制备后的储存温度为 2~6℃，如果采用 0.9% 氯化钠溶液悬浮，制备后应尽快输注，最好在 6 小时内输注完毕，一般不超过 24 小时。如果在密闭系统中进行洗涤，且采用 MAP、AS 等红细胞添加剂进行悬浮，洗涤红细胞与洗涤前的红细胞产品保存期相同。

稀有血型、自体血等特殊用途的红细胞采用深低温甘油保存技术，含 20% 甘油的冰冻红细胞在 -120℃ 以下储存，含 40% 甘油的冰冻红细胞在 -65℃ 以下储存，保存期自采集之日起 10 年。保存液为 0.9% 氯化钠溶液的解冻去甘油红细胞保存期为 24h。

（二）血小板及粒细胞产品的储存

由于血小板在低温或静止状态下容易发生聚集，因此需要进行连续轻缓震荡保存，振幅为 5cm，振荡频率为 60 次 / 分，储存温度为 20~24℃。储存过程中应将血小板平放在血小板摇床上，不可叠放或堆积。根据储存时所使用的血袋材质的不同，血小板保存期为自采集之日起 1~5 天，专用的血小板保存袋保存的血小板产品保存期为自采集之日起 5 天。混合浓缩血小板产品制备后宜尽早输注，开放系统汇集后保存期为 6h，密闭系统汇集后保存期为 24h，且不超过原最短保存期。密闭系统汇集后储存于血小板专用血袋，保存期为自采集之日起 5d，或按照血小板专用血袋说明书执行，且不超过原最短保存期。

我国通常使用 ACD-A 抗凝剂的血浆保存介质悬浮浓缩血小板、混合浓缩血小板和单采血小板等血小板产品，血浆中的血浆蛋白可能导致过敏反应等输血不良反应的发生，而且有细菌生长的风险。20 世纪 80 年代 Holme 等提出，使用 PAS 替换血浆来保存的血小板可以改善血小板质量，主要的优点有：①避免输注大量的血浆，以减少输血不良反应和循环超负荷；②改善血小板储存条件，减轻储存损伤；③使病原体减少技术的应用成为可能；④降低血小板中的血浆含量，使其用于其他的临床应用。

一定的浓度和良好的活性是血小板发挥生物学作用的前提，但随着储存时间的推移，由于血小板储存损伤的发生而导致血小板质量下降。冷藏或冷冻保存的血小板是近年来的研究热点之一，它可以延长血小板的保存时间。虽然冷藏或冰冻保存的血小板产品对急性出血的患者具有一定的止血效力，但由于冷藏后的血小板可能会被加速清除，所以它们不适用于预防性的血小板输注。目前，我国冰冻血小板的临床推广应用尚未得到国家认可，如何解决与冷冻相关的输注后血小板加速清除，以及二甲基亚砜长期使用对人体的影响，拓展血小板储存条件，将会为血小板产品的使用提供新的方向。

粒细胞的储存温度为 20~24℃，保存期 24 小时。为预防 TA-GVHD，粒细胞输注前应进行辐照，且应尽早输注。

（三）血浆及冷沉淀凝血因子产品的储存

冰冻血浆、新鲜冰冻血浆、冷沉淀凝血因子等制备后应快速冰冻成固体，储存在 -18℃ 以下的冷冻箱或冷库内。由于在冰冻状态下血袋及其辫子导管非常容易破损或断裂，在制备及搬运过程中应注意轻拿轻放，血浆一般放置于纸盒中进行保存。新鲜冰冻血浆、冷沉淀凝血因子的保存期为自采集之日起 1 年，新鲜冰冻血浆 2~6℃ 保存，应 24 小时内输注。在应对紧急大量输血的情况下，解冻后 2~6℃ 最多储存 5d，且不超过原保存期，不得反复冻融。冷沉淀因子解冻后 20~24℃ 保存，应 6h 内输注。冰冻血浆的保存期为自采集之日起 4 年,新鲜冰冻血浆在 1 年内若未使用,则可转为冰冻血浆,继续保存 3 年。冰冻血液产品解冻后,不可再次冰冻,一旦融化后如未在规定的时限内使用需做报废血液处理。病毒灭活后的血浆产品保存期限与原产品相同。

四、血液的储存损伤

血液成分在储存过程中,受到成分制备工艺、保养液成分、储存条件、储存时间,以及献血者个体差异等多种因素的影响,引发血液细胞形态结构以及生理功能的变化,造成不同程度的储存损伤,不仅影响输血效果,还有可能导致输血不良反应。

目前用于质量评估的传统体外血液学参数,如溶血率、离子和气体浓度以及红细胞计数等都不足以表明红细胞储存的质量,而红细胞的生物化学特征能更好地评价红细胞存储损伤。有研究表明,乳酸、烟酰胺、5-氧脯氨酸、黄嘌呤、次黄嘌呤、葡萄糖、苹果酸和腺嘌呤等细胞外代谢物可以作为代谢衰变的预测因子;甘油醛-3-磷酸脱氢酶、过氧化还原酶-1、过氧化还原酶-2 和过氧化还原酶-6、碳酸酐酶-1 和-2、硒结合蛋白-1、胆红素还原酶、氨基乙酰化脱水酶及过氧化氢酶等可作为红细胞储存期间评价红细胞质量的潜在生物标志,而蛋白质羰基化则是氧化应激和衰老的标志物。存储期间细胞能量的耗竭可能导致膜构象和组成变化,检测红细胞透水性(water permeability,Lp)、渗透活性指数(osmotic llyinactive fraction,b)和 Arrhenius 活化能(Arrhenius activation energy,Ea)、机械脆性(mechanical fragility,MF)的变化有助于评估红细胞存储损伤,并用于评价红细胞冷冻保存等技术和方法的有效性。此外,红细胞储存损伤导致红细胞由双凹圆盘状转变为球状,这种转变导致红细胞的表面积和表面体积比下降,功能逐渐丧失,其变形性也被作为评价红细胞储存损伤的指标。随着储存时间的延长,细胞外囊泡(extracellular vesicles,EVs)在血液产品中积累,EVs 具有潜在的输血相关免疫调节作用和促炎特性,含有 EV 的红细胞会诱导强烈的宿主反应,产生白细胞介素-6(interleukin-6,IL-6)、白细胞介素-8(interleukin-8,IL-8)及肿瘤坏死因子(tumor necrosis factor,TNF)等细胞因子。凋亡(apoptosis)是一种自杀性程序性死亡,表现为细胞皱缩、膜囊泡化、胞膜紊乱、磷脂酰丝氨酸(phosphatidylserine,PS)外翻等特征。代谢减慢和氧化应激分别通过激活蛋白激酶 C 和胱天蛋白酶信号通路引起红细胞凋亡。

血小板在采集、制备和储存过程中,一些物理和化学因素会导致血小板的活化和凋亡,进而导致血小板受损,这是因为血小板活化会使血小板的形态发生改变,由圆盘状转变成球体状,并且伸出伪足,以及异常形态的发育、平均体积的减小等;如果血小板活化加剧,会刺激 α 颗粒内容物的释放,导致血小板膜糖蛋白的构型和数量等表达发生变化,导致血小板功能受损,从而发生血小板储存损伤(platelet storage lesion,PSL),血小板凋亡会使细胞骨架发生改变,降低血小板生存率。

知识小结

1. 红细胞添加剂有 SAGM、MAP、AS 1-7、PAGGSM、DMSO、甘油、生理盐水等。目前我国悬浮红细胞最常用的添加剂为 MAP 液。

2. 国内公认的血小板保存方法是 20~24℃连续轻缓震荡液态保存于含 ACD 保养液的血浆中。

3. 常用的血液冷链设备有:低温冷冻库、冷藏冷库、深低温冰箱、普通低温冰箱、冷藏箱、冰柜、速冻仪、血液冷藏运输车等。

4. 全血及红细胞产品的储存温度为 2~6℃,洗涤红细胞制备后的储存温度为 2~6℃;不同保养液或添加液,保存期不同,含 ACD 或 CPD 保养液的全血及红细胞产品保存期为自采集之日起 21 天,含 CPDA 保养液的全血或 MAP 添加剂的红细胞产品保存期为自采集之日起 35 天,含 AS 添加剂的红细胞产品保存期为自采集之日起 42 天。

5. 血小板连续轻缓震荡保存,振幅为 5cm,振荡频率为 60 次/分,储存温度为 20~24℃,专用的血小板保存袋保存的血小板产品保存期为自采集之日起 5 天。

6. 粒细胞的储存温度为 20~24℃,保存期 24 小时。

7. 冰冻血浆、新鲜冰冻血浆、冷沉淀凝血因子等制备后应快速冰冻成固体,储存在 −18℃以下的冷冻箱或冷库内。新鲜冰冻血浆的保存期为自采集之日起 1 年,解冻后新鲜冰冻血浆 2~6℃保存,应 24 小时内输注。在应对紧急大量输血的情况下,解冻后 2~6℃最多储存 5d,且不超过原保存期,不得反复冻融。冷沉淀凝血因子的保存期为自采集之日起 1 年,解冻后 20~24℃保存,应 6h 内输注。

自我测试

在阅读完本章节之后,花几分钟思考串联一下学习的知识,您是否已经达到了本节的学习要求?

1. 红细胞产品的保存液或添加剂主要有哪些?

2. 回答各类血液产品的保存条件及保存期。

第四节   血液的运输

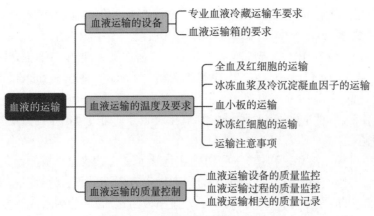

图 12-8   血液的运输学习导图

学习目标

1. 掌握血液运输箱的外观、保温性能要求

2. 掌握血液运输箱外部标识应包含的内容

3. 掌握血液入库前进行目视检查,所包含的变质迹象

4. 掌握全血或红细胞产品、冰冻红细胞、血小板产品、血浆产品、冷沉淀凝血因子、单采粒细胞的运输要求

血液运输(blood transport)利用载运工具、设施设备及人力等运力资源,使血液在不同机构或同一机构不同分支机构之间产生位置移动的活动。(分支机构指血站外设的采血场所或供血场所,医疗机构的分院。)

一、血液运输的设备

血液的运输通常采用温控车辆或采用专业的血液运输箱借助飞机、火车、汽车等交通工具进行。

温控车辆是用于血液运输的专用车辆,其技术要求应符合 QC/T449 的要求,应具有独立制冷(制热)系统,车厢内温度应能自动调控、实时显示、自动报警。车厢内壁一般采用真空绝热板(VIP)、高效蓄冷冰板(PCM)等材料,表面光洁、平整、无裂痕,易于消毒和清洗,保温效果好。车厢内应配备温度指示装置,各测量点的平均温度最大值与最小值的差值应不高于3℃,车厢内显示的温度与实际检测温度差值应在±1℃以内(冷冻运输差值应在 ±2℃以内)。血液冷藏运输车应定期进行消毒清洗,保持清洁状态。

大多数采供血机构和医疗机构采用血液运输箱和汽车进行血液运输,血液运输箱的质量对于运输过程中血液产品的质量保证尤为重要。血液运输箱可以采用蓄电池控温或冰袋等蓄冷剂两种控温方法,在运输过程中,应能维持适宜的温度,以满足全血及红细胞、血浆、血小板、冷沉淀等各种血液成分的运输要求。血液运输箱的外观、保温性能应符合如下要求:①箱体在盖合后整体密闭,能防尘、防雨、防滑;②箱体内壁表面光洁平整无裂痕,能防止液体渗漏,减少传染的危险;③箱体在装入血液之前应保持清洁状态,易于消毒和清洗;④箱体坚固,在正常使用条件下,外部不变形,内部材料不自发产生有害气体;⑤运输箱和蓄冷剂的使用参照厂商使用说明书。运输箱和蓄冷剂应保持清洁状态。

专业血液冷藏运输车及血液运输箱等血液运输设备投入使用前应进行保温性能确认,以确保符合预期使用要求。

二、血液运输的温度及要求

血液运输过程中的温度控制是血液质量保证的重要一环,也是冷链管理中的重点和难点,《血液运输标准》(WS 400—2023)中对血液成分的运输温度作出了如下要求:①全血及红细胞类血液成分(不包括冰冻红细胞)运输应维持在 2~10℃;②冰冻血浆、冷沉淀运输应维持在冰冻状态;③血小板成分血、粒细胞类成分血维持在 20~24℃;④冰冻红细胞运输应维持冰冻状态。

由于各种血液成分的生物学特征不同,所需的储存和运输条件也各不相同,在血液运输的过程中,同一运输车运输不同保存温度的血液成分应按温度要求进行分隔,不同保存条件以及发往不同目的地的血液成分应分别装箱,并附装箱清单。装箱后应严加密封以确保无缝隙,并防止箱子在到达目的地前被打开。此外,同一运输箱内不应混装血液样本、试剂等其他物品。血液运输过程必须安全、可靠,确保对公众和工作人员没有危险。

运输全血及红细胞类血液成分时,为了保证保温效果,冷媒一般放置在血液的四周和最上层,如果血液转运箱没有隔层,血液与冷媒之间应该采用填充物相隔,可以将冰袋用多层纸包起来。如果是在高温天气长途运送血液,冰袋的数量应该与血袋的数量相当甚至更多。为了避免发生红细胞溶血,不能使用 –65℃以下制备的冷媒材料或干冰,严禁冷媒与血液直接接触。由于运输冰冻血浆和冷沉淀凝血因子的时候需要保持冰冻状态,应该使用 –18℃以下制备的冰冻程度较好的冷媒材料或者干冰,运输冰冻红细胞时需要保持冰冻状态。由于运输血小板需要常温,需要采用特殊固定冰点材料或采用 20~24℃盛装液体的密闭容器。

血液运输箱外部应有完整清晰的相应标志,以减少运输过程中差错的发生,标识的内容至少包括如下内容:①血站或医疗机构名称;②血液运输箱的最大承重量;③血液的放置方向及最多叠放层数;④血液运输箱防摔、防晒、防雨;⑤血液的品名、血液保存的温度等。

练习题三

1. 当需要采用冷藏箱保存血液用于运输时,如何正确使用冷媒,从而保证温度在合适的范围内?
2. 当血液从血站或其他医院运抵你们输血科或血库时,应立即采取哪些措施?

3. 血液从血站运至医院输血科,或发放血液至医院病室,外观目视检查包括哪些内容?

三、血液运输的质量控制

血液运输过程中的质量保证是血液质量体系中的重要一环,应建立血液运输温度控制系统,使不同种类的血液在运输的过程中处在适宜的环境中,全程接受质量监督,全程可被追溯。

血液运输前应检查血液运输车及血液运输箱的冷藏温控设备的性能和运行状态是否正常,达到规定要求后方可使用。定期对血液运输的车辆状态、运输过程的温度控制、保温性能、运输车箱体及血液运输箱生物学情况实施监测,每月 1 次,每次随机抽检 4 个,不足 4 个的全部抽检。血液运输设备的温度监测及生物学监测是最重要的质控抽检项目。

一般采用模拟外部环境温度和密闭袋负载的方式对血液运输设备进行保温性能验证:根据运输箱的适用范围、实际运输路线不同季节的温度特性,进行运输箱保温性能的确认。蓄电池控温运输箱和蓄冷剂控温运输箱测定前按厂商说明书要求进行预处理或蓄冷剂配置。运输箱内应放置模拟物品(密闭袋),其规格和装量应与拟运输的血液一致。运输箱内放置包括但不限于 5 个温度记录仪,分别位于模拟血液的上、下、相邻两侧、几何中心等位置(除几何中心外,温度记录仪应放置于各面中心位置)。确认数据采集的间隔时间不应大于 5min。将运输箱放置在大于或等于 43℃ 的外环境或根据当地极端气温出现的概率设定确认温度,记录箱内任意一点的温度高于血液运输温度要求上限的时间。将运输箱放置在小于或等于 −10℃ 的外环境或根据当地极端气温出现的概率设定确认温度,记录箱内任意一点的温度低于血液运输温度要求下限的时间。运输箱保温性能确认的时长应大于该运输箱实际应用的最长时间。

对血液运输车、血液运输箱、血液装载容器等应定期进行清洁与消毒,血液运输设备物体表面生物学监测不得检出致病性微生物。血液运输过程中如果因为热合不严等因素导致血液发生渗漏,应当立即所有的血袋、冷媒材料以及转运箱进行消毒和清洁处理,以免发生污染,防止传染病的传播。

血液运输相关的质量记录包括血液运输装箱单、血液交接清单、血液出入库记录等,分别包括血液的品名、规格、数量;血液的发放地和运输的目的地等;血液发放的日期和时间;负责发放人员的签名;血液发放明细;血液接收日期和时间;血液运抵时的温度;负责接收人员的签名等内容。

在血液运抵目的地,应当立刻记录运抵时间,采用"三明治法"或"血袋折叠法"测量血液温度,血液入库以前应进行目视检查,检查血液是否有以下变质迹象:①血浆产品已经液化,表明运输温度过高,血浆有变质风险;②红细胞和血浆的分层线上有溶血现象;③红细胞颜色变深或呈紫黑色,血液有被污染的风险;④血液有凝块,这可能是因为采血时间过长,或者血液和抗凝剂没有充分混匀;⑤血袋有渗漏迹象,或血袋已被打开。如果血液存在以上质量缺陷,必须进行报废处理,不能用于血液成分的制备或继续发往临床科室使用。更重要的是,针对发生的问题,应及时分析原因,如血液运输过程中温度超出了适宜的范围,需要对血液转运箱的密闭性、保温性能、冷媒材料的数量及冰冻情况等进行检查及追溯,找出问题所在,提出纠正预防措施,避免类似问题再次发生。

练习题四

如果一份血液被退回血库,如何决定应返回库存还是废弃?

知识小结

1. 专业血液冷藏运输车是用于血液运输的专用车辆,外部应有相应的标识,如血液冷藏运输车等字样,箱体整体密闭,带有温度控制装置。

2. 血液成分的运输温度要求　①全血及红细胞类血液成分(不包括冰冻红细胞)运输应维持在2~10℃;②冰冻血浆、冷沉淀运输应维持在冰冻状态;③血小板运输应尽可能维持在20~24℃;④冰冻红细胞运输应维持在冰冻状态。

3. 冷媒一般放置在血液的四周和最上层,如果血液转运箱没有隔层,血液与冷媒之间应该采用填充物相隔,可以将冰袋用多层纸包起来。

4. 血液运输箱外部标识的内容至少包括采供血机构的名称;血液运输箱的最大承重量;血液的放置方向及最多叠放层数;血液运输箱防摔、防晒、防雨;血液的品名、血液保存的温度等。

5. 血液运输的质量控制关键点包括建立血液运输温度控制系统,每月定期对血液运输的车辆状态、运输过程的温度控制、保温性能、运输车箱体及血液运输箱生物学情况实施监控。血液运输车、血液运输箱、血液装载容器等定期进行清洁与消毒。血液运输相关的质量记录完善,在血液运抵目的地,立刻记录运抵时间。

6. 血液入库前的目视检查,血液变质迹象包括:①血浆产品已经液化,表明运输温度过高,血浆有变质风险;②红细胞和血浆的分层线上有溶血现象;③红细胞颜色变深或呈紫黑色,血液有被污染的风险;④血液有凝块,这可能是因为采血时间过长,或者血液和抗凝剂没有充分混匀;⑤血袋有渗漏迹象,或血袋已被打开。

自我测试

在阅读完本章节之后,花几分钟思考串联一下学习的知识,您是否已经达到了本节的学习要求?

1. 知晓各类血液产品的运输要求。
2. 血液运输的质量控制关键点应注意哪些?
3. 血液运输箱外部标识包含哪些? 如何正确使用冷媒?

第五节　血液在医疗机构中的储存、质量监控和院内流转

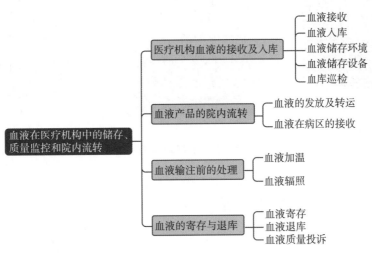

图 12-9　血液在医疗机构中的储存、质量监控和院内流转学习导图

1. 掌握医疗机构血液接收的要求
2. 掌握医疗机构血液入库、储存、巡检的要点
3. 掌握血液在医疗机构院内流转的程序
4. 掌握血液输注前的处理及输注注意事项
5. 掌握血液出库后寄存与退库的要求

一、医疗机构血液的接收入库及质量要求

（一）血液接收

血液运抵医疗机构后，须查验血液转运箱是否符合血液运输标准，若转运时间 ≥ 30 小时，血小板转运箱应配备振荡器。所有的血液产品接收时应对血液外观进行目视检查，观察血袋表面有无污损、血袋密封是否完整、血袋有无渗漏迹象、血袋标识是否清晰、预留血辫是否完整，正常血液成分外观图见图 12-10。接收时应观察以下内容：①冷冻血浆成分是否保持冷冻状态，是否呈乳糜状或灰暗。②红细胞和血浆的分层线上有无溶血现象；红细胞颜色是否有变深或呈紫黑色；血液是否有凝块。③血小板颜色是否与正常血浆一致，灯光下轻振检视血袋内血小板成分是否均匀分布，呈黄色云雾状，是否出现变灰、大量气泡、聚集等。

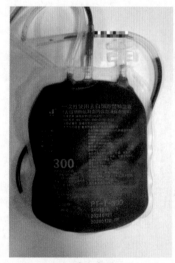
正常红细胞

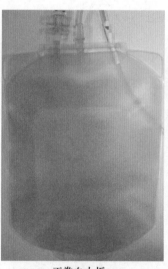
正常血小板

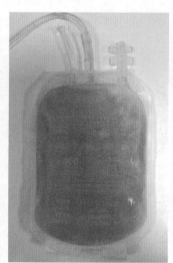
正常血浆

图 12-10　正常血液成分外观

如果血液存在质量缺陷，不能正常入库，应及时与血站沟通退回，填写相应的表格（可以参照本教程"附录 15"）不能发往临床科室使用。更重要的是，针对发生的问题，应及时分析原因，如血液运输过程中温度超出了适宜的范围，需要对血液转运箱的密闭性、保温性能、冷媒材料的数量及冰冻情况等进行检查及追溯，找出问题所在，提出纠正预防措施，避免类似问题再次发生。如果血液无质量缺陷，输血科工作人员需在血站出库单上签字，确认血液运转箱温度、到达时间、血液数量等内容。

（二）血液入库

血液入库操作应在低温操作台上进行，尽可能不脱离冷链或缩短脱离冷链的时间。红细胞应分

型存放,竖直置于储血冰箱中,便于观察红细胞外观,特别是溶血现象。应根据冰箱容量确定红细胞储存数量,一般不超过储存容量的三分之二,确保每袋红细胞之间有间隙,温度保持恒定,严禁堆放。血小板应平放在血小板振荡箱平板上面,严禁折叠堆放。血辫应放置于振荡箱平板上,防止振荡时由于血辫重力作用导致血小板掉落或移位,导致血小板质量问题。冷冻血液产品(如新鲜冰冻血浆、去冷上清冰冻血浆、冰冻血浆、冷沉淀凝血因子等)应按照血型及品种分别存放,严禁混放。

（三）血液储存环境

医疗机构血液储存区应设置在整洁、卫生、阴凉、通风,照明及隔离条件好的区域,并具有防火、防盗、防虫和防鼠等措施,禁止非授权人员进入。储存区温度控制在 20~25℃,湿度控制在 30%~70%,每天对空气、各种物体表面及地面进行常规消毒,紫外线灯管适用于室内空气、物体表面的消毒。常用的室内悬吊式紫外灯对室内空气消毒时安装的数量为平均 $1.5W/m^3$,照射时间不少于 30 分钟。使用其他空气消毒器,连续开机达到使用说明书规定的时间即可起到空气消毒作用。地面可用 0.1% 过氧乙酸拖地或 0.2%~0.5% 过氧乙酸喷洒或有效氯为 1 000~2 000mg/L 的含氯消毒剂喷洒或拖地,消毒剂的用量不得少于 $100mL/m^2$,拖把应专用,污染区和清洁区清洁工具不得混用。每月按照Ⅱ类环境《医院消毒卫生标准》要求进行采样检测,要求达到空气平均菌数 ≤ 4.0(15min)CFU/ 皿,物体表面平均菌落数 ≤ 5.0CFU/cm^2。

（四）血液储存设备

不同血液成分应分别储存于专用血液储存设备,所有的设备应有可视温度显示,并有温度超限的声、光报警装置。设备卫生、整洁,并定期清洁消毒。为保证血液及血液产品的质量,输血科应有双路供电及应急用电设施,应制定好电力供应不足、冷链设备故障等突发事件的紧急处理预案。

（五）血库巡检

输血科应制定血液储存制度,确定安全巡检岗位。每日巡检包括环境温度、储血设备温度和血液巡检。使用自动温控监控系统时温度巡检频次为 8 小时 / 次,使用人工监控时为 4 小时 / 次。血液巡检频次为每日 1 次,巡检内容包括:血液库存量;血液有效期,是否按照先进先出的原则整齐摆放;目视检查血液外观,是否有异常,红细胞颜色是否正常,保养液或血浆与红细胞的分层是否清晰,溶血率是否 ≤ 0.8%,有细菌污染时出现颜色变深或呈紫黑色,或有凝块;血小板颜色是否正常,是否有气泡产生;冰冻血浆是否按要求放置,保持冷冻状态。

二、血液的院内流转

（一）血液的发放及转运

血液的发放与转运有多种方法,包括人工转运,自动电气系统,机器人或智能储血冰箱等,无论采用何种血液运送方法,医疗机构都必须建立相应制度,确保将血液正确地运送到拟输血患者所在的病室。血液从输血科发送至患者所在病区前,其仍处于"保存"状态。发血工作人员应确认血液储存温度处于控制范围,无异常报警;取血工作人员与发血工作人员双方核对患者信息与血液成分信息;同时需目视检查血液的质量。

红细胞:静置红细胞观察上下分层界面是否清晰,若外观颜色无异常,需将细胞成分混匀,检查血袋中是否有凝块(图 12-11)、纤维,正常血袋可能有白色颗粒为脂肪颗粒。

血浆与冷沉淀凝血因子:解冻后需目视检查血袋是否完整密闭,颜色是否正常,如血浆中混有红细胞冰冻后可能导致溶血,解冻后血浆呈不同程度的红色。如血浆中游离血红蛋白达到 2g/L,血浆颜色呈洗肉水样,该血浆不应发放,应退库或报废处理;颜色呈乳糜样时是脂血导致,乳糜指数 > 5 时为重度乳糜,重度乳糜的血液产品不可发往临床使用;献血者长期口服避孕药物可导致血浆颜色偏绿色,轻微黄疸血浆可用于临床输注;血浆和冷沉淀凝血因子在制备时速冻效率低,或解冻过程中解冻水温过低,解冻速度缓慢,可造成冰晶局部 Ca^{2+} 离子偏失,导致血浆类血液产品产生絮状沉淀,此外细菌污染也可导致絮状沉淀的产生(图 12-11),此类血液产品不能输注。冷沉淀凝血因子在解冻后会可能出现白色脂肪颗粒物质,属于正常情况,应与絮状沉淀区分。血浆解冻后置2~6℃储血冰箱可以保存24小时。冷沉淀凝血因子解冻后置放于22℃无须摇荡,可储存6小时(送往临床需在4小时内输注完毕),2~6℃可储存24小时。

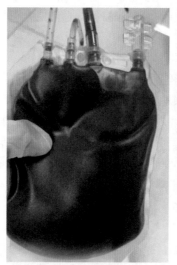
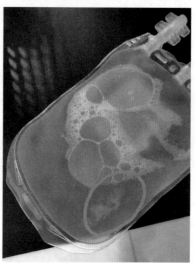

红细胞中的凝块　　　　　　　　血浆中的凝块

图12-11　血液成分中的凝块

血小板:颜色与正常血浆一致,无气泡,灯光下轻振检视,血小板均匀分布,呈黄色云雾状。

院内运送过程也应保持适宜温度,必须采用专用血液转运箱或经过确认的容器(例如保存箱或冷藏箱)等运送血液,确保其能始终处于适宜温度,使未输注的血液能正常退库,避免血液资源的浪费。红细胞与解冻后血浆运输温度为1~10℃,解冻后冷沉淀凝血因子与血小板运输温度为20~24℃。如果血液运送温度失控,必须予以报废。使用存放在病区的自动化红细胞取血系统(远程、自动化、计算机控制的血液保存与取血冰箱)有助于避免血液运送延误。该系统采用电子发血流程,无法进行人工核查,因此将血液放入发血冰箱保存之前,应做好血液外观检查。

(二)血液在病区的接收与输注

病区应制定血液的接收制度与流程,病区接收血液时,如果发现包装容器或血液外观出现任何异常,应通知输血科并提供相关记录,将不符合要求的血液退回输血科。针对发生的问题,输血科应及时分析原因,避免类似问题再次发生。

输血开始前不可将低温储存的血液成分置于储血冰箱外超过30分钟,如院内近距离,且运输血液成分的转运箱无冷媒与保温功能,则血液成分输注应从离开输血科30分钟内开始输注,输注速率视临床患者情况而定,每单位红细胞最好在2小时内输完,不宜超过4小时。血小板、冷沉淀发出后应尽快输完,单采血小板宜在30分钟内输完。解冻血浆到达后尽快输注,不宜超过4小时。

三、血液输注前的处理

(一)加温

常规输血很少需要血液加温。需要快速输血特别是创伤或手术输血时,则需要将血液加温。血小板输注不得加温,其他血液成分输注可加温。新生儿低体温会引起严重不良反应,输血时最好加温。存在冷凝集素的患者输血时血液是否加温的临床实践存在较大差异。

血液加温超过42℃时可导致溶血。加温仪应具有温度传感装置和报警系统,能发现加温仪故障,防止血液发生溶血或受到损伤。输血科应与使用血液加温仪的临床科室密切协作,确保使用的血液加温仪符合国家相关标准。血液加温仪在投入使用前必须经过确认,并按照要求实施维护、报警测试和使用。与其他医疗设备的使用要求一样,必须对血液加温仪使用者进行培训和胜任能力考核。不得使用微波炉、热源或热水或其他未经批准的装置进行血液成分加温。

（二）辐照

医院输血科可从血站获得辐照血液,也可自行配备经批准和接受监控的辐照设备开展血液辐照。自行开展辐照的医院可按需求或分批辐照,建立辐照血液库存。有辐照和非辐照2类血液库存的输血科应制定相应的制度和程序,保证受血者能根据病情选择适宜的血液成分。

四、血液的寄存与退库

医疗机构必须建立关于输血计划推迟后将血液快速送回输血科正确储存的制度。输血科必须加强与医院临床科室的沟通,确保临床知晓输血计划推迟后必须及时将未输注的血液送回输血科寄存的有关要求。任何病区与临床科室不得擅自储存血液。医院应对输血科发出后的血液退回并重新入库的时限实施验证。一般来说,在确保运输温度适宜的情况下,血液离开输血科30分钟内可返回输血科寄存或退库,应确保血袋密闭性未破坏,血袋仍保留一部分血辫。如需寄存由病区工作人员填写寄存单,包括患者信息,寄存原因,寄存血液品种、剂量及数量。寄存或退库血液成分应单独放置,血浆寄存时效以解冻时间开始计算24小时,红细胞返回应竖直摆放以便观察红细胞、血细胞分层及溶血情况,使用每袋血液的温度监控显示卡或温度读取装置有助于确定血液是否符合重新入库的温度要求。不符合要求的血液,必须给予隔离并作进一步调查或报废处置,防止其被意外入库。若血液质量不合格原因与血站相关,可向血站进行血液质量投诉。

> ### 练习题五

1. 关于红细胞保存及输注的温度要求,下列叙述哪项是错误的？（　　　）

A. 全血常规要求保存在 4℃ ±2℃的血库冰箱内

B. 较长时间运输,要求保存在冷藏箱中,温度不能超过 10℃

C. 离开医院血库冰箱到输注结束,暴露在常规室温中的时间不宜超过 4 小时

D. 病房到血库取血后,如果环境温度较高,暂时不能输注,应放置普通冰箱的冷藏室保存

E. 尽管全血在冷藏低温条件下保存,但输注时一般不需要进行加温处理

2. 辐照血液成分主要是灭活残存在血液中的（　　　）

A. 淋巴细胞　　　　　　　　B. 白细胞　　　　　　　　C. 单核细胞

D. 血小板　　　　　　　　　E. 衰老细胞

3. 如何监控血液乳糜程度,何种乳糜程度不能发往临床？

4. 存在意外抗体的献血者的红细胞,通过洗涤制备后,是否可以输注给临床患者？

> ### 知识小结

1. 在血液运抵医疗机构后,须进行质量检查及核对后方可接收,有问题的血液成分应及时处理分析原因。

2. 血液入库后按照要求分型放置,根据冰箱容量确定储存数量,一般不超储存容量的三分之二,温度保持恒定,严禁堆放。

3. 血液储存区环境,设置在整洁、卫生、阴凉、通风,照明及隔离条件好的区域,血液应储存于专用血液储存设备,所有的设备应有可视温度显示,并有温度超限的声、光报警装置,设备卫生、整洁,并定期清洁消毒。

4. 输血科每日巡检包括环境温度、储血设备使用自动温控监控系统安全巡检次数为 8 小时 / 次，储血设备温度使用人工监控时应 4 小时 / 次。血液成分巡检次数为每日 1 次，巡检内容包括：血液库存量；血液有效期，是否按照先进先出的原则整齐摆放；目视检查血液外观，是否有异常，冰冻血浆是否按要求放置，保持冷冻状态。

5. 血液的发放与转运有多种方法，包括人工转运、自动电气系统、机器人或智能储血冰箱等，无论采用何种血液运送方法，取送血工作人员与发血工作人员双方核对患者信息与血液产品信息；同时需目视检查血液质量，用符合要求设备加工处理血液成分。

6. 病区宜制定血液接收制度与流程，应将不符合要求的血液退回输血科，严格执行退库与寄存制度。

自我测试

在阅读完本章节之后，花几分钟思考串联一下学习的知识，您是否已经达到了本节的学习要求？

1. 医疗机构血液接收、入库、储存、巡检的要点。
2. 医疗机构的血液产品院内流转的程序？
3. 血液加温输注注意事项？
4. 出库后血液寄存与退库的处置要点。
5. 如有一袋血液需向血站申请质量投诉，试填写以下血液质量投诉处理单。

** 血站血液质量投诉处理单

申请单位		申请时间	
血液品种		血液编码	
规格		血型	ABO 血型　Rh 血型
采血日期		血液效期	
投诉原因： □血袋破损渗漏　□标签破损　　　□溶血　　　□凝块　□严重脂血　□细菌污染 □直抗阳性　　　□意外抗体筛查阳性　□血型错误　□其他			
血液质量问题描述（含图片及文字）： 　　　　　　　　　　　　　　　　　　　　申请人签名：　　　　年　　　月　　　日			
血站质管部门处理结论 □现场查看，情况属实，该血液产品收回 □现场查看，情况不属实，该血液产品不予收回 □根据血站实验室鉴定结果，抗体阳性，该血液产品收回 □根据血站实验室鉴定结果，抗体阴性，该血液产品不予收回 □其他 　　　　　　　　　　　　　　　　　　　　处理人签名：　　　　年　　　月　　　日			

参 考 文 献

1. 国家卫生健康委员会. 全血及成分血质量要求: GB 18469—2012. 北京: 中国标准出版社, 2012.

2. 卫生部血液标准专业委员会. 献血场所配置要求: WS/T 401—2012. 北京: 中国标准出版社 2012.

3. 国家卫生健康委员会. 献血者健康检查要求: GB 18467—2011. 北京: 中国标准出版社, 2011.

4. 卫生部. 关于印发《血站质量管理规范》的通知.(2006-04-29)[2024-10-30]. http://www. nhc. gov. cn/yzygj/s3589/200804/6d133e61f45f49c5b7737a8d8e6458fb. shtml

5. 国家卫生健康委员会. 关于印发血站技术操作规程 (2019 版) 的通知.(2019-04-28)[2019-05-08]. http://www. nhc. gov. cn/yzygj/s7658/201905/bdd4f4ccd15c4201bfb6d9e7492d7fab. shtml

6. 卫生部. 血站管理办法 (卫生部令第 44 号).(2005-11-17)[2005-11-21]. http://www. nhc. gov. cn/yzygj/s3588/201308/12762b525c6d4770a4bef7874895cbce. shtml

7. 宫济武. 中国输血行业发展报告 (2022). 北京: 社会科学文献出版社, 2022.

8. 国家药品监督管理局. 一次性去使用白细胞滤器: YY 0329—2024. 北京: 中国标准出版社, 2024.

9. 国家卫生健康委员会. 血液储存标准: WS 399—2023.(2023-09-07)[2024-10-29]. https://hbba. sacinfo. org. cn/attachment/onlineRead/8f2ddaf15a964420fe553b8ff6a0df21a94863f5d9c6b3d5ece5475d61ca4393.

10. 国家卫生健康委员会. 血液运输标准: WS 400—2023.(2023-09-07)[2024-10-29]. https://hbba. sacinfo. org. cn/attachment/onlineRead/8f2ddaf15a964420fe553b8ff6a0df2120371f88f4b7b62f39f724a5f9289ecb.

11. 国家卫生和计划生育委员会. 全血与成分血质量监测指南: WS/T 550—2017.[2024-10-31]. http://www. nhc. gov. cn/ewebeditor/uploadfile/2017/05/20170531161107491. pdf.

12. Cohn CS, Delaney M, Johnson ST, et al. Technical Manual (AABB), 20th Edition. Bethesda: American Association of Blood Banks, 2020.

13. Gulliksson H. Defining the optimal storage conditions for thelongterm storage of platelets. Transfus Med Rev, 2003, 17 (3): 209-215.

14. Wagner SJ, Skripchenko A, Myrup A, et al. Calcium is a key constituent for maintaining the in vitroproperties of platelets suspended in the bicarbonate-containing additive solution M-sol with low plasma levels. Transfusion, 2010, 50 (5): 1028-1035.

15. Radwanski K, Min K. The role of bicarbonate in plateletadditive solution for apheresisplateletconcentrates stored with low residual plasma. Transfusion, 2013, 53 (3): 591-599.

16. Oikawa S, Sasaki D, Kikuchi M, et al. Comparative in vitroevaluation of apheresisplatelets stored with 100% plasma versusbicarbonatedRinger's solution with less than 5% plasma. Transfusion, 2013, 53 (3): 655-660.

第十三章　常用血液成分的使用

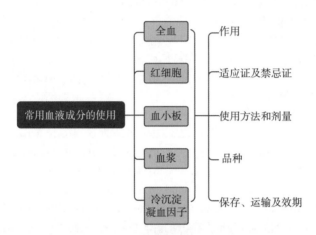

图 13-1　常用血液成分的使用学习导图

本章帮助你了解常用血液成分作用、适应证及禁忌证、使用方法等。

学习目标

1. 掌握全血和其他常用血液成分的适应证及禁忌证
2. 掌握全血和其他常用血液成分的一般使用方法
3. 掌握全血和其他血液成分的常用品种及其保存、运输方法

血液是一种流体组织，充满于心血管系统中，在心脏的推动下不断循环流动，具有运输各种功能物质、调节酸碱平衡、参与免疫及防御等功能。人体大量失血或血液循环严重障碍，流经体内重要器官的血流量不足，可造成严重的组织损伤，危及生命。通过输血能有效的维持或恢复机体的携氧能力、促进止血。成年人正常血液总量相当于自身体重的 7%~8%，或每千克体重 70~80mL，其中，血浆量为 40~50mL。各种血液成分可从全血中分离制备或以血液成分单采的形式获得，亦可经物理或化学方法进行处理，获得不同的血液成分，满足临床特殊需求，同时节约血液资源。不同血液成分有各自的疗效和特点，本章分别介绍各种常见血液成分及其使用，便于临床掌握基本的理论和常规操作，为临床合理用血，安全用血，有效用血提供基础保障。

全血及血液成分的使用注意事项如下：

1. 所有全血及血液成分须按照《全血和成分血使用》（WS/T 623—2018）的要求，在可控的合适的环境下储存。

2. 开始输血前，必须准确核对患者和血袋信息。

3. 输注过程必须无菌操作。若穿刺破坏了血袋的完整性，该血液成分在穿刺后于室温下（20~24℃）4 小时失效。如冷藏于 1~6℃，则穿刺后 24 小时失效。

4. 所有血液成分必须通过一个专用的过滤器输入，以去除血块和聚集物。

5. 全血及血液成分在使用前应充分混匀。

6. 全血及血液成分必须在输注前进行质量检查,如血袋不完整或外观异常(溶血、血袋与管段相比有明显的颜色变化、絮状物质、外观混浊或其他问题),血液或血液成分不可输注,采供血机构必须进行必要的后续程序。

7. 除 0.9% 氯化钠注射液外,任何药物或溶液不得与血液或血液成分同时加入或通过同一管道输注。

8. 如果临床需要进行大量血浆置换或大量输血,或患者有冷抗体,全血及血液成分应使用专用加温装置加温输注。

9. 除外情况特殊,起始输血时应缓慢输注,以观察输血反应并及时处理。

10. 输血前、中、后应定期观察并记录生命体征,以便及早发现可疑的不良反应。如出现输血反应,须立即采取适当的治疗措施。

11. 当输血后无法对患者进行直接医学观察或监测时,应向患者或负责护士提供可能发生的不良反应的具体说明。

12. 应在血液过期前开始输血,并在输注开始后 4 小时内完成输血。

13. 所有与输血有关的不良事件,包括全血及血液成分可能受到细菌污染或疑似疾病传播,都必须根据当地程序向采供血机构报告。

第一节 全 血

一、概述

全血由血浆和悬浮于其中的血细胞组成,其中,血浆体积占 55%~60%,血细胞体积占 40%~45%。血细胞分为红细胞、血小板和白细胞。1959 年,Gibson 对成分输血提出了新概念,到了 20 世纪 70 年代,输血从全血时代进入了成分输血时代,到 20 世纪 80 年代,发达国家成分输血成为主流,这是输血发展史中一项革命性的进步。成分输血是将全血中各成分分离后制备成高浓度、高纯度的成分血,按需给患者输注,具有一血多用,针对性强,不良反应少等优点,在临床上得到了广泛认可。目前,全血在临床应用较少,仅在紧急情况或稀有血型等特殊情况时输注全血。成分输血的比例大小,特别是红细胞输血是衡量一个国家或地区医疗技术水平高低的重要标志之一。近年来,全血,特别是保存期在 2 周内的全血,在大量输血治疗中的价值成为新的研究热点。

二、作用

全血是将符合献血要求的献血者血液采集到含有一定保养液的无菌塑料血袋中混合而成。保养液主要作用是防止血液凝固和维持血液成分的基本生理功能。血液采集量应与采血袋标示的量相符合,以便血液和抗凝剂比例合适,防止血细胞损伤或者抗凝效果不佳。全血制剂的成分与体内循环血液成分基本一致,比重约为 1.050。按照我国全血和成分血质量要求,200mL 全血中血红蛋白含量应 ≥20g,储存期末溶血率<红细胞总量的 0.8%。

全血通过增加循环红细胞的数量来提高患者的携氧能力。除红细胞外,全血还提供血浆和血小板,有助于止血。全血一般保存于 2~6℃,采集后随着保存期的延长,全血中血小板及不稳定凝血因子逐渐失去生物学活性,如全血在 4℃保存 1 天后丧失粒细胞和血小板功能;全血中的Ⅷ因子保存 1 天后活性下降 50%,Ⅴ因子保存 3~5 天后活性损失 50%,故其使用价值受到限制,目前临床应用较少。

三、适应证

目前,全血主要用于成分血制备,很少常规储存,直接输注。全血的主要有效成分是红细胞、血浆蛋白和稳定凝血因子,其主要功能是同时提高携氧能力和增加血容量。我国《全血和成分血使用》标准 WS/T 623—2018 规定,全血适用于大量失血及血液置换的患者。

输血已成为常用的治疗手段,在对人体产生治疗作用的同时也伴随着不良反应及不良预后。我国《全血和成分血使用》标准从优化患者转归、减少不必要输血出发,提出"以患者为中心"的六项临床用血通用原则:即不可替代原则、最小剂量原则、个体化输注原则、安全输注原则、合理输注原则、有效输注原则。输血时,应根据患者病情充分评估利弊,谨慎输注。全血中白细胞和血小板可能使患者发生同种免疫或者其他非溶血性输血反应,因此全血不适用于符合成分血输注指征的患者,亦不适用于晶体溶液或胶体溶液可有效纠正的单纯血容量不足、单纯促进伤口愈合或改善人体营养状态的患者。随着保存期的延长,全血中血小板及不稳定凝血因子逐渐失去生物学活性,故不适用于纠正血小板计数减少或者功能障碍以及多种凝血因子缺乏引起的凝血功能障碍相关疾病。

四、使用方法和剂量

全血应按照 ABO 及 RhD 同型且交叉配血相合的原则输注。输注剂量取决于失血量、失血速度、组织缺氧等情况。

每一袋血在开始输注时均应进行充分、细致地观察以监测急性输血反应。此后,在患者循环可耐受的情况下,输注速度可适当加快,在室温下输注不应超过 4 小时。如因循环不耐受或限流等原因导致输注速度必须很慢,以至于整袋血不能在 4 小时内输完时,应使用较小的分装血袋进行输血。

五、全血的品种、保存、运输及有效期

全血常见品种、保存、运输及有效期(见表 13-1)。

表 13-1　全血的保存、运输及有效期

成分	保存	运输	有效期
普通全血	2~6℃	2~10℃	含 ACD-B/CPD 血液保存液的全血保存期为自采集之日起 21 天;含 CPDA-1(含腺嘌呤)血液保存液的全血保存期为自采集之日起 35 天
辐照全血	2~6℃	2~10℃	采集后 14 天内可辐照,辐照后可再储存 14 天,且不超过原保存期

第二节　红　细　胞

一、概述

对生理代偿机制不足以维持正常组织氧合的患者,输注红细胞的主要作用是补充红细胞,提高血液携氧能力,缓解缺氧引起的症状和体征。红细胞含有血红蛋白,是向组织运输氧气的主要载体。含红细胞的主要血液成分是红细胞悬液,通过全血离心或沉淀来除去大部分血浆制备,亦可通过单采法制备。

红细胞制备和 / 或储存过程中,几乎所有白细胞和血小板的潜在治疗功能均丧失。但这些细胞

成分仍残留在血液成分中,并有少量血浆存在,可导致不利的免疫学或生理学反应。

二、适应证

含有红细胞的成分适用于改善慢性贫血或急性失血导致的缺氧症状,也可用于血液置换,如严重的新生儿溶血病、寄生虫感染(如疟疾、巴贝虫病)、镰状细胞贫血等。常见红细胞制剂的特点及适应证(如表 13-2 所示)。

表 13-2　常见红细胞制剂的特点及适应证

品名	特点	适应证
悬浮红细胞	红细胞比容 0.50~0.65,黏度较低,输注较为流畅。	适用于血容量正常的贫血患者。
浓缩红细胞	红细胞比容 0.65~0.8,能减轻患者循环负荷,并减少血液添加剂对患者的影响。	适用于存在循环超负荷风险的患者,如严重心肺功能不全及婴幼儿患者等。
去白细胞悬浮红细胞	红细胞比容 0.45~0.60,能有效减少白细胞导致的发热反应、巨细胞病毒(CMV)传播、人类白细胞抗原(HLA)同种免疫和免疫调节的风险。	适用于: a)需多次输血、有非溶血性发热反应史、免疫功能低下易感染 CMV 等病原微生物的患者; b)可能接受实体器官或造血干细胞移植的患者。
洗涤红细胞	去除了全血中 98% 以上的血浆,减少血浆蛋白引起的过敏反应和高血钾风险。洗涤红细胞的添加液有 0.9% 氯化钠溶液和红细胞保存液两种,保存期不同。	适用于以下患者改善慢性贫血或急性失血引起的缺氧症状: a)对血浆成分过敏患者; b)IgA 缺乏患者; c)非同型造血干细胞移植患者; d)高钾血症及肝肾功能障碍患者; e)新生儿输血、宫内输血及换血等。
辐照红细胞	经钴 -60 或铯 -137 辐照后的悬浮红细胞。	可有效预防输血相关移植物抗宿主病。适用于严重免疫功能缺陷,或免疫抑制和造血干细胞移植后输血患者。
冰冻解冻去甘油红细胞	冰冻红细胞保存期长;解冻、洗涤过程去除了绝大多数白细胞及血浆。	适用于 a)稀有血型; b)自体红细胞保存与使用。

红细胞成分的非适应证包括:①代偿良好的贫血患者;②可用非输血治疗替代的患者;如使用特定的刺激造血药物如铁、维生素 B$_{12}$、叶酸或促红细胞生成素来改善或纠正贫血的患者;③改善患者一般情况、促进伤口愈合、防治感染、补充血容量和预防贫血。

三、使用方法和剂量

红细胞成分应按照 ABO 及 RhD 同型且交叉配血相合的原则进行输注。洗涤红细胞、冰冻解冻去甘油红细胞按照交叉配血主侧相容性原则输注,优先选择 ABO 同型输注。

一般情况下,患者未出现活动性出血时,红细胞使用剂量根据病情和血红蛋白预期值决定。输注 1U 红细胞可使体重 60kg 的成年人血红蛋白水平提高约 5g/L(或使红细胞比容提高约 0.015)。婴幼儿每次可输注 10 ~15mL/kg,血红蛋白水平提高 20 ~ 30g/L。患者处于活动性出血时,红细胞输注剂量取决于失血量、失血速度及组织缺氧情况。洗涤红细胞、冰冻解冻去甘油红细胞等在加工过程中会损失部分红细胞,用量可适当增加。我国 2000 年发布的《临床输血技术规范》(卫医发〔2000〕184号)以及 2018 年发布的《全血和成分血使用》(WS/T 623—2018)、2018 年发布的《内科输血》(WS/T

622—2018)、2022 年发布的《围手术期患者血液管理指南》(WS/T 796—2022)和 2022 年发布的《儿科输血指南》(WS/T 795—2022)等几项行业标准都对红细胞成分血的输注指征作了明确规定。

开始输注每一袋红细胞成分时均应谨慎,起始 15 分钟以 1~2mL/min 慢速输注,严密监测输血反应,如无不良反应,15 分钟后可适当加快输注速度。血液出库后应在 4 小时内输注完毕,防止室温下细菌增殖。如输注速度不能满足在 4 小时内输完,应使用小单位的血液输注。

四、红细胞的保存、运输及有效期

常见红细胞的保存、运输及有效期如表 13-3 所示。

表 13-3 常见红细胞保存、运输及有效期

成分	保存	运输	有效期
悬浮红细胞	2~6℃	2~10℃	含 ACD-B/CPD 血液保存液的红细胞保存期为 21 天;保存液为 CPDA-1 或 MAP 的红细胞保存期为自采集之日起 35 天。保存液为 0.9% 氯化钠溶液的红细胞保存期为 24 小时。使用其他血液保存液时,按其说明书规定的保存期执行。
去白细胞悬浮红细胞	2~6℃	2~10℃	同悬浮红细胞。
洗涤红细胞	2~6℃	2~10℃	添加液为 0.9% 氯化钠溶液的洗涤红细胞保存期为 24 小时。在密闭系统中洗涤且最后以红细胞保存液混悬,洗涤红细胞保存期与洗涤前的红细胞相同。
冰冻红细胞	含 20% 甘油的冰冻红细胞在 ≤-120℃ 以下储存,含 40% 甘油的冰冻红细胞在 ≤-65℃ 以下储存。	冰冻状态	若保存液为 CPD 或 CPDA-1,自采血之日起 10 年失效;若保存液为 AS-1,自采血之日起 3 年失效。
冰冻解冻去甘油红细胞	2~6℃	2~10℃	添加液为 0.9% 氯化钠溶液的冰冻解冻去甘油红细胞保存期为自采集之日起 24 小时。
辐照红细胞	2~6℃	2~10℃	采集后 14 天内完成辐照,辐照后保存期 14 天,且不超过原保存期。

练习题一

对于 IgA 缺乏的患者建议使用哪种红细胞(单选题)?(　　)
A. 去白细胞红细胞　　　　　　B. 辐照红细胞
C. 洗涤红细胞　　　　　　　　D. 悬浮红细胞

第三节　血　小　板

一、概述

血小板是参与人体止血及血液凝固过程中不可或缺的细胞成分,来自于骨髓巨核细胞。血小板、vWF(血管性血友病因子)、受损血管壁的胶原蛋白、磷脂和包括凝血酶在内的可溶性凝血因子之间发生复杂反应,这些变化导致血小板与血管壁的黏附和激活,引起血小板聚集,形成血栓以预防或阻止出血。此外,血小板还具有维护血管内皮完整性等功能。人体每天消耗约 $7.1 \times 10^9/L$ 血小板以维护内皮完整;在出血、感染、发热等情况下,血小板消耗增加。血小板计数过低或功能障碍会导致出血,严重出血如颅内出血等将危及患者生命。

输注血小板的治疗目标是提供足够数量功能正常的血小板,预防或治疗因血小板数量不足或功能异常而引起的出血或出血倾向。目前,血小板成分主要通过单采获得(单采血小板),部分从全血中分离制备获得(浓缩血小板)。

二、适应证

血小板输注适用于血小板数量减少、功能障碍(先天性、新陈代谢或药物引起)、血小板相关活动性出血或有严重出血风险的患者(预防使用)。

1. 预防性血小板输注　预防血小板减少引起的出血,如骨髓衰竭、恶性血液病、大剂量放化疗后、体外肺膜氧合或体外循环患者、大量输血等。

2. 治疗性血小板输注　用于以下原因引起的出血:

(1)血小板减少;

(2)血小板功能障碍;

(3)先天性或获得性血小板病,伴有明显出血倾向。

单采去白血小板可降低反复发生的非溶血性发热性输血反应(febrile non-hemolytic transfusion reactions,FNHTR)、HLA 同种异体免疫和经血传播 CMV 感染。

血小板输注不适用于与血小板数量减少或功能异常无关的出血,也不适用于一般的外科患者的预防出血,除非患者术前有明显的血小板减少或功能障碍。使用抗血小板药物的患者血小板功能正常时不推荐常规预防性输注血小板。血小板功能障碍与血小板本身无关时(例如尿毒症、血管性血友病、高球蛋白血症等)一般不输注血小板。有先天性表面糖蛋白缺陷的患者应保守输注,以减少对缺失蛋白发生同种异体免疫的可能性。血小板输注也不适用于下述情况:①特发性血小板减少性紫癜(ITP);②血栓性血小板减少性紫癜(TTP);③未经处理的弥散性血管内凝血(DIC);④败血症相关的血小板减少症;⑤肝素诱导的血小板减少症,除非出血危及生命。

三、使用方法和剂量

我国规定血小板输注按照 ABO 同型原则输注,出血危及生命且无同型血小板时,可考虑输注次侧相容性血小板,避免次侧不相容导致的溶血性输血反应风险。当出现血小板输注无效时,可开展血小板配型输注。

英国血液学标准委员会(BCSH)血小板输注指南(2017)建议输注 ABO 兼容的血小板,特别是对于需要定期血小板支持的患者。但是,《AABB 人体血液和血液成分使用说明书》则建议血小板输注不必常规进行相容性检测,当血小板输给婴儿或大量输血时,应输注次侧相容性血小板。这是因为 ABO 次侧不相容时,被动输入的献血者血浆中的抗 A、抗 B 可能导致溶血性输血反应。一般来说,1 袋单采血小板的血浆量约为 250~300mL,在输入体内后虽有所稀释,但抗 A、抗 B 引起的溶血性输血反应偶见报道。若血小板输给血容量较小的婴儿,或是患者大量输血时,则溶血性输血反应风险增加。

血小板上不表达 Rh 抗原,将 RhD 阳性血小板输给 RhD 阴性患者后发生急性反应的风险很小。但是血小板中残留红细胞污染可发生同种异体免疫,导致受血者产生抗 D。目前 BCSH 指南建议,对于有生育潜力的妇女,RhD 阴性的患者应给予 RhD 阴性血小板。如果无法获得,可输注 RhD 阳性血小板,并在 72 小时内注射 RhD 免疫球蛋白预防抗 D 产生。

输注血小板数量取决于每个患者的临床具体情况。患者无活动性出血时,输注剂量取决于患者输注前血小板数及预期达到的血小板值。患者活动性出血时,血小板的输注剂量取决于患者的出血情况及止血效果。通常预防性输注血小板,成人每次输注 1 个治疗剂量,即 1 袋单采血小板或 10~12U 浓缩血小板,儿童每 10kg 体重 2U 浓缩血小板。血小板输注后血小板计数的增幅依赖于血小板的剂量和患者的血容量。通常每输注 1 个治疗量单采血小板或 10~12U 手工分离浓缩血小板,成人(70kg)约可升高血小板计数 $(20~30) \times 10^9$/L,婴幼儿输注血小板 5~10mL/kg,血小板约可升高 $(40~80) \times 10^9$/L。

血小板应一次足量输注。输注时,前 15 分钟缓慢输注,观察患者不良反应,之后以患者能够耐受的最快速度予以输注。

四、血小板的品种、保存、运输及有效期

常见的血小板的品种如表 13-4 所示,血小板保存、运输及有效期如表 13-5 所示。

表 13-4　血小板常见品种

品名	特点
浓缩血小板	从全血中分离制备的血小板,浓度及纯度高,来源于 200mL 全血中分离制备的血小板含量 $\geq 2.0 \times 10^{10}$ 个; 一般需多袋联合使用。
混合浓缩血小板	两袋及两袋以上的浓缩血小板汇集在同一血袋内的血小板制剂,血小板含量 $\geq 2.0 \times 10^{10} \times$ 混合单位数。
单采血小板	采用血细胞分离机从单个献血者循环血液中采集,纯度高,血小板含量 $\geq 2.5 \times 10^{11}$ 个 / 治疗剂量; 与混合浓缩血小板相比,可降低同种免疫反应的发生率。

表 13-5　血小板的保存、运输及有效期

成分	保存	运输	有效期
浓缩血小板	20~24℃,持续轻缓振荡。	20~24℃	储存于普通血袋时保存期 24 小时,储存于血小板专用血袋时保存期为自采集之日起 5 天。当密闭系统变为开放系统,保存期 6 小时,且不超过原保存期。当无专用血小板保存设备进行持续轻缓振荡时,保存期 24 小时,且不超过原保存期。储存时不能叠放。
单采血小板	20~24℃,持续轻缓振荡。	20~24℃	同浓缩血小板。
辐照单采血小板	20~24℃,持续轻缓振荡。	20~24℃	辐照后保存期同浓缩血小板,且不超过原保存期。储存时不能叠放。

续表

成分	保存	运输	有效期
去白细胞单采血小板	20~24℃,持续轻缓振荡。	20~24℃	同浓缩血小板。

练习题二

以下哪种患者要慎重考虑血小板输注？（多选题）（　　　）

A. 血栓性血小板减少性紫癜 　　　　　　B. 骨髓衰竭

C. 大量输血 　　　　　　D. 特发性血小板减少性紫癜

第四节　血　　浆

血浆是血液中的液体部分,可以通过分离全血得到,也可通过单采血浆获得。血浆中的重要成分包括白蛋白、凝血因子、纤溶蛋白、免疫球蛋白和其他蛋白质。血浆收集后,可以保持液体状态或者冰冻储存。新鲜冰冻血浆(fresh frozen plasma,FFP)在1~6℃解冻,通过离心去除不溶的冷沉淀物,则上清液血浆可重新冰冻并标记为去冷沉淀血浆。不同血浆品种中凝血因子水平因储存条件和/或后续加工有所不同。

一、新鲜冰冻血浆

（一）概述

新鲜冰冻血浆通过单采血浆或从全血中制备,适用于补充凝血因子缺乏引起的出血或出血倾向。1U全血采集后,最好在6小时(保养液为ACD)或8小时(保养液为CPD或CPDA-1)内,不超过18小时分离血浆,并在1小时内快速冷冻,使血浆核心温度降低至-30℃以下。含有正常血浆中全部的凝血因子,白蛋白和免疫球蛋白。

（二）适应证

适用于补充凝血因子缺乏引起的出血或出血倾向。新鲜冰冻血浆在以下情况下适用：

1. 术前或需要多种血浆凝血因子替代治疗(如肝病、DIC)的出血患者。

2. 临床上正在大量输血且有明显凝血功能障碍的患者。

3. 服用华法林的患者正在出血;或在服用维生素K之前进行侵入性手术,需要拮抗华法林的作用;或者只需要短暂拮抗华法林作用的患者。

4. 血栓性血小板减少性紫癜(TTP)患者的输血或血浆置换。

5. 选择性凝血因子缺乏症、先天性或后天性凝血因子缺乏症的患者。

6. 当重组药物不可用时,对罕见的特殊血浆蛋白缺乏症患者的处理,如C1抑制剂。

新鲜冰冻血浆不适用于以下情况：

1. 当凝血障碍可以通过特定疗法更有效地纠正时,不推荐仅以纠正实验室凝血指标异常为目的对无出血患者输注新鲜冰冻血浆。例如维生素K和凝血酶原复合体(PCC)可用于紧急逆转维生素K拮抗药物(VKA);冷沉淀可用于低纤维蛋白原血症。对于非VKA抗凝药物应使用特定的逆转药物,例如,达比加群中和抗体用于达比加群、抗凝逆转剂Andexanet用于凝血因子X_a抑制剂如利伐沙班和阿哌沙班相关的致命出血。

2. 当血容量可以安全和充分地被其他替换药物扩容时,不应将新鲜冰冻血浆作为扩容剂使用。新鲜冰冻血浆在临床的不合理应用包括补充血容量、提高白蛋白水平、增强抵抗力、消除水肿等。

3. 为纠正轻微升高的国际标准化比率(INR)而输注新鲜冰冻血浆。INR 值在 1.5~1.7 之间时,代表至少含有 30% 的凝血因子,足以正常止血。给 INR 为 1.7 的患者输注标准剂量的血浆(约 15mL/kg)可能不会使 INR 恢复正常。

(三)使用方法和剂量

血浆输注前不需要进行相容性检测,但须与患者红细胞 ABO 血型相容。输注 FFP 前不需要进行交叉配血试验,可按交叉配血次侧相容性原则输注,献血者意外抗体阴性的血浆可直接进行 ABO 相容性输注。血浆输注优先选择 ABO 同型血浆,不需要 RhD 匹配。

FFP 应在解冻后及时输注,如因故未能及时输注,可在 2~6℃下暂时保存,但不应超过 24 小时。融化后的血浆不可再冰冻保存。

FFP 使用剂量由临床状况和患者体重决定,通常成人为 10~20mL/kg,婴幼儿 10~15mL/kg。病毒灭活 FFP 可降低经血传播疾病的风险,但会损失部分凝血因子,尤其是不稳定凝血因子(Ⅴ和Ⅷ),因此应适当增加使用剂量。FFP 用于治疗多种凝血因子缺乏疾病时,可参考实验室凝血功能检测结果。FFP 输注频率应根据输注血浆容量、预期的凝血因子增量及凝血因子半衰期进行计算。一些关键的凝血因子,如因子Ⅶ、Ⅷ、Ⅸ,其半衰期均低于 24 小时,相应的血浆输注应维持在 1 天 1~2 次,以达到止血和防止出血的目的。

(四)保存、运输及有效期

新鲜冰冻血浆的保存、运输及有效期如表 13-6 所示。

表 13-6   新鲜冰冻血浆的保存、运输及有效期

成分	保存	运输	有效期
新鲜冰冻血浆	≤-18℃	保持冷冻状态	≤-18℃：1 年
新鲜冰冻血浆(解冻后)	2~6℃	2~10℃	24 小时
病毒灭活新鲜冰冻血浆	≤-18℃	保持冷冻状态	≤-18℃：1 年

二、冰冻血浆

(一)概述

冰冻血浆(frozen plasma,FP)是采用特定的方法,在全血有效期内,将血浆分离出并冰冻呈固态的成分血,或从新鲜冰冻血浆中分离出冷沉淀凝血因子后,将剩余部分冰冻呈固态,即为冰冻血浆。该制剂内含有全部稳定的凝血因子,与新鲜冰冻血浆相比,缺少不稳定凝血因子(Ⅴ和Ⅷ)。

(二)适应证

适用于补充稳定的凝血因子。

不应将血浆作为液体补充以纠正低血容量,没有资料证明血浆的治疗效果比晶体溶液或胶体溶液好,晶体溶液较为便宜且没有传播传染病的危险。也不适用可通过其他方式(如维生素 K、冷沉淀凝血因子、凝血因子浓缩制剂等)治疗的凝血障碍。

(三)使用方法和剂量

同新鲜冰冻血浆。

(四)保存、运输及有效期

冰冻血浆的保存、运输及有效期如表 13-7 所示。

表 13-7　冰冻血浆的保存、运输及有效期

成分	保存	运输	有效期
冰冻血浆	≤-18℃	保持冷冻状态	自血液采集之日起 4 年
冰冻血浆(解冻后)	2~6℃	2~10℃	24 小时
病毒灭活冰冻血浆	≤-18℃	保持冷冻状态	自血液采集之日起 4 年

三、其他常见血浆类型

其他常见血浆制剂种类特点及适应证如表 13-8 所示。

表 13-8　其他常见血浆制剂种类特点及适应证

品名	特点	适应证
病毒灭活新鲜冰冻血浆	降低经血传播疾病的风险,但会损失部分凝血因子,尤其是不稳定凝血因子(Ⅴ和Ⅷ)。	适合补充凝血因子缺乏引起的出血或出血倾向,宜增加使用剂量。
病毒灭活冰冻血浆	降低经血传播疾病的风险,但会损失部分凝血因子。	适用于补充稳定的凝血因子,宜增加使用剂量。
去冷沉淀血浆	与新鲜冰冻血浆相比,缺少Ⅷ因子、ⅩⅢ因子、vWF、纤维蛋白原及纤维结合蛋白等;但白蛋白和其他凝血因子与新鲜冰冻血浆相当。	适用于 TTP 患者的输注或血浆置换。

练习题三

以下哪种说法是正确的(多选题)?(　　　)

A. 血浆输血前不需要进行相容性测试。

B. 当凝血障碍可以通过特定疗法更有效地纠正时,不推荐仅为纠正实验室凝血指标异常将新鲜冰冻血浆应用于无出血患者。

C. FFP 使用剂量通常成人为 10~20mL/kg,婴幼儿 10~15mL/kg。病毒灭活 FFP 可应适当增加使用剂量。

D. 因子Ⅶ、Ⅷ、Ⅸ,其半衰期均低于 24 小时,相应的血浆输注应维持在 1 天 1~2 次,以达到止血和防止出血的目的。

第五节　冷沉淀凝血因子

一、概述

冷沉淀凝血因子(cryoprecipitated antihemophilic factor)是将保存期内的 FFP 在 1~6℃封闭状态融化后,分离出大部分血浆,并将剩余的冷不溶解物质在 1 小时内速冻成固态的成分血。含有相对丰富的纤维蛋白原、凝血因子Ⅷ、凝血因子ⅩⅢ、血管性血友病因子(von willebrand factor,vWF)、纤连蛋白。在我国,1U 冷沉淀凝血因子由 200mL 全血分离的血浆制备,纤维蛋白原含量 ≥75mg,Ⅷ因子含量 ≥40IU。

二、适应证

主要适用于纤维蛋白原缺乏引起的出血,也可用于无特异性浓缩制剂使用时的Ⅷ因子缺乏症、ⅩⅢ因子缺乏症、血管性血友病、纤维蛋白异常及纤维蛋白原缺乏症;也可用于大量输血、DIC以及其他治疗方法无效的尿毒症出血。

大量输血或DIC伴纤维蛋白原水平<1.0g/L时,可输注冷沉淀凝血因子。创伤、产科和心脏手术患者纤维蛋白原维持在1.5~2.0g/L。

如果特异性浓缩制剂或重组因子制剂可用于治疗血管性血友病(vWD)、血友病A或因子ⅩⅢ缺乏症患者时,冷沉淀凝血因子不宜作为首选治疗方案。这些浓缩制剂纯度更高,加之生产过程中进行了病毒灭活处理,所以使用中的不良反应较少,安全性更高,是治疗特异性因子缺乏的首选。冷沉淀凝血因子仅作为该类产品缺乏时的次选。

三、使用方法和剂量

冷沉淀按照交叉配血次侧相容性原则输注,献血者意外抗体阴性的冷沉淀凝血因子可直接进行ABO相容性输注,无须考虑RhD血型。冷沉淀使用前于37℃水浴融化,解冻最长时间15分钟。融化后应尽快输注,以免凝血因子Ⅷ失活。血液与生物治疗促进协会建议在6小时内输注。融化后的冷沉淀凝血因子不可再复冻。

输注剂量和频率取决于纤维蛋白原消耗速度、恢复时间和半衰期。纤维蛋白原在无其他消耗(如出血、DIC等)的情况下半衰期大约是4天。通常成人每5~10kg输注2U,婴幼儿输注2~4U/kg。

《全血及成分血质量要求》(GB 18469—2012)规定,由200mL全血制备的冷沉淀凝血因子中Ⅷ因子应≥40IU、纤维蛋白原含量应≥75mg;由300mL全血制备的冷沉淀凝血因子中Ⅷ因子应≥60IU、纤维蛋白原含量应≥113mg;由400mL全血制备的冷沉淀凝血因子中Ⅷ因子应≥80IU、纤维蛋白原含量应≥150mg。当无法获得Ⅷ因子浓缩物时,为了治疗A型血友病患者的出血,通常快速输注一定剂量的冷沉淀(预计含有所需Ⅷ因子的剂量),然后每8~12小时输注一次较小的维持剂量。为维持手术后的止血效果,需10天或更长时间的治疗方案。如循环中存在针对Ⅷ因子的抗体,可能需要使用更大的剂量冷沉淀凝血因子、活化的浓缩物或其他特殊措施。以下公式可计算作为Ⅷ因子来源的冷沉淀凝血因子用量:袋数=[期望增加的Ⅷ因子水平(%)×40×体重(kg)]/每袋Ⅷ因子的平均量。良好的患者管理要求定期监测血浆Ⅷ因子水平以反映Ⅷ因子缺乏患者的冷沉淀治疗效果。

除Ⅷ因子和纤维蛋白原,冷沉淀凝血因子中还含有丰富的vWF。对于vWD患者的治疗,少量的冷沉淀即可纠正出血时间。接受冷沉淀治疗的患者应进行适当的实验监测,以确定冷沉淀的输注频率。此外需注意,冷沉淀中不含凝血因子V,不能单独用于治疗DIC。

四、保存、运输及有效期

冷沉淀凝血因子的保存、运输及有效期如表13-9所示。

表13-9　冷沉淀凝血因子的保存、运输及有效期

成分	保存	运输	有效期
冷沉淀凝血因子	≤-18℃	保持冷冻状态。	自血液采集之日起1年。
冷沉淀凝血因子(解冻后)	20~24℃	20~24℃	解冻后6小时内输注

知识小结

1. 正常成年人的血液总量相当于自身体重的 7%~8%,约 70~80mL/kg;足月新生儿血容量约 85mL/kg,而早产儿为 100mL/kg。

2. 成分输血具有高浓度、高纯度、按需输注、一血多用、针对性强、不良反应少等优点,广泛应用于临床,是衡量一个国家或地区医疗技术水平高低的重要标志之一。红细胞、血小板、血浆可从全血分离制备,也可单采获得。

3. 以患者为中心的输血六原则:不可替代、最小剂量、个体化、安全、合理、有效。

4. 全血、红细胞、融化后的血浆保存于 2~6℃;血小板保存于 20~24℃,血小板需连续温和振荡保存;冰冻血浆、冷沉淀保存于 ≤-18℃。冷冻成分血融化后应尽快输注,且不可反复冻融。

5. 非紧急情况下,全血、红细胞成分输注需 ABO 及 RhD 同型且交叉配血相合;血浆、血小板、冷沉淀无须交叉配血;血浆输注需与患者的红细胞 ABO 血型相容;血小板表达 ABH 抗原,不表达 Rh 抗原,尽可能但非必须 ABO 及 RhD 同型;冷沉淀无须 ABO 相容。

6. 输血开始 15 分钟宜缓慢,15 分钟后可适当加快至各成分推荐速度输注;应在 4 小时内完成输血;需缓慢输血或婴幼儿输血,应将血液分装并分次输注;输血宜实施全程监护,一旦出现输血反应,立即停止输血。

7. 全血仅用于大量失血和血液置换的患者。新生儿溶血病患者用全血行血液置换,能有效去除胆红素、抗体及抗体致敏的红细胞。

8. 输注红细胞的主要作用是提高血液携氧能力,缓解缺氧引起的症状和体征;对代偿良好及有特定药物治疗的贫血应优先采用非输血治疗策略;输注 1U 红细胞可使体重 60kg 的成年人血红蛋白水平提高约 5g/L(或使红细胞比容提高约 0.015),婴幼儿每次可输注 10 ~15mL/kg,血红蛋白水平提高 20 ~30g/L。

9. 血小板输注分为预防性和治疗性输注,用于因血小板数量减少或功能异常而引起的出血或出血倾向的预防或治疗。RhD 阴性患者输注 RhD 阳性血小板后 72 小时内,可注射 RhD 免疫球蛋白预防抗 D 产生。

10. 血浆用于补充凝血因子缺乏引起的出血或出血倾向,输注剂量成人为 10~20mL/kg,婴幼儿 10 ~15mL/kg;病毒灭活血浆较新鲜冰冻血浆缺少不稳定凝血因子 V 和Ⅷ,但能降低经血传播疾病的风险;FFP 可用于拮抗华法林需要的患者;血浆解冻后可于 1~6℃保存 24 小时,不可反复冻融,不可用于扩容、提高白蛋白等。

11. 冷沉淀是在 1~6℃下融化新鲜冰冻血浆而采集的沉淀物,含有相对丰富的纤维蛋白原、凝血因子Ⅷ、vWF、纤连蛋白和凝血因子ⅩⅢ。主要用于继发性低纤维蛋白原血症补充纤维蛋白原,可预防性输注于低纤维蛋白原产妇、心脏手术患者;仅可作为 vWD、血友病 A 的备选治疗方案;不可单独用于 DIC 治疗。

12. 辐照全血、辐照红细胞、辐照血小板可预防由于献血者 T 淋巴细胞增殖引起的输血相关移植物抗宿主病,但辐照可引起红细胞膜损伤,因此保存期规定为:辐照后 28 天和原有保存期,在二者之中取较短的那个期限;加甘油冰冻红细胞可有效储存稀有血型红细胞。

自我测试

在阅读完本章之后,花几分钟思考串联一下学习的知识,您是否已经达到了本章的学习要求,它们是:

1. 红细胞、血小板、血浆和冷沉淀因子4种成分输血的主要目的分别是什么？

2. 在大量输血时，建议各成分血按比例输注。请思考，为什么不直接用全血替代大量输血策略？

3. 不同成分血输注遵循的相容性要求分别是什么？

参 考 文 献

1. AABB, America's Blood Centers, American Red Cross, Armed Services Blood Program. Circular of information for the use of human blood and blood components. Bethesda, MD: AABB, 2021.

2. 国家卫生健康委员会. 全血和成分血使用: WS/T 623—2018.(2018-09-26)[2024-10-31]. https://hbba. sacinfo. org. cn/attachment/onlineRead/32683db648cddddbf29a5dc734e7f4c3d128f380aa93c7dbe5c58c67d9d2075e.

3. 国家卫生健康委员会. 血液储存标准: WS 399—2023.(2023-09-07)[2024-10-29]. https://hbba. sacinfo. org. cn/attachment/onlineRead/8f2ddaf15a964420fe553b8ff6a0df21a94863f5d9c6b3d5ece5475d61ca4393.

4. 国家卫生健康委员会. 关于印发血站技术操作规程 (2019 版) 的通知.(2019-04-28)[2019-05-08]. http://www. nhc. gov. cn/yzygj/s7658/201905/bdd4f4ccd15c4201bfb6d9e7492d7fab. shtml

5. 国家卫生健康委员会. 血液运输标准: WS 400—2023.(2023-09-07)[2024-10-29]. https://hbba. sacinfo. org. cn/attachment/onlineRead/8f2ddaf15a964420fe553b8ff6a0df2120371f88f4b7b62f39f724a5f9289ecb

6. 国家卫生健康委员会. 全血及成分血质量要求: GB 18469—2012. 北京: 中国标准出版社, 2012.

7. 卫生部. 关于印发《临床输血技术规范》的通知.(2000-06-01)[2001-11-08]. http://www. nhc. gov. cn/yzygj/s3589/200804/adac19e63a4f49acafab8e0885bf07e1. shtml

8. 国家卫生健康委员会. 内科输血: WS/T 622—2018.(2018-09-26)[2024-10-30]. https://hbba. sacinfo. org. cn/attachment/onlineRead/bd4759da9d167a51d1a30db8bc9928fed128f380aa93c7dbe5c58c67d9d2075e.

9. 国家卫生健康委员会. 围手术期患者血液管理指南: WS/T 796—2022.(2022-02-23)[2024-10-31]. http://www. nhc. gov. cn/wjw/s9493/202202/5e3bc1a664094da692bcb3e2e85efd34/files/93f67b893b634ca9be00020c08ce6ab4. pdf.

10. 国家卫生健康委员会. 儿科输血指南: WS/T 795—2022.(2022-01-21)[2024-10-31]. https://hbba. sacinfo. org. cn/attachment/onlineRead/08b4f84d22eabf132571c9932f6ecd0fc8ff0e7332cdee8754501c5825fac00a.

11. 秦莉, 韩冰, 谭斌. 血液成分及其临床应用// 杨成明, 刘进, 赵桐茂. 中华输血学. 2 版. 北京: 人民卫生出版社, 2022.

12. Estcourt LJ, Birchall J, Allard S, et al. Guidelines for the use of platelettransfusions. Br J Haematol, 2017, 177 (1): 157.

第十四章 输血指征评估及临床常见不合理用血

第一节 输血前指征评估

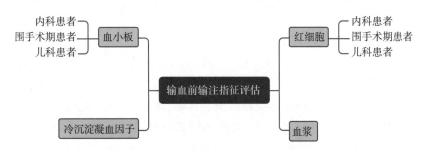

图 14-1 输血前指征评估学习导图

本章帮助您了解输血前指征评估的意义及评估方法。

学习目标

1. 掌握输血前指征评估的意义,避免临床非适应证输血,最大限度保证"安全、及时、有效"输血,减少血液浪费
2. 掌握输血指征评估时,重点考虑的几大要素
3. 掌握不同患者红细胞输血指征评估标准
4. 掌握不同患者血小板输血指征评估标准
5. 掌握血浆及冷沉淀凝血因子输血指征评估标准
6. 掌握血小板的输注的适应证与禁忌证

一、输血指征评估的意义及要求

血液是一种稀缺资源,同时输血存在疾病传播及不良反应等风险,不合理异体血输血可增加患者的风险和成本。随着输血医学的发展,临床输血已由过去经验性的"宽松性输血"过渡到循证医学支持的"严紧性输血",并向个性化精准输血过渡。输血前对输血指征进行评估,有利于优化临床结果,避免非必要输血,最大限度地保证临床输血"安全、及时、有效",减少血液的浪费,改善患者临床结局。

近年来已完成多项红细胞输注阈值的大型临床试验研究,为输血指南的制(修)订提供了科学证据。英国国家卫生与临床优化研究所(National Institute for Health and Care Excellence,NICE)于 2015 年 11 月发布了《输血指南》(以下简称英国 NICE 输血指南)。美国血液与生物治疗促进协会于 2016 年 12 月发布了《AABB 临床实践指南——红细胞输注阈值和保存日》(以下简称 AABB 指南)。我国国家卫生健康委员会于 2018 年 9 月发布了卫生行业标准《内科输血》(WS/T 622—2018),于 2022

年1月发布了卫生行业标准《围手术期患者血液管理指南》(WS/T 796—2022)及《儿科输血指南》(WS/T 795—2022);上述输血指南提出了适用绝大多数患者和绝大多数情况的总体推荐意见,为输血前输注指征评估提供了参考。必须强调的是,输血指南不是强制标准,并非适用于所有患者的特殊情况。进行患者输血前输注指征评估时,需要重点考虑以下几点问题:①患者血红蛋白和/或红细胞比容水平;②全面考虑患者临床情况;③有无输血替代疗法;④其他需要考虑的因素。包括血红蛋白下降的速度、血容量的状态、呼吸功能、心脏原因所致的胸痛、对液体冲击治疗无反应的低血压或者心动过速,以及患者的优先选择权利等。

二、红细胞输血前指征评估

红细胞输注适用于红细胞生成障碍、破坏过多或丢失引起的急慢性重度贫血以及病理性红细胞成分置换等。

(一) 内科患者红细胞输血指征判定

一般情况下,内科患者血红蛋白>100g/L和/或红细胞比容>0.30,可不输注红细胞;血红蛋白60~100g/L和/或红细胞比容0.18~0.30,应根据患者组织缺氧与耗氧情况、心肺代偿功能等情况综合评估考虑是否需输注;血红蛋白<60g/L和/或红细胞比容<0.18,可考虑输注。

需要特别注意的是,在一些特殊情况下,血红蛋白和红细胞比容并不是决定红细胞输注与否的最佳指标,因为其不能直接反映组织氧供或者组织氧合水平。输血指征判定主要依据患者的临床症状和对贫血的耐受能力。对某些患者需要适当降低输注阈值,如自身免疫性溶血性贫血患者血红蛋白<40g/L时,应根据组织缺氧与耗氧情况、心肺代偿功能等情况综合评估考虑是否需输注;相反,一些内科患者往往需要比一般患者维持更高的血红蛋白水平以维持供氧,输注指征可适当放宽,如伴有心肺疾患如心肌梗死、肺心病、发绀型先天性心脏病,严重感染和实施肿瘤放化疗等患者;对于珠蛋白生成障碍性贫血患者,当血红蛋白<130g/L时,即可输注红细胞。

(二) 围手术期患者红细胞输血指征判定

围手术期患者术前应详细询问病史(输血史、出血史和用药史等)和进行体格检查及实验室检测(心、肺、肝、肾功能,血常规、凝血筛查等),准确评估患者贫血状态、止凝血功能、预计出血量和是否需要输血等。对择期手术的术前贫血患者,应在术前采取非输血措施纠正贫血。对急诊手术和限期手术的贫血患者,在病情允许时宜积极治疗贫血。

围手术期患者输注红细胞前应首先使用晶体或胶体溶液补足或基本补足有效循环血容量;红细胞输注适用于血容量基本正常或低血容量已被纠正的贫血患者,以提高其血液携氧能力。除大量、快速出血外,单次申领红细胞不宜超过2U。每输注2U红细胞之后,做临床评估和血红蛋白检测,以决定是否需继续输注。

围手术期患者红细胞输注决策需要考虑患者出血量、组织器官灌注和氧合情况、血红蛋白和红细胞比容等。一般情况下,患者Hb>100g/L时,不宜输注红细胞;Hb<70g/L,宜输注;Hb在70~100g/L,宜根据患者的年龄、出血量、出血速度、心肺功能以及有无缺氧症状等因素综合判断是否输注。

(三) 儿科患者红细胞输血指征判定

儿童患者处在生长发育的不同阶段,在血容量、血液组成成分水平以及机体对低血容量和缺氧的生理反应等方面均存在很大差异。因此儿科疾病的输血实践不仅不同于成人患者,对输血要求高,容易发生输血不良反应。新生儿输血的原则是根据患儿的健康状况,包括胎龄、出生日(周)龄、心肺功能、大脑和内脏血液循环的血氧状态、失血(包括医源性失血)状态、其他疾病等,综合分析和权衡贫血的危害、输血的益处及潜在风险。对于接受大手术或存在大出血(估计失血量超过自身血容量的10%)、原因不明的乳酸酸中毒(动脉血乳酸≥4mmol/L)等危急病情的患儿,可采用比表14-1所示更加宽松的输血阈值。对于其他新生儿贫血,则可采用比超低出生体重儿贫血更为严紧的红细胞输血阈值。

表 14-1　超低出生体重贫血患儿红细胞输血阈值

出生日龄 /d	严紧输血阈值				宽松输血阈值			
	危重 [a]		非危重		危重 [a]		非危重	
	Hb g/L	Hct%	Hb g/L	Hct%	Hb g/L	Hct%	Hb g/L	Hct%
≤ 7	115	34	95	28	140	41	120	35
8~21	100	30	80	24	125	37	105	31
>21	90	27	70	21	115	34	95	28

[a] 以下病情属于危重:

——有创机械通气;

——持续正压通气吸入氧分数>0.25,持续时间>12h/d;

——需要治疗的动脉导管未闭;

——即使已使用甲基黄嘌呤类药品和持续正压通气,患儿在 24 小时内依然出现需要刺激才能缓解的呼吸暂停>6 次,或者低氧发作>4 次(SpO$_2$<60%);

——急性脓毒症或坏死性小肠结肠炎,出现循环衰竭,需要强心和 / 或升压支持治疗。

对于儿童患者,应科学、全面地评估患儿的病情和输血需求、获益及风险,坚持非必要不输血和非必要不多输血的原则,采取措施避免或减少输血,审慎选用严紧或者宽松的输血阈值和适宜的血液成分,适时评估输血疗效。《儿科输血指南》(WS/T 795—2022)提供了新生儿贫血、血小板减少症、溶血病和儿童血液病、造血干细胞移植、重症与大出血、心脏手术的输血阈值或适应证,儿童用血需求、血液输注与监护及输血后评价方面的指导和建议,并给出了相关信息。需要注意的是,当患儿存在氧耗增加的病情(如感染、发热、疼痛等),或存在终末期器官损伤 / 感染的风险时,宜适当提高红细胞输血阈值。另一方面,当患儿为自身免疫性溶血性贫血(AIHA)、无生命危险的出血、危重症或有出现危重症风险,Hb<50g/L 时应给予输注红细胞,Hb 50~70g/L 时宜结合具体病情考虑是否给予输注红细胞。

(四) 国外输血指南

英国 NICE 输血指南适用人群不包括新生儿和< 1 岁的婴儿。对于 1 岁以上的儿童及成人,指南建议对于不存在大出血、急性冠脉综合征或者因慢性贫血而需要定期输血的患者,输注阈值为患者 Hb 70g/L,并将输血后 Hb 70~90g/L 作为输注目标值;对于急性冠脉综合征患者,宜考虑输注阈值为 Hb 80g/L,输注目标值为输血后 Hb 80~100g/L;对于患有慢性贫血且需要定期输血的患者,考虑制定个体化的输注阈值和输注目标值。非活动性出血的成人患者,每次输注剂量建议为 1 U* 红细胞(*注:英国 1 U悬浮红细胞来源于400mL 全血,包含 Hb 40g 以上,国内 1 U悬浮红细胞来源于 200mL全血,包含 Hb 20g 以上,请注意换算)。儿童或者低体重成人患者,应根据体重计算相应的输注量。每次输注红细胞之后,实施临床评估和 Hb 检测,以决定是否需继续输注。

血液与生物治疗促进协会指南建议对于血液动力学稳定的成人住院患者,推荐采用严紧的红细胞输注阈值(Hb 70g/L);接受骨科手术、心脏手术或者存在心血管疾病的患者,推荐采用 Hb 80g/L 作为红细胞输注阈值。急性冠脉综合征、严重血小板减少症(因血液病或者肿瘤接受治疗、具有出血风险)和依赖输血的慢性贫血患者,不推荐使用上述严紧的红细胞输注阈值。

练习题一

指出以下哪个选项具有红细胞输血指征? (多选题)(　　)

A. 患者 Hb 56g/L,Hct 0.18,申请红细胞悬液 4U 输注,拟将 Hb 提升至 70g/L 以上。

B. 患者胸腹联合伤,失血性休克,目前胸腔仍有血性引流液,存在活动性出血,申请红细胞悬液 4U 输注,拟将 Hb 提升至 70g/L 以上。

C. 患者诊断为地中海贫血,Hb 89g/L,拟将 Hb 提升至 120g/L 以上,故申请输红细胞共 6U。

D. 患者 Hb 82g/L,口唇有轻度发绀,呼吸稍快 30 次 /min,脉搏血氧饱和度 89%,临床提示有携氧不足表现,申请红细胞悬液 2U 输注,计划将 Hb 提升至 90g/L 以提高患者携氧能力。

三、血浆输血前指征评估

常见血浆种类包括新鲜冰冻血浆、普通冰冻血浆和去冷沉淀血浆。新鲜冰冻血浆适用于治疗各种原因导致的凝血因子和 / 或抗凝血酶Ⅲ等缺乏。与新鲜冰冻血浆相比,普通冰冻血浆缺少不稳定凝血因子(Ⅴ和Ⅷ),适用于补充稳定的凝血因子。去冷沉淀血浆除缺少不稳定凝血因子外,还缺少Ⅷ因子、vWF、纤维蛋白原及纤维结合蛋白等,适用于血栓性血小板减少性紫癜(thrombotic thrombocytopenic purpura,TTP)患者的输注或血浆置换。

一般情况下,血浆输血指征为:PT 或 APTT>参考值区间上限 1.5~2 倍,伴有出血,应输注;INR值>1.5~2.0,伴有出血,应输注。

1. 对抗华法林的抗凝血作用当需要快速纠正华法林抗凝作用(如:急诊手术等)、华法林使用过量或使用过程中发生颅内出血等严重出血时可输注血浆。通常输注剂量为 7~10mL/kg。

2. 复苏相关凝血病(resuscitation-associated coagulopathy,RAC)　RAC 又被称为稀释性凝血病,是指患者在大量出血抢救时,静脉输注大量晶体溶液和胶体溶液,或者输注大量库存红细胞悬液,可导致凝血因子被稀释,患者凝血因子和血小板含量下降,引起稀释性凝血病。应尽早检测并采取措施维持凝血功能,早期足量输入新鲜冰冻血浆。由于患者抢救时凝血检测可能延迟,因此建议及时启动大量用血方案,按比例输入红细胞、血浆与血小板。

3. 血栓性血小板减少性紫癜(thromboticthrombocytopenic purpura,TTP)　TTP 是一种少见、严重的血栓性微血管病,其主要临床特征包括微血管病性溶血性贫血(MAHA)、血小板减少、神经精神症状、发热和肾脏受累等。TTP 的发病机制主要涉及血管性血友病因子裂解酶(ADAMTS13)活性缺乏,也与血管内皮细胞 vWF 异常释放、补体异常活化、血小板异常活化等相关。血浆置换是治疗TTP 的主要方法,建议使用去冷沉淀血浆或新鲜冰冻血浆作为置换液[1,6,8],血浆置换量推荐为每次2 000~3 000mL 或 40~60mL/kg 体重,每日 1~2 次,直至症状缓解、血小板计数恢复正常连续 2 天后可逐渐延长血浆置换间隔直至停止。

4. 治疗性血浆置换血浆作为置换液时,其优点是含有正常水平的免疫球蛋白和各种凝血因子及补体;缺点是有传播疾病的风险(尤其是病毒性肝炎和艾滋病),含有枸橼酸盐,用量过大会引起低钙血症,还可引起过敏反应。

5. 儿科患者发生出血,且 PT 和 / 或 APTT>参考区间中点值的 1.5 倍,或 INR 值>1.5,或血栓弹力图提示患儿存在凝血因子缺乏时,宜给予输注新鲜冰冻血浆。

6. 肝病患者发生出血,且 PT 和 / 或 APTT>参考值区间上限 1.5 倍,或 INR 值>1.3,应输注新鲜冰冻血浆。

7. 血栓弹力图(TEG)显示 R 值延长,伴有出血,可输注新鲜冰冻血浆;若能除外 FⅧ 或 FV 缺乏时,也可输注普通冰冻血浆。

8. 血浆通常每次输注剂量为 10~15mL/kg。输注病毒灭活的血浆时,可以降低经输血传播疾病的风险,但会损失部分凝血因子,尤其是不稳定凝血因子(Ⅴ和Ⅷ),因此输注剂量可适当放宽。

练习题二

指出以下哪个选项具有血浆输血指征(多选题)？（　　　）

A. 患者剖腹探查术后第一天,凝血象：PT 26s,APTT 68s,TEG：R 15min。患者凝血功能障碍,输注新鲜冰冻血浆 8U（800mL）改善凝血功能。

B. 患者上消化道出血，目前仍有黑大便，呕鲜红色液体，提示仍有活动性出血，申请红细胞 4U 输注，同时输新鲜血浆 800mL，冷沉淀凝血因子 10U 促进止血。

C. 患者肝功能严重损害，目前总胆红素 405μmol/L，直接胆红素 201μmol/L，ALT 436U/L，凝血象：PT 28s，APTT 69s。患者准备行血浆置换治疗。拟申请新鲜血浆 800mL，普通血浆 1 200mL。

D. 患者凝血象示：凝血酶原时间 15.5s（参考值），凝血酶原时间比值 1.18，国际标准化比值 1.24，凝血酶原活动度 72.0%，纤维蛋白原 5.02g/L。患者病情危重，为促进吻合口、伤口愈合，拟申请新鲜血浆 600mL。

四、血小板输血前指征评估

（一）内科患者血小板输血指征判定

适用于血小板计数减少和/或功能低下引起的出血的治疗性输注或具有潜在性出血倾向的预防性输注。

根据我国卫生行业标准《内科输血》：应结合血小板计数和临床出血症状决定是否输注血小板，一般情况下，内科患者血小板计数 $>50 \times 10^9$/L，可不输注，但倘若存在血小板功能异常且伴有明显出血者，可输注。当血小板计数 $10\sim50 \times 10^9$/L 时，若伴有明显出血，应输注；血小板计数 $\leqslant 10 \times 10^9$/L，应立即输注。

1. 当存在其他止血异常（如：遗传性或获得性凝血障碍等）或存在高出血风险因素（如：发热、败血症、贫血、肿瘤放化疗后等），血小板计数 $<30 \times 10^9$/L 时，应输注。

2. 急性大出血后大量输血和/或大量输注晶体溶液或人工胶体溶液导致稀释性血小板减少；伴有明显出血和体外循环、膜肺等情况下引起的急性血小板减少，血小板计数 $<50 \times 10^9$/L 时，和/或血小板功能异常时，应输注。

3. 血栓弹力图（TEG）显示 MA 值降低伴有明显出血，应输注。

4. 内科系统疾病患者实施各种有创操作前血小板计数应达到下列安全参考值，否则应输注，包括：轻微有创操作时，血小板计数 $>20 \times 10^9$/L；留置导管、胸腔穿刺、肝活检、经支气管活检时，血小板计数 $>50 \times 10^9$/L；脑膜腔穿刺（腰穿）时，血小板计数 $>50 \times 10^9$/L；成人急性白血病患者血小板计数 $>20 \times 10^9$/L，大多可承受腰穿而无严重出血并发症；骨髓穿刺和活检操作前一般无须输注血小板。

5. 需反复输血的患者宜选择输注去白细胞单采血小板；由于免疫因素导致血小板输注无效的患者宜输注 HLA 配合型单采血小板；先天性或后天性（如：肿瘤放化疗后等）免疫功能严重低下的患者宜输注辐照或去白细胞单采血小板；造血干细胞移植的患者宜输注 HLA 配合型辐照单采血小板。

6. 由于免疫因素导致血小板输注无效并可能伴危及生命的出血时，在无 HLA 配合型单采血小板情况下，可适当放宽一次性输注未经 HLA 配型的血小板成分剂量。

7. 血栓性血小板减少性紫癜和肝素诱导血小板减少症等应慎用血小板成分。

8. 血小板输注后宜及时观察患者出血改善情况，通过血小板计数增加校正指数（CCI）和/或血小板回收率（PPR）和/或血栓弹力图（TEG）检测等，实时调整输注剂量。

（二）围手术期患者血小板输血指征判定

对于血小板数量或质量异常的患者，常常通过输注血小板预防或治疗出血。①血小板计数 $>100 \times 10^9$/L，一般情况下不宜输注血小板。②血小板计数 $50\sim100 \times 10^9$/L，伴有大量微血管出血时，宜输注血小板。其他特殊手术情况包括：拟实施眼科或神经外科手术时，若血小板计数 $<100 \times 10^9$/L，应考虑输注；拟实施椎管内神经阻滞时，若血小板计数 $<80 \times 10^9$/L，应考虑输注。③血小板计数 $<50 \times 10^9$/L，拟实施较大手术或有创操作、急性出血时，宜输注。④若患者出血且伴有血小板功能异常时（如血栓弹力图提示血小板功能低下），输注血小板不受上述输注阈值的限制。

（三）儿科患者血小板输血指征判定

对于极重度新生儿血小板减少症（血小板计数 $<25 \times 10^9/L$，在针对病因治疗的同时，宜给予输注血小板。当血小板计数 $\geq 25 \times 10^9/L$、且无出血表现的新生儿，则不宜常规给予输注血小板。

对于病情稳定的血液病患者如再生障碍性贫血患儿、急性白血病、造血干细胞（HSC）移植患儿或骨髓增生异常综合征，血小板输血阈值宜为血小板计数 $<10 \times 10^9/L$；若患儿存在发热、感染、明显出血、高白细胞血症、血小板计数快速下降、凝血功能异常或正在接受抗胸腺细胞球蛋白治疗等情况时，血小板输血阈值宜适当提高。

对于拟接受大型侵入性操作或手术的患儿，血小板输血阈值宜为 PLT $40\sim50 \times 10^9/L$；对于接受神经外科手术的患儿，新生儿血小板输血阈值宜为 $<100 \times 10^9/L$，其他儿童宜为 $75\sim100 \times 10^9/L$；对于接受体外膜氧合（ECMO）的患儿，宜将血小板计数维持在 PLT $>80 \times 10^9/L$；对于拟接受小型侵入性操作（如骨髓穿刺活检和中心静脉置管拔除）的患儿，宜维持其血小板计数 $>20 \times 10^9/L$。

需要注意的是，在某些情况下不宜给予血小板输注。如血栓性血小板减少性紫癜和肝素诱导血小板减少症等患者应慎用血小板成分，由于血小板输注可增加该类患者血栓形成风险，因此仅在出现明显出血和/或急需侵入性操作或手术且其他治疗方法无效时，才考虑输注血小板。此外，与成年患者相同，除检测血小板计数外，宜及时评估患儿的血小板功能，当血小板功能低下时，宜适当提高血小板输血阈值。

（四）血小板短缺时的输血优先级

由于血小板捐献程序及保存条件相对复杂，血小板短缺时有发生。英国血液学标准委员会 2017 版提供了在血小板短缺的情况下使用血小板优先顺序的一般指导。

1. 第一类 最高优先级大出血和重症监护患者：大量输血（包括产科、紧急手术和创伤）并伴有持续出血，应维持血小板计数 $>50 \times 10^9/L$，如果是多发伤或中枢神经系统损伤，应维持血小板计数 $>100 \times 10^9/L$。

急性 DIC 合并出血：应维持血小板计数 $>50 \times 10^9/L$。

骨髓衰竭：与严重血小板减少或功能性血小板缺陷相关的活动性出血。

免疫性血小板减少症：若病情严重，威胁生命时应具有最高优先级。

新生儿：对于极重度血小板减少症（PLT $<25 \times 10^9/L$）的早产儿，在针对病因治疗的同时，宜给予输注血小板。如果存在极低出生体重、出血、怀疑/确认颅内出血等情况时，应保持较高的目标血小板计数水平。

2. 第二类 次优先级重症监护患者：患者在大量输血后复苏，若没有持续的活动性出血，可维持血小板计数 $>50 \times 10^9/L$。

手术：对于需要血小板支持的急诊手术患者。

侵入性手术。

骨髓衰竭：除第一类或第三类外的其他情况。

3. 第三类 最低优先级外科手术：血小板减少或先天性/获得性血小板缺陷的择期手术患者。

骨髓衰竭：自体干细胞移植后稳定患者的预防性输血。

第一类患者是临床最需要血小板支持的患者，因此在血小板分配时应优先考虑。第三类患者是最低优先级的，在血小板短缺时可能考虑暂缓血小板输血。

练习题三

指出以下哪个选项具有血小板输血指征（多选题）？（　　　　）

A. 患者白血病干细胞移植者，目前 PLT $1 \times 10^9/L$，申请血小板 1U 输注。

B. 患者剖腹探查术后第一天,凝血象:PT 26s,APTT 55s,TEG:R 7min,切口持续有渗血,目前
   PLT 58×10⁹/L,申请血小板 1U 输注,促进止血。

C. 患者为血栓性血小板减少性紫癜,目前 PLT 68×10⁹/L,申请血小板 1U 输注,促进止血。

D. 患者目前血小板 88×10⁹/L,拟行眼科手术,拟将血小板提升至 100×10⁹/L 以上,申请血小板
   1U 输注。

五、冷沉淀凝血因子输血前指征评估

冷沉淀凝血因子主要适用于纤维蛋白原缺乏引起的出血,也可用于无特异性浓缩制剂使用时的
Ⅷ因子缺乏症、ⅩⅢ因子缺乏症、血管性血友病、纤维蛋白异常及纤维蛋白原缺乏症;也可用于大量输
血、DIC 以及其他治疗方法无效的尿毒症出血。冷沉淀凝血因子制备过程缺乏病毒灭活的过程,患者
存在使用后感染病毒的风险。当有特异性浓缩制剂可供使用时,冷沉淀凝血因子不宜作为首选治疗
方案。

一般情况下,当血浆纤维蛋白原<1.0g/L,血栓弹力图提示纤维蛋白原功能低下可输注冷沉淀凝
血因子;若患者存在严重出血、大量输血时,应提高血浆纤维蛋白原输注阈值至<1.5g/L;儿童患者发
生出血,且血浆纤维蛋白原输注阈值<1.5g/L 和 / 或存在纤维蛋白原功能低下时,可给予输注冷沉淀
凝血因子;当存在产科严重出血时,提高血浆纤维蛋白原输注阈值至<2.0g/L。

输注冷沉淀凝血因子时,宜及时观察患者出血改善情况,通过 PT 和 / 或 APTT 和 / 或 INR 和 / 或
血栓弹力图(TEG)检测等,实时调整输注剂量。当血栓弹力图(TEG)显示 K 值延长、α 角缩小并伴有
明显出血时,可输注冷沉淀凝血因子。

第二节　临床常见的不合理用血指征

该节通过实际案例,帮助您了解临床常见的不合理用血指征。

学习目标

1. 掌握不合理用血案例背后的知识点,避免在工作中出现类似错误
2. 进一步在案例分析中掌握输血前输注指征评估的方法

一、临床输注红细胞常见的不合理情况

(一) 扩容

案例:患者呈贫血貌,Hb 63g/L,考虑营养不良性贫血可能性大。患者近日拟行手术治疗,为补充
血容量,提高携氧能力,需输注红细胞悬液。

分析:红细胞的主要功能是携带氧到组织细胞。贫血及容量不足都会影响机体氧输送,但这两者
的生理机制是不一样的。失血达总血容量 30% 才会有明显的低血容量表现,年轻体健的患者补充足
够液体(晶体溶液或胶体溶液)就可以完全纠正其失血造成的血容量不足。全血或血浆不宜用作扩容
剂。血容量补足之后,输血目的是提高血液的携氧能力,首选红细胞制品。晶体溶液或并用胶体溶液
扩容,结合红细胞输注,也适用于大量输血。

患者有悬浮输红细胞的指征,但补充血容量不能作为输血首要的目的和指征。该输血指征描述属于画蛇添足,输注红细胞的目的应为提高携氧能力。上述病例可以描述为"患者拟行手术治疗,术前查血红蛋白 63g/L,有输注红细胞指征。申请红细胞 2U,拟将血红蛋白提升至 70g/L 以上,提高术中患者携氧能力。"如果是择期手术,应查明贫血原因,采取非输血的方式纠正贫血后再实施手术。

（二）抗休克

案例:临床描述输血指征"患者车祸伤,失血性休克,血压低,心率快(130 次 /min),有输血指征"。

分析:该描述强调血压低和心率快,说明患者血容量不足,首要的临床处理应该是积极扩容,而扩容的首选为晶体溶液、胶体溶液或代血浆。

对患者总的失血量进行评估,如果符合大量失血诊断,则在抗休克治疗以后,红细胞,凝血因子,包括血小板均可能因大量失血而出现稀释性的功能障碍,因此是可以进行红细胞、血浆或者血小板的输注的,但输血指征的描述应重点描述和强调失血量和是否仍然存在活动性出血上。如上述病例可以描述为"患者车祸伤,失血性休克,截至目前总出血量已达 3 000mL,腹部伤口仍有活动性出血。经反复扩容后,血红蛋白、凝血因子、血小板均被严重稀释(来院后急查血常规、凝血象结果暂未回),故需补充红细胞、凝血因子和血小板,以维持患者的携氧能力、纠正凝血功能,积极的促进止血,故患者有输注悬浮红细胞、新鲜冰冻血浆和血小板的指征,现申请红细胞 2U、血浆 800mL、机采血小板 1 治疗量输注,密切跟踪血常规和凝血象的结果,动态调整血液成分的输注"。

（三）营养支持

案例:患者今日为全麻体外循环下冠状动脉旁路移植术 + 左肺上叶楔形切除术术后第三日,患者手术时间长,手术创伤大,术中出血 500mL,现仍有血性引流。目前考虑诊断:

1. 冠状动脉粥样硬化性心脏病伴三支血管病变。

2. 左肺上叶恶性肿瘤。

3. 原发性高血压 3 级,很高危。

4. 2 型糖尿病。

辅助检查:2018-09-28 复查,血气分析 pH 7.93,PaO$_2$ 85mmHg,PaCO$_2$ 52mmHg,HCO$_3^-$ 31.6mmol/L,SaO$_2$ 100%,BE 5.8。血常规检验报告,白细胞总数 17.64×10^9/L,红细胞计数 3.41×10^{12}/L,血红蛋白 105g/L,血小板 164×10^9/L。监护仪示血压 100~120mmHg/40~50mmHg,心率 96 次 /min,为改善氧合、补充凝血因子及血容量、营养心肌、补充蛋白,需输注红细胞悬液、血浆等血制品。输血指征明确。

分析:该患者血红蛋白>100g/L,氧饱和度好,达 100%,无携氧能力不足表现,无输红细胞指征。输血指征中未描述反映凝血功能的指标,但申请输注血浆。补充血容量、营养心肌、补充蛋白不是输血指征。

（四）大量引流液

案例:患者为全麻体外循环下房间隔缺损修补术 + 三尖瓣成形术术后患者,术后患者纵隔引流管引流大量淡红色血性液体,面色、指甲苍白,全身皮肤可见多处瘀斑瘀点,为改善患者循环,补充凝血因子,给予输注血浆,输血指征明确。

分析:患者胸腔或腹腔引流液可能为渗出液或漏出液。不宜直接作为输血浆指征。本例患者体外循环术后,纵隔引流管引流出大量淡红色血性液体,全身皮肤多处皮下瘀斑瘀点,提示患者存在活动性出血,在描述输血指征时,应说明患者存在活动性出血,故申请血浆输注,促进止血,而不是为改善患者循环等其他原因。

（五）贫血

案例:简单描述输血指征为"贫血"

常见病历中将"贫血"作为输注红细胞的指征,该描述欠妥。贫血是指全身循环血液红细胞总量减少至正常值以下,在中国海平面水平地区,成年男性 Hb<120g/L,成年女性 Hb<110g/L,即为贫血。如 Hb 103g/L 为贫血,但 Hb 103g/L 一般不需要输注红细胞。因此单独将贫血作为输注红细胞的指

征,是欠妥的。

分析:不同疾病造成的贫血,输注红细胞的指征是不同的,如自身免疫性溶血性贫血(AIHA),为避免输注红细胞加重溶血一般建议 Hb<40g/L 才输注红细胞;而重型 β 地中海贫血时,为保证患儿正常生长发育和正常的日常活动,需将患儿 Hb 维持在>90~105g/L,因此 Hb 100g/L 时,也可以输注红细胞。

（六）其他

案例:患者因消化道出血入院,出血量大,目前患者仍诉头昏、乏力,查体见贫血貌,患者及家属要求再次输血,×× 副主任医师查看患者后指出:结合患者病情予以再申请红悬 2U 输注,注意评估输血疗效。

分析:本案例中,患者单纯头昏、乏力、贫血貌仅能说明可能存在贫血,无任何反映血红蛋白、红细胞比容、携氧能力的指标,也未描述消化道出血是否停止,不足以作为输红细胞指征。需要特别注意的是,家属要求、上级医师指示等不能作为输血指征,应写明患者客观的输血指征。

二、临床输注血浆常见的不合理情况

（一）扩容

案例:患者 2018-09-20 肝功提示:总蛋白 52g/L ↓,白蛋白 24g/L ↓,提示低蛋白血症。复查血凝检验报告:凝血酶原时间 20.4s ↑,国际标准化比值 1.82 ↑,凝血酶原活动度 37.8% ↓,活化部分凝血活酶时间 64.3s ↑,纤维蛋白原 7.41g/L ↑,提示凝血功能障碍,有出血风险。目前患者血压不稳,需升压药物维持,有输血浆提升蛋白及胶体渗透压,同时改善凝血功能的指征,遂予以申请输注血浆 400mL。

分析:该患者凝血障碍,有输血浆的指征。但提升血浆蛋白和胶体渗透压不是输血浆指征。《临床输血技术规范》指出,禁止用 FFP 作为扩容剂。

（二）营养支持

案例:患者复查凝血象示,2018.10.20 血凝检验报告为凝血酶原时间 15.5s ↑,凝血酶原时间比值 1.18 ↑,国际标准化比值 1.24 ↑,凝血酶原活动度 72.0% ↓,纤维蛋白原 5.02g/L ↑。患者病情危重,凝血功能障碍,为促进吻合口、伤口愈合,避免出血,今日予以输注血浆 600mL。

分析:《临床输血技术规范》指出,禁止用血浆促进伤口愈合。一般情况下血浆输血指征为:PT 或 APTT 大于参考值区间上限 1.5~2 倍,或 INR>1.5~2.0,伴有出血。本例患者未伴有出血,也未达到血浆输血指征。输血浆的目的描述为"促进吻合口、伤口愈合",属于不合理输血指征。

（三）纠正低蛋白血症

案例:患者,男,64 岁。因"发现乙型肝炎后肝硬化 8 年,反复双下肢消肿,腹胀 1+ 年,加重 2 周"入院。患者查肝功能,2019-01-19 生化检验报告显示白蛋白为 19g/L,腹水明显。为改善凝血功能,纠正低蛋白血症,有血浆输注指征。

分析:纠正低蛋白血症不是输血浆指征。此外,该记录无任何活动性出血描述,也无凝血功能障碍的辅助检查的相关症状、体征描述。经查,该患者为乙型肝炎后肝硬化,存在凝血功能障碍。故上述病例可以描述为:该患者因"发现乙型肝炎后肝硬化 8 年,反复双下肢消肿,腹胀 1+ 年,加重 2 周"入院。患者查 PT 25 秒、APTT 60 秒,均明显延长,存在凝血功能障碍,为改善凝血功能,申请血浆 6U（600mL）输注。

（四）与红细胞任意搭配输注

案例:患者胸腹联合伤,失血性休克,目前胸腔及腹腔中仍有活动性出血。除积极晶体溶液、胶体溶液扩容抗休克外,申请红细胞悬液 8U 输注,并输新鲜血浆 200mL,促进止血。

分析:创伤患者初始复苏侧重于早期以固定的比例输注红细胞、血浆和血小板。固定血液成分比率目的是实现再造全血的功能,以防止稀释性凝血病。红细胞、血浆和血小板输注比例按 10U 红细胞：1 000mL 血浆：1 个治疗量血小板的比例输注。例如首次可发红细胞 6U、血浆 600mL；第二次发红细胞 4U、血浆 400mL 和 1 个治疗量血小板。本案例中，申请红细胞悬液 8U 输注，但只输注新鲜血浆 200mL，输注比例不当。

（五）不必要的预防性输注

案例：患者查凝血象，患者剖腹探查术后第一天，凝血象 PT 13.4s，APTT 37.3s，Fib（纤维蛋白原）1.14g/L，为防止患者凝血功能障碍，申请输注普通冰冻血浆 600mL、冷沉淀凝血因子 2U 改善凝血功能。

分析：只要纤维蛋白原浓度大于 0.8g/L，即使凝血因子只有正常的 30%，凝血功能仍可能维持正常。即患者血液置换量达全身血液总量，实际上还会有三分之一自体成分（包括凝血因子）保留在体内，仍然有足够的凝血功能。本案例患者未达到血浆及冷沉淀凝血因子输注指征，属于不必要的预防性输注。

知识小结

（1）输血前对输血指征进行评估，有利于优化临床结果，避免没有临床适应证的输血，最大限度地保证临床输血做到"安全、及时、有效"和减少血液的浪费。

（2）进行患者输血前输注指征评估时，需要考虑以下几点问题：①患者血红蛋白和 / 或红细胞比容水平；②患者临床情况；③有无输血替代方案；④其他需要考虑的因素：如血红蛋白下降的速度、血管内容量的状态、呼吸气短、心脏原因所致的胸痛、对液体冲击治疗无反应的低血压或者心动过速等。

（3）一般情况下，内科患者血红蛋白>100g/L 和 / 或红细胞比容>0.30，可不输注红细胞；血红蛋白 60~100g/L 和 / 或红细胞比容 0.18~0.30，应根据患者组织缺氧与耗氧情况、心肺代偿功能等情况综合评估考虑是否需输注；血红蛋白<60g/L 和 / 或红细胞比容<0.18，可考虑输注。

（4）围手术期患者红细胞输注决策需要考虑患者出血量、组织器官灌注和氧合情况、血红蛋白和红细胞比容等。一般情况下，患者 Hb>100g/L 时，不宜输注红细胞；Hb<70g/L，宜输注；Hb 在 70~100g/L，宜根据患者的年龄、出血量、出血速度、心肺功能以及有无缺氧症状等因素综合判断是否输注。

（5）一般情况下血浆输血指征为：PT 或 APTT>参考值区间上限 1.5~2 倍，伴有出血，应输注；INR 值>1.5~2.0，伴有出血，应输注。

（6）一般情况下，内科患者血小板计数>50×10^9/L，可不输注，但存在血小板功能异常且伴有明显出血者，可输注。当血小板计数(10~50)×10^9/L 时，若伴有明显出血，应输注；血小板计数≤10×10^9/L，应立即输注。

（7）围手术期患者血小板计数>100×10^9/L，一般情况下不宜输注血小板。血小板计数(50~100)×10^9/L，伴有大量微血管出血时，宜输注血小板。对于眼科、神经外科手术及椎管内神经阻滞时，应提高血小板输注阈值。

（8）在某些情况下不宜给予血小板输注，如血栓性血小板减少性紫癜及免疫性血小板减少症患者。

（9）当血浆纤维蛋白原<1.0g/L，血栓弹力图提示纤维蛋白原功能低下可输注冷沉淀凝血因子；若患者存在严重出血、大量输血时，应提高血浆纤维蛋白原输注阈值至<1.5g/L；儿童患者发生出血，且血浆 Fib<1.5g/L 和 / 或存在纤维蛋白原功能低下时，可给予输注冷沉淀凝血因子；当存在产科严重出血时，提高血浆纤维蛋白原输注阈值至<2.0g/L。

（10）扩容、抗休克、营养支持、纠正低蛋白血症、存在大量引流液、贫血、家属要求、上级医师指示等不能直接作为输血指征。

自我测试

在阅读完本章之后,花几分钟思考串联一下学习的知识,您是否已经达到了本章的学习要求,它们是:

1. 不同类型患者有不同的输血指征,请您比较并总结一下他们之间的异同。
2. 哪些特殊情况下需要提高输血阈值? 分析一下这些情况的共同点是什么。
3. 哪些特殊情况下需要降低输血阈值? 请您分析一下这些情况的共同点是什么。
4. 在您的实际工作中,您曾经遇到过什么样的不合理输血的情况? 应该如何改正?

参 考 文 献

1. 国家卫生健康委员会. 内科输血: WS/T 622—2018.(2018-09-26)[2024-10-30]. https://hbba. sacinfo. org. cn/attachment/ onlineRead/bd4759da9d167a51d1a30db8bc9928fed128f380aa93c7dbe5c58c67d9d2075e.
2. 国家卫生健康委员会. 围手术期患者血液管理指南: WS/T 796—2022.(2022-02-23)[2024-10-31]. http://www. nhc. gov. cn/wjw/s9493/202202/5e3bc1a664094da692bcb3e2e85efd34/files/93f67b893b634ca9be00020c08ce6ab4. pdf.
3. 国家卫生健康委员会. 儿科输血指南: WS/T 795—2022.(2022-01-21)[2024-10-30]. https://hbba. sacinfo. org. cn/attach-ment/onlineRead/08b4f84d22eabf132571c9932f6ecd0fc8ff0e7332cdee8754501c5825fac00a.
4. 郭永建. 英国和美国 AABB 红细胞输注指南推荐意见的比较. 中国输血杂志, 2017, 30 (1): 104-107.
5. Tobian AA, Heddle NM, Wiegmann L, et al. Red blood cell transfusion: a clinical practice Guideline from the AABB. Ann Intern Med, 2016, 56 (10): 2627-2630.
6. 国家卫生健康委员会. 全血和成分血使用: WS/T 623—2018.(2018-09-26)[2024-10-31]. https://hbba. sacinfo. org. cn/ attachment/onlineRead/32683db648cddddbf29a5dc734e7f4c3d128f380aa93c7dbe5c58c67d9d2075e.
7. 廖刃, 罗贞. 严重创伤与大量输血// 杨成明, 刘进, 赵桐茂. 中华输血学. 2 版. 北京: 人民卫生出版社, 2022.
8. 中华医学会血液学分会血栓与止血学组. 血栓性血小板减少性紫癜诊断与治疗中国指南 (2022 年版). 中华血液学杂志, 2022, 43 (1): 7-12.
9. Estcourt LJ, Birchall J, Allard S, et al. Guidelines for the use of platelettransfusions//British Committee for Standards in Haematology. Br J Haematol, 2017, 177 (1): 157.
10. 卫生部. 关于印发《临床输血技术规范 》的通知.(2000-06-02)[2001-11-08]. http://www. nhc. gov. cn/yzygj/ s3589/200804/adac19e63a4f49acafab8e0885bf07e1. shtml

第十五章　输血后疗效评价

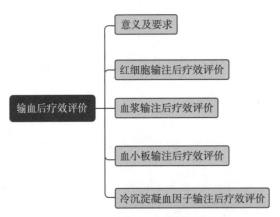

图 15-1　输血后疗效评价学习导图

学习目标

1. 掌握输血后疗效评价的意义及要求
2. 掌握红细胞输注剂量和血红蛋白预期升高值的计算公式
3. 掌握血浆输注后的疗效评价方法
4. 掌握引起血小板输注无效的因素
5. 掌握 CCI 和 PPR 的计算公式及判断指标
6. 掌握冷沉淀凝血因子输注后的疗效评价方法

第一节　疗效评价的意义及要求

输血是临床一项重要而特殊的治疗,如同临床其他治疗一样,应对其治疗效果予以关注。临床用血应建立疗效评价机制,对每一次输血治疗的效果进行科学的评价。通过评价可以不断总结用血经验,提升合理、科学的用血水平,能够及时发现无效输血,寻找导致输血无效的原因,既可避免再次无效用血而浪费血液资源,降低输注异体血液对机体的损伤,又可发现输血不足的情况,并及时采用有效的治疗措施避免病情的延误。《医疗机构临床用血管理办法》第二十八条规定,"医疗机构应当建立临床用血医学文书管理制度,确保临床用血信息客观真实、完整、可追溯。医师应当将患者输血适应证的评估、输血过程和输血后疗效评价情况记入病历;临床输血治疗知情同意书、输血记录单等随病历保存。"

输血后,应及时综合评价输血的合理性、有效性和安全性。宜对输血决策的合理性进行回顾性评价,内容包括输血适应证、血液成分选择、输注剂量和速度等。宜评价输血是否取得预期疗效,内容包括临床评价和实验室评价两个方面。临床评价内容以作为输血决策的临床表现是否改善为主要依据。实验室评价以输血决策时作为输注血液成分品种、剂量和输注目标选择依据的血液检测指标是否达到改善预期为主要依据。宜权衡实验室评价需求和患者对医源性失血的耐受程度。如果输血后未取得预期疗效,宜对可能影响输血疗效的因素进行全面分析和评估,内容包括输血适应证、血液成分品种、输注剂量和速度、病情变化、进一步诊疗措施(包括再次输血)等。对于疑难病例,宜组织多学科(包括输血科)专家会诊。宜对患者输血前、中、后的生命体征变化情况,有无新的临床表现等进行分析和判断,确认患者是否出现急性输血不良反应。密切关注患者是否出现疑似迟发性输血不良反应的临床表现,以及时发现和处理。宜关注并嘱患者关注输血传播感染风险,宜在输血后 3~6 个月进行输血传播感染的随访检测。

第二节 红细胞输注后疗效评价

红细胞输注主要用于纠正贫血,提高携氧能力,改善组织供氧。红细胞携氧的主要功能单位是血红蛋白(hemoglobin,Hb),因此将循环血液中 Hb 作为评价红细胞输注效果的实验室评价指标。

在成人患者限制性红细胞输注策略中,输血阈值为 70g/L,输血后目标 Hb 浓度为 70~90g/L。对于急性冠脉综合征患者,可采用 Hb 80g/L 作为红细胞输注阈值,输血后目标 Hb 浓度为 80~100g/L。临床上我们可以通过一些计算公式计算出提升 Hb 数值所需输注红细胞悬液的单位数,也可根据受血者体重输注一定量的红细胞悬液后推算出 Hb 预期升高值。

【公式 1】达到目标 Hb 所需输注的红细胞剂量计算公式:

输入红细胞单位数 = 体重(kg)×0.085×[Hb 期望值(g/L)– 输血前 Hb 值(g/L)]/25[a]

注:[a] 专著中此数值为 50,是按国外每 400mL 全血制备 1 单位红细胞所设定,国内均按每 200mL 全血制备 1 单位红细胞,故此处数值为 25。

例 1:60kg 体重患者,希望从 Hb 60g/L 提升至 80g/L,应输入多少单位红细胞悬液?

$$60×0.085×(80–60)/25=4.08(单位)$$

结果:应输入至少 4 单位红细胞悬液。

【公式 2】Hb 预期升高值计算公式:

Hb 预期升高值 = [献血者 Hb(g/L)× 输血量(L)[a]]/[患者体重(kg)×0.085[b]]

注:[a] 以全血量为标准,红细胞成分折算为对应全血量,如 1 单位红细胞 =200mL 全血;[b] 变量,每千克体重血容量,小儿按 0.09L/kg。

例 2:60kg 患者(Hb 60g/L),输入 4 单位红细胞悬液(相当于 0.8L 全血,假设献血者 Hb 为 150g/L),预计患者 Hb 可达到多少 g/L ?

$$Hb 预期升高值 =150×0.8/(60×0.085)g/L=23.53g/L$$

因此,估计该患者输注 4 单位红细胞悬液后可提升 Hb23.53g/L 左右。

通过以上计算可知,成年人输注 2 单位红细胞(400mL 全血制备)一般可升高 Hb 10g/L 左右。

虽然上述公式很常用,但笔者认为其科学性有待商榷,在实际输血实践中,血袋标签上并未标注献血者 Hb 值等信息,通过公式 2 来计算所输红细胞单位预期提升的 Hb 值并不实用。并且,在临床输血实践中,对于成人患者,输血首先考虑是否或何时输注红细胞,很少具体考虑输多少血量。虽然儿科医师通常根据患儿的体重决定输血量,但是成人红细胞输注基本剂量为 2 个单位,通常不考虑患者体型,不考虑是否能达到预期的血红蛋白值。输注的实际剂量是输血目标的主要决定因素。一项有名的患者血液管理项目"1 单位能解决时为什么输 2 单位?"(Why give 2 when 1 will do?),倡议在输注 1 单位 RBC 后先对患者重新评估再考虑是否输注,旨在鼓励非出血、血流动力学稳定患者的输注 1 单位红细胞。随机试验表明,即使是需要多次输注 RBC 的白血病患者,1 单位输血策略也是安全有效的。需注意,此处提到的 1 单位红细胞在美国是由 400mL 全血制备,对应至我国标准,则为 2 单位。

　　临床症状的改善与红细胞在肺床氧交换是否充分、每一红细胞携氧的饱和水平、组织血管通畅程度、组织耗氧水平等有关。每一位患者对缺氧的耐受能力不一,同一 Hb 水平的贫血所表现出来的缺氧症状也不尽相同。因此,红细胞输注疗效的判定主要以单位红细胞输注后 Hb 提升水平进行评价,若成年人输注 2 单位红细胞悬液 Hb 能提升 10g/L 左右应视为有效,此时临床症状改善不尽满意只说明 Hb 的提升尚未达到改善临床症状的水平。

练习题一

1. 55kg 体重患者,希望从 Hb 45g/L 提升至 60g/L,应输入多少单位红细胞悬液?

A. 2 单位　　　　　　　　　　　　　B. 3 单位

C. 4 单位　　　　　　　　　　　　　D. 5 单位

2. 50kg 患者(Hb 45g/L),输入 4 单位红细胞悬液,预计患者 Hb 可达到多少 g/L?

A. 60g/L　　　　　　　　　　　　　B. 66g/L

C. 73g/L　　　　　　　　　　　　　D. 78g/L

第三节　血浆输注后疗效评价

　　GB 18469—2012《全血及成分血质量要求》规定,新鲜冰冻血浆(fresh frozen plasma,FFP)中血浆蛋白含量应 ≥50g/L,Ⅷ因子含量应 ≥0.7IU/mL。普通冰冻血浆(frozen plasma,FP)与 FFP 相比,缺乏不稳定凝血因子Ⅴ、Ⅷ。临床上血浆输注的适应证主要包括各种疾病引起的获得性凝血因子缺乏(如肝病、创伤性或稀释性凝血病、DIC、服用法华林)、先天性单个凝血因子缺乏性疾病(如血友病)、血栓性血小板减少性紫癜、C1 酯酶抑制物缺乏症。血浆输注对出血患者的影响研究大多局限于非随机对照试验,因此,血浆输注的临床效果尚不明确。一个专家共识小组对中枢神经系统出血患者的血浆输注进行了系统性回顾,建议在没有凝血功能障碍或维生素 K 拮抗治疗的情况下不要输注血浆,原因是血浆输注后可能出现心肺并发症和严重的不良反应。系统回顾显示,现有文献强调预防性使用(而不是治疗性使用)新鲜冰冻血浆缺乏循证医学证据。

　　血浆常规的输注剂量为 10~15mL/kg,按这种剂量输注后可提升 20% 的凝血因子水平。目前还无法准确预测需要输注多少的血浆量来纠正 1 种特定的凝血疾病。因此,应多次检测输血后的凝血功能。血浆有很多种,在大多数情况下,它们都可以替换使用。"FFP"在采集的 8 小时内必须冰冻,并在融化后的 24 小时内使用,从而能保证大多数的不稳定凝血因子如Ⅴ因子和Ⅷ因子的活性。但是,先天性Ⅴ因子缺乏是很少见的。由于Ⅷ因子是急性时相反应蛋白,因此大部分需要输注血浆的患者Ⅷ因子含量已有所增高。因此,全血采集之后 24 小时内分离出来的冰冻血浆在纠正大多数凝血病中的效果与 FFP 是一致的。

　　血浆输注后的疗效评价,一方面是根据临床出血症状的改善情况,另一方面可通过各种检测结果进行判断,如凝血酶原时间(prothrombin time,PT)、活化部分凝血活酶时间(activated partial thromboplastin time,APTT)、血栓弹力图(thrombelastography,TEG)。输注后临床出血情况有所改善,复查 PT、APTT 时间有明显缩短或 TEG 中 R 值时间缩短可评价为输注有效。若单纯凝血因子缺乏,输注血浆后 TEG 中 CI 负值变小亦可作为判断指标。

练习题二

下列哪些实验室检查结果说明血浆输注有效（多选）（　　　）？

A. PT 缩短

B. APTT 缩短

C. TEG 中 R 值时间缩短

D. TEG 中 CI 负值变小

第四节　血小板输注后疗效评价

目前根据临床症状、血小板计数是否增高将血小板输注后的疗效判断分为 3 个层次：血小板计数有上升、出血停止或明显减轻为显效；血小板计数无上升但出血症状有明显好转为有效；血小板无上升、出血症状亦无好转为无效。血小板输注无效是指输注血小板后血小板计数增加始终达不到预期值（合理的数值）。大多数情况下，血小板输注无效是由非免疫因素引起的，如脓毒血症、弥散性血管内凝血（disseminated intravascular coagulation，DIC）、出血、脾功能亢进、药物反应或其他血小板消耗状态。约 20% 的血小板输注无效是由免疫病因引起。常见与血小板输注无效相关的因素见表 15-1。

表 15-1　引起血小板输注无效的因素

非免疫因素	免疫因素
发热	HLA 抗体
药物（如两性霉素、万古霉素）	ABO 血型不相容
血小板在肝、脾潴留或破坏过多	人类血小板抗原抗体
败血症	淋巴增生性疾病继发的自身抗体
药物依赖性自身抗体	免疫性血小板减少症
弥散性血管内凝血	
出血	
移植物抗宿主病	
延长血小板保存	
血栓性微血管病（TTP；HUS；药物引起）	

TTP：血栓性血小板减少性紫癜；HUS：溶血性尿毒综合征

血小板输注无效尚无明确的定义。已发表的关于血小板输注研究常使用 1 小时后的校正后血小板增加量（corrected count increment，CCI）<7.5 为血小板输注无效的定义，而一些书籍中将血小板输注无效定义为 CCI<5。CCI 值是通过综合考虑血小板输注量（×10^{11}）和患者体表面积[BSA（m^2）]得到校正后的血小板绝对增加值。

【公式 3】血小板计数增加校正指数（corrected count increment，CCI）计算公式

$$CCI=[\text{血小板计数增加值}(\times10^9)\times\text{体表面积}(m^2)]/\text{输入的血小板总数}(\times10^{11})$$

$$\text{体表面积}(m^2)=0.006\ 1\times\text{身高}(cm)+0.012\ 8\times\text{体重}(kg)-0.015\ 29$$

CCI 判断指标:连续两次血小板输注后 1 小时 CCI<(5~7.5),可判断为输注无效。

例 3:173cm,70kg 患者,输注 1 人份单采血小板(2.5×10^{11})后 1h 血小板计数从 8×10^9/L 升至 28×10^9/L,则:

$$\text{体表面积}(m^2)=0.006\ 1\times173+0.012\ 8\times70-0.015\ 29=1.93$$

$$CCI=[(28-8)\times1.93]/2.5=15.44$$

【公式 4】实际血小板回收率(practical platelet recovery,PPR)计算公式

$$PPR=[\text{血小板计数增加值}(\times10^9)\times\text{血容量}(L)]/\text{输入血小板总数}(\times10^{11})$$

PPR 判断指标:1h PPR<30% 可判断为输注无效。

例 4:70kg 患者,输注 1 个治疗量单采血小板(2.5×10^{11}),血小板计数从输前的 8×10^9/L 升至 28×10^9/L,PPR 是多少?(70kg 体重血容量约 5.6L)

$$PPR=[(28-8)\times5.6]/2.5=112/2.5=44.8$$

结果:PPR=44.8%。

由于输注的血小板数量常无法确定,CCI 和 PPR 并不作为常规临床检测。通常用未校正的血小板增加量来判断患者的血小板计数增加是否达到预期。评估是否发生免疫性输注无效,应在输血后10~60 分钟采血查血小板计数。患者至少 2 次输注后早期血小板计数增加量低于预期(如<10×10^9/L),才能考虑免疫性输注无效。一般情况下,成年人输注 1 个治疗量的单采血小板,有效情况下可升高血小板计数(20~30)×10^9/L。相反,如果患者输血后 1 小时血小板计数增加达到预期,而 24 小时后又降到基线以下,血小板输注无效可能是非免疫因素导致(如消耗)。另外,TEG 检测中,在 K 值正常情况下 α 角增大、MA 值升高亦可判断血小板输注有效。

练习题三

下列哪些情况可以判断血小板输注无效(多选)(　　)?

A. CCI=2.0

B. PPR=20%

C. 血小板计数升高 2×10^9/L,出血症状无好转

D. 血小板计数无上升,但出血症状有明显好转

第五节　冷沉淀凝血因子输注后疗效评价

GB 18469—2012《全血及成分血质量要求》规定,由 200mL 全血制备的冷沉淀凝血因子中Ⅷ因子应 ≥40IU、纤维蛋白原含量应 ≥75mg;由 300mL 全血制备的冷沉淀凝血因子中Ⅷ因子应 ≥60IU、纤维蛋白原含量应 ≥113mg;由 400mL 全血制备的冷沉淀凝血因子中Ⅷ因子应 ≥80IU、纤维蛋白原含量应 ≥150mg。除了Ⅷ因子和纤维蛋白原,冷沉淀凝血因子中还含有丰富的血管性血友病因子(von Willebrand factor,vWF)、纤维连接蛋白和ⅩⅢ凝血因子。临床上多用于补充纤维蛋白原(<1.0/L时)和轻度Ⅷ因子缺乏所致疾病。血浆、冷沉淀凝血因子和纤维蛋白原浓缩物都可以提供纤维蛋白原,但是获得相同剂量的纤维蛋白原需要血浆量比冷沉淀凝血因子大很多(例如同样补充 300~400mg纤维蛋白原,需要血浆 250mL,而冷沉淀凝血因子仅需要 10~15mL)。

冷沉淀凝血因子输注后以临床出血情况变化和复测纤维蛋白原含量进行效果评价,因含有不稳定凝血因子,对 PT、APTT 的延长有治疗效果,亦可评价指标。TEG 中的 K、α 角、MA、CI 亦可作为冷沉淀凝血因子输注效果的评价指标。在存在因纤维蛋白原降低所致出血情况下,出血停止或改善亦是临床评价指标。

知识小结

1. 血液成分输注后宜评价输血是否取得预期疗效,内容包括临床评价和实验室评价两个方面。临床评价内容以作为输血决策的临床表现是否改善为主要依据。实验室评价以输血决策时作为输注血液成分品种、剂量和输注目标选择依据的血液检测指标是否达到改善预期为主要依据。

2. 红细胞输注疗效的判定主要以单位红细胞输注后 Hb 提升水平进行评价,若成年人输注 2 单位红细胞悬液 Hb 能提升 10g/L 左右应视为有效。

3. 血浆输注后的疗效评价,一方面是根据临床出血症状的改善情况,另一方面可通过各种检测结果进行判断,如 PT、APTT、TEG。

4. 血小板输注无效是指输注血小板后血小板计数增加始终达不到预期值。大多数情况下,血小板输注无效是由非免疫因素引起的,如脓毒血症、DIC、出血、脾功能亢进、药物反应或其他血小板消耗状态。

5. 冷沉淀凝血因子输注后以临床出血情况变化和复测纤维蛋白原含量进行效果评价。在存在因纤维蛋白原降低所致出血情况下,出血停止或改善亦是临床评价指标。

自我测试

在阅读完本章之后,花几分钟思考串联一下学习的知识,您是否已经会回答下列问题:

1. 输血后疗效评价的意义是什么? 有何要求?
2. 如何计算红细胞输注剂量和 Hb 预期升高值?
3. 如何评价血浆输注后的疗效?
4. 哪些因素可能引起血小板输注无效?
5. 如何计算 CCI 和 PPR 值? 血小板输注无效的判断指标是什么?
6. 如何评价冷沉淀凝血因子输注后的疗效?

参 考 文 献

1. 卫生部. 医疗机构临床用血管理办法(卫生部令第 85 号).(2012-06-07)[2012-06-12].http://www.nhc.gov.cn/yzygj/xxgzdt/201408/079cc93dfa464430a783422f2d7e8723.shtml

2. National Institute for Health and Care Excellence.Blood transfusion:NICE Guideline NG24.(2015-11-18)[2024-10-31]. https://www.nice.org.uk/guidance/ng24.

3. Podlasek SJ,Thakkar RN,Rotello LC,et al.Implementing a "Why give 2 when 1 will do?" Choosing Wisely campaign. Transfusion,2016,56:2164.

4. DeZern AE,Williams K,Zahurak M,et al.Red blood cell transfusiontriggers in acute leukemia:A randomized pilot study. Transfusion,2016,56:1750-1757.

5. 国家卫生健康委员会. 全血及成分血质量要求：GB 18469—2012. 北京：中国标准出版社, 2012.
6. Cohn CS, Delaney M, Johnson ST, et al.Technical Manual（AABB）, 20th Edition.Bethesda：American Association of Blood Banks, 2020：771.
7. Harmening D.Modern Blood Banking & Transfusion Practices, 7th Edition.Philadelphia：F.A.Davis Company, 2019.

第十六章　输血病历记录要求及临床常见不规范记录

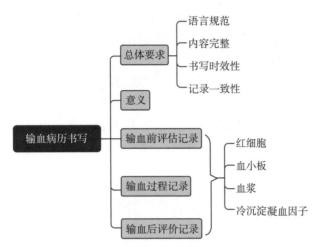

图 16-1　输血病历记录要求及临床常见不规范记录学习导图

学习目标

1. 掌握病历记录总体要求
2. 了解输血病历记录的意义
3. 掌握输血前、中、后,病历书写的要求

第一节　病历记录总体要求

病历是患者诊疗信息的集中体现,是了解、追溯患者病情发展、医疗事件经过的客观描述,是体现诊疗过程事实的重要法律文书和依据。按照《病历书写基本规范》(卫医政发〔2010〕11 号)的要求,病历书写应将"客观、真实、准确、及时、完整和规范"贯彻整个病历书写过程。输血记录作为病历文书的一部分,应结合临床输血治疗的实际过程,对输血全过程进行记录。

一、语言规范

输血病历记录的语言文字应严谨规范,病历书写应使用标准、统一的通用医学名词。根据《输血医学术语》(WS/T 203—2020)及《医学术语系统命名—临床术语》《国际疾病分类与代码》医学主题词表、中文版医学主题词表(CMeSH)、《药典》等相关医学专业词汇规范典籍或文件中的标准要求,对患者症状、体征、临床诊断、实验室检查、输血指征、输血过程临床表现以及输血效果评价进行描述。

二、内容完整

输血记录的内容必须完整,病程记录中至少包括输血前指征评估、输血过程记录、输血后评价三部分。其中,输血前指征评估包括:症状、体征、临床诊断(涉及单病种用血的特殊输血阈值)、实验室检查以及输注后的目标值;输血过程记录必须完整记录输血起止时间、血液成分种类、输注剂量、有无不良反应;护理记录中需有相应的监测时间点,包括输血开始时间、输血开始后15分钟、输血完成时间,以及每个时间点的监测内容,包括呼吸、体温、脉搏、血压及其他重要临床表现。对某些特殊原因(如限液或心脏负荷过重避免输液过快等因素)导致输血时间较长的患者,在输注过程中应增加监测时间点,常规每小时应进行监测,并记录。

输血治疗前必须签署输血治疗知情同意书,并随病历归档。经治医师向患者告知输血的相关情况,并由患者签署是否同意输血治疗。输血治疗知情同意书内容包括患者姓名、性别、年龄、科别、病案号、诊断、输血指征、拟输血成分、输血前有关检查结果、输血风险及可能产生的不良后果、可供选择的输血替代方案(如内科药物)、输血方式(自体输血、异体输血、自体输血结合异体输血等)、输血次数、患者签署意见并签名、医师签名并填写日期。

三、书写时效性

(一)输血前评估

输血前指征评估记录应及时书写,须在输血申请开始前完成。

(二)输血过程记录

宜在输注结束后1小时内最迟不超过24小时(建议12小时)之内完成,同时准确记录有无急性输血反应及其临床表现,若出现迟发性输血反应,应在出现症状并考虑为输血反应时,及时补充记录。

(三)输血后评价

输注结束后宜在24小时之内进行输血效果评价并记录,包括临床症状、体征和实验室辅助检查结果。

四、记录一致性

输血病历的记录应保持一致性,主要指经临床医师书写的输血过程记录与护理人员的护理记录中的内容一致,以及术中输血的患者麻醉记录与手术记录中涉及输血过程的内容一致,包括输血起止时间、血液成分种类、输注剂量、有无不良反应等。

练习题一

输血病历记录的书写应符合哪些要求? (多选)(　　　)

A. 内容完整　　　　　　　　　　　　B. 语言规范

C. 护理记录与病程记录保持一致　　　D. 输血后及时书写

第二节　输血病历记录的意义

一、医疗行为的法律依据

病历是指医务人员在医疗活动过程中形成的文字、符号、图表、影像、切片等资料的总和。当公安、司法、人力资源社会保障、保险以及负责医疗事故技术鉴定的部门,因办理案件、依法实施专业技术鉴定、医疗保险审核或仲裁、商业保险审核等需要,提出审核、查阅或者复制病历资料要求时,经办人员提供证明材料后,医疗机构可根据需要提供部分或全部病历。输血病历记录作为病历记录中的重要部分,为输血全过程的医疗活动提供法律依据。

二、法律法规及行业标准的要求

《医疗机构病历管理规定(2013 年版)》《病历书写基本规范》(卫医政发〔2010〕11 号)等法律法规,及三级医院评审标准(2020 年版)实施细则等文件中,要求医疗机构须建立病历管理制度,病历内容必须客观、真实、准确、及时、完整和规范。医疗机构应建立完善的临床用血审核制度,并在病历、病案中体现规范的临床用血工作和评价。2020 年全国《血液安全技术核查指南(医疗机构部分)》中针对输血治疗病程记录也作了明确的规定,要求完整、详细地记录输血治疗全过程,包括监测时间点、监测内容、有无输血反应等。

三、有利于追踪输血反应

输血记录是对输血全过程的体现,当患者发生输血反应时,应及时按相关流程进行处理,并将输血反应的症状、体征、处理过程进行记录。通过输血病历记录,可追溯输血反应的类型、临床表现及可能原因分析,对输血反应的进一步调查、分析及预防有重要意义。

第三节　输血前评估记录

一、红细胞输血前评估记录

(一) 实验室检查结果

内科根据《内科输血》(WS/T 622—2018)、《全血和成分血使用》(WS/T 623—2018),外科根据《围手术期患者血液管理指南》(WS/T 796—2022)等标准或指南,其他相关专科可参考相应学科输注指南或规范(如《儿科输血指南》或《自身免疫性溶血性贫血诊疗指南(2022 年版)》)中规定的红细胞输注指征进行评估。

红细胞输注的主要参考实验室指标为血红蛋白(Hb)和红细胞比容(Hct)。当患者血红蛋白水平或红细胞比容符合输注指征,如内科患者 Hb<60g/L 或 Hct<0.18,或术前患者 Hb<70g/L,临床医师可直接记录实验室检查结果,作为红细胞输注前评估的依据,并在指征评估中描述目标值,以便输注后进行输血效果评价,以及确定进一步的输血决策。如内科患者"血红蛋白 55g/L,有输注红细胞指征,申请悬浮红细胞 2U,拟将血红蛋白提升至 65g/L 以上";外科患者"术前血红蛋白 60g/L,有输注红细胞指征,申请悬浮红细胞 2U,拟将术前血红蛋白提升至 70g/L 以上"。

某些特殊疾病,符合单病种特殊输血指征,需明确写出该患者的诊断,同时注明该单病种输血阈值的特殊标准。如珠蛋白生成障碍性贫血 Hb<130g/L 即可输血,输血指征可描述:"患者诊断珠蛋白生成障碍性贫血,目前 Hb 100g/L,符合该疾病输血指征 Hb<130g/L,申请悬浮红细胞 6U 输注,拟将 Hb 提升至 130g/L 以上";自身免疫性溶血性贫血患者 Hb<40g/L(《内科输血》WS/T 622—2018)可输血,输血指征可描述:"患者诊断自身免疫性溶血性贫血,目前 Hb 32g/L,符合该疾病输血指征 Hb<40g/L,予以输悬浮红细胞 2U 治疗,拟将 Hb 提升至 40g/L 以上"。

(二) 临床表现描述

实验室检查不能作为评估输血的唯一标准。当患者实验室检查不能完全符合输注指征时,如内科患者 Hb 在 60~100g/L 之间,外科患者 Hb 在 70~100g/L 之间,需描述患者需要输注红细胞的其他辅助依据。

1. 组织缺氧与耗氧情况 主要描述携氧能力不足的表现:①呼吸困难相关症状,如气促、喘累、张口呼吸;②发绀等组织缺氧的体征,如口唇发绀、甲床发绀、呼吸频率增快、心率增快等;③反映携氧能力的相关指标:氧饱和度、血气分析等。

2. 心肺功能代偿情况 阐述患者是否高龄,心肺功能欠佳,或合并心肺功能基础疾病,如心肌梗死、肺心病、先天性心脏病等。

3. 活动性出血 当患者存在活动性出血,血红蛋白和红细胞比容等实验室检查无法及时、准确反映当时状况,可根据活动性出血量、出血速度申请输注悬浮红细胞,以保障患者安全。

例 1:患者 85 岁女性,目前 Hb 65g/L,高龄,心肺功能代偿能力欠佳,现有喘累、口唇发绀、呼吸急促的表现,指氧饱和度 90%,提示携氧能力不足,有输注红细胞提高携氧能力的指征,予以申请悬浮红细胞 2U 输注,拟将 Hb 提升至 75g/L 以上再进行评估。

例 2:患者中年男性,呕鲜红色血,6 小时内 Hb 从 120g/L 下降至 95g/L,考虑患者大量活动性出血,申请输注悬浮红细胞 2U 输注以维持携氧能力,动态监测 Hb 水平和氧饱和度,根据病情决定是否再进行输血治疗。

(三) 特殊成分评估

当患者病情需要输注特殊红细胞成分时,宜对输注原因进行适当阐述。

1. 洗涤红细胞 描述是否符合输注指征的疾病诊断,如 IgA 缺乏症、阵发性睡眠性血红蛋白尿、肾功能衰竭、高钾血症等。或存在严重过敏史等病史,并宜阐明输注理由。如:"患者目前 Hb 50g/L,有输注红细胞指征,既往有严重过敏史,为避免血浆蛋白等物质造成过敏等输血反应,申请输注洗涤红细胞 2U,拟将 Hb 提升至 60g/L 以上"。

2. 辐照红细胞 描述是否为造血干细胞移植患者或各种原因所致免疫力低下的患者。如:"患者目前 Hb 55g/L,有输注红细胞指征,考虑到患者为造血干细胞移植患者,为避免外源性活性淋巴细胞造成患者移植物抗宿主病,申请辐照红细胞 2U 输注,拟将血红蛋白提升至 60g/L 以上"。

3. 去白细胞悬浮红细胞 描述是否反复多次输血或既往输血后发生非溶血性发热反应等。

4. 冰冻解冻去甘油红细胞 描述是否为稀有血型患者等情况导致无相应悬浮红细胞。

二、血小板输血前评估记录

(一) 实验室检查结果

血小板的输注指征主要为血小板计数减少和／或功能异常引起出血的治疗性输注或具有潜在性出血倾向的预防性输注。故实验室检查主要参考血常规中血小板计数和／或血栓弹力图(TEG)中血小板功能。一般情况下:①血小板计数>50×10^9/L,不输注;倘若存在血小板功能异常,如 TEG 结果显示 MA 值降低(参考范围 50~70mm),伴有明显出血,可输注。②血小板计数(10~50)×10^9/L,伴有明显出血,应输注。③血小板计数<10×10^9/L,应立即输注。故在描述输注血小板指征中,主要描述具体的血小板计数值和／或 TEG 中 MA 值。如:"患者查体可见皮下瘀点,血常规提示血小板计数 30×10^9/L,TEG 示 MA 值 33mm(参考范围 50~70mm),患者血小板数量和功能均降低,合并皮下出血,有输血小板指征,申请输注血小板 1U,促进止血"。

(二) 其他情况描述

除上述实验室检查指标作为血小板输注指征外,当有其他特殊情况,符合以下情形时,可输注血小板,但均需清楚阐述输注血小板的具体原因。

1. 存在其他止血异常(如遗传性或获得性凝血障碍等)或高出血风险因素(如:发热、败血症、肿瘤放化疗后等),血小板计数<30×10^9/L 时,应输注。如"患者处于恶性肿瘤化疗期间,骨髓抑制,查血小板计数 12×10^9/L,出血风险高,输注血小板 1U 预防出血,拟将血小板计数维持在 20×10^9/L

以上"。

2. 急性大出血后大量输血和 / 或大量输注晶体溶液或胶体溶液扩容致稀释性血小板减少,血小板计数<50×10⁹/L 和 / 或血小板功能异常时,应输注。如"患者失血性休克,已输注 10U 红细胞、2 000mL 血浆、16U 冷沉淀,补充晶体溶液、胶体溶液共 3 000mL,目前患者仍有活动性出血,查血小板计数 45×10⁹/L,考虑血小板消耗,及稀释性减少,申请血小板 2U 输注,维持血小板计数 50×10⁹/L 以上,促进止血"。

3. 患者实施各种有创操作前血小板计数应达到安全指标,否则应输注,包括:轻微有创操作时,血小板计数>20×10⁹/L;留置导管、脑膜腔穿刺(腰穿)、胸腔穿刺、肝活检、经支气管活检时,血小板计数>50×10⁹/L。如"患者肺部占位,目前血小板 48×10⁹/L,现拟行经支气管活检,申请血小板 1U 输注,拟将血小板水平提升至 50×10⁹/L 以上"。

三、血浆输血前评估记录

(一) 实验室检查结果

血浆主要用于补充凝血因子,改善凝血功能。其中,冰冻血浆用于各种原因导致的多种稳定凝血因子缺乏的治疗性输注,新鲜冰冻血浆用于各种原因导致的不稳定凝血因子和 / 或稳定凝血因子和 / 或抗凝血酶Ⅲ等缺乏的治疗性输注。

评估凝血功能的实验室指标主要为凝血象检查和血栓弹力图。根据《内科输血》(WS/T 622—2018)、《全血和成分血使用》(WS/T 623—2018)及相关输血疾病输血标准,进行输血浆前指征评估(详情参考第十四章)。

符合凝血功能障碍的实验室指征时,输血浆指征可直接描述实验室检查结果,同时宜根据推荐输注量(10~15mL/kg)注明拟输注剂量及目标值。如"患者中年男性,50kg,术后复查凝血象提示 PT 21.2s(参考范围 11~13s),APTT 53.9s(参考范围 31.5~43.5s),明显延长;TEG 提示 R 12min(参考范围 5~10min),明显延长,凝血功能障碍,为改善凝血功能,输注新鲜冰冻血浆 600mL,将凝血功能纠正至正常范围内"。

(二) 其他情况描述

特殊情况需输注血浆治疗时,如使用华法林抗凝期间出现华法林过量或发生出血时,需阐明具体情况。

四、冷沉淀输血前评估记录

(一) 实验室检查结果

冷沉淀主要用于补充纤维蛋白原和 / 或凝血因子Ⅷ和 / 或Ⅻ和 / 或 vWF,每次输注剂量建议 1~1.5U/10kg。因此输注冷沉淀主要参考的实验室检查为纤维蛋白原水平或相关凝血因子水平,输血指征中需阐明纤维蛋白原水平(纤维蛋白原<1.0g/L)或是否凝血因子Ⅷ/ 或Ⅻ活性降低,具体描述其检测值。如:"患者目前活动性出血,凝血功能障碍,查纤维蛋白原水平 0.8g/L,有输注冷沉淀指征,患者 50kg,申请冷沉淀 6U 输注,拟将纤维蛋白原水平提升至 1.5g/L 以上"。

(二) 其他情况描述

1. 血友病 A 属于凝血因子Ⅷ缺乏,当明确诊断,并伴有出血,在药源性 FⅧ浓缩制剂无法获得时,可输注,需要描述诊断和患者一般情况。如"患者血友病 A 诊断明确,目前合并关节腔出血,药房暂无 FⅧ药物制剂,故申请输注冷沉淀补充凝血因子Ⅷ,促进关节腔止血,拟将凝血因子Ⅷ补充至正常范围内"。

2. 血栓弹力图(TEG)K 值和 α 角是反映纤维蛋白原功能的指标,当 K 值延长、α 角缩小并伴有出血时,提示纤维蛋白原功能降低,可输注冷沉淀补充纤维蛋白原。此时需阐述 TEG 相关结果。

练习题二

以下输注红细胞的输血指征记录不合理的是:(　　　)

A. 患者 Hb 55g/L,为提高携氧能力输注悬浮红细胞 1U,拟将 Hb 提升至 60g/L 以上。

B. 患者 80 岁高龄,Hb 78g/L,心肺代偿功能差,呼吸急促,为提高携氧能力输注悬浮红细胞 1U,拟将 Hb 提升至 80g/L 以上。

C. 患者高处坠落伤后活动性出血,血红蛋白 1 小时内从 125g/L,降低至 90g/L,输注悬浮红细胞 1U 提高组织携氧能力。

D. 患者血红蛋白 80g/L,眼睑苍白,乏力,为纠正贫血,输注悬浮红细胞 1U。

练习题三

以下输注血浆的指征记录,不合理的是(　　　)

A. 患者凝血功能 PT 28s(参考范围 11~13s),APTT 50s(参考范围 31.5~43.5s),提示凝血功能障碍,为改善凝血功能,输注冰冻血浆 600mL。

B. 患者皮下散在瘀斑瘀点,TEG 示 R 值 11min(参考范围 5~10min),提示凝血因子活性降低,伴活动性出血,输注冰冻血浆 600mL 纠正凝血功能。

C. 患者术后 10 日,手术切口愈合仍欠佳,为补充白蛋白,促进伤口愈合,输注血浆 600mL。

D. 患者术后引流管引流出鲜红色液体,提示存在活动性出血,为促进止血,输注血浆 600mL。

第四节　输血过程记录

输血过程记录要求完整记录输血起止时间、血液成分种类、血型、输注剂量、有无不良反应。如:"患者输注 O 型 RhD 阳性悬浮红细胞 2U,血袋编号 50000200XXXXX,开始输注时间 2022-5-5 16:00,结束输注时间 2022-5-5 17:45,输注过程中及输注结束后无输血反应发生"。

第五节　输血后评价记录

一、红细胞输注后评价记录

红细胞成分输注后宜及时观察患者临床表现和实验室指标改善情况,并及时在病历中记录,宜在输注后 24 小时内书写效果评价记录。

红细胞成分效果评价主要监测血红蛋白值、红细胞比容等有无提升,是否达到目标值,以及患者携氧功能状态,即缺氧的临床症状有无改善,并实时调整输注剂量。如"患者昨日输注悬浮红细胞 2U,今日复查血常规示:Hb 109g/L,Hct 0.33,较输注前明显提升,Hb>100g/L,Hct>0.30,达到输注目标值。心累、气促症状较前缓解。提示输注红细胞有效"。

二、血小板输注后评价记录

通常每输注 1 个治疗量单采血小板或 10 单位浓缩血小板可升高血小板计数 $(20\sim30)\times10^9$/L。判定血小板输注的效果应结合实验室的检测指标和临床疗效来综合判断,以下情况之一提示输注有效:①出血症状明显减轻或出血停止。② PLT 在输注后的 1 小时和 24 小时增加值 $>20\times10^9$/L。③血栓弹力图(TEG)的 MA 值明显升高或恢复正常。④输注后 1 小时 CCI>7.5,或输注后 24 小时 CCI>4.5,或输注 1 小时后 PPR>30%,或输注后 24 小时 PPR>20%。

$$CCI= 体表面积(m^2)\times 血小板增加值(\times10^9/L)/ 输入的血小板总数(\times10^{11})$$
$$PPR= 血小板增加值(\times10^9/L)\times 血容量(L)/[输入的血小板总数(\times10^{11})]$$

血容量 = 体表面积 ×2.5,体表面积 =0.006 1× 身高(cm)+0.012 8× 体重(kg)+0.015 29

血小板输注无效一般指两次连续输注足量同型血小板,或者在 2 周内 3 次输用血小板后,都没有能够达到期待的结果,血小板数量不增加,和 / 或临床症状无改善。

三、血浆输注后评价记录

血浆输注后主要观察患者出血情况有无改善,实验室检查通过 PT、APTT、INR、血栓弹力图(TEG)检测等,了解凝血功能状态,并及时记录。如"患者昨日输注新鲜冰冻血浆 600mL,今日观察伤口引流管中引流液从鲜红色变为暗红色,考虑活动性出血停止,为陈旧性血液,凝血功能改善,输注血浆有效"。若有输注后复查的凝血象或 TEG 结果,需将其描述在效果评价记录中。

四、冷沉淀输注后评价记录

冷沉淀凝血因子主要目的在于止血和补充纤维蛋白原,输注后主要观察患者出血情况有无改善,实验室检查通过 Fib 和 / 或凝血因子活性,尤其是Ⅷ因子活性,以及血栓弹力图(TEG)检测等,了解纤维蛋白原水平及功能状态,并及时记录。

第六节　输血反应记录

目前临床输血反应主要包括以下类型:急性输血反应:①过敏反应;②发热性非溶血性输血反应(febrile non-hemolytic transfusion reactions,FNHTR);③输血相关循环超负荷(transfusion-associated circulatory overload,TACO);④输血相关性急性肺损伤(transfusion-related acute lung injury,TRALI);⑤输血相关呼吸困难(transfusion-associateddyspnea,TAD);⑥输血相关低血压反应;⑦急性溶血反应等。迟发性输血反应:①迟发性溶血性输血不良反应;②迟发性血清学反应;③输血相关移植物抗宿主病;④输血后紫癜等。

输血过程中及输血后应密切观察患者是否发生与输血相关的不良反应,尤其在输血结束 24 小时内,急性输血反应发生率较高,如发热性非溶血性输血反应、过敏反应等。迟发性输血反应发生于输血结束 24 小时之后,临床工作中应特别重视,若考虑患者不良反应与输血相关,需警惕,并及时记录。

输血反应记录应包括:输血时间、输注成分(为便于追踪调查,应具体到血袋编号)、发生输血反应时的已输注剂量,症状发生时间、临床表现、临床处理及症状转归等情况。

如:"患者 2022 年 5 月 10 日 10:30 开始输注悬浮红细胞 1U,输注过程中(约 50mL)患者前胸壁出现红色皮疹,伴瘙痒,无畏寒、寒战、发热,无胸闷、气促、呼吸困难,无腰背部痛、酱油色尿等。考虑输血导致过敏反应可能,予以地塞米松 10mg 静推后,皮疹逐渐消退"。

第七节　临床常见的输血不规范记录

一、输血前指征评估不规范记录

（一）红细胞指征评估不规范记录

红细胞输注指征不规范记录主要包括：无指征输血或指征不合理；实际有相对输血指征，但描述不规范或有误。

1. 无输红细胞指征

案例：患者行体外循环手术后第三日，手术时间长，目前血红蛋白 105g/L，心电监护示血压：120/60mmHg，心率：90 次 /min，SaO_2：100%。血气分析：PaO_2 85mmHg。为改善携氧能力予以输注红细胞。

分析：患者血红蛋白>100g/L，血压、心率、氧饱和度及血气分析动脉氧分压均在正常范围内，无组织缺氧或携氧能力不足的表现。故无输注红细胞的指征。

2. 有输血指征，但描述有误

案例：患者近日拟行手术治疗，血常规提示血红蛋白 63g/L，为补充血容量，申请输注悬浮红细胞。

分析：患者为外科术前准备患者，血红蛋白<70g/L，有输注红细胞指征，但补充血容量不能作为输血指征，该描述属画蛇添足，输注红细胞的目的为提高携氧能力。此外，宜将拟输注剂量和拟达到的目标值进行初步评估。

更正：患者拟行手术治疗，术前血常规提示血红蛋白 63g/L，有输注红细胞指征，故申请悬浮红细胞 2U 拟提升血红蛋白水平至 70g/L 以上，提高组织携氧能力。

3. 有相对输血指征，但描述错误

案例：患者贫血貌，血常规提示血红蛋白 71g/L，申请输注悬浮红细胞 2U 纠正贫血。分析：

（1）患者有输注红细胞相对指征，但未描述是否有呼吸困难、发绀或氧饱和度偏低等组织缺氧的临床表现，贫血貌（眼睑、甲床苍白等）属于血红蛋白偏低并非携氧能力不足的表现。

（2）输注指征不宜描述为"纠正贫血"，"纠正贫血"指提升血红蛋白水平至正常状态，即男性 Hb>120g/L，女性 Hb>110g/L，可改为"改善贫血"，即提高至临床可耐受的程度。

（3）没有目标值，输注红细胞的剂量需根据临床拟达到的 Hb 或 Hct 目标决定，故在描述输血指征时，宜描述输注剂量和拟达到的 Hb 和 / 或 Hct 目标值。

更正：患者高龄，心肺功能欠佳，血常规提示血红蛋白 71g/L，且合并喘累、气促的症状，查体口唇发绀。故申请悬浮红细胞 2U，拟将血红蛋白提升至 80g/L 以上，改善贫血，提高携氧能力。

（二）血浆指征评估不规范记录

血浆输注指征不规范记录主要包括以下情况：输血浆指征不合理（如凝血功能无障碍，但用来补充血容量或白蛋白等）；有输血浆指征，但在描述中画蛇添足等。

案例 1 "补充血容量"：患者术后第一天，伤口引流液 600mL，予以输注血浆 600mL，补充血容量。

分析：血浆虽然有补充血容量的功能，但《临床输血技术规范》中明确规定，不能将补充血容量作为血浆输注指征。扩容可选用晶体溶液、胶体溶液，禁止将血浆用于扩容。本例中应对患者进行凝血功能评估，以及描述引流液是否为血性引流液，是否存在活动性出血，以决定是否输注血浆补充凝血因子。

更正：患者术后第一天，伤口引流血性引流液 600mL，血常规提示 Hb 98g/L，凝血象示：PT 16.1s（参考范围 11~13s），APTT 55s（参考范围 31.5~43.5s），考虑患者存在活动性出血，予以输注血浆 600mL 纠正凝血功能，促进止血。

案例 2 "促进伤口愈合"：患者术后第二日，一般情况差，进食营养差，为促进伤口愈合，输注血浆 600mL。

分析：血浆成分确有促进伤口愈合的作用，但血液资源来自无偿献血，资源宝贵，《临床输血技术规范》明确规定，血浆仅用于补充凝血因子，改善凝血功能，不能作为促进伤口愈合使用。

更正：患者术后第二日，凝血象：PT 15.9s（参考范围 11~13s），APTT 36.4s（参考范围 31.5~43.5s），患者凝血功能障碍，为补充凝血因子，改善凝血功能，输注血浆 600mL，根据凝血象复查结果决定是否继续输注。

案例 3 "补充蛋白"：患者复查凝血象：PT 20.4s，APTT 60.3s，凝血功能障碍。肝功能：总蛋白 52g/L，白蛋白 24g/L，提示低蛋白血症。为补充蛋白，提高胶体渗透压，同时改善凝血功能，申请输注血浆 600mL。

分析：血浆虽然含有丰富的蛋白成分，具有补充蛋白和提高胶体渗透压的功能，但同样不能作为输血浆的指征。血浆仅用于补充凝血因子。该患者凝血功能障碍，可以作为输血浆指征，将"补充蛋白和提高胶体渗透压"作为输血浆的首要目的进行描述反而不合理。

更正：患者复查凝血象：PT 20.4s（参考范围 11~13s），APTT 60.3s（参考范围 31.5~43.5s），凝血功能障碍。为改善凝血功能，申请输注血浆 600mL，随访凝血象，根据复查结果评估输血疗效，再决定是否继续输血治疗。

（三）冷沉淀指征评估不规范记录

部分临床医师对凝血象结果解读有误，以及对冷沉淀中血液成分不了解，导致输注冷沉淀指征评估有误。

案例 "纤维蛋白原升高"：患者查凝血象：PT 19.4s（参考范围 11~13s），APTT 37.3s（参考范围 31.5~43.5s），Fib 7.14g/L（参考范围 2~4g/L），患者凝血功能障碍，纤维蛋白原升高，有输冷沉淀指征。

分析：属于临床医师概念错误，冷沉淀补充纤维蛋白原和Ⅷ因子，纤维蛋白原降低时输注，但部分临床医师认为"纤维蛋白原升高，需输注冷沉淀降低纤维蛋白原值"，该患者情况无输注冷沉淀的指征。

（四）其他

除上述情况外，临床上还存在一些由于输血理念有误导致的不合理输血，如用于抗休克、血液成分随意搭配等。

案例 1 "失血性休克"：患者车祸伤，失血性休克，血压低，心率快，达 130 次/min，有输血指征，申请红细胞、血浆等成分抗休克治疗。

分析：该描述强调"血压低和心率快"，提示血容量不足，首要处理应为积极扩容，扩容首选晶体溶液、胶体溶液或代血浆。对患者总的失血量进行评估，如果总失血量很大，则在抗休克治疗以后，红细胞，凝血因子，包括血小板均可能因大量失血而出现稀释性的功能障碍，因此可以进行红细胞、血浆或者血小板的输注，但输血指征的描述应重点描述失血量和是否仍存在活动性出血，而非休克本身。

更正：患者车祸伤，失血性休克，截至目前总出血量已达 3 000mL，腹部伤口仍有活动性出血。经扩容后，血红蛋白、凝血因子、血小板均被严重稀释（入院后急查血常规、凝血象结果暂未回），故需补充红细胞、凝血因子和血小板，以维持患者的携氧能力、改善凝血功能，积极促进止血，故患者有输注悬浮输红细胞、新鲜血浆和血小板的指征，现申请红细胞 2U、血浆 800mL、机采血小板 1U 输注，密切跟踪血常规和凝血象的结果，动态调整血液成分。

案例 2 不合理搭配：患者术后第一天，复查血常规：Hb 72g/L，较昨日（Hb 88g/L）明显下降，考虑存在活动性出血，输注红细胞 2U+ 血浆 200mL。

　　分析：怀疑存在活动性出血可输注红细胞和血浆，提高携氧能力，补充凝血因子，促进止血。但输注红细胞和血浆的量不能随意搭配，200mL 血浆无法达到补充凝血因子的作用，血浆输注应根据《内科输血》《围手术期患者血液管理指南》要求足量使用。

　　更正：患者体重 50kg，术后第一天，复查血常规：Hb 72g/L，较昨日（Hb 88g/L）明显下降，考虑存在活动性出血可能，为提高携氧能力，补充凝血因子，促进止血，输注红细胞 2U+ 血浆 600mL。

　　案例 3 "家属要求"：患者因消化道出血入院，目前活动性出血已停止，复查血常规 Hb 82g/L，但仍有头晕、乏力症状。家属要求再次输注红细胞，查看患者存在贫血貌，结合患者临床表现，予以红细胞悬液 1U 输注。

　　分析：①实验室指标不支持输注红细胞，单纯头晕、乏力、贫血貌仅能说明贫血，并非携氧能力不足的表现，不是输注红细胞的指征。②"家属要求""上级指示"等，不能作为输血指征。

　　更正：患者因消化道出血入院，复查血常规 Hb 82g/L，虽无持续活动性出血，但患者仍有气促、呼吸急促表现，查体心率 110 次 /min，口唇轻微发绀，氧饱和度 90%，考虑携氧能力不足，予以红细胞悬液 2U 输注提高携氧能力，拟将 Hb 提升至 90g/L 以上，动态监测血常规和氧饱和度，根据病情及患者耐受程度决定是否继续输血治疗。

二、输血过程不规范记录

（一）内容不规范

内容不完整，即未完整包含输血起止时间、血液成分种类、血型、输注剂量、有无不良反应等内容。

（二）护理记录与病程记录不一致

符合病历书写的一致性原则，病历中关于输血的内容要求一致，包括医师书写的病程记录和护理人员书写的护理记录。临床较常出现的是输注起止时间不一致、输血反应发生情况不一致，部分病历存在输血剂量与品种不一致的情形。

（三）麻醉记录、手术记录与病程记录不一致

见于外科手术患者。由于麻醉记录与手术记录、病程记录的书写人员不一致，可能造成麻醉记录、手术记录与病程记录不一致。尤其是术中出血量、输血量、输血起止时间等。

（四）出血量小于输血量

这是一类较常见的输血不合理或输血记录不规范行为，多见于手术患者术中用血或活动性出血患者。由于临床医师未能准确评估术中出血量，或在书写手术记录时，记录的出血量少于实际术中出血量（如实际出血 800mL，但记录为 200mL），从而使得输血量与手术记录中的出血量不匹配。如输血指征描述为"患者术中手术区域活动性出血，约 200mL，输注悬浮红细胞 4U"。故书写输血病历时，应实事求是，核实实际出血量及输血量，如实记录。

输血治疗是医疗过程中的重要救治手段，根据病情需求可挽救患者生命，但也存在输血不良反应、输血传播疾病等风险，必须严格按照输血指征和技术规范执行。输血病历记录是追溯输血医疗行为全过程的重要依据，应客观、真实、准确、及时、完整和规范地进行记录。临床医师和输血科工作人员应共同协作，完善输血病历记录。

知识小结

　　1. 输血病历记录应言语规范、内容完整、书写及时、记录一致，符合《病历书写基本规范》的要求。

　　2. 输血病历记录应包括输血前评估记录、输血过程记录、输血后效果评价三部分。根据各成分输血适应证，充分描述输血指征；输血过程记录应完整的包括输血起止时间、血液成分种类、血型、输注

剂量、不良反应；输血后根据临床表现和实验室检查，评估输注效果并记录。

3. 输注过程及输注结束后应密切观察患者情况，若出现输血反应，应及时处理并记录。详细记录输注成分、输血时间、临床表现及处理过程等，以协助输血反应的追踪调查。

4. 本章节总结了各种不规范的输血记录案例，供学生参考学习。

自我测试

学习完本章内容后，请同学串联复习本章的知识，您是否达到了本章的学习要求，它们是：

1. 输血病历记录的要求和注意事项。
2. 各血液成分的输注指征及正确记录形式。
3. 输血过程记录应包括哪些部分。
4. 输血反应记录应包括哪些部分。

参 考 文 献

1. 卫生部. 关于印发《病历书写基本规范》的通知.(2010-01-22)[2024-10-31]. http://www. nhc. gov. cn/yzygj/s3585u/201002/0517a82e35224ee0912a5d855a9d249f. shtml.

2. 国家卫生健康委员会. 输血医学术语: WS/T 203—2020.(2020-04-23)[2024-10-31]. https://hbba. sacinfo. org. cn/attachment/onlineRead/65447c42b17dac1ae85b17c16aa6949dea561c6160103f2d051755852659ba9a.

3. 国家卫生和计划生育委员会, 国家中医药管理局. 关于印发《医疗机构病历管理规定 (2013 年版)》的通知. (2013-11-20)[2024-10-31]. https://www. gov. cn/gongbao/content/2014/content_2600084. htm.

4. 国家卫生健康委员会. 关于印发《三级医院评审标准 (2022 年版)》及其实施细则的通知.(2022-12-06)[2024-10-31]. http://www. nhc. gov. cn/yzygj/s3585/202212/cf89d8a82a68421cbb9953ec610fb861. shtml.

5. 国家卫生健康委员会. 全国血液安全技术核查指南 (医疗机构部分). 2020.

6. 国家卫生健康委员会. 内科输血: WS/T 622—2018.(2018-09-26)[2024-10-31]. https://hbba. sacinfo. org. cn/attachment/onlineRead/bd4759da9d167a51d1a30db8bc9928fed128f380aa93c7dbe5c58c67d9d2075e.

7. 国家卫生健康委员会. 全血及成分血质量要求: GB 18469—2012. 北京: 中国标准出版社, 2012.

8. 国家卫生健康委员会. 围手术期患者血液管理指南: WS/T 796—2022.(2022-01-21)[2024-10-31]. https://hbba. sacinfo. org. cn/attachment/onlineRead/08b4f84d22eabf132571c9932f6ecd0f3cc94a5f81b66fc4c2b081b6eed16e4d.

第十七章 大量输血及紧急抢救用血

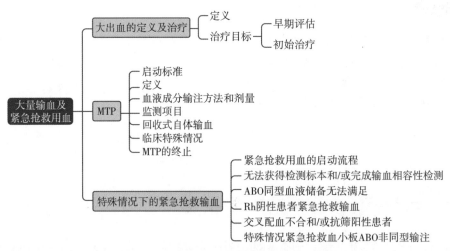

图 17-1 大量输血及紧急抢救用血学习导图

学习目标

1. 掌握大出血的定义
2. 掌握大出血的治疗目标
3. 掌握大量输血方案(massivetransfusion protocol,MTP)的启动标准以及血液成分输注方法和剂量
4. 掌握大量输血时需要密切监测的指标
5. 掌握紧急抢救用血的启动流程
6. 掌握无法获得检测标本和/或完成输血相容性检测的紧急抢救患者的输血原则
7. 掌握 ABO 同型血液储备无法满足需求时紧急抢救输血原则
8. 掌握 Rh 紧急非同型血液输注原则
9. 掌握交叉配血试验不合或/和抗体筛查阳性患者紧急抢救输血原则
10. 掌握特殊情况紧急抢救血小板 ABO 非同型输注原则

　　对于大量失血患者,输血是挽救生命的治疗措施,且具有不可替代性。大量出血的救治需要争分夺秒,因此各医疗机构应组建多学科救治团队(由医务部门、输血科、输血相关的临床科室、麻醉科、护理部门、手术室等部门人员组成)、制定可行的大量输血和紧急抢救输血流程,以提高救治成功率。

第一节　大出血的定义及治疗

一、大出血的定义

关于大出血,已有多种人为定义,如<24 小时失血 1 个血容量,<3 小时失血 50% 血容量,失血速度大于 150mL/min。但是,在紧急情况下,这些定义可能难以应用。并且,这些标准定义仅适合用于回顾性分析中,但在实际救治工作中帮助不大。因此,宜将大出血的定义为:出血导致(成人)心率>110 次/min 和/或收缩压<90mmHg。医疗机构应当统一制定大出血判断标准和大量输血方案。

练习题一

(多选)下列哪些情况符合大出血的定义?(　　　)

A. 24 小时内失血量大于 1 个血容量

B. 3 小时内失血量大于 50% 血容量

C. 失血速度大于 150mL/min

D. 出血导致心率大于 110 次/分和/或收缩压<90mmHg

二、大出血的治疗目标

大出血的治疗首先是控制出血、尽快恢复有效血容量以保障组织灌注;其次是输注红细胞以维持机体氧供/氧耗平衡;纠正凝血异常或防治稀释性凝血病;维持机体内环境稳定,防治大量输血并发症等。

(一) 早期评估

早期评估失血量对治疗方案的选择至关重要。部分创伤患者在到达医院之前的失血量往往无法确定,隐匿性失血的患者亦容易低估失血量。临床医师需要结合失血量和患者生命体征进行综合判断,尽快评估患者出血的严重程度,评估标准参见表 17-1。

表 17-1　出血严重程度分级表

观察指标	出血严重程度分级			
	轻度(I 级)	中度(II 级)	重度(III 级)	极重度(IV 级)
失血量占自身血容量的比例(%)	<15	15~30	31~40	>40
心率	正常	正常/过快	过快	过快/明显过快
血压	正常	正常	正常/降低	降低
脉压	正常	降低	降低	降低
呼吸频率	正常	正常	正常/加快	加快
尿量(mL/h)	正常	正常/减少	减少	明显减少
剩余碱负值(HCO_3^-,mEq/L)[a]	0~-2	-2~-6	-6~-10	≤-10
是否输血	监测	可能	输血	大量输血

[a] 剩余碱是指体内碱的含量,剩余碱为负值提示代谢性酸中毒

（二）初始治疗

1. 识别原因创伤大失血患者需明确损伤和出血部位,快速评估气道、呼吸(胸部创伤患者需明确有无张力性气胸、心脏压塞等危及生命的情况)、循环、意识和体温等。

2. 初步措施如果适用,应采取压迫止血、止血带、包扎或局部止血剂等措施尽快止血;尽早建立大口径的静脉通路。

3. 手术早期外科手术或介入方法栓塞动脉止血;严重者,可考虑损伤控制性手术。

4. 复苏时注意事项

(1)避免低体温,积极物理保温或升温;

(2)避免输注过多晶体溶液;

(3)控制性低血压(收缩压维持在 80~100mmHg)直至活动性出血得到控制;

(4)不能仅以血红蛋白值作为红细胞输注指征;

(5)早期给予氨甲环酸:严重出血或存在严重出血风险的创伤患者,若无抗纤溶治疗禁忌,宜在创伤发生后 3 小时内给予氨甲环酸,首次剂量 1g,静脉注射时间不少于 10 分钟,随后 1g 静脉滴注持续 8 小时。

第二节　大量输血方案

一、启动标准

1. 失血量>40% 总血容量或预计需要输注至少 20 单位红细胞(或 1 小时内已输注 8~10 单位红细胞)的患者;

2. 失血速度>1.5mL/(kg·min),持续 20 分钟及以上的患者;

3. 失血导致收缩压<90mmHg 和 / 或 HR>110 次 / 分的成人患者。

二、MTP

"大量输血"通常被定义为成人在 24 小时内输注 20 单位或更多的红细胞,也有定义为 1 小时内输注 8 单位红细胞。过去,大量失血的创伤患者通常输注红细胞和晶体溶液,然后根据实验室检测结果输注血小板、血浆和冷沉淀等。近年来,这种方法几乎完全被一种更积极和凭经验的方法所取代,即创伤者初始复苏侧重于早期以固定的比例输注红细胞、血浆和血小板(如 1:1:1;此处的血小板"1"是指 1 单位全血制备的浓缩血小板,而非 1 个治疗量单采血小板)。固定血液成分比率目的是实现再造全血的功能,以防止稀释性凝血病。

三、血液成分输注方法和剂量

1. 红细胞、血浆和血小板输注比例按 10U 红细胞:1 000mL 血浆:10U 浓缩血小板的比例输注。如果输注单采血小板,则按 10U 红细胞:1 000mL 血浆:1 个治疗量血小板的比例输注。例如,首次可发红细胞 6U、血浆 600mL;第二次发红细胞 4U、血浆 400mL 和 1 个治疗量血小板。

2. 一旦出血已经得到控制建议以实验室检测结果指导血浆输注,输注指征为 PT 和 / 或 APTT>1.5 倍正常值,剂量为 15~20mL/kg。如果需要补充纤维蛋白原,应首选纤维蛋白原药品或冷沉淀凝血因子。

3. 大出血患者宜维持血小板>50×10^9/L。如果持续出血,且血小板<100×10^9/L,建议继续输注血小板。

4. 输注速度以患者能耐受的最快速度输注。使用标准的血液加压仪（不超过 300mmHg）。婴幼儿患者输注量和大出血方案应基于年龄和 / 或体重进行调整。

四、监测项目

1. 应密切测定体温、血常规、凝血功能检查（PT、INR、APTT、纤维蛋白原和血小板功能）、生化、动脉血气。

2. 下列指标表示患者情况改善：

(1) 体温 > 35℃；

(2) pH > 7.2；

(3) BE > -1；

(4) 乳酸 < 4mmol/L；

(5) 离子钙 > 1.1mmol/L；

(6) PLT > 50×10^9/L；

(7) PT < 1.5× 正常值；

(8) INR < 1.5× 正常值；

(9) APTT < 1.5× 正常值；

(10) 纤维蛋白原 > 1.5g/L。

五、回收式自体输血

创伤、产科、心脏和血管大出血患者，在有自体血回收条件的情况下，应积极实施回收式自体输血。

六、临床特殊情况

1. 产妇大出血　当纤维蛋白原浓度 < 2g/L 时，应输注纤维蛋白原浓缩剂或冷沉淀凝血因子补充纤维蛋白原。宜早期应用抗纤溶药。

2. 颅脑损伤大出血　维持血小板计数 > 100×10^9/L；禁用控制性低血压。

七、MTP 的终止

患者出血停止，生命体征平稳，MTP 即可终止。但不是所有大出血和大量输血患者都能存活。应综合考虑患者存活的可能性、创伤的性质，以及其血液供应对医院其他需要输血患者治疗的影响等因素，在决定是否终止 MTP 时临床治疗组和负责该患者的主治医师应意见一致。必要时咨询输血科医师。

练习题二

大量输血早期宜以何种比例输注红细胞、血浆和血小板？（　　）

A. 1：1：2　　　　B. 2：1：1　　　　C. 1：1：1　　　　D. 2：2：1

练习题三

（多选）对于大量输血患儿，下列哪些指标可能表示患者情况改善？（　　）

A. 体温 > 35℃　　B. pH > 7.2　　　C. BE > -1　　　D. 乳酸 < 4mmol/L

第三节　特殊情况下的紧急抢救输血

由各种原因导致患者失血性休克或严重贫血,不立即输血将危及其生命,其指征为下列4种情况之一:①患者急性失血达自身血容量的40%以上;②患者已呈现失血性休克状态;③突然发生无法控制的快速出血(如胸膜腔大血管破裂、肝脾破裂等);④血红蛋白<30g/L,并有进一步下降趋势;血红蛋白≥30g/L,但进一步加重贫血可能会严重危及生命(出血速度快,可能迅速危及生命;合并心、肺等严重基础疾病,很难耐受更严重贫血)。且在紧急输(备)血过程中出现下列情况之一者,本着抢救生命为第一要义的原则,立即启动紧急抢救输血管理规程:①采取各种措施,输血科(血库)血液储备仍无法满足患者紧急抢救输血的需要;②输血科(血库)在30分钟内无法确定患者ABO或RhD血型或/和交叉配血试验不合时;③重大灾害事故时抢救患者数量较大,来不及确定血型。

一、紧急抢救用血的启动流程

临床医师确认患者因病情需要,填写《特殊情况紧急抢救输血申请单》,并向输血科(血库)提出紧急抢救输血要求,特别紧急时通过电话口头申请。临床医师向患者或者其近亲属告知启动特殊情况紧急抢救输血的必要性、方案及风险,医患双方共同签署《特殊情况紧急抢救输血治疗知情同意书》。患者不能表达本人意愿且无近亲属时,报医院授权人签字同意后保存在患者病历中。所有需签署的同意书可随后补签。输血科(血库)工作人员在30分钟内无法确定患者ABO或RhD血型和/或交叉配血试验不合时,应及时将此情况向临床医师说明,并向科主任报备。在血液储备不足时应立即与采供血机构联系。临床医师根据患者病情和输血科(血库)反馈信息,判定紧急抢救输血启动的必要性,临床医师需与输血科充分沟通、权衡患者获益与风险后共同做出决定。临床科室将患者病情上报医院医务部门审批或总值班备案后,立即启动特殊情况紧急抢救输血规程。抢救输血过程中由经治科室医护人员负责监控,一旦发现患者出现输血不良反应,应立即停止输血并予以紧急处置,病历中须详细记录。必要时请输血科紧急会诊。输血完毕后,经治科室医护人员应继续观察30分钟,详细填写输血病程记录和护理记录。

二、无法获得检测标本和/或完成输血相容性检测的紧急抢救患者

因检测标本、检测所需时间及疑难问题等原因在要求时间内不能完成输血相容性检测,包括血型鉴定、红细胞抗体筛查和交叉配血试验。红细胞输注首选O型红细胞,血浆输注应首选AB型血浆。有条件时,如有对生育需求的女性患者包括未成年女童,应当优先发放O型RhD阴性红细胞。非常紧急情况,无法获得检测标本和/或完成输血相容性检测时,可直接发出未经交叉配血的O型红细胞(O型红细胞必须正反定型相符)和AB型血浆,并在发血单上标明发血未进行血型鉴定和交叉配血试验。被抢救患者交叉配血试验不合时,根据“相容性输血”原则救治,红细胞输注须进行主侧交叉配血。患者紧急抢救首发血液后,输血科或血库应继续完成输血相容性检测,有条件的输血科或血库应继续对患者交叉配血不合原因开展相关试验,包括对抗体特异性做进一步鉴定,或通过当地红细胞血型参比实验室尽快查明原因。检测结果如发现溶血风险,应立即通知临床,由临床酌情处理。患者血型确认后,若需继续输血治疗,应重新抽取患者血标本进行交叉配血试验,并遵循以下原则输血:①若同型交叉配血试验相容,可输注与患者同型红细胞;②若同型交叉配血试验不相容,应继续输注O型红细胞。

三、ABO同型血液储备无法满足需求时紧急抢救输血

当ABO同型血液储备无法满足需求时,红细胞输注首选O型红细胞,优先选择O型洗涤红细

胞,在不能及时获得 O 型洗涤红细胞的情况下,可考虑输注 O 型悬浮红细胞。血浆输注应选用 AB型。紧急非同型血液输注原则见表 17-2。

表 17-2　ABO 紧急非同型血液输注原则

患者血型	献血者红细胞			献血者血浆及冷沉淀	
	首选	次选	三选	首选	次选
A	A	O	无	A	AB
B	B	O	无	B	AB
O	O	无	无	O	A、B 及 AB
AB	AB	A 或 B	O	AB	无
未知血型	O	无	无	AB	A

四、RhD 阴性患者紧急抢救输血

对 RhD 阴性且无抗 D 抗体的患者,在无法满足供应与其 ABO 血型同型 RhD 阴性红细胞的紧急情况下,可根据"血液相容性输注"原则实施救治,红细胞输注须进行主侧交叉配血。首次可一次性足量输注 ABO 同型、RhD 阳性的血液成分。Rh 紧急非同型血液输注原则见表 17-3。

表 17-3　RhD 紧急非同型血液输注原则

患者血型	献血者红细胞		献血者血浆和冷沉淀
	首选	依次选择顺序	
A 型 RhD(-)	A 型 RhD(-)	O 型 RhD(-)、A 型 RhD(+)、O 型 RhD(+)	首选 ABO 同型 RhD(-)/(+) 次选 AB RhD(-)/(+)
B 型 RhD(-)	B 型 RhD(-)	O 型 RhD(-)、B 型 RhD(+)、O 型 RhD(+)	
O 型 RhD(-)	O 型 RhD(-)	O 型 RhD(+)	
AB 型 RhD(-)	AB 型 RhD(-)	A 型 RhD(-)、B 型 RhD(-)、O 型 RhD(-)、AB 型 RhD(+)、A 型 RhD(+)、B 型 RhD(+)、O 型 RhD(+)	

RhD 阴性患者输注 RhD 阳性红细胞成分血和血小板后可能被红细胞免疫而产生抗 D,特别是育龄期妇女,包括女童,可能发生流产、死胎、新生儿溶血病等;RhD 阴性无抗 D 的患者,特别是育龄期妇女和女童,输注 RhD 阳性红细胞成分血和血小板后,有条件者可尽快注射抗 D 人免疫球蛋白以预防抗体产生。

五、交叉配血试验不合或／和抗体筛查阳性患者紧急抢救输血

交叉配血试验不合或／和抗体筛查阳性患者输血时,宜鉴定抗体特异性。对于有具有临床意义抗体的患者,宜输注相应抗原阴性的献血者红细胞。如血清学监测无法找到相容性血液成分,或没有足够时间获得相容的血液成分,如迫切需要输血,应权衡利弊,遵循生命权第一的原则,输注 ABO 血型相容但交叉配血不合的红细胞。对于已知抗体特异性,但无相应抗原阴性血液成分可用的患者,宜选择 ABO、RhD 同型或相容,且相应抗原表达量较少的献血者红细胞。对于存在多重复杂抗体、特异性尚未明确,或者存在自身抗体尚未排除是否存在同种抗体的患者,宜尽可能选择更多具有临床意义的与患者抗原表型匹配的红细胞。密切监测是否出现溶血性输血反应,并做好输血后疗效评价。

如输血科(血库)没有时间或没有条件给患者做进一步鉴定时,可首先筛选与患者 ABO 血型

同型且交叉配血试验阴性的献血者红细胞输注;无法满足供应时可筛选 O 型且交叉配血试验阴性的献血者红细胞输注。如果患者红细胞的直接抗球蛋白试验阳性,则与献血者主侧交叉配血试验阴性即可输注。血浆输注应首选与患者 ABO 血型同型血浆;无法满足供应时可选择 AB 型血浆输注。

在紧急抢救输血过程中,有条件的输血科(血库)应继续对患者交叉配血不合原因开展相关试验,包括对抗体性质做进一步鉴定,或通过当地红细胞血型参比实验室尽快查明原因;原因明确后应积极联系所属辖区采供血机构提供该患者所需的血液成分,得到供应后仍作为首选给予患者输注。

六、特殊情况紧急抢救血小板 ABO 非同型输注

首选 / 尽早输注与受血者 ABO/RhD 血型同型血小板;在紧急抢救患者生命时,发现患者血型难以判断或血小板供应短缺时,可以选择非同型的单采血小板输注;输注非同型的单采血小板前,要向患者及其家属告知风险,例如献血者血浆中的血型抗体引起急性溶血反应的可能,血小板输注无效的可能,RhD 阴性患者输注 RhD 阳性献血者的血小板后可能被其中残留的红细胞免疫而产生抗 D,特别是育龄期妇女可能发生流产、死胎、新生儿溶血病等(女童患者成年后风险同上)。

输注非同型的单采血小板,应选择抗 A、抗 B 效价 ≤ 64 的献血者,尽量减少血小板中的血浆量;AB 型单采血小板的血浆中不含抗 A、抗 B,但 AB 型血小板上有 A 抗原和 B 抗原,因此非同型输注比较安全但疗效略差;RhD 阴性无抗 D 的患者,特别是育龄期妇女和女童,输注 RhD 阳性献血者的单采血小板后,有条件者可尽快注射抗 D 人免疫球蛋白以预防抗体产生。

知识小结

1. 大出血的定义为出血导致心率 >110 次 /min 和 / 或收缩压 <90mmHg。

2. 大出血的治疗目标首先是控制出血、尽快恢复相对正常的血容量以保障组织灌注;其次是输注红细胞以维持机体氧供 / 氧耗平衡;纠正凝血异常或防治稀释性凝血病;维持机体内环境稳定,防治大量输血并发症等。

3. "大量输血"通常被定义为成人在 24 小时内输注 20 单位或更多的红细胞,也有定义为 1 小时内输注 8 单位红细胞。

4. 创伤患者初始复苏侧重于早期以固定的比例输注红细胞、血浆和血小板(如 1∶1∶1;此处的血小板"1"是指 1 单位全血制备的浓缩血小板,而非 1 个治疗量单采血小板)。

5. 大量输血患者应密切测定体温、血常规、凝血功能检查(PT、INR、APTT、纤维蛋白原和血小板功能)、生化、动脉血气。

6. 当 ABO 同型血液储备无法满足需求时,红细胞输注首选 O 型红细胞,优先选择 O 型洗涤红细胞,在不能及时获得 O 型洗涤红细胞的情况下,可考虑输注 O 型悬浮红细胞。血浆输注应选用 AB 型。

7. 对 RhD 阴性且无抗 D 的患者,在无法满足供应与其 ABO 血型同型 RhD 阴性红细胞的紧急情况下,可根据"血液相容性输注"原则实施救治,红细胞输注须进行主侧交叉配血。

8. 对于交叉配血试验不合或 / 和抗体筛查阳性患者,如果血清学监测无法找到相容性血液成分,或没有足够时间获得相容的血液成分,如迫切需要输血,应权衡利弊,遵循生命权第一的原则,输注 ABO 血型相容但交叉配血不合的红细胞。

9. 在紧急抢救患者生命时,发现患者血型难以判断或血小板供应短缺时,可以选择非同型的单采血小板输注。

自我测试

在阅读完本章之后,花几分钟思考串联一下学习的知识,您是否已经会回答下列问题:

1. 什么是大出血?
2. 大量输血方案的启动标准是什么? 如何进行血液成分输注?
3. 无法获得检测标本和 / 或完成输血相容性检测的紧急抢救患者的输血原则是什么?
4. ABO 同型血液储备无法满足需求时紧急抢救输血原则是什么?
5. Rh 紧急非同型血液输注原则是什么?
6. 交叉配血试验不合或 / 和抗体筛查阳性患者紧急抢救输血原则是什么?
7. 特殊情况紧急抢救血小板 ABO 非同型输注原则是什么?

—————————— 参 考 文 献 ——————————

1. Harmening DM. Modern Blood Banking & Transfusion Practices. 7th Ed. Philadelphia: F. A. Davis Company, 2019.
2. Keir AK, Stanworth SJ. Neonatal Plasma Transfusion: An Evidence-Based Review. Transfus Med Rev, 2016, 30 (4): 174-182.
3. Cohn CS, Delaney M, Johnson ST, et al. Technical Manual (AABB). 20th Ed. Bethesda: AABB, 2020: 771.
4. Wong E, Roseff SD, eds. Pediatrichemotherapydata card. Bethesda, MD: AABB, 2009.
5. AABB, America's Blood Centers, American Red Cross, Armed Services Blood Program. Circular of information for the use of human blood and blood components. Bethesda, MD: AABB, 2021.
6. Retter A, Wyncoll D, Pearse R, et al. Guidelines on themanagementofanaemia and red cell transfusion in adult critically ill patients. Br J Haematol, 2013, 160 (4): 445-464.
7. 陈小伍, 于新发, 田兆嵩. 输血治疗学. 北京: 科学出版社, 2012.
8. Hunt BJ, Allard S, Keeling D, et al. A practical guideline for thehaematologicalmanagement of major haemorrhage. Br J Haematol, 2015, 170 (6): 788-803.
9. Holcomb JB, Tilley BC, Baraniuk S, et al. Transfusion of plasma, platelets, and red blood cells in a 1∶1∶1 vs a 1∶1∶2 ratio and mortality in patients with severetrauma: the PROPPR randomizedclinical trial. JAMA, 2015, 313 (5): 471-482.

第十八章　输血不良反应的调查与输血治疗

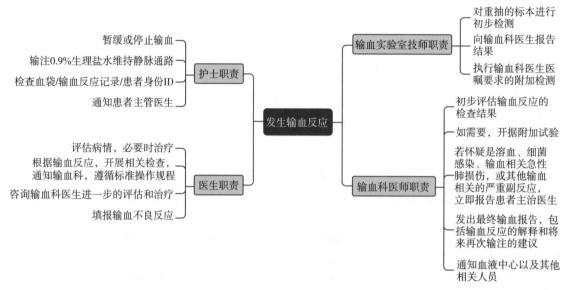

图 18-1　输血反应识别、评估与解决过程的学习导图

第一节　概　　述

一、输血不良反应常见类型

输血不良反应是指在输血过程中或输血后发生的不良反应,按照输血不良反应发生的时间分为急性反应和迟发性反应。在输血过程中、输血后即刻至输血后 24 小时内发生的输血不良反应称为急性 / 速发性输血不良反应,主要包括:急性溶血性输血反应、输血相关脓毒血症、发热性非溶血性输血反应、过敏性输血不良反应、输血相关性急性肺损伤、输血相关循环超负荷、大量输血引起的不良反应等;发生在输血结束后 24 小时至 28 天的输血不良反应为慢性 / 迟发性输血不良反应,主要包括:迟发性溶血性输血反应、输血相关移植物抗宿主病、输血后紫癜、铁超载等。按照输血不良反应发生过程中有无免疫因素参与,将其分为免疫性反应与非免疫性反应(见表 18-1)。

表 18-1　输血不良反应的分类

	急性 / 速发性输血不良反应	迟发性输血不良反应
免疫性反应	急性溶血性输血反应 发热性非溶血性输血反应 过敏反应 输血相关性急性肺损伤	迟发性血清学输血不良反应 输血相关移植物抗宿主病 输血后紫癜 血细胞或血浆蛋白同种异体免疫

续表

	急性 / 速发性输血不良反应	迟发性输血不良反应
非免疫性反应	非免疫性溶血反应 输血传播细菌感染 输血相关性低血压 循环超负荷 空气栓塞 肺血管微栓塞 枸橼酸盐中毒 电解质紊乱 凝血功能障碍	铁超载 血栓性静脉炎

二、输血不良反应一般处理流程

输血不良反应无法准确地预测,医务人员需熟练掌握疑似输血不良反应的症状与体征,准确登记《输血不良反应登记表》并及时上报。《输血不良反应登记表》样表可参见本教程"附录16 输血不良反应登记表"。常见输血不良反应症状与体征包括:发热、畏寒、寒战、心动过速、血压升高或降低、晕厥、面色潮红、荨麻疹、黏膜水肿、疼痛(骨、肌肉、胸部、腹部、腰部)、呼吸窘迫、恶心或呕吐等,早期识别、及时停止输血并做出正确处置是获得良好预后的关键。输血不良反应一般处理流程如图 18-2 所示。

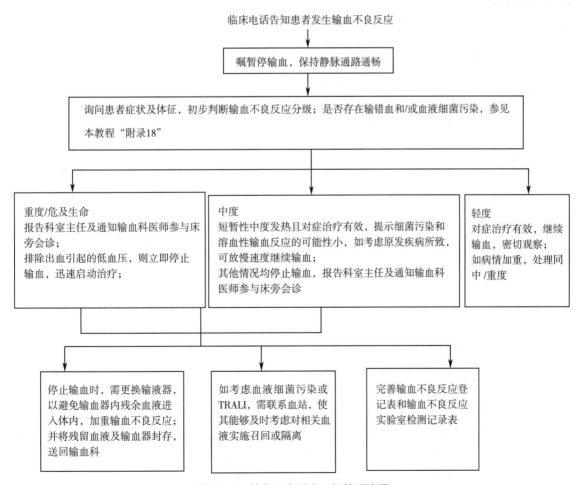

图 18-2　输血不良反应一般处理流程

发生输血不良反应后,输血科须根据要求进行分析或追加检测,做好输血不良反应实验室检测记录。可根据自身情况,参照本教程"附录 17",自行建立《输血不良反应实验室检测记录表》。另外,需对来自同一献血者的血液成分进行隔离检测,并对该患者的后续治疗提供合理的输血指导。

建议在处理输血不良反应时严格执行以下规定:

1. 送检标本须合格,严重稀释、非疾病所致的溶血标本等一概拒收,不得用于输血相容性检测,不合格标本严重影响结果准确性;

2. 单人值班需手工检测血型和交叉配血时,应在不耽误紧急用血的同时,严格执行上机检测血型,利用机器自动判读结果增强安全性;

3. 核查患者身份真实性,必须重新采集标本送检输血相容性检测等;

4. 如发生抽错标本、输错血,必须上报输血不良事件。对于抽错标本事件,在核查标本时,需双方在场,可以拍摄视频为证。

第二节　急性溶血性输血反应的调查诊治与后续治疗

学习目标

　　1. 掌握溶血性输血反应的分类
　　2. 掌握常见引起急性溶血性输血反应的血型系统类型
　　3. 掌握急性溶血性输血反应的临床症状
　　4. 掌握发生急性溶血性输血反应的实验室处理流程
　　5. 掌握急性溶血性输血反应的基本临床处理

一、定义与分类

受血者输入不相容红细胞或存在同种抗体的供者血浆,出现供者红细胞或自身红细胞在受血者体内发生破坏而引起的反应即为溶血性输血反应(hemolytic transfusion reactions,HTR);根据与输血的时间关系,HTR 可分为急性溶血性输血反应(acute hemolytic transfusion reactions,AHTR)和迟发性溶血性输血反应(delayed hemolytic transfusion reactions,DHTR);按照溶血的部位分为血管内溶血与血管外溶血;按发生原因分为免疫性溶血和非免疫性溶血。AHTR 发生在输血期间或输血后 24 小时内,常在输血后立即发生,多为血管内溶血,且大部分是由于红细胞血型系统不相容输血引起,但输注不相容的含血浆产品也可发生。

引起 AHTR 的抗体大多为 IgM,少数引起 AHTR 的抗体为补体结合性 IgG。受血者体内存在的红细胞抗体与输入的红细胞形成抗原抗体复合物,抗原抗体复合物激活了受血(患)者血液中的补体系统,数分钟内细胞膜被补体攻膜复合物溶解发生细胞毒性反应,从而引发患者溶血反应乃至危及生命的临床症状。溶血性输血不相容血液反应临床症状的严重程度与输入量、抗原量、抗体性质(如:滴度、类型、亚型)有关。严重的 AHTR 多由 ABO 血型系统不相容输血引起,小部分不相容输血与 Kidd、Kell、Duffy 等血型系统抗体有关,在 2012 年至 2016 年向美国食品药物管理局报告的输血相关死亡病例中,由 ABO 和非 ABO 溶血性输血反应引起的死亡病例分别占比 8%、10%。对 AHTR 而言,人为差错是不可忽视的重要原因,需引起高度重视。

二、临床症状与体征

AHTR 最常见的症状为发热伴或不伴畏寒、寒战。轻症患者可表现为烦躁、胸痛、腰痛、腹痛、背部疼痛。重症患者并不常见,但其与死亡率的增加密切相关。大约 10% 的 AHTR 会发生低血压,而其中部分患者发展为低血压休克,另外还可能出现呼吸困难和急性肾功能衰竭,可伴或不伴有弥散性血管内凝血。部分有严重基础疾病的患者、新生儿、使用了大剂量镇静剂及全麻的患者,临床表现可能不典型,仅表现为手术部位止血困难、低血压,或没有临床症状,仅在输血后发现贫血症状加重,甚至出现因贫血性心衰而死亡。

三、诊断

(一) 确诊

发生在输血时或输血后 24 小时内患者出现以下任何一种症状或体征:腰背痛;寒战;弥散性血管内凝血(DIC);鼻出血;发热;血尿;低血压;少尿或无尿;输血部位疼痛或渗出;肾功能衰竭。

及符合以下两项及以上检查指标(实验室检查):纤维蛋白原降低;结合珠蛋白降低;胆红素升高;乳酸脱氢酶升高;血红蛋白血症;血红蛋白尿;血浆变色(溶血);血涂片可见球形红细胞。

且符合以下任意一项(实验室检查):

免疫介导:抗 IgG 或抗 C3 直接抗球蛋白试验(DAT)阳性且输注的红细胞同种抗体洗脱试验阳性。

非免疫介导:血清学检测阴性,但确定存在可以导致溶血的物理原因(如发热、渗透、机械、化学等),其处理流程可以参考本教程"附录 18~21"。

(二) 很可能

患者的症状符合急性溶血反应的症状体征,及以下 2 条之一。

1. 免疫介导排除物理因素,血清学检测达不到诊断标准。

2. 非免疫介导血清学检测阴性,怀疑物理性因素。

(三) 可能

输血后 24 小时内怀疑出现急性溶血反应,但患者的症状、体征及检测结果未达到上述诊断标准,同时也不符合其他不良反应诊断标准。

四、实验室处理流程

疑似出现 AHTR 时,应立即:①再次核对血袋编号、患者唯一识别号,检查血液外观、储存条件,注意血袋及血液标本有无溶血。②重新抽取患者标本,并对输血前、后标本重复检测 ABO 及 Rh 血型,注意有无混合凝集现象;进行意外抗体筛查,如有意外抗体产生应进一步进行意外抗体鉴定。③将过去 24 小时内输入患者体内的供者血液标本,分别与患者输血前、后标本进行交叉配血实验。④对输血后患者的标本进行直接抗球蛋白试验或吸收放散实验,以检测红细胞表面的抗体的存在。⑤检测血清中游离血红蛋白、胆红素、尿素氮、肌酐、尿血红蛋白及含铁血黄素,进行外周血涂片检测、全血细胞计数、凝血试验等。

如患者发生 AHTR,实验室检查可能发现红细胞比容下降、出现游离血红蛋白,外周血涂片能发现球形红细胞增多,血浆结合珠蛋白降低、乳酸脱氢酶升高、血清胆红素升高、直接抗球蛋白试验阳性,尿血红蛋白增高、出现含铁血黄素尿等。溶血性输血反应诊断与鉴别诊断的附加试验详见图 18-3。

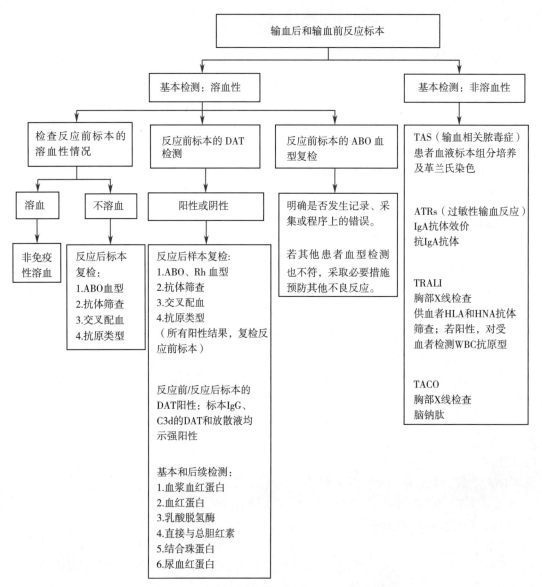

图 18-3   溶血性输血反应诊断与鉴别诊断的附加试验

五、治疗

无论患者症状轻重与否,一旦怀疑发生 AHTR,应立即采取相应措施。早期识别、尽早停止输血是关键。当怀疑发生 AHTR 时,立即停止输血,更换输液器,使用生理盐水继续维持静脉通道。核对血袋标签和受血者的姓名、住院号及血型等身份标记。尽快报告输血科(血库)发生可疑 AHTR,及时展开调查,未输完的血液成分应回收至输血科用于检测分析。

给予患者心电监护、监测生命体征、尿色、尿量等,并给予吸氧、液体复苏、升压等呼吸循环支持治疗。目前国际上普遍强调快速补液扩容、水化,纠正低血压,维持肾血流量,保持尿量,目的是维持尿量>100mL/h[血液与生物治疗促进协会推荐>1mL/(kg·h)],但需注意维持水电解质平衡。充分补液的同时可以使用利尿剂治疗,加用呋塞米可促进尿量增多,进一步改善肾皮质血流量。需及时碱化尿液,防止血红蛋白在肾小管内沉积,如使用碳酸氢钠以保持尿 pH>7.0,如果经上述治疗后患者仍然少尿或无尿,应限制液体入量,避免循环超负荷,必要时进行透析治疗。

严重 AHTR 可表现为 DIC,治疗非常困难。对于无尿或麻醉状态的患者 DIC 可能是发生溶血的首要表现。DIC 的传统治疗方法包括病因治疗以及通过输注血小板、血浆和冷沉淀来进行支持治疗。

由于 AHTR 的严重程度与不相容红细胞的输入量有关,故可考虑换血治疗,应当采用抗原阴性血进行换血治疗,同样,宜选择不引起溶血的血浆和血小板进行输注。

六、预防

由于人为差错是急性溶血性输血反应最常见的一个原因,因此正确核对受血者的身份和血液成分的标签以及交叉配血记录,是预防 AHTR 的重点。医疗机构应建立输血技术操作规程并确保严格执行。严格遵守《临床输血技术规范》,避免在血标本采集、血型鉴定、交叉配血、发血、输血过程中发生工作差错,规范执行输血前血型血清学检查,是预防溶血性输血反应的关键。并加强培训和管理,提高医护人员对溶血性输血反应的认识与诊断水平,以便早期诊断,及时正确处理。

练习题一

1. 急性输血不良反应是指(　　　　)

A. 输血当时发生的反应

B. 输血当时和输血后 2 小时内发生的反应

C. 输血当时和输血后 12 小时内发生的反应

D. 输血当时和输血后 24 小时内发生的反应

E. 输血后 24 小时内发生的反应

2. 疑为溶血性输血反应发生,正确的处理措施如下,其中错误的是(　　　　)

A. 立即停止输血

B. 用生理盐水维护静脉通路

C. 及时报告上级医师

D. 积极治疗抢救患者

E. 尽快处理掉未输完的剩血和输血器

3. 一旦根据症状判断出现溶血性输血反应,应立即开展下列检查,其中哪项意义不大?　(　　　　)

A. 立即取血分离血浆,肉眼观察血浆颜色,测定游离血红蛋白

B. 取发生反应的第一次尿,作尿血红蛋白及尿常规测定

C. 取输血后患者红细胞作间接抗球蛋白试验

D. 取患者血清作意外抗体筛查及鉴定

E. 重新核对患者输血前后血标本,血袋剩余血及配血试验中的血作 ABO 血型和 RhD 血型鉴定

4. 若 A 型悬浮红细胞误输给 B 型受血者,导致严重的溶血反应,采用换血疗法,应选用(　　　　)

A. O 型红细胞　　　　　　　　B. B 型红细胞　　　　　　　　C. O 型红细胞加 AB 型血浆

D. B 型红细胞加 AB 型血浆　　E. B 型全血

第三节　迟发性溶血性输血反应的调查诊治与后续输血治疗

学习目标

1. 掌握可引起迟发性溶血性输血反应的血型系统类型

2. 掌握迟发性溶血性输血反应的临床症状

3. 掌握发生迟发性溶血性输血反应的实验室处理流程

4. 掌握迟发性溶血性输血反应的基本临床处理

一、定义

迟发性溶血性输血反应(delayed hemolytic transfusion reaction, DHTR)是指在输血结束 24 小时后发生的溶血反应,大多于输血后 3~10 天内出现临床表现;部分免疫抗体的产生需要较长时间,输血后 6 周才出现溶血症状。对于部分无溶血症状,仅在输血 24 小时后可检测出有临床意义的新的红细胞抗体的患者,称为迟发性血清学输血反应(delayed serologic transfusion reaction, DSTR)。

红细胞破坏的速度将取决于抗体的特性,常见于 Rh、Kidd、Duffy、Kell、Diego 等血型抗体引起。引起 DHRT 的抗体多为 IgG,一般不激活补体,常引起血管外溶血,IgG 致敏的红细胞被单核巨噬细胞系统识别、吞噬并破坏,从而引起溶血反应。DHTR 几乎都是回忆性抗体反应,机体第一次接触红细胞抗原时,初次抗体形成较迟,如抗 D 出现于输血后至少 4~8 周,也可能 5 个月,此时大多数输入的红细胞已不存在,一般不会发生溶血。随后,抗体水平逐渐下降,意外抗体筛查及交叉配血试验可能阴性。再次输血后,患者对先前致敏红细胞的抗原产生回忆反应,在几天内产生大量抗体,使供者红细胞发生破裂。

二、临床症状与体征

DHTR 一般症状较轻,可能仅表现为难以解释的输血后血红蛋白浓度下降,少有致死性事件发生。值得注意的是,虽然 DHTR 症状较轻,但对于需要长期输血治疗如镰状细胞贫血患者中,可能出现严重的临床症状。DHTR 主要表现为不明原因的发热、贫血、黄疸,偶见血红蛋白尿、肾衰竭、DIC,不少 DHTR 患者因临床症状不典型而被漏诊,往往在需要再次输血时发现直接抗球蛋白试验阳性和 / 或检测出新的同种抗体时才明确诊断。

三、实验室检查

疑似出现 DHTR 时,需重复基本的血液免疫学检测(图 18-4),包括 ABO/Rh 血型、抗体筛查,如意外抗体筛查试验阳性,应进行意外抗体鉴定,如有可能,应对比输血前血标本进行检测。另外需进行直接抗球蛋白试验,必要时,应进行放散试验。发生 DHTR 时,随着不相合的红细胞在循环中清除,DAT 可转为阴性,故即使 DAT 阴性也不能排除 DHTR 的可能性。DHTR 还会出现血清胆红素升高,以非结合胆红素升高为主,LDH 升高,结合珠蛋白降低等变化,应动态监测。

四、诊断

DHTR 诊断标准如下:

(一) 确诊

同时满足第 2 条中任何一条和第 1 条,以及第 3 条中任何一条

1. 输血后 24 小时至 28 天内直接抗球蛋白试验(DAT)阳性。

2. 满足以下任意一条:

(1)输注的红细胞同种抗体洗脱试验阳性。

(2)受血者血浆中有检测到新出现的红细胞同种抗体。

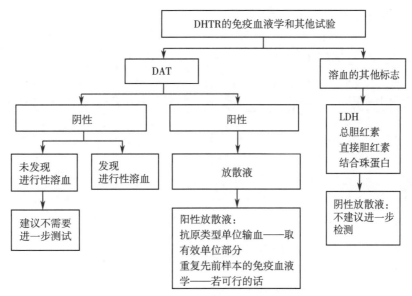

图 18-4　迟发性溶血性输血反应的免疫血液学和其他测试
注：LDH 乳酸脱氢酶，DAT 直接抗球蛋白试验

3. 满足以下任意一条：

(1)输血后患者血红蛋白升高没有达到预计值或者迅速降低到输血前水平。

(2)出现不明原因球形红细胞。

（二）很可能

输血后 24 小时至 28 天内可以检测到新出现的红细胞同种抗体，但实验检测结果不够充分。注意：患者可能没有症状或者患者的症状与急性溶血反应类似，但较为轻微。因此不要求患者的症状一定要符合输血反应定义的标准。

（三）可能

怀疑患者出现迟发性溶血反应，但其症状、检测结果等未达到上述诊断标准。

五、治疗与预防

DHTR 大多无须治疗，可以在 2~3 周内自行缓解，及时明确诊断，避免继续输入不相合的血液，是有效治疗的前提与基础。如出现类似急性溶血反应症状，则按照 AHTR 处理。

为预防 DHTR，输血前应详细了解受血者的妊娠史和输血史，严格而准确地进行输血前血型及血清学检查。如既往曾经发现某种意外抗体阳性，即便本次结果为弱凝集或阴性，也应选择无相应抗原的血液进行交叉配血。

练习题二

1. 下列哪项不属于免疫性溶血性输血反应？（　　　）

A. ABO 血型不合，主要由 IgM 抗体引起的急性血管内溶血

B. Rh 血型不合，主要由 IgG 抗体引起的的血管外溶血

C. 其他稀有血型不合，主要为慢性血管外溶血

D. 受血者或献血者红细胞本身有缺损导致的溶血

2. 迟发性溶血性输血反应最常见的原因是（　　　）

A. ABO 血型不合　　　　B. Rh 血型不合　　　　C. Kidd 血型不合　　　　D. Kell 血型不合

3. 迟发性溶血性输血反应的临床表现为（ 　　　）

A. 发热　　　　　　　　 B. 黄疸　　　　　　　　 C. 贫血　　　　　　　　 D. 以上都是

第四节　过敏性输血反应的识别调查与输血治疗

学习目标

1. 掌握过敏性输血反应的临床症状
2. 掌握过敏性输血反应的诊断标准
3. 掌握过敏性输血反应的处理原则
4. 掌握过敏性输血反应的后续输血方案

一、定义

过敏性输血反应（anaphylactic reactions）是一类常见的与输血相关的急性、免疫性并发症。其严重程度可从普通过敏反应（如荨麻疹）到致命的全身过敏反应。症状一般出现于输血开始后数分钟内，若症状出现于 4 小时后，则此过敏反应可能与输血无关。严重的不良反应一般在输血刚开始或输注少量血液后即刻出现。过敏性输血反应发生机制为：存在于血浆中的过敏原诱发了受血者肥大细胞的激活，患者体内形成的 IgE 抗体与献血者过敏原相互作用，过敏原与 IgE 在肥大细胞表面结合引起组胺和其他颗粒内容物的释放（Ⅰ型过敏反应）。由非 IgE 介导的肥大细胞介质的释放而引起的过敏性输血反应被归为类过敏反应。大部分严重型过敏性输血反应的触发因子尚未确定，但是最典型的是 IgA 缺乏相关的过敏反应。过敏性输血反应在手工血小板和血浆成分输血中其发生率约为 2%，相比之下，输注红细胞时发生率则低 10 倍。

二、临床症状与体征

过敏性输血反应根据严重程度表现为多种不同的临床症状。不良反应范围可从小范围荨麻疹到爆发型过敏性休克和死亡。常见的轻型反应包括：红肿、荨麻疹、红斑或皮肤瘙痒。严重的不良反应较为罕见，可表现为支气管狭窄，出现喘息症状、神经性水肿（如眶周水肿、舌头肿胀）、胃肠道症状（如腹泻）等，以及心血管系统紊乱，包括低血压、心律失常、意识丧失、休克、心搏骤停等。

三、诊断

过敏性输血反应诊断标准如下：

（一）确诊

输血时或输血结束后 4 小时内出现以下 2 个或 2 个以上症状：结膜水肿；唇、舌、悬雍垂水肿；眼眶周围红肿；面部潮红；低血压；局部血管神经性水肿；斑丘疹；皮肤瘙痒；呼吸困难、支气管痉挛；荨麻疹。

（二）很可能

输血时或输血结束后 4 小时内出现以下任何 1 种症状：结膜水肿；唇、舌、悬雍垂水肿；眼眶周围红肿；局部血管神经性水肿；斑状丘疹；皮肤瘙痒；荨麻疹。

（三）可能

无。

四、治疗

若患者仅表现为荨麻疹或瘙痒,无须特别处理,可暂停输血,给予抗组胺药治疗缓解后继续输血。若给予抗组胺药后临床症状未缓解,或出现其他伴随症状时则禁止重新输血。英国《急性输血不良反应调查和处理指南》建议对中重度过敏反应患者测定 IgA 水平,如果筛查试验发现 IgA 含量低且不存在低丙种球蛋白血症,建议采用更敏感的方法确认并检测 IgA 抗体,建议与过敏症专科医师或免疫学医师讨论具有 IgA 缺乏症的急性过敏者的后续诊疗方案。发生严重过敏反应时,应立即停止输注血液成分,维持静脉通路并快速补液,吸氧并维持气道通畅,给予肾上腺素、氨茶碱、抗组胺药,如果患者持续哮喘或喘鸣,宜给予吸入或静脉注射支气管扩张剂,反应严重者应给予糖皮质激素,喉头水肿严重者及时行气管插管或气管切开。

五、预防

尚无临床证据支持对急性输血反应(ATR)常规预防性用药。对于出现严重过敏反应或是反复出现中重度过敏反应患者,后续输血治疗需在配备有复苏设施的病区,在直接监控下输注血液成分;可考虑预防性使用抗组胺药(尽管其有效性的证据水平低,但风险也小);在需要继续紧急输血,停止输血风险更大的情况下,可考虑输注洗涤红细胞或血小板。对输注 FFP 反复出现过敏反应的血浆置换患者,使用经过溶剂 / 去污剂(SD)处理的汇集 FFP 可减少过敏反应的发生。据报道,对有严重 ATR 病史以及被诊断为 IgA 缺乏(<0.5mg/L)的患者,首选输注 IgA 缺乏献血者来源的血浆。若无法提供这类血液成分,可以使用含有 IgA 的血浆进行脱敏。其他细胞成分(红细胞和血小板)可通过洗涤去除血浆蛋白。缺乏 IgA 但不存在抗 IgA 或既往无过敏反应史的患者,不需要输注缺乏 IgA 或去除血浆的血液成分。

练习题三

1. 输血过程中或输血停止 4 小时内出现结膜水肿、皮肤红斑和眶周水肿、面部潮红、低血压、呼吸困难 / 支气管痉挛提示患者出现了(　　　)

A. 迟发性血清学反应　　　　　　　　　　B. 感染性输血不良反应

C. 输血相关移植物抗宿主病　　　　　　　D. 过敏反应

2. 输血过敏反应大多数是由何原因所致(　　　)

A. 红细胞　　　　　　　　　　　　　　　B. 血浆蛋白

C. 血小板　　　　　　　　　　　　　　　D. 粒细胞

3. 患者在输血过程中出现严重过敏反应,如要继续输血应选择(　　　)

A. 年轻红细胞　　　　　　　　　　　　　B. 新鲜全血

C. 辐照红细胞　　　　　　　　　　　　　D. 洗涤红细胞

4. 输血致过敏反应的处理,错误的是(　　　)

A. 轻者可减慢速度　　　　　　　　　　　B. 重症患者需立即停止输血

C. 注射抗过敏药　　　　　　　　　　　　D. 必要时可行气管切开

第五节　输血相关移植物抗宿主病

一、定义

输血相关移植物抗宿主病(transfusion-associated graftversehost disease,TA-GVHD)是输血最严重的并发症之一,指受血者输入含有供者免疫活性淋巴细胞的血液或血液成分后,不能被受者免疫系统识别,供者淋巴细胞在受血者体内存活,增殖并攻击受血者的组织器官而发生迟发性输血反应。TA-GVHD 的发病机制较为复杂,至今还未明确,患者发生 TA-GVHD 需要 3 个前提:首先,献血者和受血者的 HLA 不相容;其次,在输注的血液中含有免疫活性细胞;最后,受血者没有清除这些来自献血者免疫细胞的能力。决定 TA-GVHD 发病风险的 3 个主要因素是:受血者细胞免疫缺陷的程度、血液成分中活性淋巴细胞的数量以及人群中遗传多样性的程度。发生 TA-GVHD 的危险因素包括白血病、淋巴瘤、移植或清髓性化疗后使用免疫抑制剂、先天性免疫功能缺陷者和新生儿。当献血者 HLA 基因为纯合子,而受血者 HLA 基因为杂合子时,有可能发生 TA-GVHD;在这种情况下,受血者的免疫系统不能把输注的基因纯合子淋巴细胞识别为外来物,输入的淋巴细胞却把宿主细胞识别为外来物,并对其发动免疫攻击。

二、临床症状与体征

TA-GVHD 普遍发生在输血后的第 10~14 天,但也有早在输血后第 2 天发生,以及迟至 30 天后才发生的。主要受损的靶器官包括皮肤、胃肠道和骨髓,临床症状和体征主要包括无固定热型的发热、斑丘疹、腹泻、黄疸、肝功能异常以及全血细胞减少。皮疹一般始于躯干,然后向肢端扩散,病情严重者皮疹融合成片,呈红皮病样,伴有大疱形成或皮肤剥脱。在婴儿中可出现淋巴组织退行性变、淋巴结病与肝脾肿大。与异基因造血干细胞移植后发生的 GVHD 不同,TA-GVHD 常累及骨髓,出现骨髓抑制,其死亡率在 90% 以上。该病的病程进展十分迅速,患者通常在首次出现症状后 1~3 周内死亡。

三、实验室处理流程

TA-GVHD 的实验室辅助检查可出现:①外周血三系降低,伴或不伴有肝功能异常包括胆红素、转氨酶的升高。②外周血及组织浸润淋巴细胞中存有嵌合体细胞以及 HLA 抗原特异性血清学分析是确诊 TA-GVHD 的重要依据。目前常用的检测方法包括女性患者检出男性 Y 染色体、DNA 多态性分析、特异分子探针杂交等。③可进行组织病理活检,皮肤活组织检查显示基底部细胞出现空泡变性,大泡形成,单核细胞、淋巴细胞浸润至真皮上层,表皮层过度角化或角化不良;骨髓检查示造血细胞减少或骨髓发育不全,淋巴细胞增多,骨髓纤维化;肝活检显示细胞空泡样变性和小胆管嗜酸性坏死,门静脉周围单核细胞和淋巴细胞浸润。值得注意的是,确诊 TA-GVHD 需要在患者的血循环或组织中找到供者的淋巴细胞,但是,仅单独找到来自供者的淋巴细胞而缺乏临床症状的不能诊断为 TA-GVHD。

四、诊断

TA-GVHD 诊断标准如下:

(一) 确诊

同时满足第 1 条和第 2 条

1. 输血后 2 天至 6 周出现以下临床症状

(1)特征性皮疹:红斑、丘疹等爆发性地从躯干蔓延到四肢,严重时可出现全身广泛的红皮病和出血大疱。

(2)腹泻、发热、肝大。

(3)肝功能异常(ALT、AST、碱性磷酸酶、胆红素升高)。

(4)骨髓再生障碍。

(5)全血细胞减少。

2. 皮肤和肝脏活检有特征性的组织学表现。

(二) 很可能

有上述临床症状,但患者活检阴性或者未做活检。

(三) 可能

无。

五、治疗

TA-GVHD 至今仍无有效治疗手段,主要采用大量皮质激素及其他免疫抑制剂如环磷酰胺、环孢素等,但疗效欠佳。

六、预防

由于 TA-GVHD 无有效治疗手段且死亡率很高,所以应重视评估患者 TA-GVHD 的风险并进行有效预防干预措施。现阶段,去白细胞技术不能降低 TA-GVHD 的风险,但利用射线照射细胞血液成分可减少活性淋巴细胞的数量以预防 TA-GVHD。AABB 标准要求对于输注给高风险人群的细胞血液成分,储血容器中央部位的最小辐照剂量为 25Gy(2 500cGy),容器别处最小辐照剂量为 15Gy(1 500cGy)。该标准要求血站/医疗机构输血科在以下情况时应用辐照等方法处理血液成分以防止 TA-GVHD:①受血者是发生 TA-GVHD 的高危人群;②献血者是受血者有血缘关系的亲属;③献血者通过分型或者交叉配血试验进行 HLA 相容性筛选。以上标准是进行细胞性血液成分辐照的最低要求。此外,病原体灭活技术也能有效对抗 T 细胞的增殖,为血液辐照提供了一种替代方法。

练习题四

1. 哪种输血不良反应表现为发热、斑丘疹、腹泻、肝功能异常和全血细胞减少症? (　　　)

A. 输血相关脓毒血症　　　　　　　　　B. 输血相关性急性肺损伤

C. 输血相关移植物抗宿主病　　　　　　D. 输血相关过敏反应

2. 辐照血液可以预防哪种输血不良反应? (　　　)

A. 非溶血性发热反应　　　　　　　　　B. 迟发性溶血反应

C. 输血相关移植物抗宿主病　　　　　　D. 输血相关循环超负荷

3. 为预防 TA-GVHD 的发生,主要选用(　　　)

A. 去白细胞红细胞　　　　　　　　　　B. 洗涤红细胞

C. 冰冻红细胞　　　　　　　　　　　　D. 辐照红细胞

第六节 输血相关性急性肺损伤

一、定义

输血相关性急性肺损伤（transfusion-related acute lung injury，TRALI）是指输血过程中或输血后6小时内出现的呼吸窘迫和严重的低氧血症，并排除其他原因造成的肺损伤（例如：误吸、肺炎、毒物吸入、肺挫伤、溺水、严重的脓毒血症、休克、多发伤、烧伤、急性胰腺炎、心肺旁路、药物过量），同时可伴有发热或低血压症状。所有含有血浆的血液成分，包括全血、红细胞、血小板、冷沉淀和新鲜冰冻血浆，均可引发TRALI，且输血15mL即可引起TRALI。TRALI发病率约为0.02%（1∶5 000），无性别、年龄特异性，其死亡率在6%~23%之间，是输血不良反应常见的致死原因之一。

目前认为，TRALI发生与输注的含有血浆成分的血制品中存在某些白细胞抗体或生物反应调节剂（biological response modifier，BRM）密切相关，BRM是在血液保存过程中积累在细胞成分中的溶血卵磷脂混合物，而与此相关的血液成分往往来自有多次妊娠史的女性。关于TRALI的发病机制存在二次打击模型学说。在第一次打击中，生物活性物质活化肺血管内皮细胞和中性粒细胞，导致中性粒细胞在肺微血管中聚集，而各种生理性刺激，包括脓毒血症、手术和大量输血均可造成第一次打击。若受血者此时输入BRM和抗体，可发生第二次打击，导致TRALI的发生。研究表明白细胞抗体包括抗HLA-I类抗体、抗HLA-Ⅱ类抗体或抗人类中性粒细胞（humanneutrophil antigen，HNA）抗体与TRALI的发生密切相关。有假说认为这些刺激因子可活化肺微血管内的中性粒细胞，引起肺内皮细胞损伤、毛细血管渗漏和肺水肿。抗HLA-Ⅱ类抗体、抗HLA-A$_2$抗体（抗I型HLA抗体）以及抗HNA-3a抗体通常与严重（需要辅助呼吸）和致死病例相关。

二、临床症状与体征

TRALI是一种临床症状及体征复杂多样的临床综合征，其肺损伤具有可逆性。TRALI的表现与急性呼吸窘迫综合征（acute respiratory distress syndrome，ARDS）类似，在输注含血浆的血液成分时或输血6小时内出现。通常包括发热、寒战、呼吸困难、发绀、低血压、缺氧和新发的或恶化的双侧肺水肿，严重者可引起死亡，也可出现急性一过性中性粒细胞减少或白细胞减少。TRALI所致的肺损伤常为暂时性肺损伤，如处理及时，近80%的患者，其肺损伤在48~96小时内得以改善；其余20%未迅速改善的患者，可导致临床病程延长，甚至死亡。

三、实验室处理流程

输注的血液成分中的HLA抗体或HNA抗体是支持TRALI诊断的证据，供者血清和受者白细胞做淋巴细胞毒交叉配型可为诊断TRALI提供重要依据，在输血后6小时内，受血者可出现暂时性的中性粒细胞降低和低补体血症。

四、诊断

TRALI诊断标准如下：

（一）确诊

需同时满足以下5条。

1. 患者输血前无急性肺损伤。

2. 患者输血时或输血后6小时内出现新发急性肺损伤。

3. 患者出现低氧血症

(1) 氧合指数(PaO$_2$/FiO$_2$)≤300mmHg。

(2) 或室内自主呼吸时脉搏血氧饱和度(SpO$_2$)<90%。

(3) 或低氧血症的其他临床表现。

4. 影像学:X 线显示双肺浸润。

5. 无左心房高血压(即循环超负荷)。

(二) 很可能或可能

无标准。

五、治疗

TRALI 的治疗的关键在于明确诊断、加强监护、及时纠正低氧血症。发生 TRALI 时,需立即停止输血,给予呼吸和循环支持,几乎所有病例都需要氧气支持治疗,必要时需辅助机械通气;若存在持续性的低血压,可给予升压药物以维持血压;由于 TRALI 与容量超负荷无关,故不推荐常规给予利尿药治疗,利尿药可能会增加低血压的风险;目前认为给予糖皮质激素并不能改善 TRALI 或急性呼吸窘迫综合征的临床预后。

六、预防

目前尚无预测 TRALI 的方法,尽管约 1%~2% 的献血者存在 HLA 抗体,但 TRALI 的发生仍然较为罕见。避免 TRALI 发生的重要策略是使用特定献血者捐献的血小板、血浆成分、全血,即男性献血者、从未怀孕的女性献血者,以及自上次怀孕后检查未发现 HLA 抗体的女性献血者;而与 TRALI 发生有关的献血者将被永久屏蔽。尽管这些措施可以降低 TRALI 的发生风险,但需明确的是,该措施并不能避免 TRALI 的发生,因为这些措施并未减少输注 RBC 或冷沉淀成分引起 TRALI 的风险,以及经过常规检测,但未筛查 HNA 抗体和 BRM 的有妊娠史的女性献血者所致 TRALI 的风险。

练习题五

1. 以下哪个是 TRALI 表现的症状? (　　)

A. 呼吸窘迫 　　　　　　　　　　　　　　B. 严重的低血氧症和低血压

C. 发热 　　　　　　　　　　　　　　　　D. 以上都是

2. TRALI 发生在输血时或输血结束多少小时内(　　)

A. 2 　　　　　　B. 4 　　　　　　C. 6 　　　　　　D. 24

3. 患者男性,40 岁,输注单采血小板后 4 小时内出现胸闷、呼吸困难、急查胸部 X 线平片示双肺弥漫性病变,患者可能发生的输血不良反应是(　　)

A. 急性过敏反应 　　　　　　　　　　　　B. 急性溶血反应

C. 细菌污染 　　　　　　　　　　　　　　D. 输血相关性急性肺损伤

第七节　输血相关循环超负荷

一、定义

输血相关循环超负荷(transfusion-associated circulation overload,TACO)是一种急性非免疫性输

血并发症,主要由于输血过多或过快,超过患者心血管系统负荷能力所引起的急性充血性心功能衰竭和急性肺水肿,如不及时处理,可导致患者死亡。从某种程度上来说,所有患者都可能发生 TACO,但尤以婴儿和年龄大于 70 岁的患者风险最大,另外还有体液调节失代偿的患者(如:充血性心衰患者、肾病尿毒症期患者等)。美国 FDA 报道,在 2016 年以前,TRALI 是导致输血相关死亡的首要原因,而自 2016 年起,TACO 已成为输血相关死亡的首要原因。血小板和血浆成分引起 TACO 的发病率为 1%,红细胞输注相关 TACO 发病率可高达 2.7%。

二、临床症状与体征

TACO 没有特征性的症状和体征,表现为输血中或输血后出现呼吸窘迫,可伴有咳嗽、头痛、胸闷、血压增高、颈静脉怒张、奔马律、中心静脉压升高以及肺内压升高。心电图出现新发的 ST 段和 T 波变化;血清肌钙蛋白升高,以及脑钠肽(brain natriureticpeptide,BNP)升高;胸部 X 线提示肺水肿、心脏肥大、肺动脉扩张。

三、诊断

TACO 诊断标准如下:

(一) 确诊

输血后 6 小时内出现以下 3 个或 3 个以上的新发症状或原症状恶化。

1. 急性呼吸窘迫(呼吸困难、端坐呼吸、咳嗽)。
2. 脑钠肽(BNP)升高。
3. 中心静脉压(CVP)升高。
4. 左心衰竭。
5. 体液平衡超负荷。
6. 肺水肿的影像学证据。

(二) 很可能或可能

无标准。

四、治疗

TACO 目前缺乏特异性的治疗方法,一旦出现疑似 TACO 的症状,宜立即停止输血,对症治疗。主要以支持性治疗措施为主。TACO 患者的支持措施类似治疗急性充血性心力衰竭,包括患者取半坐位,双腿下垂,以减少静脉回流;立即给予高流量鼻导管吸氧,必要时机械辅助通气;使用快速利尿剂,通过排钠排水减轻心脏的容量负荷,且利尿剂尤其是呋塞米还有静脉扩张作用,有利于肺水肿的缓解;使用正性肌力药,增强心肌收缩力,增加心输出量;对极危重症患者,有条件的医院可采用主动脉球囊反搏和临时心肺辅助系统。

五、预防

在无持续快速失血的情况下,宜缓慢输血,尤其是存在 TACO 风险的患者(即儿童和老年患者、严重贫血患者和充血性心力衰竭患者),且应当监测液体总入量和总出量,采用限制性液体复苏也是防止 TACO 的重要策略。为预防 TACO,加强对隐匿性心功能不全的筛查,在输血前识别出有 TACO 风险的患者,可能是迫切需要研究的问题。

练习题六

1. 输血停止 6 小时内出现急性呼吸窘迫、脑钠肽升高、中心静脉压升高、左心衰、肺水肿,提示该

患者出现（　　）

　　A. 输血相关性急性肺损伤　　　　　　　B. 输血相关移植物抗宿主病

　　C. 输血相关循环超负荷　　　　　　　　D. 输血相关低血压反应

2. 输血出现循环超负荷时,下列处理措施不正确的是（　　）

　　A. 立即停止输血　　　　　　　　　　　B. 面罩吸氧

　　C. 患者平卧位、头偏侧、以防止血性泡沫痰误吸　　D. 使用强心剂、利尿剂

参 考 文 献

1. 中国输血协会. 血液安全监测指南: T/CSBT 001—2019.(2019-04-12)[2024-10-31]. https://test. csbt. org. cn/plus/view. php？aid=10194.

2. 国家卫生健康委员会. 输血反应分类: WS/T 624—2018. 北京: 中国标准出版社, 2018.

3. 国家卫生健康委员会. 输血医学术语: WS/T 203—2020.(2020-04-23)[2024-10-31]. https://hbba. sacinfo. org. cn/attach-ment/onlineRead/65447c42b17dac1ae85b17c16aa6949dea561c6160103f2d051755852659ba9a

4. 桂嵘, 陈秉宇, 黄远帅, 等. 全国性血液安全监测现状//AABB 技术手册 (第 20 版). 湖南: 中南大学出版社, 2022: 63-87.

5. Delaney M, Wendel S, Bercovitz RS, et al. Transfusion reactions: prevention, diagnosis, and treatment. Lancet, 2016, 388 (10061): 2825-2836.

6. 褚晓凌, 王洪燕, 郭永建. 英国急性输血反应调查和处理指南解读. 中国输血杂志, 2014, 27 (02): 219-228.

7. Treleaven J, Gennery A, Marsh J, et al. Guidelines on the use of irradiated blood components prepared by the British Committee for Standards in Haematology blood transfusion task force.. Br J Haematol, 2011, 152 (1): 35-51.

8. Semple JW, Rebetz J, Kapur R. Transfusion-associated circulatory overload and transfusion-related acute lung injury. Blood, 2019, 133 (17): 1840-1853.

练习题
答案

第一章

练习题一

1. 4 1 3 2
2. A

练习题二

P 表示计划(plan)、D 表示执行(do)、C 表示检查(check)、A 表示处理(action),PDCA 是以上四个要素的缩写。

第二章

练习题一

ABCD

练习题二

1. 纸质版文件是常用的文件形式,便于使用者查阅。纸质版文件直观,取阅便利,不易被复制;但容易遗失,不易回收,不方便检索。电子版文件环保,易于检索,版本易于控制;但需要经常保持电脑开启状态,且高水平的电子化文件管理对信息化系统要求较高。

说明:此题没有完全标准的答案,可以作为相关人员编写质量管理体系时参考。

2. 文件控制的实施过程中需要注意(包括但不限于):①文件实施后所有实施者均可方便获取,每位工作人员均需严格执行文件条款;②文件的实施过程和实施效果需进行监督与评价;③实施过程中发现文件的错误、疏漏或严重缺陷,应进行修订或改版;④修订或改版的文件需要通过审核和批准,必要时修改、修订甚至升级文件版本,作废文件要有作废标识,至少留存一份作废文件的备份;⑤作废文件要及时从所有场所收回,或以其他方式确保使用者只能获取最新版本文件,防止误用作废文件;⑥避免文件被篡改或未经批准的复制。

练习题三

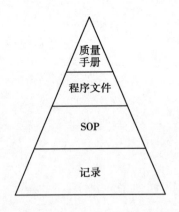

练习题四

ABCD

第三章

练习题一

1. 1　1

2. 管理评审的输入项主要包括：①对申请、程序和样品要求适宜性的定期评审；②临床沟通、咨询、患者和医护人员满意度调查评估；③员工的建议评估；④内部质量体系审核的结果；⑤检测报告过程与质量风险评估；⑥质量方针、质量目标的贯彻落实情况及适宜性；⑦分析前、中、后检验的质量指标；⑧外部及内部机构检查和评审情况；⑨比对或能力验证结果分析；⑩对供应商的评价；⑪不符合的识别、纠正、预防和监控；⑫上次管理评审存在的问题，后续措施及持续改进情况分析；⑬业务范围、业务类型、业务量的变化情况；⑭人员素质和人员培训情况；⑮现有质量体系文件的适宜性、有效性、协调性；⑯标准规范的更新，检测技术的发展；⑰法律法规的变化；⑱日常管理会议主要议题的汇总报告；⑲实验室发展战略、规划的要求等。

第五章

练习题一

B

第六章

练习题一

1. A　2. C

练习题二

47　3

第七章

练习题一

1.

血型	抗 A	抗 B
A	+	0
B	0	+
AB	+	+
O	0	0

2.

血型	A 型红细胞	B 型红细胞	O 型红细胞
A	0	+	0
B	+	0	0
AB	0	0	0
O	+	+	0

3. D   4. B

5.

基因	糖基转移酶	免疫显性糖基	抗原
H	α1,2-L- 岩藻糖基转移酶	L- 岩藻糖	H
A	α-3-N- 乙酰半乳糖氨基转移酶	N- 乙酰氨基半乳糖	A
B	α1,3-D- 半乳糖基转移酶	D- 半乳糖	B

6. $O>A_2>B>A_2B>A_1>A_1B$

7.

编号	母亲	父亲	子女	
			基因型	血型
1	O 型	AB 型	*AO* 或 *BO*	A 或 B
2	BO 型	BO 型	*BO* 或 *OO*	B 或 O
3	O 型	BO 型	*BO* 或 *OO*	B 或 O

8. 见图 7-5 ABH 抗原示意图

9. 在血液中,ABO 抗原存在于红细胞、血小板及许多循环蛋白上。作为组织血型抗原,ABO 抗原也存在于许多内皮、肾、心脏、肠道、胰腺和肺组织中。血型物质具有与相应抗体反应的性质,可用于:①辅助确定 ABO 血型,特别是因疾病或亚型导致 ABO 抗原表达较弱者的血型鉴定。②检测羊水中的血型物质,预测胎儿血型。③血型物质可中和 ABO 血型系统中的天然抗体,不中和免疫抗体,有助于鉴别抗体性质。④不同血型血浆混合,血型物质可中和相应的血型抗体。

10.

	A₁ 型红细胞	A₂ 型红细胞	A₁B 型红细胞	A₂B 型红细胞
抗 A	+	+	+	+
抗 A,B	+	+	+	+
抗 A1	+	0	+	0

11. ① ABO 血型不相容：首次输血即可引起急性血管内溶血性输血反应，严重者将危及生命，因此，必须要同型输注。若意外抗体效价较高时，还需选择同亚型血输注。②紧急情况下可将 O 型血输给 A、B、AB 型患者或 AB 型患者接受 O、A、B 型血。但需注意血型抗体效价不能太高；先少量慢速输注，观察反应，总量宜<400mL；血容量过少者（如幼儿）不宜采用此策略。

12. 器官移植 ABO 抗原也表达于其他组织，包括内皮、肾脏、心脏、肠、胰腺和肺等组织。正是这些组织表达的抗原构成了 ABO 不相容器官移植的障碍，ABO 血型不合者极易引起急性排斥反应。如果患者未经预处理去除血浆中的天然抗 A 和 / 或抗 B，移植 ABO 不相容器官可能导致超急性体液性排斥反应。抗 A 和抗 B 可能造成肾脏、肝脏和心脏移植的不相容排异。当患者的抗 A 效价较低时，选择 A₂ 供肾和肝脏移植给 B 和 O 型患者可以取得较满意的效果。组织移植时，包括角膜、皮肤和骨髓可以忽视抗 A 和抗 B 抗体的影响。虽然选择骨髓供者时通常忽视 ABO 血型，但是 ABO 主侧不相容可以降低移植物的生存期。ABO 血型定型和 ABO 相容性试验仍然是移植前检查的重要部分。

13.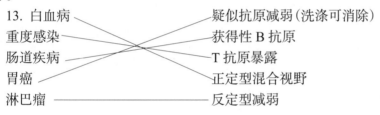

练习题二

1. B　2. A　3. A

4.

表型	立即离心检测红细胞抗原			分泌型抗原			血清中存在抗体	基因型	
	A	B	H	A	B	H		*FUT1*	*FUT2*
红细胞 H 缺乏 - 非分泌型	0	0	0	0	0	0	抗 H	*hh*	*sese*
红细胞 H 部分缺乏 - 非分泌型	0~+/w	0~+/w	0/w	0	0	0	抗 H	*(H)*	*sese*
红细胞 H 缺乏 - 分泌型	0/w	0/w	0/w	0~+	0~+	+	抗 HI	*(H)*	*SeSe* 或 *Sese*

练习题三

1. B　2. A　3. B　4. A　5. D　6. B　7. C.　8. B　9. C

10.

基因型		红细胞的 Lewis 表型（包括 Le^c 和 Le^d）
Le	*Se*	Le(a–b+c–d–)
Le	*sese*	Le(a+b–c–d–)
lele	*Se*	Le(a–b–c–d+)
Lele	*sese*	Le(a–b–c+d–)

练习题四

1. 下列给出的是正、反定型的结果，请给出他们的血型。

	细胞正定型		血清反定型		
	抗 A	抗 B	A 型红细胞	B 型红细胞	血型
1	+	0	0	+	A
2	0	0	+	+	O
3	+	+	0	0	AB
4	0	0	+	+	O
5	0	+	+	0	B
6	0	0	+	+	O
7	+	+	0	0	AB
8	+	0	0	+	A
9	0	+	+	0	B
10	+	0	0	+	A

2. 不同人种中每个血型的百分比不同，下表所示为 ABO 血型频率。

不同人种 ABO 血型的频率			
血型	白种人 /%	非洲人 /%	东方人 /%
A	40	27	28
B	11	20	27
AB	4	4	5
O	45	49	40

观察 100 例血型鉴定的结果并记录 A、B、AB、O 型血的百分比。比较你的结果与上表的结果。并请与你的同事讨论这结果是否符合你长沙地区的实际。

本地区 ABO 血型的频率		
血型	人数	百分比频率 /%
A	100	35
B	100	22
AB	100	35
O	100	8

3. 导致室内质控失控的原因有哪些?

答:①仪器设备或操作技术出现缺陷或使用不标准的检测方法。②因各种原因造成的微柱凝胶卡的变化(过有效期、污染等)。③使用质控品时没有轻拿轻放,剧烈振荡,在室温长期存放,试验完毕后没有将剩余试剂按要求存放。④红细胞质控品发生凝集,出现菌落或严重溶血。

4. 微柱凝集法试验红细胞凝集强度的判读?

凝集强度	描述
4+	凝集的红细胞全部集中在介质的顶部,基本上处于同一平面上
3+	凝集的红细胞绝大部分集中在介质的顶部,在上半部分处有少量凝集红细胞,呈"拖尾"状态
2+	凝集的红细胞分布于整个柱体,微柱底部可见少量红细胞
1+	凝集的红细胞绝大部分集中在介质的下半部分,微柱底部可见少量红细胞
±	红细胞在介质的底部形成一个粗糙的聚集带,聚集带的上方可见少量红细胞
dcp	混合外观凝集,专指微镜下可见少数红细胞凝集,而绝大多数红细胞仍呈分散分布
pH	表示部分溶血,凝胶管中液体呈透明红色,介质中有残留红细胞
H	表示完全溶血,作为阳性结果对待,凝胶管中液体呈透明暗红色

5. ABO 正反定型不符的可能原因?

分类	可能的原因
弱/无红细胞反应	ABO 亚型;白血病/恶性肿瘤;输血;妊娠;宫内胎儿输血;移植;可溶性血型物质过多
额外的红细胞反应	自身凝集素/红细胞包被过多的蛋白;未洗涤红细胞:血浆蛋白;未洗涤红细胞:患者血清中含有与试剂成分反应的抗体;移植;获得性B抗原或多凝集;cisAB 或 B(A)现象;非同型输血
混合红细胞反应	ABO 亚型;获得性B抗原;近期输过血;移植;胎母出血;双胞胎或双精子(嵌合体)嵌合现象
弱/无血清反应	年龄相关(<4~6月龄,老年人);ABO 亚型;低丙种球蛋白血症;移植过量的抗A或抗B(前带效应);血液稀释,如过量输液
额外的血清反应	冷自身抗体;冷反应性同种抗体;针对试剂成分的血清抗体;血清蛋白过多;血浆成分输注;移植静脉内免疫球蛋白输注

练习题五

根据下列试验结果,判断患者的血型

	唾液中 ABH 血型物质测定		
	患者	盐水对照	血型
抗 A	0	2+	A/AB
抗 B	2+	2+	A/O
抗 H	1+	2+	A/B/AB/O
抗 Le^a	2+	2+	Le(a−b+)/Le(a−b−)
抗 Le^b	0	2+	Le(a+b+)/Le(a+b−)

练习题六

当血型测试结果为混合视野时,测试亲和力以区分为 A_3、B_3 亚型或骨髓移植、疾病所致抗原减弱、胎母出血和输入异型红细胞等。

(1)试验结果大于 10 秒或者超过正常对照 3 倍,则可能为 A_3 血型或 B_3 血型。

(2)试验结果小于 10 秒或者小于正常对照 3 倍值,则可能是输异型血的混合视野,或骨髓移植血型,或因白血病患者造成的抗原减弱。

练习题七

可用于鉴定新生儿溶血病患儿红细胞上的抗体;在溶血性贫血和可疑输血反应中,用来鉴定产生直接抗球蛋白试验阳性的红细胞;制备少量的单特异性抗体;从患者红细胞上去除抗体;制备可用于自身吸收或鉴定血型及交叉配血次侧试验中使用的红细胞。

练习题八

1. 上述患者可能为 B_x 血型

可以增加如下试验:选取随机单人份 B 型红细胞和 O 红细胞各 2 个,与患者血清反应,观察室温和 4℃反应结果,确认是否有意外抗 B。

2. 上述患者可能为 A_3 血型

可以增加如下试验:将反定型结果放入 4℃冰箱 10 分钟,观察结果,确认是否有意外抗 A/ 抗 A1 抗体。

3. 上述患者可能为 A_{el} 血型

可以增加如下试验:反定型加大血清量,确认是否有意外抗 A/ 抗 A1 抗体。

4. 上述患者可能为 B_m 血型

可以增加如下试验:反定型加大血清量,确认是否有意外抗 B。

5. 上述患者可能为 CisAB 血型

可以增加如下试验:选取随机单人份 B 型红细胞和 O 型红细胞各 2 个,与患者血清反应,观察室温和 4℃反应结果,确认是否有意外抗 B。

6. 上述患者可能为 $A_{el}B$ 血型

可以增加如下试验:反定型加大血清量,确认是否有意外抗 A/ 抗 A1 抗体。

第八章

练习题一

1. D　2. C　3. D

练习题二

1. C　2. C　3. C　4. D

练习题三

1. D　2. C

练习题四

1. B

第九章

练习题一

1. 截至 2024 年 9 月 30 日,MNS 系统一共检出 50 个抗原。

2. M、N 和 S、s 抗原。

3. 血型糖蛋白 A(glycophorin A,GPA)和血型糖蛋白 B(glycophorinB,GPB)。

4. MNS 抗原的基因位于染色体 4q31.21 位置。

练习题二

1. 血型糖蛋白 A(glycophorin A,GPA)和血型糖蛋白 B(glycophorinB,GPB)。

2. 血型糖蛋白 B(glycophorinB,GPB)。

3. 每个红细胞上大约有 10^6 个 GPA。

4. 在新生儿出生时已经发育很好。

5. GPA 更多,GPA 是由 131 个氨基酸残基构成,GPB 是由 72 个氨基酸残基构成。

6. 是,是。

7. 凝聚胺和硫酸鱼精蛋白介质,因为不会使 En(a-)的细胞抗原抗体发生凝集或只发生弱凝集。

练习题三

1. 低频率抗原。

2. 高频率抗原。

3. M:*丝氨酸 - 丝氨酸 *- 苏氨酸 *- 苏氨酸 *- 甘氨酸 -*

N:*亮氨酸 - 丝氨酸 *- 苏氨酸 *- 苏氨酸 *- 谷氨酸 -*

M^g:*亮氨酸 - 丝氨酸 - 苏氨酸 - 天冬酰胺 - 谷氨酸 -*

M^c:*丝氨酸 - 丝氨酸 *- 苏氨酸 *- 苏氨酸 *- 谷氨酸 -*

*:O 型糖基化,即含有 O 聚糖

4. 'N':*亮氨酸 - 丝氨酸 *- 苏氨酸 *- 苏氨酸 *- 谷氨酸 -*

He:*色氨酸 - 丝氨酸 *- 苏氨酸 *- 丝氨酸 *- 甘氨酸 -*

*:O 型糖基化,即含有 O 聚糖

练习题四

1. 抗 M、抗 N、抗 S。

2. 由于 GPB 的前 26 个氨基酸残基表达与 N 阳性的 GPA 蛋白一样。通常极个别的人才能产生抗 N,且其反应活性也很低。

3. 抗 M 能引起新生儿红细胞发育不全,抗 M 导致的 HDFN 主要破坏红细胞系祖细胞或幼稚红细胞,而非成熟红细胞,临床主要表现在新生儿贫血,而黄疸和直接抗球蛋白试验细胞与其他血型引起的 HDFN 不一样。

4. 胰蛋白酶。

5. 抗 S 在 10~22℃和抗 s 在 22℃或更低温度下反应条件最佳。

练习题五

1. P1PK 血型系统的抗原有 P1、P^k、NOR；P 抗原属于 GLOB 血型系统(028)。

2. 除了 P1 抗原，P 血型系统以前还含有 P、P^k 和 LKE 抗原。这些抗原的基因位点和生化途径的不确定性不断被揭示。1994 年，这些抗原被认为是 Globoside 系统，在 2010 年 P^k 又被移入 P 血型系统，同时将 P 血型系统重新命名为 P1PK 血型系统。2011 年 NOR 抗原定义为 P1PK 系统的另一个抗原。

3. 自身抗 P 与阵发性冷性血红蛋白尿症有关，阵发性冷性血红蛋白尿症是自身免疫性溶血性贫血的一种，主要发生在儿童病毒性感染后。PCH 患儿血清 Donath-Landsteiner 试验阳性，即在补体参与的条件下，抗体在 0℃与红细胞结合，随着温度上升发生溶血。这些双相溶血或 DL 抗体通常都具有抗 P 特异性。

4. 胎儿在发育到 12~17 孕周时，胎盘会高表达 P 和 Pk 活性，母体产生的抗体能高度结合在胎盘糖脂上，这些糖脂并不是胎儿体内产生的。从胎盘上分离的 Globoside 抗原(P 抗原)能与 IgM、IgG(大部分是 IgG3)和 IgA 抗体强反应。因此抗 P 和抗 P^k 导致的流产，不是针对胎儿而是针对胎盘的反应。

5. 主要是 IgG3，还有一些抗体是 IgG1 和(或)IgG2 抗体，但是没有 IgG4 型。

练习题六

1. 28 个抗原。

2. Lutheran 基因位于 19q13.2。

3. 新生儿红细胞上的 Lutheran 抗原发育不完善，所以可能造成的 Lutheran 抗体不太引起胎儿与新生儿溶血病。

4. 不必，Lutheran 抗体与轻微的迟发型溶血性输血反应以及输血后黄疸有关，但与立即型溶血性输血反应无关。

练习题七

1. 38 个抗原。

2. Kell 系统的基因位于染色体 7q33 位置。

3. 使用凝聚胺方法检测抗 K，会造成抗 K 的漏检，一般需要使用间接抗球蛋白检测。抗 K 经常在低离子强度溶液反应不良，在低离子溶液的 LISS 中抗 K 比在正常生理盐水介质中更难结合到红细胞上，因此在自动化仪器上会遇到抗 K 检测漏检。

4. 红细胞缺乏 Kx 抗原，则 Kell 表达严重减少，呈现为 McLeod 表现型。

练习题八

1. 截止到 2024 年 9 月 30 日 ISBT 命名的 Duffy 血型系统一共有 5 个抗原，分别是 Fy^a、Fy^b、Fy3、Fy5、Fy6。

2. Fy^a 和 Fy^b 抗原对大多数蛋白水解酶都非常敏感。木瓜蛋白酶、无花果蛋白酶、菠萝蛋白酶、链霉蛋白酶、糜蛋白酶对红细胞处理后，Fy^a 和 Fy^b 能完全被破坏，但胰蛋白酶不能消除 Fy^a 和 Fy^b 的活性。早期报道使用胰凝乳蛋白酶破坏 Duffy 抗原可能是使用了一些不纯的胰凝乳蛋白酶制剂。唾液酸酶对 Duffy 抗原活性没有影响。

3. Fy5 与 Fy3 非常类似，Fy3 在 Rh$_{null}$ 的表型(无效型或调节型)缺失，在红细胞 D- 纯合子上弱表达并在非洲裔人群中的 Fy(a−b−)红细胞上表达。

4. 纽约非洲人、西印度人和南非人种出现的 Fy(a−b−)频率均为 63%,这种表型在非洲出现的频率更高。除撒哈拉以南的非洲地区之外的地区,Fy(a−b−)非常罕见,通过抗 Fy3 检测 6 000 名澳大利亚白人献血者,没有查到 Fy(a−b−),但是通过基因法检测纽约高加索人,发现 1% 的 *FY*null/null* 纯合子。长久以来,人们知道大多数非洲人对间日疟原虫有抵抗力。Miller 等发现 Fy(a−b−)红细胞不易被类人猿的诺氏疟原虫侵入,之后发现了 Fy(a−b−)表型能抵御间日疟原虫入侵。在 11 名非洲人和 6 名白人志愿者中,除了 5 名 Fy(a−b−)的志愿者,其他接触间日疟原虫的志愿者均被感染。

5. HIV、镰状细胞疾病、哮喘、肿瘤等。

练习题九

1. 截止到 2024 年 9 月 30 日,ISBT 命名的 Kidd 血型系统的抗原有 3 个,分别为 Jk^a、Jk^b、Jk3。

2. 筛选 Jk(a−b−)细胞使用 2M 尿素这个方法性价比高。

3. 部分 Kidd 抗体在补体参与的情况下能加强凝集。一些案例报道,使用血浆与细胞在抗 IgG 的间接抗球介质中可能没有反应,而使用血清(特别是新鲜血清)与细胞在多特异性抗球介质中会有较强反应。

4. 部分 Kidd 抗体在补体参与的情况下能加强凝集。一些案例报道,使用血浆与细胞在抗 IgG 的抗球介质间接法中可能没有反应,而使用血清(特别是新鲜血清)与细胞在多特异性抗球介质中会有较强反应。

练习题十

1. Di^a 在南美印第安人中比较普遍,但在欧洲血统的人中很少见,居住在阿拉斯加和加拿大的因纽特人(Inuits)中这个血型很罕见,但是居住在西伯利亚的因纽特人却相对常见。在东亚人群中,这个血型发生频率为 2%~12%。在没有蒙古血统的白种人中 Di(a+)阳性比例很少。波兰人中有 0.46% 的阳性,在澳大利亚土著居民和许多大洋洲人口中几乎不存在 Di^a,在非洲人群中也不存在或极为罕见。

2. 大部分抗 Di^a 是单独出现的。

3. 红细胞上含有 Wr^a 和 Wr^b 抗原,在粒细胞、淋巴细胞和单核细胞上均未检出 Wr^a 或 Wr^b 抗原。

4. 健康献血者中的抗 Wr^a 抗体多为 IgM 型或 IgM+IgG 型,经产妇和输血患者中的抗 Wr^a 常见是 IgG1 和 IgG3 型。

练习题十一

1. I 抗原和 i 抗原呈交互关系,胎儿、新生儿红细胞上 I 抗原表达非常微弱,但是多数成人红细胞上 I 抗原表达比较强。

2. 许多正常健康人血清内的自身抗 I 没有很大危害,不会引起体内红细胞的破坏。病理性的自身抗 I 会导致自身凝集和周围血管堵塞或者溶血性贫血。

3. 病理性的自身抗 I(如: 与冷凝集素综合征相关类型的疾病),通常是有高效价的 IgM 型抗体以及它的温度宽反应性导致,甚至可能在高于 30℃ 的条件下发生凝集反应。当环境温度降低时,这些抗体会附着在血管内导致自身凝集和周围血管堵塞或者溶血性贫血。

4. 抗 AI 能与同时携带 I 抗原和 A 抗原的红细胞发生凝集,但不会与 O 型 I 抗原阳性红细胞或 A 型 i 抗原阳性红细胞发生反应。抗 IH 常常能在 A_1 型人的血清中检出,与 O 型和 A_2 型的抗 IH 反应比 A_1 型强。

第十章

练习题一

1. 交叉配血除可验证血型鉴定的准确性,还可发现受血者和献血者之间有无血型不合的抗原抗体反应。

2. 在配血试验中设置自身对照的意义是排除自身抗体、直接抗球蛋白试验阳性及红细胞、缗钱状凝集等因素干扰试验结果判读。

练习题二

1. 用来对盐水介质交叉配血试验进行质控,需主侧、次侧、阴性对照管和自身对照管检测结果均为阴性,阳性对照管检测结果为阳性,试验在控,配血结果相合。

2. 盐水介质交叉配血试验只能检测出完全抗体,如 IgM 型抗体、ABO 血型抗体,此方法需与其他配血方法联合使用。

3. 凝聚胺介质配血试验中,加入凝聚胺,离心后未发生凝集,可能的原因有两种:①透析、介入和体外循环等治疗后患者血清(浆)中含大量肝素,可以多加入凝聚胺溶液;②消化道出血患者使用的酚磺乙胺(止血敏),酚磺乙胺在水溶液中带负电荷,能使红细胞 Zeta 电位上升,致可逆凝集反应受到抑制,多加入凝聚胺溶液也无法完全排除干扰,遇到此类患者应在使用酚磺乙胺 4~6h 后重新抽取血液标本进行检测或更换其他试验方法。

4. 一些抗 K 在低离子介质中如 LISS,和进行自动化系统检测时发生极微弱的反应。最可靠的检测方法为间接抗球蛋白试验。加入 PEG 也可增加反应活性。凝聚胺交叉配血试验可以检出完全和不完全抗体,多数 IgG 类抗体能够被检出,对 Rh 血型系统抗体检测率高,但对 Kell 血型系统抗体的检测不敏感。K 抗原频率在白人中占 9%,抗 K 在欧美白人中是一个重要的具有临床意义的抗体,凝聚胺配血时为了防止漏检,需加做凝聚胺辅助性抗球蛋白试验。

5. IgM 型和 IgG 型抗体均可以在本试验中出现阳性结果,需要加做盐水介质试验,以确定是否含有 IgM 型抗体;同时,可使用巯基类试剂去除 IgM 型抗体,再检测是否含有 IgG 型抗体。

练习题三

1. 交叉配血试验阴性有假阴性的可能:①老年人(ABO 抗原或 ABO 抗体减弱),6 个月前的婴儿(ABO 抗原或 ABO 抗体不成熟)。②ABO 亚型,如 A_{el} 型、B_x 型等,ABO 抗原减弱。[B(A)型不是抗原减弱]。③大量输液,患者 ABO 抗体被稀释,或被检红细胞悬液过浓或过稀。以上三种情况下,ABO 不相容配血可能配血结果为阴性,应选用 ABO 相同或相容的血液来配血。④结果观察不仔细或误判,将溶血误判为阴性,尤其是弱凝集被忽略,也可能造成漏检。对于假阴性一定要引起足够的重视,特别是标本的质量、细胞悬液浓度、试验操作和结果的判读一定要标准化。还有因为剂量效应造成交叉配血试验假阴性的可能。

2. 操作练习,答案略

3. 操作练习,答案略

第十一章

练习题一

1. 0~4
2. 16　1 000
3. 阳性　阳性　阳性

练习题二

1. B
2. 兔红细胞基质具有与抗原 P1 和 B 相似的结构,因为兔红细胞基质可以吸收抗 B 抗体,不推荐将吸附后的血清做反定型和交叉配血。
3. 该法只适用于患者同种抗体效价高出自身抗体时使用,因此虽然简单快捷但不可靠,除非遇见非常紧急的情况,还是宜选用更有效的方法操作。

练习题三

1. D
2. 在对冷凝集素病患者进行输血治疗时,可将红细胞放置室温平衡或使用血液加温器对血液进行加温后再输注,输注时速度缓慢并密切观察患者生命体征,同时给患者保暖,以防输入的血液过冷与患者的红细胞发生凝集,引起溶血性输血反应。

练习题四

1. ABO 亚型产生的意外抗体,如 A_2、A_x、A_{el} 产生的抗 A_1 和 B_x 产生的抗 B。
2. 新生儿血清(浆)常在盐水介质中检测出抗 A/ 抗 B/ 抗 A,B 抗体是从母体通过胎盘转运过来的抗体,其抗体类型属于 IgG 性质。
3. 常见的冷反应性同种抗体有抗 E、抗 D、抗 Mur、抗 M、抗 P1、抗 Le^a、抗 Le^b 抗体等。这些抗体都有过引起溶血性输血反应的报道。
4. 大部分冷自身抗体为抗 I。正常人的血清可见抗 I,于 4℃反应时效价低于 64,抗 i 较罕见,属 IgM 或 IgG;脐血红细胞有 i 抗原,少有 I 抗原;几乎所有的成人红细胞都具有 I 抗原,少数缺乏 I 抗原的称为 I 型成人。利用成人红细胞和脐血红细胞可区分抗 I 和抗 i;自身抗 P 见于阵发性冷性红蛋白尿症,属 IgG 型,具溶血性。

练习题五

1. 缗钱状凝集与疾病有密切的关联性,观察其凝集程度,在盐水中往往不会超过 2+,不如真正的凝集强,所以,容易在做血型检测时忽略。而在血型正反定型时,通过镜下看结果,能发现缗钱状凝集的典型特征。正定型患者红细胞经洗涤后,假凝集易散开,主要影响反定型,患者血清(浆)与反定型 A 型细胞试剂、B 型细胞试剂、O 型细胞试剂反应均出现凝集。缗钱状凝集在看结果前加 1 滴生理盐水,混匀,使凝集散开。缗钱状凝集的形成一般只在盐水介质中存在,不影响凝聚胺试验,也不会干扰经典抗球蛋白试验(试管法)。
2. 镜下观察蛋白凝集特有的凝集状态,包括缗钱状凝集和团块状凝集,缗钱状凝集为红细胞互相叠加黏附形成的串钱状凝集。假凝集在高倍镜下红细胞边缘整齐,加盐水后红细胞散开。真凝集红细胞边缘不齐,互相挤压,加盐水凝集不散开。

3. 产生此格局的原因可能是:自身抗体;蛋白凝集;大分子药物。

第十二章

练习题一

1. 血袋效期是指空血袋在采血前作为耗材的效期,依据《血液储存标准》(WS 399—2023)中条款 6.8,保存期特殊情况:采集血液的血袋单(多)联塑料血袋在采集血液后,其有效期与所储存的血液相同。

2.

血液产品	容量	有效成分	其他要求
去白细胞悬浮红细胞	标示量 ±10%	200mL: Hb ≥ 18g 300mL: Hb ≥ 27g 400mL: Hb ≥ 36g 红细胞比容 0.45~0.60	肉眼观察应无色泽异常、溶血、凝块、气泡等情况,血袋完好; 200mL: WBC ≤ 2.5 × 10^6 个 300mL: WBC ≤ 3.8 × 10^6 个 400mL: WBC ≤ 5.0 × 10^6 个 储存期末溶血率:<红细胞总量的 0.8%; 无菌生长
单采血小板	储存期 24h: 125~200mL 储存期 5d: 250~300mL	Plt ≥ 2.5 × 10^{11} 个 / 袋	肉眼观察应呈黄色云雾状液体,无色泽异常、蛋白析出、气泡及重度乳糜等情况;血袋完好,并保留注满血小板经热合的导管至少 15cm; WBC ≤ 5.0 × 10^8 个 / 袋
新鲜冰冻血浆	标示量 ±10%	血浆蛋白 ≥ 50g/L Ⅷ因子 ≥ 0.7IU/mL	肉眼观察应呈黄色澄清液体,无色泽异常、蛋白析出、气泡及重度乳糜等情况;血袋完好,并保留注满血浆经热合的导管至少 10cm
冷沉淀凝血因子	标示量 ±10%	来源 200 全血:纤维蛋白 ≥ 75mg, Ⅷ因子 ≥ 40IU 来源 300 全血:纤维蛋白 ≥ 113mg, Ⅷ因子 ≥ 60IU 来源 400 全血:纤维蛋白 ≥ 150mg, Ⅷ因子 ≥ 80IU	肉眼观察融化后的冷沉淀凝血因子,应呈黄色澄清液体,无色泽异常、蛋白析出、气泡及重度乳糜等情况; 血袋完好,并保留注满血浆经热合的导管至少 10cm

练习题二

1. (1)只有当你必须取出或放进血液时才能打开冰箱门。

(2)合理地放置血液,使得冰箱内有冷空气的流通空间。血液应被竖直放置在冰箱的篮子内或平放在架子上,不能紧密地堆积在一起而使得冷空气无法流通。

(3)若使用家用冰箱,切勿把血液存放在冰箱的门上,通常那里的温度要高于冰箱内的温度。

(4)若使用家用冰箱,切勿把血液存放在冰箱内靠近冷冻室的部分。

(5)冰箱内不能存放食物或饮料。

2. 血液储存区应设置在整洁、卫生、阴凉、通风、照明及隔离条件好的区域,并具有防火、防盗、防虫和防鼠等措施,禁止非授权人员进入。

根据血液的检测情况,血液状态可分为合格、待检测及不合格,相应地应设立物理隔离的合格血液存放区、待检测血液隔离存放区和报废血液隔离存放区。

练习题三

1.(1)血液应装在周围包有冰袋的冷藏箱里,冰袋是在血浆冷冻室中冰冻待用的。

(2)将冰袋包于各类血液产品的周围,而不是"上面"或"下面",这点非常重要。切勿使血液与冰袋接触。

(3)如果冷藏箱没有隔层,应将冰袋用多层纸包起来。

(4)如果是在高温天气长途运送血液,冰袋的数量应该与血袋的数量相当。

2.(1)记录运抵时间。

(2)测量并记录容器的温度。

(3)仔细地检查血液、血浆中是否有溶血、污染情况。

3.(1)是否有溶血现象。如果有溶血表明血液已被污染,或者曾经被冰冻保存或者是保存温度过高。如果怀疑红细胞有溶血,可轻轻混合并使其静置下来后再观察,无溶血才能发放。

(2)是否有被污染的迹象。如果血液被污染,红细胞颜色会变深或呈紫黑色,血浆中可能有气泡。

(3)是否有血液凝块。如果有凝块,可能是因为血液和抗凝剂没有正确地混匀,或者采血不畅,采血时间过长等。

(4)是否有血袋渗漏迹象。轻轻挤压血袋,在输血出口处进行检查,检查血袋是否被打开,或者热合不严。

(5)标识是否清晰、完整。

(6)预留血辫是否完整。

练习题四

退回血液同时符合下列要求可以返回库存,否则应走报废流程:

1. 血袋标签完整无破损。

2. 血液始终在《血液储存标准》规定的温度和环境下保存:

(1)检查隔热容器内的冰块,冰块应仍为固体。

(2)用手感觉温度,把血袋折叠在温度计周围检查温度。

3. 血液质量没有受到影响:

(1)即使退回血液的人报告没有打开过这份血液,仍应该轻轻地挤压血袋,检查血袋是否破袋。

(2)轻轻地混合血液后,放在冰箱内使其静置,检查红细胞和血浆是否有溶血或其他变质的迹象。

4. 退回血液同时符合以上要求可以返回库存,否则应走报废流程;同一袋血液只允许退回一次。申请退血的临床科室应当说明退血原因,经输血科或血库进行审核后,将退血申请单、所退血液成分和对应的发血单送至输血科或血库,退血者和接收者双方签字,退血申请单、退血单和原发血单合并由输血科或血库保存。

练习题五

1. D

2. A

3. 将稀释倍数作为乳糜指数来评价血液乳糜程度。乳糜指数越大,血液乳糜程度越重。将乳糜指数≤2的乳糜血定为轻度乳糜,2<乳糜指数≤5定为中度乳糜,乳糜指数>5定为重度乳糜。重度乳糜的血液产品不可发往临床使用。

4. 存在意外抗体的献血者的红细胞,通过洗涤制备后,可以输注给临床患者。

第十三章

练习题一

C

练习题二

AD

练习题三

ABCD

第十四章

练习题一

ABCD

练习题二

ABC

练习题三

ABD

第十五章

练习题一

1. B   2. B

练习题二

ABCD

练习题三

ABC

第十六章

练习题一

ABCD

练习题二

D

练习题三

C

第十七章

练习题一

ABCD

练习题二

C

练习题三

ABCD

第十八章

练习题一

1. D
2. E
3. C
4. C

练习题二

1. D
2. B
3. D

练习题三

1. D
2. B
3. D
4. A

练习题四

1. C
2. C
3. D

练习题五

1. D
2. C
3. D

练习题六

1. C
2. C

附 录

附录 1　试剂 / 质控品参数和质控品性能评价表

1. 试剂 / 质控品参数

产品信息	试剂							
	血型检测卡	血型复核检测卡	反定型标准细胞	抗球蛋白检测卡	抗筛谱细胞	凝聚胺介质试剂		
产品批号								
生产日期								
有效期至								
生产厂家								

产品信息	质控品							
	血型质控品	抗筛质控品	配血质控品	标化 IgG 抗 D	AB 型血浆			
产品批号								
生产日期								
有效期至								
生产厂家								

2. ABO/RhD 血型检测质控品

质控品编号	成分	表型	所含抗原			所含抗体	
			A	B	D	抗 A	抗 B
1	细胞	A_1RhD 阳性	+	0	+		
2	细胞	B RhD 阳性	0	+	+		
3	血浆	A				0	+
4	血浆	B				+	0
5	细胞	ORhD 阳性	0	0	+		
6	细胞	RhD 阴性	未定	未定	0		

3. 意外抗体筛检质控品

质控品编号	表型	抗 A 抗体	抗 B 抗体	意外抗体
1	O 型血浆抗筛 (抗 D) 阴性	+	+	0
2	AB 型血浆抗筛 (抗 D) 阳性	0	0	+

4. 交叉配血质控品

编号	成分	表型	所含抗原			所含抗体		
			A	B	D	抗 A	抗 B	意外抗体
1	细胞	AB 型 RhD 阳性	+	+	+			
2	细胞	O 型 RhD 阳性	0	0	+			
3	细胞	RhD 阴性	未定	未定	0			
4	血浆	O 型抗筛阴性				+	+	0
5	血浆	AB 型抗筛 (抗 D) 阳性				0	0	+

5. 仪器

血清学离心机　　　　　免疫微柱孵育器

离心机　　　　　　　　孵育器　　　　　　　　全自动血型分析仪

输血相容性检测自制室内质控品性能评价表

名称	自制批号	数量	储存条件	原料标本	有效期	制备日期	操作者
检测项目							
检测结果							
实验室负责人意见							

附录 2　输血相容性检测室内质控记录表

_____年_____月_____日

1. 血型鉴定　　　　　操作者：

试剂质控	血型检测卡(反定型细胞)	细胞试剂	抗 A		抗 B		是否符合质控规则	失控处理分析
			质控靶值	检测结果	质控靶值	检测结果		
		A 型红细胞					□是 □否	
		B 型红细胞						
		O 型红细胞						
过程质控	ABO/RhD 血型检测	血清学格局(编号)	抗 A(1)	抗 B(1)	抗 D(5)	O 型红细胞试剂(3)	A 型红细胞试剂(3)	B 型红细胞试剂(3)	□是 □否	
		质控靶值								
		检测结果								
		血清学格局(编号)	抗 A(2)	抗 B(2)	抗 D(6)	O 型红细胞试剂(4)	A 型红细胞试剂(4)	B 型红细胞试剂(4)		
		质控靶值								
		检测结果								

2. 抗体筛查　　　　　操作者：

试剂质控	抗球蛋白检测卡		IgG 抗 D 和 ORhD+ 红细胞试剂		ORhD+ 红细胞试剂和 AB 血浆	是否符合质控规则	失控处理分析
		质控靶值				□是 □否	
		质控细胞(2)检测结果					
过程质控	意外抗体检验	质控品 1	I	II	III	□是 □否	
		质控靶值					
		检测结果					
		质控品 2	I	II	III		
		质控靶值					
		检测结果					

3. 交叉配血　　　　　　　　　操作者：

			IgG-D 和 ORh+ 红细胞	ORh+ 红细胞和 AB 血浆	是否符合质控规则	失控处理分析
试剂质控	凝聚胺介质试剂	质控靶值			□是 □否	
		质控细胞(2)检测结果				
过程质控	微柱法交叉配血	IgG 组（ABO 同型）	RhD 阳性(1)和受血者(5)	RhD 阴性(3)和受血者(5)	□是 □否	
		质控靶值				
		检测结果				
		IgM 组（抗筛阴性）	ABO 非同型(1)和受血者(4)	ABO 同型(2)和受血者(4)		
		质控靶值				
		检测结果				
	聚凝胺法交叉配血	IgG 组（ABO 同型）	RhD 阳性(1)和受血者(5)	RhD 阴性(3)和受血者(5)	□是 □否	
		质控靶值				
		检测结果				
		IgM 组（抗筛阴性）	ABO 非同型(1)和受血者(4)	ABO 同型(2)和受血者(4)		
		质控靶值				
		检测结果				

附录 3　输血相容性检测室内质控参考值登记表

试剂/质控品	血型检测卡	反定型标准细胞	抗球蛋白卡	抗体筛查谱细胞	凝聚胺试剂	血型质控品	抗体筛查质控品	配血质控品	仪器名称
批号									
厂家									血清学离心机　免疫微柱孵育器

输血相容性检测室内质控参考值登记表

项目	血清学格局	第一次						第二次						第三次						参考值						结果	起止日期
		抗A	抗B	抗D	A细胞	B细胞	O细胞	抗A	抗B	抗D	A细胞	B细胞	O细胞	抗A	抗B	抗D	A细胞	B细胞	O细胞	抗A	抗B	抗D	A细胞	B细胞	O细胞		
ABO/RhD血型鉴定(微柱法) 质控品编号		1	1	5	3	3	3	1	1	5	3	3	3	1	1	5	3	3	3	1	1	5	3	3	3		
反应结果		II	I	II	III	III	III	II	I	II	III	III	III	II	I	II	III	III	III	II	I	II	III	III	III		
质控品编号		2	2	6	4	4	4	2	2	6	4	4	4	2	2	6	4	4	4	2	2	6	4	4	4		
反应结果		II	I	II	III	III	III	II	I	II	III	III	III	II	I	II	III	III	III	II	I	II	III	III	III		
意外抗体筛查(微柱法) 质控品 1																											
反应结果		I			III			I			III			I			III			I			III				
质控品 2																											
反应结果		I			III			I			III			I			III			I			III				

续表

项目		第一次	第二次	第三次	参考值	起止日期
交叉配血（微柱法）	IgG组　1~5	同型阳性和受血者	同型阳性和受血者	同型阳性和受血者	同型阳性和受血者	
	3~5	同型阴性和受血者	同型阴性和受血者	同型阴性和受血者	同型阴性和受血者	
	IgM组　2~4	非同型和受血者	非同型和受血者	非同型和受血者	非同型和受血者	
	1~4	同型和受血者	同型和受血者	同型和受血者	同型和受血者	
交叉配血（凝聚胺法）	IgG组　1~5	同型阳性和受血者	同型阳性和受血者	同型阳性和受血者	同型阳性和受血者	
	3~5	同型阴性和受血者	同型阴性和受血者	同型阴性和受血者	同型阴性和受血者	
	IgM组　2~4	非同型和受血者	非同型和受血者	非同型和受血者	非同型和受血者	
	1~4	同型和受血者	同型和受血者	同型和受血者	同型和受血者	
检测日期						
操作者						

注：1.IgG 组：同型阴性和受血者 ABO 同型 RhD 阳性，同型阴性和受血者 ABO 同型 RhD 阴性，受血者抗体筛查（抗 D）阳性，为主侧配血。

2.IgM 组：非同型和受血者 ABO 非同型，同型和受血者 ABO 同型，受血者抗体筛查（抗 D）阴性，为主侧配血。

附录 4 输血相容性检测室内质控失控处理报告单

			抗球蛋白卡批号						操作者	ABO/RhD 卡批号							与预期结果相符情况
质控日期										血型			抗体筛查			交叉配血	
反定型细胞批号			抗A	抗B	抗D	A型红细胞试剂	B型红细胞试剂	O型红细胞试剂		抗A	抗B	抗D	A型红细胞试剂	B型红细胞试剂	O型红细胞试剂		
抗体筛查细胞批号										结果							
仪器名称																	
低离子强度盐溶液（LISS液）批号																	
	编号	批号															
ABO/RhD血型鉴定	质控品																
	质控品								已知血清学格局								
	质控品																
	质控品																
	质控品																
	质控品																
意外抗体筛查	阳性质控品编号		I	II	III				已知血清学格局	I	II	III					
	阴性质控品编号		I	II	III				已知血清学格局	I	II	III					

440

续表

		抗 A	抗 B	意外抗体则为抗 D	结果
受血者质控品编号	受血者基本血清学格局	抗 A	抗 B	意外抗体则为抗 D	结果
同型阳性献血者质控品	阳性献血者血清学格局	抗 A	抗 B	抗 D	
同型阴性献血者质控品	阴性献血者血清学格局	抗 A	抗 B	抗 D	
交叉配血　受血者质控品	受血者基本血清学格局	抗 A	抗 B	意外抗体则为抗 D	结果
不同型献血者质控品	不同型献血者血清学格局	抗 A	抗 B	抗 D	
同型献血者质控品	同型献血者血清学格局	抗 A	抗 B	抗 D	

输血相容性检测室内质控失控处理报告单

失控日期	失控项目	质控品编号	质控品编号	失控结果
失控原因				
纠正成效				

附录 5　输血相容性检测室内质控月统计报告单

输血相容性检测室内质控月统计报告单

年月	血型鉴定失控次数	交叉配血失控次数	意外抗体筛查失控次数
年　月			
年　月			
年　月			
年　月			
年　月			
年　月			
年　月			
年　月			
年　月			
年　月			
年　月			
年　月			
合计			

附录 6　弱或无红细胞反应流程图

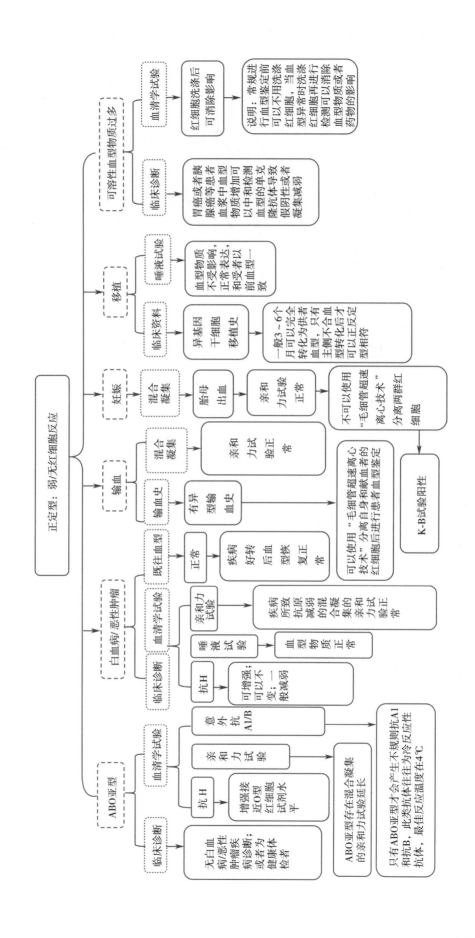

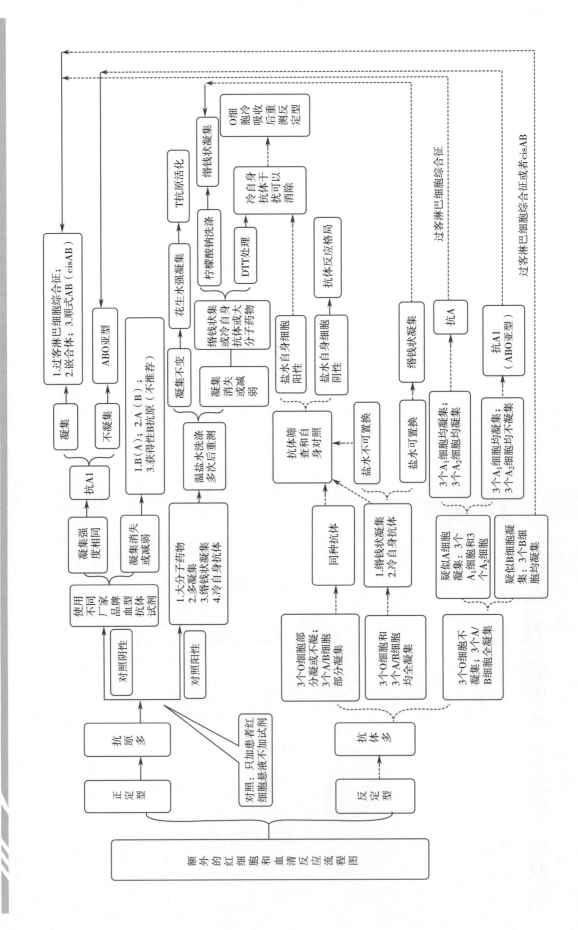

附录8 混合红细胞反应流程图

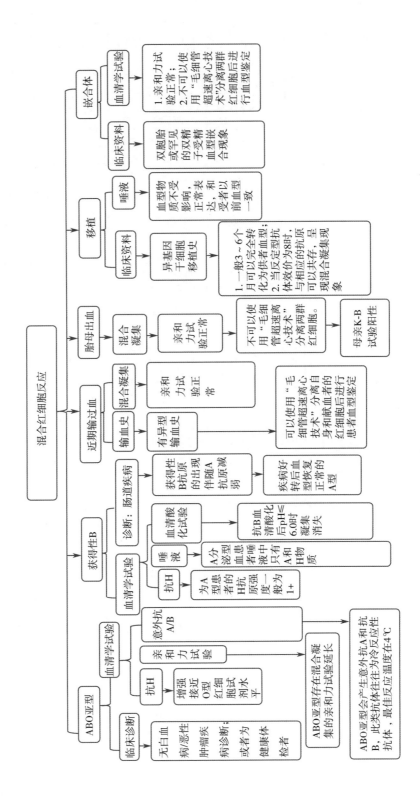

445

附录 9 弱无血清反应流程图

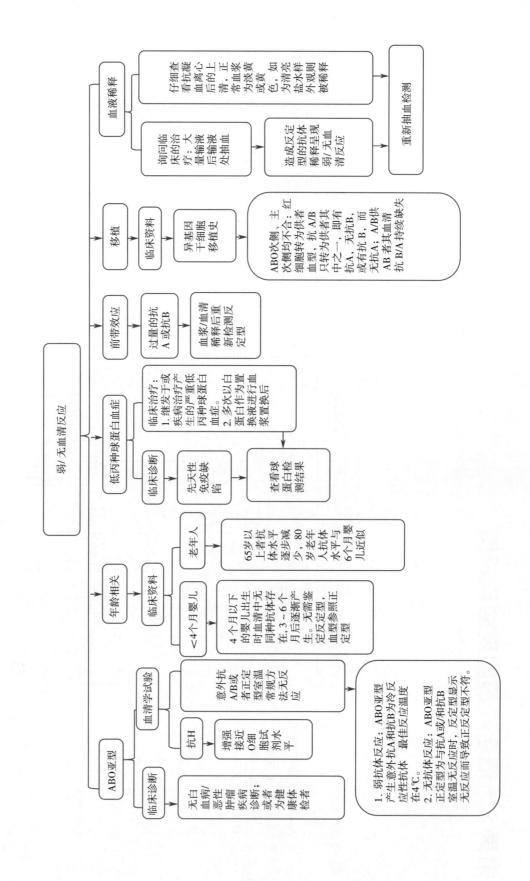

附录 10　试剂使用前确认登记表

血型定型试剂使用前确认登记表（批号_____）

项目	名称	生产厂家	试剂批号	试剂效期	外观	试剂特异性（凝集强度）				亲和力	效价	意外抗体	冷凝集素	稳定性
						A_1 型红细胞	A_2 型红细胞	B 型红细胞	O 型红细胞					
正定型	抗 A	□_____ □			□正常□浑浊□沉淀 □其他颜色改变							□阴性□阳性	□阴性□阳性	
	抗 B	□_____ □			□正常□浑浊□沉淀 □其他颜色改变							□阴性□阳性	□阴性□阳性	
	抗 D	□_____ □			□正常□浑浊□沉淀 □其他颜色改变							□阴性□阳性	□阴性□阳性	

项目	名称	生产厂家	试剂批号	试剂效期	外观	试剂特异性（凝集强度）			稳定性	直抗	其他
						抗 A	抗 B	抗 D			
反定型	A 型红细胞试剂	□_____ □			□正常□溶血□凝集 □颜色改变					□阴性□阳性	
	B 型红细胞试剂	□_____ □			□正常□溶血□凝集 □颜色改变					□阴性□阳性	
	O 型红细胞试剂	□_____ □			□正常□溶血□凝集 □颜色改变					□阴性□阳性	

续表

项目	标准品	生产厂家和批号、效期	试剂批号	试剂效期	卡外观	凝集强度						稳定性
						抗A	抗B	抗D	ctl	A型红细胞	B型红细胞	
微柱凝集血型卡	A型红细胞试剂	□＿＿＿ □＿＿＿			□正常 □浑浊 □其他 改变：干涸等							
	B型红细胞试剂	□＿＿＿ □＿＿＿			□正常 □浑浊 □其他 改变：干涸等							
	ORhD+细胞试剂	□＿＿＿ □＿＿＿			□正常 □浑浊 □其他 改变：干涸等							
	ORhD-细胞试剂	□＿＿＿ □＿＿＿			□正常 □浑浊 □其他 改变：干涸等							
	抗A	□＿＿＿ □＿＿＿			□正常 □浑浊 □其他 改变：干涸等							
	抗B	□＿＿＿ □＿＿＿			□正常 □浑浊 □其他 改变：干涸等							

检测者：　　　　　　　　检测日期：

抗体筛查试剂使用前确认登记表（批号_____）

项目	名称	生产厂家 批号 效期	外观	凝集强度						稳定性	DAT	其他
				细胞自凝	抗 Le^b	抗 P1	抗 Fy^a	抗 Jk^a	抗 D			
抗体筛查	I 细胞试剂	□__ □__	□正常□溶血□凝集□颜色改变								□阴性 □阳性	
	II 细胞试剂	□__ □__	□正常□溶血□凝集□颜色改变								□阴性 □阳性	
	III 细胞试剂	□__ □__	□正常□溶血□凝集□颜色改变								□阴性 □阳性	

项目	名称	生产厂家和 批号、效期	外观	凝集强度（IgG 抗体）				稳定性	其他
				细胞自凝	抗 E	抗 Jk^a	抗 M		
试剂 单抗 IgG	标准品	□__ □__							
	I 细胞试剂	□__ □__	□正常□浑浊□沉淀□其他颜色改变						
	II 细胞试剂	□__ □__	□正常□浑浊□沉淀□其他颜色改变						
	III 细胞试剂	□__ □__	□正常□浑浊□沉淀□其他颜色改变						

项目	名称	生产厂家和 批号、效期	卡批号	卡效期	卡外观	凝集强度（IgG 抗体）				稳定性	其他
						细胞自凝	抗 E	抗 Jk^a	抗 M		
试剂 抗球蛋白卡	标准品	□__ □__									
	I 细胞试剂	□__ □__			□正常□浑浊□其他改变：干涸等						
	II 细胞试剂	□__ □__			□正常□浑浊□其他改变：干涸等						
	III 细胞试剂	□__ □__			□正常□浑浊□其他改变：干涸等						

检测者：　　　　　　　　　　　　　　　　　　　　检测日期：

交叉配血试剂使用前确认登记表（批号＿＿＿＿＿）

项目	标准品	生产厂家和批号、效期	试剂批号	试剂效期	聚凝胺试剂外观	凝集强度	稳定性	其他
凝聚胺	IgG 抗 D	□＿＿ □＿＿			□正常 □浑浊 □沉淀 □其他颜色改变			
	ORhD+ 细胞试剂	□＿＿ □＿＿						

项目	试剂	生产厂家和批号、效期	卡批号	卡效期	卡外观	凝集强度 细胞自凝	凝集强度 抗E	凝集强度 抗Jkª	凝集强度 抗M	稳定性	其他
抗球蛋白卡	标准品	□＿＿ □＿＿									
	I 细胞试剂	□＿＿ □＿＿			□正常 □浑浊 □其他改变：干涸						
	II 细胞试剂	□＿＿ □＿＿			□正常 □浑浊 □其他改变：干涸						
	III 细胞试剂	□＿＿ □＿＿			□正常 □浑浊 □其他改变：干涸						

检测者：　　　　　　　　　　　　检测日期：

附录 11 ABO 亚(弱)格局表(湘雅三医院版)

ABO 血型定型参照表

| ABO 血型 | 单克隆抗体试剂(人源抗体) | | | | | 红细胞试剂 | | | | 自身对照 | 分泌型人唾液中血型物质 | 红细胞输注血型选择 |
	抗A	抗A1	抗B	抗A,B	抗H	A_1	A_2	B	O			
O	0	0	0	/	4+	4+	4+	4+	0	0	H	O
O_h(孟买型)	0	/	0	/	0	4+	4+	4+	3+~4+	0	-	O IAT 相合;Om^h;O_h;
O_m^h(类孟买)	0	/	0	/	0	4+	4+	4+	0~3+	0	H	O IAT 相合;O_m^h;
A_1	4+	4+	0	4+	w~1+	0	0	4+	0	0	A/H	A
A_{int}	4+	2+	0	4+	2+~3+	0	0	4+	0	0	A/H	A
A_2	4+	0	0	4+	3+	0/w~1+	0	4+	0	0	A/H	A IAT 相合;O
A_3	3+^{mf}	0/w^{mf}	0	3+^{mf}	3+	0/w	0	4+	0	0	A/H	A;洗 O
A_x	0(el)	0	0	w~1+	4+	w~1+	0	4+	0	0	H	A IAT 相合;O
A_{end}	1+^{mf}	0	0	1+^{mf}	4+	w~1+	0	4+	0	0	H	A IAT 相合;O
A_m	w/0(el)	0	0	1+/0(el)	4+	0	0	4+	0	0	A/H	A;O
A_y	0(el)	0	0	0	4+	0	0	4+	0	0	A/H	A;O
A_{el}	0(el)	0	0	0(el)	4+	w~3+	0	4+	0	0	H	A IAT 相合;O
A_m^h(O_{Hm}^A)	0(el)	0	0	0(el)	0	0/w~3+	0~4+	4+	0~4+	0	A/H	A IAT 相合;A_m^h
A_h	0	/	0	0	0	3+~4+	3+~4+	4+	3+~4+	0	-	A IAT 相合;A_m^h;A_h
B	0	/	4+	4+	1+~2+	4+	4+	0	0	0	B/H	B
B_3	0	/	1~3+^{mf}	1~3+^{mf}	4+	4+	4+	0	0	0	B/H	B

ABO 血型	单克隆抗体试剂（人源抗体）					红细胞试剂					分泌型人唾液中血型物质	红细胞输注血型选择
	抗 A	抗 A1	抗 B	抗 A,B	抗 H	A1	A2	B	O	自身对照		
B_x	0	/	w	1~2+	4+	4+	4+	w~1+	0	0	B/H	B IAT 相合；O
B_{end}	0	/	$1+^{mf}$	$1+^{mf}$	4+	4+	4+	w~1+	0	0	H	B；O
B_m	0	/	w/0(el)	1+/0(el)	4+	4+	4+	0	0	0	B/H	B；O
B_{el}	0	/	0(el)	0(el)	4+	4+	4+	w~3+	0	0	H	B IAT 相合；O
B_m^h	0	/	0(el)	0(el)	0	4+	0~1+	0~1+	0~3+	0	B/H	B_m^h/B；O
B_h	0	/	0	0	0	4+	3+~4+	3+~4+	3+~4+	0	-	B IAT 相合；B_m^h；B_h

ABO 血型定型参照表

ABO 血型	单克隆抗体试剂（人源抗体）					红细胞试剂					分泌型人唾液中血型物质	红细胞输注血型选择
	抗 A	抗 A1	抗 B	抗 A,B	抗 H	A1	A2	B	O	自身对照		
A(后天 B)	4+	4+	1+~2+	/	w~1+	0	0	4+	0	0	A/H	A
A_1B	4+	4+	4+	/	w/0	0	0	0	0	0	A/B/H	AB
A_2B	4+	0	4+	/	0~2+	0~1+	0	0	0	0	A/B/H	AB/B IAT 相合 /B
A_3B	$1~3+^{mf}$	$0/w^{mf}$	4+	/	1+/0	0	0	0	0	0	A/B/H	AB/B IAT 相合 /B
A_xB	0(el)	0	4+	/	1+/0	w~1+	0	0	0	0	B/H	AB/B IAT 相合 /B
A_mB	0(el)	0	4+	/	1+/0	0	0	0	0	0	A/B/H	AB/B
$A_{end}B$	$1+^{mf}$	0	4+	/	1+/0	0	0	0	0	0	A/B/H	AB/AB IAT 相合
$A_{el}B$	0(el)	0	4+	/	1+/0	w~3+	0	0	0	0	B/H	AB/AB IAT 相合

续表

ABO 血型	单克隆抗体试剂(人源抗体)					红细胞试剂					分泌型 人唾液中血型物质	红细胞输注血型选择
	抗A	抗A1	抗B	抗A,B	抗H	A₁	A₂	B	O	自身对照		
AB₃	4+	4+	2~3+ᵐᶠ	/	1+/0	0	0	0	0	0	A/B/H	AB
ABₓ	4+	4+	w	/	1+/0	0	0	w~1+	0	0	A/B/H	AB/A 或 B IAT 相合/A
ABₘ	4+	4+	w/0(el)	/	w/0	0	0	0	0	0	A/B/H	AB/A 或 B
ABₑₗ	4+	4+	0(el)	/	w/0	0	0	w~3+	0	0	A/H	AB/A 或 B IAT 相合/A
ABₑₙd	4+	4+	1+ᵐᶠ	/	w/0	0	0	0	0	0	A/H	AB/A 或 B IAT 相合/A
cisAB (cisAB/O)	2~4+	0	mf	/	3+	0	0	w~1+	0	0	A/(B)/H	AB/A 或 B IAT 相合/A
cisAB (cisAB/A)	4+	4+	w	4+	2+~3+	0	0	0	0	0	A/(B)/H	AB/A 或 B IAT 相合/A
cisAB (cisAB/B)	2~4+	0	4+	4+	2+~3+	0	0	0	0	0	A/B/H	AB
B(A)	1~4+/0(人源)	0	4+	/	2+~4+	3+	w/3+	0	0	0	B/H	B/O

备注:
1. 不同的单克隆试剂凝集强度可能会有差别;
2. mf = 混合视野;w = 弱凝集;
3. 0(el) 表示离心法阴性,吸收放散试验可检出相应抗原;
4. (人源) 表用人源血清/浆检测结果阴性。
5. (B) 表示有弱的 B 物质

附录 12　RhD 抗原检测处理流程

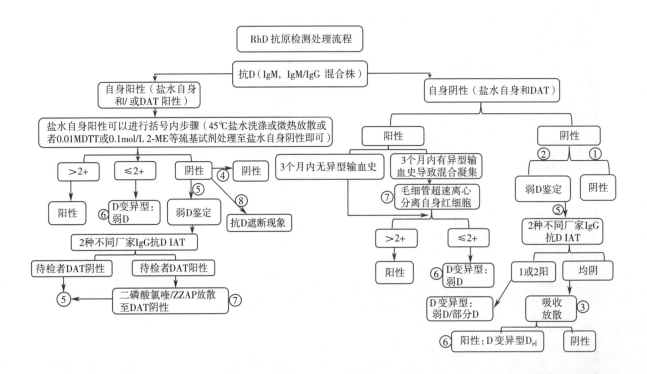

① 一般情况下，住院患者建议做弱D鉴定。

② RhD阴性献血者需进行弱D鉴定。

③ IgM 、IgG、IgM/IgG 混合试剂均可用于检测Del的吸收放散试验。

④ 患者阴性无需进行弱D鉴定并进行Del的确认。

⑤ 使用2种不同厂家IgG抗D的 IAT方法为弱D鉴定流程。患者的D分型已经确定时，没有必要进行弱D鉴定流程，除非是评估新生儿红细胞以确定母亲的D免疫风险，孕妇以确定是否需要注射Rh免疫球蛋白者。

⑥ D变异型常被分成4种：弱D、部分D（包括类D）、Del和非功能性*RHD*，患者均输注RhD阴性红细胞，献血者均定为阳性。作为研究需要可以进行D变异型基因检测区分类型。

⑦ D定型出现异常时宜进行调查，对需要立即输血的女性患者宜输注D阴性，并进行完整的记录和血清学检测，也可用*RHD*基因分型来解决D定型不符。

⑧ 当新生儿DAT阳性和IgM抗D检测RhD定型阴性时，可能是抗D遮断现象导致，患儿红细胞可以用45℃微热放散来消除此现象干扰造成的假阴性。

附录 13　中国人常见红细胞血型系统抗体特性表

血型系统代码	系统名	抗原			抗原频率				抗体特征			体内特征	体外特征				临床意义		附注
		ISBT术语	命名	基因和位点	白种人	非洲人	中国人	其他	抗体特异性	IgG/IgM	免疫/天然	结合补体	LISS-IAT	凝聚胺法	酶处理后的反应性	放散法	HTR	HDFN	
ABO	ABO	ABO (001)	A	ABO (q34.2)	43%	27%	25.6%	南澳大利亚土著居民中 >45%	抗A	有时/大多	有时/大多	+	有时		+		严重	很少严重	血清中可存在IgA型,IgG和IgM可凝集红细胞
		ABO (002)	B		9%	20%	25.8%	美洲原住民和澳洲原住民0%	抗B	有时/大多	有时/大多	+	有时		+	热放散 冻融放散	严重	很少严重	
		ABO (004)	A1		34%	19%			抗A1	0/大多	0/大多	罕见	0		+		罕见	0	中国台湾A₂型很少产生抗A1;中国人群中可找到A205基因型
RH	Rh	RH (001)	D		85%	92%	99.7%	美洲原住民D阴1%;东南亚D阴性个体中有35%为Del	抗D	大多/有时	有时/罕见		+	增强	增强	热放散或酸放散	轻微到严重	轻微到严重	可与抗C或抗G同时出现

续表

血型系统代码	系统名	抗原		抗原频率				抗体特征			体内特征	体外特征				临床意义		附注
		ISBT术语命名	基因和位点	白种人	非洲人	中国人	其他	抗体特异性	IgG/IgM	免疫/天然	结合补体	LISS-IAT	凝聚胺法	酶处理后的反应性	放散法	HTR	HDFN	
RH	Rh	RH (002) C		68%	27%	91%		抗C	IgG和IgM	有时/罕见		+	增强	增强		轻微	轻微到严重	常与其他抗体一起出现,尤其是抗D或抗G
		RH (003) E		29%	22%	43%		抗E	IgG和IgM	大多/有时		+	增强	增强	热放散或酸放散	轻微	轻微到严重	
		RH (004) c		80%	96%	49%		抗c	大多/有时	大多/有时		+	增强	增强		轻微到严重	轻微到严重	
		RH (005) e		98%	98%	94%		抗e	大多/有时	大多/有时		+	增强	增强		轻微到中等	罕见,通常较轻微	
		RH (006) f		65%	92%	12%	非洲人中明显的抗f可能是抗hrs	抗f	大多/有时	大多		+	增强	增强		轻微	轻微	当c和e在同一条染色体单体(cis位)或在一些Dc-表型人群中可表达f抗原。R1R1,R2R2型血液为f-,可用于输血

续表

血型系统代码	系统名	抗原 ISBT术语	抗原 命名	抗原 基因和位点	抗原频率 白种人	抗原频率 非洲人	抗原频率 中国人	抗原频率 其他	抗体特异性	IgG/IgM	免疫/天然	结合补体	LISS-IAT	凝聚胺法	酶处理后的反应性	放散法	HTR	HDFN	附注
RH	Rh	RH (008)	Cʷ		2%	1%	0.1%		抗Cʷ	IgG和IgM	有时		+	有时	增强		轻微到严重	轻微	Cʷ+红细胞大多为C+，罕见性C-；多特异性血清中可找到抗Cʷ
		RH (010)	V		99%	70%			抗V	IgG			+				轻微	无	
MNS	MNS	MNS (001)	M	GYPA (4q28-q31)	78%	75%	82.8%	澳洲原住民<2%；美洲印第安人90%	抗M	有时/大多	少数/大多	0	少数	增强	0	热放散 冻融放散	+	罕见	抗体通常具有剂量效应，可为pH依赖性；儿童中抗M常见
		MNS (002)	N		72%	75%	67.6%		抗N	有时/有时	罕见/大多	0	少数	增强	0		+	罕见	抗N是一种不常见的抗体；在透析患者中可以发现甲醛诱导的抗N (抗N$_{form}$)

续表

血型系统代码	系统名	ISBT术语	命名	基因和位点	白种人	非洲人	中国人	其他	抗体特异性	IgG/IgM	免疫/天然	结合补体	LISS-IAT	凝聚胺法	酶处理后的反应性	放散法	HTR	HDFN	附注
MNS	MNS	MNS (003)	S		55%	31%	10.3%		抗S	大多/罕见	大多/少数	0	+	增强	0		+	严重	S抗原可对微量的氯敏感;一些抗S和抗s的最佳反应温度在10~22℃
		MNS (004)	s	GYPB (4q28-q31)	89%	92.5%	99.5%		抗s	大多/少数	大多/0	0	+	不常见	不一定（依不同酶不同效果）		+	严重	
		MNS (005)	U		99.9%	99%	100%		抗U	大多/0	大多/0	0	+		+	甘氨酸	+	+	
		MNS (007)	Mi^a	GYPA (4p28-q31) GYPB (4p28-q31)	0	0	0~7%	经常产生的抗体为对抗多特异性的抗原的现象,故统称此类体为抗"Mi" Mur,Mi^a 抗原频率在中国南方较高,北方较低,尤其在中国台湾居民反云贵少数民族为较高频率	抗Mi^a	有时/有时	大多/有时	+	有时	增强	不一定	有机溶剂	+	+	抗体通常存在于含有抗Vw的血清中,与Mur+或Hut+RBCs反应
		MNS (010)	Mur		0	0	0~7%		抗Mur	大多/有时	大多/有时	0	+	增强	不一定	洋地黄皂苷	+	+胎儿水肿	抗体通常存在于有抗"Mi"的血清中,与Hut+或Mur+RBCs反应

续表

| 血型系统代码 | 系统名 | 抗原 | | | 抗原频率 | | | | 抗体特征 | | | 体内特征 | 体外特征 | | | | 临床意义 | | 附注 |
		ISBT术语	命名	基因和位点	白种人	非洲人	中国人	其他	抗体特异性	IgG/IgM	免疫/天然	结合补体	LISS-IAT	凝聚胺法	酶处理后的反应性	放散法	HTR	HDFN	
MNS	MNS	MNS (020)	Hil	GYPA (4p28-q31) GYPB (4p28-q31)	0	0	0~6%	经常产生的抗体为对抗多特异性抗原的现象,故统称此类抗体为抗"Mi" Mur,Miª抗原频率在中国南方较高,北方较低,尤其在中国台湾原住民及云贵少数民族为较高频率	抗 Hil	有时/有时	大多/有时	0	有时		不一定	甘氨酸 有机溶剂 洋地黄皂苷	+	+	抗体通常存在于含有抗"Miª"的血清中,与Mur+ 或 Hut+ RBCs 反应
		MNS (035)/MNS (019)	Mut/Hut		0	0	0.5%	泰国人中频率较低	抗 Mut/抗 Hut	大多/少数	大多/有时	0	有时		0		+	+	抗体通常存在于含有抗"Miª"的血清中,只与 Mi V (GpHil) RBC 反应
P1PK	P1PK	P1 (001)	P1	P1 (22q13.2-qter)	80%	94%	31%	柬埔寨人和越南人中 20%	抗 P1	罕见/+	罕见/+	少数	罕见	增强	+	热放散 冻融放散	罕见	0	冷反应性抗体.25°C 以下.胎儿红细胞上 P1 抗原弱表达。

续表

血型系统代码	系统名	抗原 ISBT术语	命名	基因和位点	抗原频率 白种人	非洲人	中国人	其他	抗体特征 抗体特异性	IgG/IgM	免疫/天然	体内特征 结合补体	体外特征 LISS-IAT	凝聚胺法	酶处理后的反应性	放散法	临床意义 HTR	HDFN	附注
KEL	Kell	KEL(001)	K		9%	3.5%	0%	阿拉伯人25%;东亚人中罕见	抗K	大多/有时	大多/罕见	有时	+	不常见	有时		严重	严重	
		KEL(002)	k		99.8%	99.9%	100%		抗k	大多/罕见	大多/0	0	+	不常见	+		+	+	
		KEL(003)	Kp^a		2%	<0.1%	0%		抗Kp^a	大多/0	大多/罕见	0	+	不敏感	+	甘氨酸	+	很少严重	
		KEL(004)	Kp^b	KEL(7q34)	>99.9%	>99.9%	100%		抗Kp^b	大多/罕见	大多/罕见	0	+		+	有机溶剂洋地黄皂苷	+	很少严重	
		KEL(006)	Js^a		<0.1%	19.5%	0%		抗Js^a	大多/0	大多/非常罕见	0	+		+		+	+	
		KEL(007)	Js^b		>99.9%	98.9%	>99%		抗Js^b	大多/0	大多/0	0	+		+		+	严重	抗Js^b为罕见抗体,所有该抗体都在非洲人中发现。

续表

血型系统代码	系统名	抗原 ISBT术语	抗原 命名	抗原 基因和位点	抗原频率 白种人	抗原频率 非洲人	抗原频率 中国人	抗原频率 其他	抗体特征 抗体特异性	抗体特征 IgG/IgM	抗体特征 免疫/天然	体内特征 结合补体	体外特征 LISS-IAT	体外特征 凝聚胺法	体外特征 酶处理后的反应性	体外特征 放散法	临床意义 HTR	临床意义 HDFN	附注
LE	Lewis	LE (001)	Le^a	FUT3 (19p13.3)	22%	23%	23.3%	中国香港 27%	抗 Le^a	罕见/大多	0/+	+	罕见	增强	+		罕见	0	抗 Le^a 和抗 Le^b 通常一起出现,Le(a+b+)表型,在白种人和非洲人中罕见,在东亚人群中相对常见(16%)。
		LE (002)	Le^b		72%	55%	92%	中国香港 89%	抗 Le^b	0/+	0/+	+	0	增强	+		0	0	
JK	Kidd	JK (001)	Jk^a	SLC14A1 (18q12.3)	77%	91%	69.6%		抗 Jk^a	大多/少数	+/非常罕见	许多	+	不敏感	有时	甘氨酸 有机溶剂 洋地黄皂苷	严重	罕见	抗原剂量是影响这些抗体检出的重要影响因素。
		JK (002)	Jk^b		73%	48%	74.8%		抗 Jk^b	大多/少数	+/非常罕见	许多	+	不敏感	+		严重	罕见	
		JK (003)	Jk3		>99.9%	100%	罕见	可见于宁波里尼西亚、东亚及芬兰	抗 Jk3	大多/0	+/0	0	+		+		严重	罕见	抗 Jk^3 是一种罕见的抗体,常见于波利尼西亚人;常伴随着单独的抗 Jk^a 或抗 Jk^b

续表

血型系统代码	系统名	抗原			抗原频率				抗体特征			体内特征	体外特征				临床意义		附注
		ISBT术语	命名	基因和位点	白种人	非洲人	中国人	其他	抗体特异性	IgG/IgM	免疫/天然	结合补体	LISS-IAT	凝聚胺法	酶处理后的反应性	放散法	HTR	HDFN	
FY	Duffy	Fy(001)	Fy^a	FY(1q23.2)	68%	10%	99.8%		抗Fy^a	大多/罕见	+/非常罕见	有时	+	+	0		+	轻微到严重	抗Fy^{a}常与Rhesus抗体同时出现，由于在中国/台湾为高频抗原，因此是一种罕见的抗体。
		Fy(002)	Fy^b		80%	23%	9.6%		抗Fy^b	大多/罕见	+/0	有时	+	+	0		+	非常罕见	抗Fy^{b}是一种罕见的抗体。
		Fy(003)	Fy^3		>99.9%	32%	罕见		抗Fy^3	大多/0	+/非常罕见	0	+	+	+		+	轻微	
DI	Diago	DI(001)	Di^a	SLC4A1(17q21.31)	<0.01%	0.01%	3.2%		抗Di^a	大多/罕见	大多/罕见	有时	+	+	+		+	严重	
		DI(002)	Di^b		>99.9%	100%	>99%		抗Di^b	+/0	+/0	有时	+	+	+		+	轻微	
		DI(003)	Wr^a		0.1%	<0.01%	<0.01%		抗Wr^a	大多/有时	0/+	0	+	+	+		+	罕见	抗Wr^{a}在AIHA或同种免疫的患者中是一种相对常见的抗体。
		DI(004)	Wr^b		>99.9%	100%	>99.9%		抗Wr^b	+/0	+/0	有时	+	+	+		轻微	罕见	抗Wr^{b}是一种常见的自身抗体。

续表

血型系统代码	系统名	抗原			抗原频率				抗体特征			体内特征	体外特征				临床意义		附注
		ISBT术语	命名	基因和位点	白种人	非洲人	中国人	其他	抗体特异性	IgG/IgM	免疫/天然	结合补体	LISS-IAT	凝聚胺法	酶处理后的反应性	放散法	HTR	HDFN	
XG	Xg	XG (001)	Xg^a	XG (Xp22.33)	89% 女性 66% 男性	89% 女性 66% 男性			抗 Xg^a	大多/有时	大多/有时	有时	+		+		0	0	抗 Xg^a 通常认为不具备临床意义。
XK	Kx	XK (001)	Kx	XK (Xp21.1)	100%	100%	100%		抗 Kx	+/0	+/0	0	+		+		轻微	0	Kx 蛋白缺乏可导致 Kell 抗原表达量显著减少，导致 McLeod 综合征。
H	H	H (001)	H	FUT1 (19q13.33)	100%	100%	99.9%	中国台湾罕见 1/8000	抗 H	有时/有时	0/大多	+	+	+	+		可能	可能	H 抗原缺乏则为孟买型＝O$_h$ 表型，孟买型患者血清中存在抗 H。
LW	Landsteiner Wiener	LW (005)	LW^a	ICAM4 (19p13.2)	100%	100%		芬兰人 6%	抗 Lw^a	大多/罕见	+/罕见	0	+	+	+		0	0	LW 和 D 抗原之间存在一定联系：DRBC 比 D+ RBC 表达的 LW 抗原少。用 0.2M DTT 处理红细胞可灭活 LW 抗原。
		LW (007)	LW^b	ICAM4 (19p13.2)	<1%	<1%			抗 Lw^b	+/0	+/罕见	0	+	+	+		0	0	

续表

血型系统代码	系统名	抗原 ISBT术语	命名	基因和位点	抗原频率 白种人	非洲人	中国人	其他	抗体特征 抗体特异性	IgG/IgM	免疫/天然	体内特征 结合补体	体外特征 LISS-IAT	凝聚胺法	酶处理后的反应性	放散法	临床意义 HTR	HDFN	附注
LU	Lutheran	LU(001)	Lu^a	LU (19q13.32)	8%	5%			抗Lu^a	有时/大多	少数/大多	罕见	有时		+	热放散	轻微	0	抗Lu^a常与其他抗体一起出现; 抗Lu^a的反应温度低于37°C, 不具临床意义。
		LU(002)	Lu^b		99.9%	99.8%			抗Lu^b	有时/有时	+/0	罕见	+		+	冻融放散	轻微	0	罕见抗体, 不具临床意义。
IN	Indian	IN(001)	In^a	CD44 (11p13)	<0.1%	<0.1%		印度孟买3%; 阿拉伯人10%	抗In^a	大多/罕见	+/0	0	+		0		罕见	+	
		IN(002)	In^b		>99.9%	>99.9%			抗In^b	大多/罕见	+/0	0	+	+	0		+	0	
I	I	I(001)	I	I	100%	100%	100%		抗I	少数/大多	+/+	+	+	+	+		严重	0	可引起冷凝集素病(CHAD)的冷反应抗体; 在4°C以及不同的温度下反应, 但不会高于30°C。

续表

血型系统代码	系统名	抗原			抗原频率				抗体特征			体内特征	体外特征				临床意义		附注
		ISBT术语	命名	基因和位点	白种人	非洲人	中国人	其他	抗体特异性	IgG/IgM	免疫/天然	结合补体	LISS-IAT	凝聚胺法	酶处理后的反应性	放散法	HTR	HDFN	
JR	JR	JR (001)	Jrᵃ	ABCG2 (4q22.1)	100%	100%	100%	罕见 Jr(a−) 血型可见于日本及亚洲人	抗 Jrᵃ	大多	+/+		+	+	+		+	+	
I	Ii	Collection 207	i	CGNT2 (6p24)	100%	100%	100%		抗 i	少数/大多	+/+	+	+	+	+		0	轻微	抗 i 常见于传染性单核细胞增多患者,同种抗 i 与免疫缺陷有关。

附录 14 抗体鉴定结果分析

谱细胞	自身对照	最可能的抗体
某些谱细胞在不同反应相中是相同的反应强度	阴性	单一或多重同种抗体
所有谱细胞在抗球蛋白试验都是相同的(2+~4+)反应强度	阴性	高频抗原抗体
所有谱细胞都是相同弱阳性(<2+)反应强度	阴性	Knops 抗体、抗 Yt^a、抗 JMH、抗 Ch/Rg，高效价低亲和力
所有谱细胞都是阳性反应	强阳性(3+~4+)	温反应自身抗体
所有谱细胞都是阳性或者部分阳性，部分阴性	弱阳性(2+)	多重抗体，或患者出现迟发性溶血性输血反应
所有谱细胞都是阴性	阴性	出现低频抗原抗体
所有谱细胞在盐水介质是强阳性(1+~4+)，但在37℃或抗球蛋白试验是阴性或弱反应	阴性或阳性	冷反应自身抗体（抗 I、抗 IH）

附录 15 血液成分退回血液中心(血站)记录表及血液质量反馈单

附录 15-1 血液成分退回血液中心(血站)记录表

No

血液来源	血液中心(血站)		血液种类	
血液条形码			规格	
血液 ABO 血型			血液 RhD 血型	
采血日期			有效期	
退回原因	□ ABO 亚型□同种抗体□自身抗体□细菌污染□凝块□絮状蛋白块□标签破损□漏血或破袋 □发错血□严重脂血□剂量错误□调剂□其他			
退回原因详细说明	□ ABO 亚型			
	□同种抗体			
	□自身抗体			
	□细菌污染			
	□凝块			
	□絮状蛋白块			
	□标签破损			
	□漏血或破袋			
	□发错血			
	□严重脂血			
	□剂量错误			
	□调剂			
	□其他			
相关建议	1. 2. 3.			
医疗机构				
退回日期				
经手人			审核者	

附录 15-2　** 血液中心(血站)血液质量反馈单

申请单位		申请时间	
血液种类		血液条形码	
规格		血型	ABO 血型＿＿＿　RhD 血型＿＿＿
采血日期		血液效期	

反馈分类：
□血袋破损渗漏□标签破损□溶血□凝块□严重脂血□细菌污染□ DAT 阳性 □意外抗体筛查阳性□血型错误
□其他＿＿＿＿＿＿

血液质量问题具体描述(含图片及文字)：

申请人签名：　　年　月　日

血液中心(血站)质管部门处理结论：
□ 现场查看,情况属实,该血液产品收回
□ 现场查看,情况不属实,该血液产品不予收回
□ 根据血站实验室鉴定结果,抗体筛查阳性,该血液产品收回
□ 根据血站实验室鉴定结果,抗体筛查阴性,该血液产品不予收回
□ 其他＿＿＿＿＿＿＿＿＿＿＿＿＿＿＿＿＿＿＿＿＿＿＿＿

处理人签名：　　年　月　日

附录16 ×××医院输血不良反应登记表（样表）

患者姓名		性别		年龄		科　室	
ID		血型		临床诊断			
输血史	无□　有□＿＿次　不详□			输血不良反应史		有□　无□　不详□	
孕产史	无□　有□　孕＿＿产＿＿			备注			
输用血液成分种类		红细胞□　血浆□　血小板□　冷沉淀凝血因子□　其他□＿＿＿＿＿＿					
输入血液条形码				已输入血量		约＿＿毫升	
本次输血不良反应主要症状和体征		1. 皮肤表现：□皮疹；□潮红；□瘙痒；□局部水肿；□红斑；□风团；2. □发热；□畏寒；□寒战；3. □呼吸窘迫。4. □高血压；□低血压；5. □腹部疼痛；□胸部疼痛；□背部疼痛；□输注部位疼痛；6. □黄疸；□血红蛋白尿；7. □恶心；□呕吐；8. □异常出血；9. □少尿；□无尿；10. □其他＿＿＿＿＿。 体温　℃　血压　　mmHg　脉搏　　次/分　呼吸　　次/分					
输血不良反应发生时间		＿＿年＿＿月＿＿日＿＿时＿＿分		报告时间		＿＿年＿＿月＿＿日＿＿时＿＿分	
简述处置经过							
报告人				联系电话			
以下由输血科填写							
实验室检测结果		检测者：　　　　　　日期： 审核者：　　　　　　日期：					
回访情况		输血科医师：　　　　　日期：					
科室主任审批		审批者：　　　　　　日期：					

附录 17　医院输血不良反应实验室检测记录表

输血不良反应实验室检测记录表

| 姓名 | | 性别 | | 年龄 | | 血型 | |

| 孕产史　无□　有□　孕__产__ | 住院号（ID） | 科室 | 输血史　无□　有□__次　不详□ | 输血不良反应史　有□　无□　不详□ |

一、对于中、重度输血不良反应，应核对各项信息（输血相容性检测结果、配发血记录），核对结果：_____同时行下列检测：

1. 将输血后标本与输血前标本进行离心，对比上清液颜色，观察有无溶血或者黄疸。观察结果：_____
2. 复查输血相容性检测：

| | 正定型 | | | | 反定型 | | | DAT | 抗体筛查（IgM类） | | | 抗体筛查（IgG类） | | | 交叉配血（IgM类） | | 交叉配血（IgG类） | | 其他试验 |
	抗A	抗B	抗D	自身红细胞	A型红细胞试剂	B型红细胞试剂	O型红细胞试剂		I	II	III	I	II	III	主侧	次侧	主侧	次侧	
输血前标本																			
输血后标本																			
血袋样本																			

470

续表

二、为排除下列输血不良反应，输血科工作人员须告知临床医师应进行（但不局限于）下列检测：

1. 为排除溶血反应：应将患者输血后采集的血液标本行血常规，检测输血后血浆游离血红蛋白含量，血清胆红素含量，血清胆红素游离血红蛋白含量等检测，如核查结果表明患者输注了为其他患者准备的血液，应防止再次发生输血错误事件。留取的尿液标本行尿常规及尿红蛋白含量、血浆白蛋白含量、肝肾功能等，留取的尿液标本行尿常规及尿红蛋白含量、血浆白蛋白含量、肝肾功能等，留取的尿液标本行尿常规及尿红蛋白含量（从患者输血对侧手臂或侧中央导管采集）

2. 为排除细菌污染反应：如血袋内血液浑浊，出现膜状物、絮状物、气泡、溶血、颜色改变等，须对血袋内残留血液及患者输血后标本进行血涂片和细菌培养，并立即上报血液中心使其能够及时考虑到相关对相对血液实施召回或隔离。

3. 为排除过敏反应：可检测患者 IgA、IgE 水平或相关抗体。

4. 为排除 TRALI：保留血袋内残留血液，立即上报血液中心进行 HLA 相关检测及调查。

三、实验室结论：

检测者：　　　　　　　　　　　检测时间：

审核者：　　　　　　　　　　　审核时间：

附录18 急性输血不良反应发现、初步处理、后续检查和处理流程

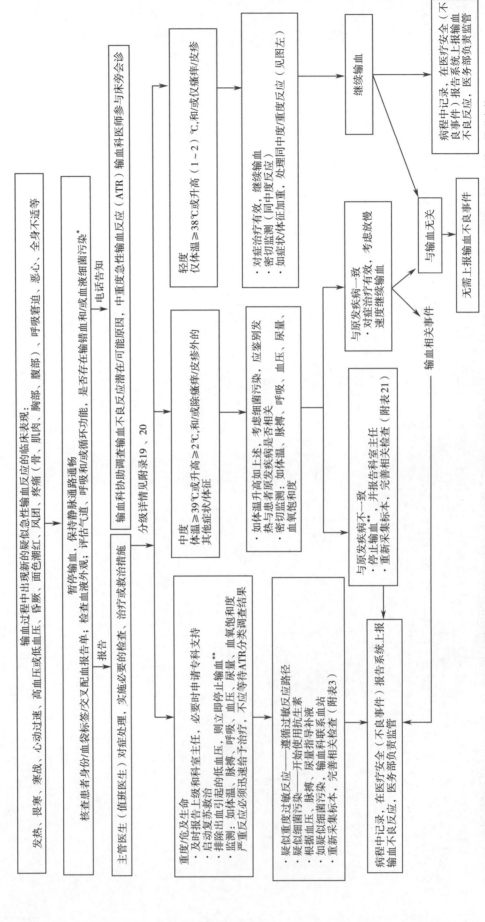

输血过程中出现新的疑似急性输血反应的临床表现：
发热、畏寒、寒战、心动过速、高血压或低血压、昏厥、面色潮红、风团、疼痛（骨、肌肉、胸部、腹部）、呼吸窘迫、恶心、全身不适等

暂停输血，保持静脉通路通畅
核查患者身份/血袋标签/交叉配血报告单；检查血液外观；评估气道、呼吸和循环功能，是否存在输注错误和/或血液细菌污染*
报告

主管医生（值班医生）对症处理，实施必要的检查、治疗或救治措施

电话告知

输血科协助调查输血不良反应潜在/可能原因，中重度急性输血反应（ATR）输血科医师参与临床会诊

分级详情见附录19、20

重度/危及生命
- 及时报告上级和科室主任，必要时申请专科支持
- 启动复苏救治
- 排除出血引起的低血压，则立即停止输血**
- 监测：如体温、脉搏、血压、呼吸、尿量、血氧饱和度
- 严重反应必须迅速给予治疗，不应等待ATR分类调查结果

- 疑似重度过敏反应——遵循过敏反应路径——开始使用抗生素
- 疑似细菌污染——遵循细菌污染路径
- 根据血压、脉搏、尿量、血氧饱和度
- 如疑似细菌污染，输血科联系血站
- 重新采集标本，完善相关检查（附表3）

病程中记录，在医疗安全（不良事件）报告系统上报
输血不良反应，报告医务部负责监管

中度
体温≥39℃或升高≥2℃，和/或除瘙痒/皮疹外的其他症状/体征

- 如体温升高如上述，考虑细菌污染，应鉴别发热与患者原发疾病是否相关
- 密切监测：如体温、脉搏、血压、呼吸、尿量、血氧饱和度

- 与原发疾病不一致**
- 停止输血，并报告科室主任
- 重新采集标本，完善相关检查（附表21）

轻度
仅出现体温≥38℃或升高（1~2）℃，和/或仅伴有瘙痒/皮疹
- 对症治疗有效，继续输血
- 密切监测（同中度反应）
- 如症状/体征加重，处理同中度/重度反应（见图左）

- 与原发疾病一致
对症治疗有效，速度减慢继续输血

- 与原发疾病一致
- 考虑放慢速度继续输血

与输血无关
无需上报输血不良事件

输血相关事件

继续输血

病程中记录，在医疗安全（不良事件）报告系统上报输血不良反应，医务部负责监管。

* 患者出现休克和/或低血压，无严重过敏反应，需考虑ABO不相容输血或细菌污染；需考虑ABO不相容输血或细菌污染；如核查结果表明患者输注了为其他患者准备的血液，应防止再次发生输血错误事件。
** 停止输血后，需及时更换输液器，以避免输血器内残留血液进入体内，加重输血不良反应；残留血液（含输血器）退回输血科。

附录 19　目前 IHN/SHOT/BCSH 关于急性输血不良反应严重性分级

	轻度(1 级)	中度(2 级)	重度(3 级)
发热反应	T ≥ 38℃且比输血前升高 1~2℃,无其他症状/体征	T ≥ 39℃或比输血前升高 ≥ 2℃和/或畏寒、寒战或其他炎症反应,如肌痛、恶心,导致输血停止	T ≥ 39℃或比输血前升高 ≥ 2℃和/或畏寒、寒战或其他炎症反应,如肌痛、恶心,导致输血停止,必须实施医学评估和/或直接导致住院或住院日增加
过敏反应	短暂性皮肤潮红、风团或皮疹	喘息或血管神经性水肿,伴或不伴皮肤潮红、风团或皮疹,但无呼吸功能减弱或低血压	支气管痉挛、喘鸣、血管神经性水肿或循环系统问题,需要紧急医疗救治和/或直接导致住院或住院日增加或全身性过敏反应(危及生命的严重过敏反应,迅速发展为气道和/或呼吸和/或循环问题,常有皮肤和黏膜改变)
发热与过敏反应	同时存在轻度发热和轻度过敏反应的表现	同时存在过敏和发热表现,至少有 1 种达到中度	同时存在过敏和发热表现,至少有 1 种达到重度
低血压反应		输血期间或者输血结束后<1h,收缩压下降 ≥30mmHg,且收缩压 ≤80mmHg,无过敏症状,无需或仅需轻度治疗	低血压(如中度所述)导致休克(例如酸中毒、重要器官功能损害),无过敏或炎症症状,需要紧急治疗

附录 20　溶血性输血不良反应严重性分级

1 级（DAT 阳性无溶血）	2 级（轻度）	3 级（中度）	4 级（重度）
仅有 DAT 阳性的病例归于同种免疫类别报告	具有下列 2 项： 1）Hb 下降 2）DAT 阳性 3）球形红细胞	1）Hb 下降 2）胆红素升高 3）DAT 阳性或阴性 4）球形红细胞阳性或阴性	1）Hb 下降 2）胆红素升高 3）肾脏损害 4）DAT 阳性或阴性 5）球形红细胞阳性或阴性

附录 21　中度或严重急性反应的检查方案

症状	检查
发热(体温升高 ≥ 2℃ 或 ≥ 39℃),和 / 或畏寒、寒战、肌肉酸痛、恶心或呕吐,和 / 或腰痛	标准检查 * 重新采集患者血液标本,行相容性试验、DAT、LDH 测定,完善血液细菌培养以及凝血功能检测 如持续发热,将血袋残留血液送回输血科,重复血清学检查(相容性试验和 DAT)以及细菌培养 如患者有腰痛等急性溶血反应症状,则按以上方案完善患者血液及血袋内残留血液的血清学检查
黏膜水肿(血管神经性水肿)	标准检查 * 测定 IgA 水平(EDTA 标本),如果<0.07g/L,且患者无低丙种球蛋白血症,则需行更敏感的确证试验和 IgA 抗体检测
呼吸困难、喘鸣或过敏反应表现	标准检查 * 监测血氧饱和度或血气 胸部 X 线检查(如果症状严重,必查) 如疑似重度或中度过敏反应,测定 IgA 和 IgE 水平
低血压(单纯收缩压降低 ≥ 30mmHg,且收缩压 ≤ 80mmHg)	检查方案同发热 如怀疑过敏反应,测定 IgA 和 IgE 水平

DAT:直接抗球蛋白试验;Ig:免疫球蛋白;LDH:乳酸脱氢酶

* 标准检查:血常规、肝肾功能和尿血红蛋白检查;

标准检查可提供基础数据,供临床病情一旦恶化时做比较,也有助于早期发现溶血反应和血小板输注无效。